R. LEMPP
G. SCHÜTZE
G. KÖHNKEN
(HRSG.)

Forensische Psychiatrie und Psychologie des Kindes- und Jugendalters

Zweite, überarbeitete
und erweiterte Auflage

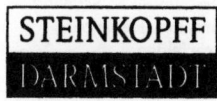

STEINKOPFF
DARMSTADT

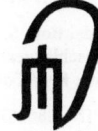

Prof. Dr. med. Dr. paed. h.c. REINHART LEMPP
Hauptmannsreute 65, 70193 Stuttgart

Prof. Dr. med. GERD SCHÜTZE
Klinik für Kinder- und Jugendpsychiatrie
und Psychotherapie, Universität Kiel
Niemannsweg 147, 24105 Kiel

Prof. Dr. rer. nat. GÜNTER KÖHNKEN
Institut für Psychologie, Universität Kiel
Olshausenstraße 62, 24118 Kiel

ISBN 978-3-7985-1385-3   ISBN 978-3-642-57383-5 (eBook)
DOI 10.1007/978-3-642-57383-5

Bibliografische Information Der Deutschen Bibliothek
Die Deutsche Bibliothek verzeichnet diese Publikation in der Deutschen Nationalbiblio-
grafie; detaillierte bibliografische Daten sind im Internet über <http://dnb.ddb.de> ab-
rufbar.

© Springer-Verlag Berlin Heidelberg 1999, 2003
Ursprünglich erschienen bei Steinkopff Verlag, Darmstadt 2003

Redaktion: S. Ibkendanz   Herstellung: K. Schwind
Umschlaggestaltung: Erich Kirchner, Heidelberg
Satz: K+V Fotosatz GmbH, Beerfelden

SPIN 10864676   85/7231-5 4 3 2 1 0 – Gedruckt auf säurefreiem Papier

Vorwort zur zweiten Auflage

Ein erfreuliches allgemeines Interesse an der vor etwas mehr als drei Jahren erschienenen ersten Auflage der „Forensischen Psychiatrie und Psychologie des Kindes- und Jugendalters" machte eine zweite Auflage möglich, ständige Veränderungen und Neuerungen im rechtlichen Bereich und neue fachliche Erfahrungen machten sie notwendig. Sie wurde daher durchgehend aktualisiert und – wo nötig – wurden auch festgestellte Schwächen ausgeglichen und korrigiert. Die erstmals bei der Herausgabe vorgenommene Verbindung der forensischen Kinder- und Jugendpsychiatrie mit der forensischen Psychologie hat sich als einen eigentlich längst überfälligen Schritt herausgestellt. Gerade bei der Gutachtenerstellung und -erstattung im Kindesrecht, im Jugendrecht und im Familien- und Sozialrecht ist eine auf gegenseitiger Verständigung basierende Zusammenarbeit unerlässlich.

Dem Steinkopff Verlag danken wir für die Bereitschaft zur Neuauflage und die geduldige Hilfe, insbesondere Herrn Frohmeyer.

Stuttgart und Kiel, im Frühjahr 2003   R. Lempp
                                         G. Schütze
                                         G. Köhnken

Vorwort zur ersten Auflage

Das Erscheinen des Lehrbuches „Gerichtliche Kinder- und Jugendpsychiatrie", von einem der jetzigen Herausgeber verfasst, liegt nun Jahre zurück. Es war damals das erste in deutscher Sprache, das fast alle rechtlichen Gebiete zusammenfasste, in welchen Kinder- und Jugendpsychiater als Gutachter tätig werden konnten. In diesen 16 Jahren hat sich in der einschlägigen Gesetzgebung manches geändert, vor allem in der Sozialgesetzgebung im Kinder- und Jugendlichenhilfegesetz (KJHG) und im Familien- und Vormundschaftsrecht durch das Kindschaftsrechtsreformgesetz am 1. 7. 1998.

Aber auch in den für eine Begutachtung in diesem Rechtsbereich zuständigen wissenschaftlichen Disziplinen hat sich manches weiterentwickelt. Ähnlich wie die Zusammenarbeit von Jugendpsychiatern und Psychologen im klinischen Alltag inzwischen eine Selbstverständlichkeit wurde, kam es auch bei gutachterlichen Fragestellungen vermehrt zu fruchtbaren gegenseitigen Ergänzungen und/oder gemeinsamem Vorgehen. Vor diesem Hintergrund bildeten sich in der Folge auch bei den Psychologen in der Forensik tätige Spezialisten heraus, und schon bald lag bei manchen Fragestellungen, wie beispielsweise der Aussage- und Entwicklungspsychologie, die primäre Zuständigkeit bei der Psychologie.

In der Zwischenzeit hat sich die Rechtspsychologie als ein selbständiger Zweig innerhalb der Psychologie immer mehr entfaltet. Auch sind inzwischen spezielle gerichtspsychologische Lehrbücher erschienen, z. B. das von Wegener.

Es ist nun das Anliegen der Herausgeber, zwischen diesem Nebeneinander der beiden wissenschaftlichen Fachgebiete eine Brücke zu schlagen und ihre sich vielfach überschneidenden Aufgabengebiete in einem Lehrbuch „Forensische Psychiatrie und Psychologie des Kindes- und Jugendalters" zusammenzufassen.

So, wie es kaum mehr eine klinische kinder- und jugendpsychiatrische Institution gibt, in der nicht täglich eine enge Zusammenarbeit beider Disziplinen erfolgreich praktiziert wird, so sollte auch das Gebiet der forensischen Begutachtung von

Kindern und Jugendlichen sowie aller damit verbundenen Rechtsfragen zusammengeführt werden. Dabei wird eine strenge Abgrenzung der jeweiligen Zuständigkeiten für die einzelnen Fragestellungen aus der Sicht der Herausgeber abgelehnt. Die Kompetenz des einzelnen Gutachters oder der Gutachterin vor dem Hintergrund ihrer persönlichen Erfahrung sollte ausschlaggebend sein. Zu dieser Kompetenz gehört auch, die eigenen Grenzen zu erkennen und zu akzeptieren. Dies ist das Hauptanliegen der Herausgeber für das nun vorliegende Lehrbuch. Es wurden dazu aus beiden Fachgebieten forensisch erfahrene Wissenschaftler und in den einschlägigen juristischen Feldern kompetente Rechtswissenschaftler als Autoren gewonnen, für deren Mitarbeit wir danken.

Wir danken darüber hinaus insbesondere Frau Dorothea Schönerstedt von der Klinik für Kinder- und Jugendpsychiatrie in Kiel für ihre sorgfältige und zuverlässige Arbeit bei der Zusammenfassung und Ordnung der Manuskripte, ebenso wie den vielen uns im Einzelnen unbekannten Helferinnen und Helfern der einzelnen Mitautoren.

Unser Dank gilt auch dem Steinkopff Verlag in Darmstadt, Herrn Dr. Thomas Thiekötter für die Bereitschaft dieses Buch in das Verlagsprogramm aufzunehmen, im Besonderen danken wir Frau Sabine Ibkendanz und Frau Heidrun Schoeler für ihre geduldige und verständnisvolle Hilfe.

Stuttgart und Kiel, im Herbst 1999

R. Lempp
G. Schütze
G. Köhnken

Inhaltsverzeichnis

Autorenverzeichnis

Prof. Dr. med. Dr. phil.
KLAUS MICHAEL BEIER
Institut für Sexualwissenschaft
und Sexualmedizin,
Campus Charité Mitte
Universitätsklinikum
Luisenstraße 57
10117 Berlin

Dipl. Psych. DORIS BENDER
Institut für Psychologie I
Universität Erlangen-
Nürnberg
Bismarckstraße 1
91054 Erlangen

Prof. Dr. rer. nat.
WOLFGANG BILSKY
Psychologisches Institut IV
Universität Münster
Fliednerstraße 21
48149 Münster

Prof. Dr. med.
CHRISTIAN EGGERS
Klinik für Kinder-
und Jugendpsychiatrie
der Rheinischen
Landes- und Hochschulklinik
Virchowstr. 174
45147 Essen

Prof. Dr. med.
JÖRG MICHAEL FEGERT
Klinik und Poliklinik
für Kinder- und
Jugendneuropsychiatrie
und Psychotherapie
der Universität Ulm
Steinhövelstr. 5
89075 Ulm

Priv.-Doz. Dr. med. Dipl.-Psych.
GÜNTER HINRICHS
Klinik für Kinder-
und Jugendpsychiatrie
und Psychotherapie
Universität Kiel
Niemannsweg 147
24105 Kiel

Prof. Dr. phil.
WILFRIED HOMMERS
Institut für Psychologie
der Universität Würzburg
Domerschulstraße 13
97070 Würzburg

Dr. med. Dr. phil.
STEFANOS HOTAMANIDIS
Klinik für Kinder-
und Jugendpsychiatrie
und Psychotherapie
Universität Kiel
Niemannsweg 147
24105 Kiel

Prof. Dr. med.
GUNTHER KLOSINSKI
Klinik für Psychiatrie und
Psychotherapie des Kindes-
und Jugendalters
Universität Tübingen
Osianderstraße 14
72076 Tübingen

Prof. Dr. rer. nat.
GÜNTER KÖHNKEN
Institut für Psychologie
Universität Kiel
Olshausenstraße 62
24118 Kiel

Prof. Dr. med. Dr. paed. h.c.
REINHART LEMPP
Hauptmannsreute 65
70193 Stuttgart

Prof. Dr. phil.
FRIEDRICH LÖSEL
Institut für Psychologie I
Universität Erlangen-
Nürnberg
Bismarckstraße 1
91054 Erlangen

Prof. Dr. jur.
HERIBERT OSTENDORF
Forschungsstelle
für Jugendstrafrecht
und Kriminalprävention
der Universität Kiel
Neufeldtstraße
24118 Kiel

Dr. med.
BERND RÖPCKE
Klinik für Kinder-
und Jugendpsychiatrie
der Rheinischen
Landes- und Hochschulklinik
Virchowstr. 174
45147 Essen

Prof. Dr. jur. LUDWIG SALGO
Institut für Arbeitsrecht,
Universität Frankfurt
Senckenberganlage 31
60054 Frankfurt a.M.

Dr. paed. GÜNTER SCHMITZ
Klinik für Kinder-
und Jugendpsychiatrie
und Psychotherapie
Universität Kiel
Niemansweg 147, 24105 Kiel

Prof. Dr. med. GERD SCHÜTZE
Klinik für Kinder-
und Jugendpsychiatrie
und Psychotherapie
Universität Kiel
Niemansweg 147, 24105 Kiel

Prof. Dr. phil. EGON STEPHAN
Psychologisches Institut,
Universität Köln
Herbert-Lewin-Str. 2
50931 Köln

Dr. (TR) Dipl.-Psych.
MEHMET TOKER
Westfälisches Institut für
Kinder- und Jugend-
psychiatrie, Psychotherapie
und Heilpädagogik
Heithofer Allee 64
59071 Hamm

Abkürzungsverzeichnis

AG   Amtsgericht
BEG   Bundesentschädigungsgesetz
BGB   Bürgerliches Gesetzbuch
BGB a. F.   Bürgerliches Gesetzbuch alte Fassung
BGH   Bundesgerichtshof
BGHSt.   Entscheidungen des Bundesgerichtshofs
            in Strafsachen
BGHZ   Entscheidungen des Bundesgerichtshofs
            in Zivilsachen
BSHG   Bundessozialhilfegesetz
BVergG   Bundesverfassungsgericht
BVerfGE   Bundesverfassungsgerichtsentscheidungen
FGG   Freiwilliges Gerichtsbarkeitsgesetz
GG   Grundgesetz
ICD-10   Internationale Klassifikation psychischer Störungen
JGG   Jugendgerichtsgesetz
KindRG   Kindschaftsrechtsreformgesetz
KJHG   Kinder- und Jugendhilfegesetz
LG   Landgericht
NÄG   Gesetz über die Änderung von Familiennamen
            und Vornamen
OEG   Opferentschädigungsgesetz
OLG   Oberlandesgericht
PKS   Polizeiliche Kriminalstatistik
RG   Reichsgericht
SGB   Sozialgesetzbuch
StGB   Strafgesetzbuch
StR   Strafrecht
StPO   Strafprozessordnung
TVBZ   Tatverdächtigenbelastungszahl
UVG   Unterhaltsvorschussgesetz
WHO   Weltgesundheitsorganisation
ZGB   Schweizerisches Zivilgesetzbuch
ZPO   Zivilprozessordnung

1

Das psychiatrisch-psychologische Gutachten bei Kindern und Jugendlichen

Vorbemerkung

Ein Sachverständiger ist ein Fachmann oder eine Fachfrau, die zu einer bestimmten Frage oder einem Sachverhalt aus ihrem Fachgebiet eine möglichst kompetente Stellungnahme abgeben soll. Im Folgenden wird unter den Begriffen „Gutachter" oder „Experte" selbstverständlich auch immer die Gutachterin und die Expertin verstanden. Das Gleiche gilt für den „Kinder- und Jugendpsychiater" und den „Psychologen".

1.1 Rechtliche Voraussetzungen

Heribert Ostendorf

Das Rechtssystem ist ein Ordnungs- und Gestaltungsrahmen. Mit Rechtsregeln steckt der Gesetzgeber den Freiheitsraum des einzelnen Menschen ab, ordnet das Gemeinschaftsleben, insbesondere auch um Verletzungen und Schädigungen der Menschen untereinander möglichst zu verhindern. Zugleich steht der Gesetzgeber in der gestalterischen Pflicht, die ökonomischen, ökologischen und sozialen Rahmenbedingungen für die Entwicklung und Selbstverwirklichung des Menschen sowie Abhilfemöglichkeiten für hilfebedürftige Situationen zu schaffen. Diese gesetzgeberische Aufgabenstellung gründet sich auf dem Rechtsstaats- und Sozialstaatsprinzip. Die Exekutive hat die Umsetzungspflicht, die Judikative hat über die Einhaltung der gesetzlichen Rahmenbedingungen, über die Einhaltung von Recht und Gesetz zu wachen.

Für die Durchsetzung von Recht und Gesetz hat der Gesetzgeber wiederum Verfahrensordnungen geschaffen: die Zivilprozessordnung, die Strafprozessordnung, die Verwaltungsgerichtsordnung, das Verfahren im Rahmen der freiwilligen Gerichtsbarkeit. Die Suche nach Wahrheit und Gerechtigkeit wird justizförmig gestaltet. Es wird, es kann keine absolute Wahrheit und Gerechtigkeit angestrebt werden. Dem klassischen Wahrheitsbegriff in der Formulierung von Aristoteles: „adaequatio rei et intellectus" (Gleichheit von Sache und Geist) steht der juristische, der systemfunktionale Wahrheitsbegriff mit einem begrenzten Gerechtigkeitsziel gegenüber:

- Die erste Einengung des Wahrheitsstrebens erfolgt durch die Vorgabe der Notwendigkeit einer Entscheidung. Nicht allgemein Gerechtigkeit, sondern die gerechte Entscheidung ist das Ziel. Nicht ohne Grund bilden Entschlusskraft und Entscheidungsfreudigkeit wesentliche Beurteilungskriterien für Richter und Staatsanwälte. In der Praxis wird verlangt, dass eine Konfliktsituation, die nicht selten in einem jahrelangen Prozess entstanden ist, von wenigen Personen in einer limitierten Zeit aufzunehmen und zu lösen ist. Soweit dies überhaupt möglich ist, werden die Verfahrensziele zusätzlich durch Arbeitsüberlastung und Zeitbedrängnis eingeschränkt. Praktikabilitätsgründe, wozu auch Kostengesichtspunkte zählen, bereiten oftmals dem Suchen nach Wahrheit und Gerechtigkeit vorzeitig ein Ende.
- Rechtsstaatliche Grenzen stehen als zweites einer unbegrenzten Wahrheitsforschung entgegen. Hier sind für den Strafprozess die verbotenen

Vernehmungsmethoden des § 136 a StGB zu nennen, die sich auf die Unantastbarkeit der Menschenwürde und den Schutz der Persönlichkeit (Art. 1 und 2 GG) stützen. Die Unschuldsvermutung für den Beschuldigten, festgeschrieben in Art. 6 Abs. 2 Menschenrechtskonvention, führt nicht nur dazu, dass bei nicht aufklärbaren Zweifeln der für den Beschuldigten günstigere Sachverhalt als wahr angenommen wird, sondern dieses Prinzip bestimmt auch den Weg der Ermittlungstätigkeit. Diese muss immer in der Art und Weise erfolgen, dass sich als Ergebnis die Unschuld des Beschuldigten zeigt. Die Wahrheitssuche wird weiterhin eingeengt durch das Prinzip der Mündlichkeit und Unmittelbarkeit der Hauptverhandlung, durch die begrenzte Zahl der Beweismittel. Da auch diese prozessualen Regeln ein Ausfluss des Gerechtigkeitsprinzips sind, zeigt sich ein Zielkonflikt zwischen Wahrheitserforschung und Gerechtigkeitsverwirklichung. Dieser ist allgemein zu Gunsten des Gerechtigkeitsprinzips entschieden, so dass die Zieldefinition lautet: die gerechte, nach rechtsstaatlichen Grundsätzen beweisbare Entscheidung. Auch für den Bereich der Strafzumessung setzt der Persönlichkeitsschutz Grenzen. Er gebietet, dass die Persönlichkeitserforschung z.B. mit Hilfe von Gutachtern für die Prognoseentscheidung immer im Verhältnis zur Tat und der damit indizierten Gefährlichkeit des Täters stehen muss.

Wahrheitssuche und Gerechtigkeitsstreben werden weiterhin durch Vermutungen fragwürdig, die in dem gültigen Rechtssystem impliziert sind: Unser Rechtssystem setzt einen Menschen in Freiheit voraus, der ein Handeln selbst bestimmen und kontrollieren kann. Inwieweit man bei den Abhängigkeiten des Einzelnen, angefangen von der physischen und psychischen Ausgangslage durch Zeugung, Schwangerschaft und Geburt, durch Erziehung, durch seine spätere Einbettung in soziale Verhältnisse noch von einer freien Entscheidungsmöglichkeit insbesondere in einer Konfliktsituation sprechen kann, erscheint nicht nur Psychiatern und Psychologen zweifelhaft. Der Freiheitsbegriff ist seit langem zwischen De- und Indeterminismus umstritten. Unsere Verfassung, unsere Gesellschaftsordnung geht von einer Freiheitsvermutung aus: *„Der Mensch ist danach eine mit Fähigkeit zu eigenverantwortlicher Lebensgestaltung begabte Persönlichkeit"* (BVerfG 5, 204). Freiheit und damit auch Schuldfähigkeit werden normativ konstatiert. Bei den Strafzielen setzt der Gedanke der Generalprävention die Geeignetheit der Sanktion für eine abschreckende Wirkung voraus. Das Strafziel der Resozialisierung geht von bestimmten Sozialisationskriterien sowie von der Möglichkeit des Aufholens dieser Prozesse auch im Erwachsenenalter aus. Alles Prämissen, die nicht unumstritten sind, die aber in der tagtäglichen Gerichtspraxis als wahr unterstellt werden.

Zu den Förmlichkeiten des Verfahrens gehört, dass das Beweisverfahren nach bestimmten Regeln abläuft, dass nur bestimmte Beweismittel zugelassen sind. Hierzu gehört auch der Sachverständigenbeweis. Der Sachverständige wird herkömmlich, d.h. auch höchstrichterlich (BGHSt 9, 293) als

„Gehilfe des Gerichts" bezeichnet. In der Rechtslehre wird diese Bezeichnung vielfach kritisiert, weil damit nicht deutlich wird, dass der Sachverständige nur ein Beweismittel unter anderen ist (siehe z. B. Fezer 1995, Fall 12 Rn. 10; Eisenberg 1993, Rn. 1006 m.w.N.). In der Tat ist diese Bezeichnung in zweierlei Hinsicht zu problematisieren: Einmal hat der Sachverständige *seine* Sachkunde, *sein* spezielles Wissen, *seine* Beurteilung unabhängig von eventuellen Erwartungen des Gerichts, eines anderen Verfahrensbeteiligten oder der Öffentlichkeit einzubringen. Er ist nur seiner Profession, seinem Wissen und Gewissen (siehe § 79 Abs. 2 StPO) verpflichtet. Hierbei muss er allerdings die Vorgaben des Gerichts akzeptieren und hat sich an die ihm gestellten Fragen zu halten. Auf der anderen Seite darf das Gericht nicht hörig die Meinung des Sachverständigen übernehmen. Es hat das Gutachten auf seine Richtigkeit selbständig zu überprüfen, es hat „sich selbst schlau zu machen". So schwierig dies auch im Einzelfall gerade aufgrund der mangelnden Sachkunde sein mag, so muss das Gericht doch erklären, warum es dem Gutachten folgt oder auch nicht. In der Praxis hat sich nicht selten eine Dominanz gerade der psychiatrischen/psychologischen Gutachter herausgebildet: „Richter in Weiß".

Hieraus folgt, dass sowohl Justiz als auch Sachverständige sich aufeinander einlassen müssen, dass sie eine Sprache wählen müssen, die von der anderen Seite verstanden wird. Die Sprache muss auch von den anderen Verfahrensbeteiligten verstanden werden. Im Strafprozess ist der Angeklagte der Hauptverfahrensbeteiligte. Selbstgerechtigkeit der Juristen und Selbstgefälligkeit von Sachverständigen verhindern Kommunikation, stehen richtigen Ergebnissen im Wege. Fachsprachen können nicht nur der Erleichterung der Kommunikation der „Insider" dienen, sie können faktisch auch der Ausgrenzung der „Outsider" dienen. Die Akzeptanz des Sachverständigen und seiner Untersuchungsergebnisse hängt von seiner Darstellung, von seiner Fähigkeit zur fachübergreifenden Kommunikation ab. Eine solche Umformulierung des Fachwissens vermag auch eine Plausibilitätskontrolle abzugeben. Wenn es ihm gelingt, sein Wissen in der Sprache der anderen auszudrücken, spricht dies für Klarheit und Folgerichtigkeit. Nur unter Beachtung dieser Vorgaben kann der Sachverständige seine Funktion erfüllen, mit Hilfe seines Fachwissens der Wahrheit und Gerechtigkeit in dem jeweiligen Justizverfahren zu dienen.

Literatur

Eisenberg U (1993) Persönliche Beweismittel in der StPO. Beck, München
Fezer G (1995) Strafprozessrecht, 2. Aufl., Beck, München

1.2 Praxis der psychiatrisch-psychologischen Begutachtung

REINHART LEMPP, GERD SCHÜTZE, GÜNTER KÖHNKEN

1.2.1 Allgemeines zum gerichtlich bestellten Gutachter

Der forensisch tätige Gutachter wird vom Gericht oder der Staatsanwaltschaft bestellt. Auf der Basis einer psychiatrisch-psychologischen Untersuchung sowie einer Bewertung und Interpretation der Befunde hat er die Aufgabe, sich im Rahmen eines gerichtlichen Verfahrens zu speziellen, an ihn gerichteten Fragestellungen gutachterlich zu äußern. Die psychiatrisch-psychologische Untersuchung ist somit vom Gericht angeordnet und kommt nicht wie bei einem Patienten auf dessen Wunsch zustande.

Der vom Gericht oder der Staatsanwaltschaft bestellte Experte steht im Dienst des Gerichts – nicht aber im Dienst der Staatsanwaltschaft oder der Kriminalpolizei – und ist seinem Auftraggeber gegenüber zur Offenbarung verpflichtet. Der Gutachter unterliegt der Strafprozessordnung und wird vom Richter in seiner Tätigkeit geleitet (gemäß § 78 StPO). Es besteht nicht nur ein Überwachungsrecht, sondern vielmehr eine Überwachungspflicht. „Allein er und nicht der Sachverständige trägt die Verantwortung dafür, dass die das Gutachten vorbereitende Untersuchung in der richtigen, vor allem rechtlich richtigen Richtung geht und sich in den Grenzen des Zulässigen hält" (Dippel 1986, S. 107). Mit Übernahme des Gutachtenauftrags wird der Experte zum „Richtergehilfen", womit auch die Regeln der ärztlichen Schweigeverpflichtung keine Gültigkeit mehr besitzen. Wenngleich der eher akademische Disput „Gehilfe des Gerichts" vs. „Richter in Weiß" fortlebt, hat sich in der Praxis schon längst ein zufriedenstellender Modus vivendi in der Zusammenarbeit trotz unterschiedlicher Zugangs- und Arbeitsweisen herausgebildet.

Selbstverständlich bleibt auch der zum Gutachter bestellte Psychiater oder Psychologe in seiner Arbeit stets den Grundsätzen seiner Profession verpflichtet. Dennoch ist bei der Befragung, in Sonderheit der Befragung zur rechtlichen Problematik, die Vorgehensweise gut mit den gesetzlichen Rahmenvorgaben abzustimmen.

Bei einem Gutachtenauftrag an einen Kinder- und Jugendpsychiater oder an einen mit Kindern und Jugendlichen erfahrenen Psychologen geht es in der Regel um ein Kind oder einen Jugendlichen; manchmal auch um einen Erwachsenen zu Fragen, die seine Kindheit oder Jugend betreffen oder auch zu Folgen, die mutmaßlich auf seine Kindheit und Jugend zurückgeführt werden können. Es kann auch um die Eltern oder Erziehungspersonen eines Kindes oder Jugendlichen gehen.

Die zu begutachtenden Kinder oder Jugendlichen, zumindest ihre gesetzlichen Vertreter, müssen mit der Begutachtung einverstanden sein. Regelmäßig ist dieses Einverständnis von den Straf-, Zivil-, Sozial- oder Verwaltungsgerichten, aber auch von den Versicherungen schon vor der Auftragserteilung eingeholt worden oder es wurden die rechtlichen Voraussetzungen geklärt (siehe Kap. 1.1. und Kap. 2.1). Es empfiehlt sich jedoch, sich selbst darüber zu vergewissern.

Es kann auch vorkommen, dass Eltern über ihr Kind oder Anwälte über ihren Mandanten direkt vom Arzt oder Psychologen ihres Vertrauens ein Gutachten erstellt haben möchten. Dies ist ein sogenanntes Privatgutachten. Es empfiehlt sich, von seltenen Ausnahmen abgesehen, ein solches Ansinnen abzulehnen, denn es ist nicht damit zu rechnen, dass man dann über den umstrittenen Sachverhalt genügend objektiv informiert wird, um etwa Zusammenhangsfragen korrekt beantworten zu können. Auch haben solche Privatgutachten vor Gericht meist einen geringen Beweiswert und werden von der Gegenseite oder der Anklagebehörde meist mit Erfolg abgelehnt. Der Gutachter kann dadurch für den Staatsanwalt oder die Gegenpartei die Besorgnis der Befangenheit begründen. Er kann mit solchen Privatgutachten zwar viel Geld verdienen, ruiniert jedoch seinen Ruf als Gutachter sehr schnell.

Oft meinen die auftraggebenden Eltern mit ihrer Bitte auch gar kein Gutachten, sondern lediglich einen ärztlichen Befundbericht, der natürlich ohne weiteres abgegeben werden kann, dann aber keine gutachterliche Stellungnahme zu möglichen gerichtlichen Fragen nach dem Ursachenzusammenhang, zu Schuldfähigkeit und Ähnlichem enthalten sollte.

Die Erstattung eines Privatgutachtens für einen Anwalt ist im Falle eines angestrebten Wiederaufnahmeverfahrens dann gerechtfertigt, wenn das Gutachten zur Begründung der Wiederaufnahme erforderlich ist. In diesem Fall ist vom Gericht zunächst keine Beauftragung zu erhalten.

In Strafverfahren kann es vorkommen, dass ein Sachverständiger vom Angeklagten selbst in die Hauptverhandlung geladen wird – tatsächlich wird er dann vom Verteidiger des Angeklagten geladen. Dieser Ladung muss er Folge leisten, wenn ihm vorher – eventuell durch den Gerichtsvollzieher – die Ladung und die finanziellen Auslagen für Reise und Zeitaufwand zugestellt wurden. Das kommt nur selten vor, ist aber nach § 220 StPO rechtlich möglich. Der Sachverständige ist dabei in einer nicht ganz einfachen Situation, weil er beim Gericht, das ihn zu laden nicht für nötig gefunden hat, unvermeidlich als ein Sachverständiger der Verteidigung angesehen wird und damit als nicht ganz objektiv. Da dies auch die Anwälte wissen, kommt es nur in besonders gelagerten Fällen zu solchen Ladungen.

Aufgabe des Gutachters ist es, dem Auftraggeber, der selbst nicht über die nötige Sachkunde verfügt, diese Kenntnisse für den konkreten Fall zu vermitteln. Darauf hat sich der Gutachter zu beschränken. Solange es – etwa in familien- oder vormundschaftsrechtlichen Gutachten – um das Wohl des Kindes geht, bringt das in der Regel keine Probleme mit sich. Auch in jugendstrafrechtlichen Verfahren sollte es eigentlich keine Schwierigkeiten geben, jedoch geht es hier zunächst um Fragen nach der Schuldfähigkeit und Reife des Jugendlichen und damit für das Gericht eben nicht nur um das „Wohl" – d. h. um die Hilfe zur sozialen Eingliederung oder Wiedereingliederung für den beschuldigten Jugendlichen –, sondern auch um die Rechtsordnung und das Recht gegenüber dem Opfer der Tat des Jugendlichen. Diese beiden Gesichtspunkte sollen und müssen sich aber gar nicht ausschließen, weil auch die Anerkennung seiner Schuld ein Bestandteil einer sozialen Hilfe für den straffälligen Jugendlichen bedeutet.

Es geht demnach darum, dem Gericht alle kinder- und jugendpsychiatrischen oder -psychologischen Fakten möglichst klar und verständlich darzulegen, um das Gericht auch im Hinblick auf die zu erwartende psychische und soziale Entwicklung des Jugendlichen zu überzeugen. Das hängt natürlich auch von der Bereitschaft des Gerichts ab, sich überzeugen zu lassen. Dass diese Überzeugungsarbeit nicht immer gelingen kann, liegt in der Natur der Sache. Das dem Richter zustehende, pflichtgemäße freie Ermessen ist eine Grundlage der Unabhängigkeit des Gerichts, und es stellt dem Richter frei, sich überzeugen zu lassen oder nicht.

1.2.2 Die Durchführung

Die Erstellung eines Gutachtens zerfällt, soweit es um die psychologisch-psychiatrische Diagnostik geht, in einen Expertenteil und, soweit es sich um die Auseinandersetzung mit dem juristischen Problemfeld und die Beantwortung der Fragestellung handelt, einen gutachterlichen Teil.

Der Expertenteil und seine rechtlichen Bedingungen

Die psychiatrisch-psychologische Untersuchung setzt sich aus der Exploration (Selbst- und Fremdbefragung), den psychiatrischen und testpsychologischen Befunderhebungen sowie einer allgemeinen körperlichen Untersuchung zusammen. Die Ergebnisse der Diagnostik werden in Form einer phänomenologisch-diagnostischen Klassifikation gemäß ICD oder DSM zusammengefasst sowie unter dem Blickwinkel einer psychodynamischen Darstellung hinsichtlich ihrer Entwicklungsprozesse und Entstehungsbedingungen gewürdigt.

Diese Expertätigkeit ist durch das Gericht hinsichtlich ihrer Kompatibilität mit der StPO zu überwachen. So darf es sich nicht um Befragungen oder Untersuchungen handeln, die den Charakter einer verbotenen Vernehmungsmethode gemäß § 136a StPO aufweisen. Es muss ferner sichergestellt sein, dass das Zeugnisverweigerungsrecht, beispielsweise der engeren Familienangehörigen, nicht verletzt wird. Dabei ist zu beachten, dass der Gutachter nicht befugt ist, eine rechtsgültige Aufklärung hinsichtlich des Aussageverweigerungsrechts durchzuführen. Dieser rechtliche Mangel kann allerdings dadurch „geheilt" werden, dass die zur Aussageverweigerung berechtigten Familienangehörigen ihre vor dem Gutachter gemachten Aussagen in der Hauptverhandluung als Zeugen bestätigen. Dennoch sollte sich der Gutachter stets vergewissern, dass sich seine Gesprächspartner über die besonderen Modalitäten einer Exploration im Rahmen einer gutachterlichen Untersuchung im Klaren sind. In Sonderheit bei Jugendlichen ist es manchmal notwendig, im Laufe der Untersuchung wiederholt auf die Besonderheiten der Gesprächssituation hinzuweisen, da gerade Jugendliche in besonderem Maße dazu neigen können, sich dem Erwachsenen vorbehaltlos mitzuteilen.

Auch der wiederholte Hinweis auf die Offenbarungsverpflichtung des Sachverständigen ist um so wichtiger, als der Untersucher seine Professionalität hinsichtlich einer positiven Gesprächsatmosphäre nicht ablegen wird und dadurch der untersuchte Jugendliche fälschlicherweise glauben kann, auf einen vertrauensvollen Umgang mit den mitgeteilten Inhalten seitens des Gutachters Anspruch zu haben.

Besonders bei Konflikttaten verführt die Intimität der Dualbeziehung zwischen Gutachter und Untersuchtem nur zu leicht zu einer unreflektierten Mitteilsamkeit. Dennoch ist der Experte darauf angewiesen, dass der zu Begutachtende ihm einen möglichst tiefen Einblick auch in intime Bereiche seiner Person und seines Lebensumfeldes gewährt, da die Exploration neben der Psychodiagnostik das wichtigste Untersuchungsinstrument des Psychiaters ist. Weil der Untersuchte jedoch nicht weiß, wie der Gutachter die gewährten Einblicke verwertet und was später dann vom Gericht aus diesen Erkenntnissen im Rahmen des Verfahrens gemacht wird, erfordert die Mitarbeit speziell an einer psychologisch-psychiatrischen Diagnostik de facto von dem Untersuchten ein blindes Vertrauen, was u. U. später zu einer großen Enttäuschung führen kann. Nicht wenige Anwälte raten ihren Mandanten daher auch zur Zurückhaltung gegenüber dem Gutachter, was in aller Regel dann auf Kosten der Qualität der gutachterlichen Aussage geht.

Gegenüber dem zu Untersuchenden wäre es wesentlich fairer, wenn die psychiatrisch-psychologische Untersuchung zunächst vollständig unter die Regularien des professionellen Vorgehens, also auch unter die ärztliche Schweigepflicht, gestellt würde. Nach Mitteilung der Diagnosestellung gegenüber dem Untersuchten und seiner Verteidigung wäre dann die Freigabe dieses Materials für die gutachterliche Bearbeitung der Fragestellungen des Auftraggebers durch den Untersuchten notwendig. Der Vorteil einer solchen Vorgehensweise läge in einer qualitativen Verbesserung der psychiatrisch-psychologischen Diagnosestellung, kollidiert aber mit den Vorgaben der StPO und führt zu erheblichen Problemen, sollte es nicht zu der Entbindung von der Schweigepflicht kommen. Das kann manchmal dazu führen, dass der Untersucher partiell blind gehalten wird und deshalb unter Umständen zu höchst fehlerhaften Beurteilungen gelangt, was in Sonderheit im Zusammenhang mit unzulänglichen prognostischen Aussagen bei Begutachtungen in die Kritik gekommen ist.

Bei nebensächlichen Mitteilungen, wie beispielsweise dem Namen einer früheren, im Übrigen aber unbeteiligten Freundin, kann dem Untersuchten jedoch ohne weiteres zugesichert werden, diese nicht im Gutachten zu erwähnen.

Ferner ist zu bedenken, dass die Exploration in Problemfeldern, speziell bei Konflikt- und Sexualtaten, auch zu einer Traumatisierung des Untersuchten führen kann, die lege artis mit supportiven therapeutischen Strategien aufgefangen werden muss. In der gutachterlichen Untersuchung, gebunden an die Offenbarungsverpflichtung, ist jedoch die therapeutische Tätigkeit nicht möglich, da sie zumindest potenziell einen Antrag auf Besorgnis der Befangenheit zur Folge haben könnte. In der Praxis setzen sich allerdings Psychiater und Psychologen mit Billigung des Gerichts im Interesse des Untersuchten über die Notwendigkeit der therapeutischen Enthaltsamkeit auch einmal hinweg. Das Dilemma des zum Gutachter berufenen Experten, der, den Regularien der StPO unterliegend, dem Auftraggeber offenbarungsverpflichtet ist, ein qualitativ hochstehendes Gutachten erbringen soll und sich gleichzeitig in Übereinstimmung mit den Grundsätzen seiner Profession befinden will, ist bis heute nicht gelöst.

Der gutachterliche Teil

Die gutachterlichen Aufgaben beinhalten ausschließlich die sachverständige Beantwortung der juristischen Fragestellungen. In diesem Arbeitsfeld ist die Überwachungspflicht des Gerichts in besonderem Maße erforderlich. Der Begutachtende hat sich eng an den vorgegebenen Rahmen zu halten und muss sich stets darüber im Klaren bleiben, dass er keine ermittelnde Funktion hat. Er hat die Sachverhalte so entgegenzunehmen, wie sie ihm angeboten werden und bleibt auch dann zur Abstinenz verpflichtet, wenn kriminalistische Verlockungen naheliegen. Ohne weiteres ist es möglich, bei der gutachterlichen Bewertung von mehreren, nebeneinander bestehenden Alternativen auszugehen und zu unterschiedlichen Ergebnissen zu gelangen. Es ist allein die Aufgabe des Gerichts, zu entscheiden, welche Variante dem Urteil oder der gerichtlichen Entscheidung letztendlich zugrunde gelegt wird. Zu jeder Zeit kann der Auftraggeber bzw. der verantwortliche Richter um Hilfestellung im Umgang mit einer schwierigen Materie gebeten werden. Das gilt in Sonderheit dann, wenn der Auftrag um zusätzliche Fragestellungen erweitert werden muss.

Gelegentlich kommt es vor, dass Verfahrensbeteiligte versuchen, den Gutachter zu Aussagen zu verführen, die den Rahmen seiner Profession überschreiten. Verantwortung muss der Gutachter hinsichtlich seines Sachverstandes übernehmen, nicht aber hinsichtlich des gerichtlichen Verfahrens. Insoweit sollte jeder Gutachter stets daran denken, dass er nicht nur die Möglichkeiten seines Wissenschaftgebietes, sondern auch gerade und vor allem die Grenzen seiner Erkenntnismöglichkeiten aufzuzeigen hat. Auch ein Experte kann manche Fragen nicht oder nur mit einem hohen Unsicherheitsgrad beantworten, den er deutlich machen muss.

Die Befragungstechniken
(siehe auch Kap. 8.3.5, S. 356)

Nach einer Definition von Keßler ist das Interview eine „zielgerechte mündliche Kommunikation zwischen einem oder mehreren Befragern und einem oder mehreren Befragten, wobei eine Informationssammlung über das Verhalten und Erleben der zu befragenden Person(en) im Vordergrund steht" (Keßler 1988, S. 363). Diese Definition entspricht der des „diagnostischen Gesprächs" nach Schraml (1988) und umfasst im Wesentlichen Anamnese, Exploration und Befragung als spezielle Form des Interviews. Die Anamnese dient der „Sammlung, Systematisierung und diagnostischen Verarbeitung von Informationen zu den gegenwärtigen und früheren körperlichen Zuständen, Verhaltensweisen und Erlebnissen einer Person" (Keßler 1988, S. 365). Der Begriff „Exploration" ist weniger eindeutig zu bestimmen als der der Anamnese. Die englische Sprache kennt das Wort Exploration im Sinne eines diagnostischen Gesprächs gar nicht, sondern verwendet hierfür den allgemeineren Begriff „Interview", der durch Hinzufügung eines Adjektivs weiter spezifiziert werden kann (z.B. „clinical interview", „therapeutic interview", „investigative interview"). Therapeutische Gespräche, wie sie beispielsweise in der Gesprächspsychotherapie oder in der Psychoanalyse geführt werden, gelten nach dieser Definition nicht als Interviews, da sie nicht primär der Informationssammlung, sondern der Verhaltensmodifikation dienen.

Das Interview nimmt in der forensisch-psychiatrischen und -psychologischen Diagnostik eine herausragende Stellung ein. Es gibt in der Praxis kaum eine Begutachtung, bei der nicht auch ein Interview durchgeführt wird. Das Interview ist eine unentbehrliche Methode für die Erfassung von Daten, die einerseits nicht der direkten Beobachtung zugänglich sind und deren Erhebung andererseits ein individuell abgestimmtes Vorgehen erfordert. In diesen Fällen können die relevanten Informationen nicht mit standardisierten Tests oder Fragebögen erhoben werden.

Darüber hinaus darf die soziale Funktion des Interviews nicht unterschätzt werden. Eine vollständig „mechanisierte" Diagnostik, die sich ausschließlich auf Fragebogen, Testverfahren und apparative Methoden beschränken würde, wird sowohl von den betroffenen Probanden als auch von den Auftraggebern des Gutachtens oft als „inhuman" erlebt mit der Folge eines Glaubwürdigkeitsverlustes der Diagnose sowie der daraus abgeleiteten Maßnahmen. Auch der Diagnostiker wird im Allgemeinen nicht auf die in der persönlichen Begegnung des Interviews gegebenen Möglichkeiten verzichten wollen, um sich aus der Fülle der verbalen und nonverbalen Information einen unmittelbaren Eindruck zu verschaffen. Besondere Bedeutung kommt dem Interview als Breitband- oder Screeningverfahren zu. Zu Beginn einer diagnostischen Untersuchung eingesetzt, dient es dazu, Hypothesen zu generieren und die weitere diagnostische Vorgehensweise zu planen. In der überwiegenden Mehrzahl aller Begutachtungen wird deshalb ein mehr oder weniger strukturiertes Interview mit dem Probanden selbst bzw. mit dessen Bezugspersonen (wie z. B. den Eltern) durchgeführt.

■ Fehlerquellen im Interview

Den unbestrittenen Vorteilen des Interviews als diagnostisches Verfahren steht die vielfach kritisierte, vergleichsweise niedrige Reliabilität von Interviewdaten gegenüber. Zahlreiche Untersuchungen haben gezeigt, dass verschiedene Interviewer teilweise diskrepante Informationen erheben, dass diese Informationen oft unvollständig sind und z. T. nicht mit den tatsächlichen Sachverhalten übereinstimmen.

Die Durchführung eines Interviews ist ein hochkomplexer Prozess, der erhebliche Anforderungen an den Interviewer stellt. Er muss einerseits die strategische Gesamtplanung der diagnostischen Untersuchung im Allgemeinen und des Interviews im Besonderen ständig präsent haben. Daneben muss er darauf achten, die Fragen so zu formulieren, dass sie vom Probanden verstanden werden. Parallel dazu muss er die vom Probanden gegebenen verbalen Informationen aufnehmen und teilweise sofort verarbeiten, um den weiteren Verlauf der Befragung darauf einstellen zu können, und schließlich sind auch die vielfältigen nonverbalen und paraverbalen Reize zu berücksichtigen, die die verbalen Angaben unterstützen, ihnen aber auch widersprechen können. Es liegt auf der Hand, dass angesichts dieser Informationsfülle Fehler auftreten können, die den diagnostischen Wert der im Interview gewonnenen Daten mehr oder weniger stark beeinträchtigen. Vordringliches Ziel muss es daher sein, die potenziellen Fehlerquellen in einem Interview zu identifizieren, um dann dort, wo es möglich ist, geeignete Maßnahmen zur Reduzierung dieser Fehler zu ergreifen.

Wenn man das Interview in Anlehnung an Schmidt und Keßler (1976) als einen Informationsverarbeitungsprozess betrachtet, ist es möglich, potenzielle Fehlerquellen den verschiedenen Stadien dieses Prozesses zuzuordnen und dann gezielt nach Möglichkeiten zu suchen, diese negativen Einflüsse zu reduzieren.

Abbildung 1.1 gibt einen Überblick über die in diesem Zusammenhang wichtigsten Stufen der Informationsverarbeitung (Köhnken 1995).

Ein Ereignis wird kaum jemals vollständig wahrgenommen und im Gedächtnis gespeichert, sondern u. a. durch Erwartungshaltung, vorhandene Wissensstrukturen, emotionale Befindlichkeit und aktuelle Motivationslagen gefiltert. Die so aufgenommenen und gespeicherten Informationen müssen über einen mehr oder weniger langen Zeitraum im Gedächtnis behalten und schließlich während des Interviews wieder erinnert werden. Zu diesem Zeitpunkt sind wahrscheinlich manche Details vergessen worden oder entziehen sich dem Abruf aus dem Gedächtnis. Manches wird vielleicht erinnert, aber nicht berichtet, weil es dem Befragten eventuell un-

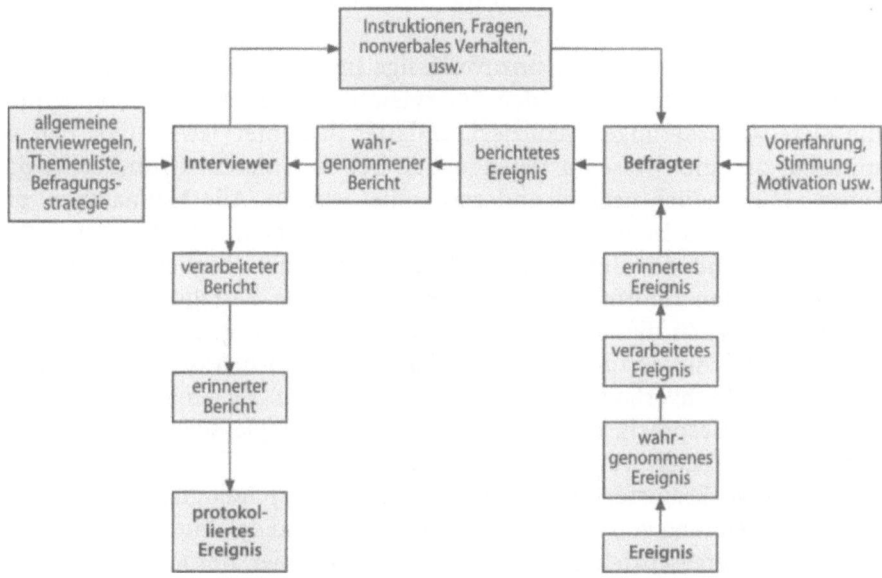

Abb. 1.1. Informationsverarbeitungsstufen im Interview

wichtig erscheint oder weil es peinlich ist. Was und in welcher Form berichtet wird, hängt sowohl von den Vorerfahrungen und Erwartungen des
Befragten ab als auch von den expliziten Instruktionen sowie dem Verhalten des Interviewers. Ein Interview ist für die befragte Person immer auch
eine Lernsituation. In der ersten Phase des Interviews lernt sie, was von ihr
in der Befragung erwartet wird und wird sich voraussichtlich dementsprechend verhalten. Was schließlich erinnert wird, muss auch verbalisiert werden. Hier können eingeschränkte verbale Fähigkeiten gerade bei jüngeren
Kindern oder bei lernbehinderten bzw. geistig behinderten Personen Grenzen setzen, die das Befragungsergebnis beeinträchtigen.

Was von der befragten Person verbal und nonverbal kommuniziert wird,
muss vom Interviewer wahrgenommen und verarbeitet werden. Hier kann
eine durch Erwartungshaltungen bedingte selektive Informationsaufnahme
das Befragungsergebnis beeinträchtigen. Erwartungskonsistente Informationen werden möglicherweise besser aufgenommen als Details, die konträr
zu den eigenen Hypothesen sind. Da gleichzeitig die eigene Interviewstrategie sowie die noch zu erfragenden Sachverhalte präsent sein müssen,
kann auch eine Überforderung zu Informationsverlusten führen. Schließlich
müssen die aufgenommenen Informationen gespeichert und später in einem Protokoll reproduziert werden. Auch hier können Erinnerungsverluste
zu einem unvollständigen Bericht führen.

Eine potenzielle Ursache für unzuverlässige Interviewdaten ist in der hohen kognitiven Anforderung an den Interviewer begründet. Jede Maßnahme, die diese Anforderungen reduziert, entlastet den Interviewer und trägt so mittelbar zu einer besseren Datenqualität bei. Aus diesem Grund sollte das Interview gründlich geplant und vorbereitet werden. Alle Maßnahmen, die vor Beginn eines Interviews getroffen werden können, entlasten den Interviewer während der Befragung und geben ihm die Möglichkeit, sich auf die vermittelten Informationen und auf die eigene Befragungsstrategie zu konzentrieren. Zu diesen vorbereitenden Maßnahmen gehört vor allem die Sichtung und Auswertung bereits vorhandener Informationen über den zu erfragenden Sachverhalt sowie über den Probanden. Ferner sollten der Einstieg in das Gespräch, die generelle Interviewstrategie sowie die zu erfragenden Sachverhalte vorab geplant werden.

Eine der wirksamsten Entlastungen bei aussagepsychologischen Gutachten ist die Verwendung von Tonträgern, so dass während des Interviews lediglich Stichworte mitgeschrieben werden müssen. Die hier besonders wichtigen wörtlichen Formulierungen werden so festgehalten. Ein zeitgleiches vollständiges Mitprotokollieren dagegen stört nicht nur den Gesprächsfluss, sondern führt auch dazu, dass das nonverbale Verhalten des Probanden nur sehr eingeschränkt wahrgenommen werden kann. Die möglichen Beeinträchtigungen durch ein mitlaufendes Diktiergerät oder ein Mikrophon werden vielfach stark überschätzt. Selbst für Kinder sind derartige Geräte nicht ungewöhnlich und werden bereits nach kurzer Zeit vergessen.

Bei Gesprächen mit Angeklagten bei strafrechtlichen Gutachten kann ein mitlaufendes Tonband allerdings auch ein gewisses Misstrauen der Gesprächspartner wecken oder fixieren. Hier ist meist vorzuziehen, sich kurze Notizen zu machen, diese aber unmittelbar danach auf Tonband zu diktieren, solange das Gespräch noch in frischer Erinnerung ist.

Störungen durch Besucher, Telefonate u. ä. können nicht nur die Konzentration und Mitteilungsbereitschaft der Probanden beeinträchtigen, sondern auch den Interviewer empfindlich ablenken. Derartige Störungen sollten deshalb durch geeignete Maßnahmen verhindert werden. Eine Befragung in neutralen Räumen (Praxis, Klinik, Beratungsstelle o. ä.) ist im Allgemeinen einem Interview in der Wohnung des Probanden vorzuziehen. In der eigenen Wohnung ist die Gefahr der Ablenkung groß, und zudem hat der Interviewer nur begrenzte Möglichkeiten, Störungen der Befragung zu vermeiden.

Sehr ungünstig wirkt sich Zeitdruck (z. B. durch nachfolgende Termine) aus. Häufige Blicke auf die Uhr signalisieren dem Probanden, dass die Zeit knapp wird. Bei den Interviewern führt Termindruck oft zu Unkonzentriertheit und Hektik, in deren Folge selbst elementare Grundregeln des Interviews in Vergessenheit geraten.

Im Strafverfahren nach schwerwiegenden Verbrechen sprechen die Täter oft nicht gerne, nicht ohne Hemmungen und nicht mit Jedem darüber. In solchen Fällen ist es besser, zunächst einmal über andere Themen, z. B.

über seine biographische Entwicklung zu reden. Wenn dann ein gewisses Vertrauen hergestellt ist und der junge Angeklagte gemerkt hat, dass der Gutachter seine Aufgabe nicht in einer moralischen Verurteilung, sondern in der Suche nach Verständnis der Entwicklung bis zur Tat sieht, wird er gerne auch darüber sprechen, schon deswegen, weil sich solche junge Menschen oft selbst nicht verstehen und für Hilfe dankbar sind. In diesen Fällen kann das gutachterliche Gespräch bereits eine gewisse therapeutische Wirkung haben.

Auch das Gespräch mit den Eltern der Jugendlichen oder Heranwachsenden kann einen gewissen therapeutischen Anteil dadurch haben, dass man in Fällen der strafrechtlichen Begutachtung ihre Sorgen, Verzweiflung und Hilflosigkeit verständnisvoll und ohne ihre meist offenen wie verborgenen Schuldgefühle zu verstärken, anspricht. Vorwürfe, auch wo sie nicht unbegründet wären, haben, wie überhaupt in der Kinder- und Jugendpsychiatrie, gerade hier keinen Platz.

Der Inhalt der Explorationen sollte, sofern es nicht um unwichtige Details geht, möglichst vollständig und im originalen Wortlaut wiedergegeben werden. Das geschieht meist in indirekter Rede, weil es ja doch nicht der tatsächliche Wortlaut sein kann. Wo dieser wichtig ist, sollte die direkte Rede in Anführungszeichen gesetzt oder sonstwie als solche kenntlich gemacht werden.

Zur Befragungstechnik von Kindern in Gutachten zur Glaubwürdigkeit wie auch in familienrechtlichen Verfahren wird auf Kapitel 8.3 verwiesen.

Das schriftliche Gutachten

Das *schriftliche Gutachten* selbst stützt sich regelmäßig auf das Studium der Akten, die Explorationen des oder der Untersuchten und die erhobenen Befunde mit der Diagnose und der Beurteilung. Im Strafverfahren ist es immer ein vorläufiges Gutachten. Das *endgültige Gutachten* ist dann in der Hauptverhandlung zu erstatten und muss deren Ergebnisse, die sich aus den letzten Angaben des oder der Angeklagten, aus Zeugenaussagen usw. ergeben, mitberücksichtigen.

Beim *Aktenstudium* hilft die Erfahrung, Wichtiges von Unwichtigem zu unterscheiden. So sind beispielsweise in familienrechtlichen Verfahren ums Sorge- oder Umgangsrecht die Anwaltsschriftsätze oft sehr einseitig und nicht weiterführend und können allenfalls zur Verdeutlichung der emotionalen Auseinandersetzungen dienen. Man kann sich getrost auf die Aussagen der Eltern in der Verhandlung vor dem Gericht und vor allem auf deren Angaben beim Gespräch mit dem Gutachter beschränken. Zur raschen Vororientierung über die Fragestellung und die aktuelle Problematik empfiehlt es sich, die Akten von hinten nach vorne zu lesen.

Was man aus den Akten in das schriftliche Gutachten übernimmt, sollte sich auf das beschränken, was daraus zum Verständnis der begutachteten Person, gegebenenfalls zum Verständnis der Tat und zur Begründung der eigenen Beurteilung nötig erscheint. In der Beschränkung zeigt sich hier der Meister. Von Seiten der Juristen wird gelegentlich vorgeworfen, der Gutachter wolle nur den Umfang des Gutachtens vergrößern, es sei doch alles in den Akten enthalten. Dabei wird vergessen, dass dem Gutachter nachher die Akten nicht mehr zur Verfügung stehen und dass er auch die Möglichkeit haben muss, später das Gutachten mit anderen Gutachten zu vergleichen und wissenschaftlich auszuwerten. Es sollte daher jedes Gutachten für sich allein, ohne zusätzliche Akten, verständlich lesbar sein. Deswegen hilft es auch nichts, alle einschlägigen Akten zu fotokopieren und sie dann zu den eigenen Unterlagen zu nehmen.

Der *Untersuchungsbefund* des Kindes oder Jugendlichen muss neben einer Beschreibung seines konstitutionellen Eindrucks und seiner Mimik, Gestik und Psychomotorik auf körperlichem, insbesondere neurologischem Gebiet nur die Pathologica erwähnen, wenn solche von Belang erhoben wurden.

Bei familienrechtlichen Gutachten spielt der detaillierte *körperliche Befund* selten eine Rolle, auch bei strafrechtlichen Gutachten ist er meist nicht bedeutungsvoll. Bei entsprechenden Symptomen, bei anamnestischen Hinweisen auf eine durchgemachte Gehirnerkrankung oder Hirntrauma kann allerdings die Einholung eines hirnelektrischen Zusatzgutachtens (EEG) doch notwendig werden, wozu es sich u. U. empfiehlt, sich der Genehmigung des Auftraggebers zu versichern. Aufwendige und teure Untersuchungen, etwa eine Hirntomographie (CT), sollten nur bei begründeter Indikation nach Rücksprache mit dem Auftraggeber veranlasst werden. Dazu ist auch die Einwilligung des Untersuchten oder seines gesetzlichen Vertreters notwendig. Anders ist es natürlich bei Gutachten nach Unfällen oder Erkrankungen, wenn es dabei um ursächliche Zusammenhangsfragen geht. Hier ist eine genaue körperlich-neurologische Befunderhebung unumgänglich.

Der *psychische Befund* sollte dagegen ausführlich und möglichst anschaulich sein, um sich auch allein aus der Lektüre des Gutachtens ein Bild vom Probanden machen zu können.

Testpsychologische Befunde können hilfreich sein, vor allem sind sie geeignet, klinisch erhobenen Feststellungen im psychischen Befund zu objektivieren. Einen genauen Intelligenzquotienten zu erheben, erübrigt sich meist, wenn man die Schulleistungen kennt, es sei denn, im Gutachten geht es darum, schulische Überforderungen oder falsche elterliche Erwartungen an ihr Kind abzuklären. Bei Teilleistungsstörungen ist es dagegen nötig, diese im Test zu objektivieren.

Projektive Testuntersuchungen sind zwar gegenüber Rating-scales und Fragebogentests in Misskredit geraten, weil sie keine exakten Ergebnisse liefern können – wenn man ihnen solche abverlangt, werden sie pseudoexakt – , sie sind aber für den damit Erfahrenen durchaus hilfreich und offenbaren bei schweigsamen oder sprachlich gehemmten Jugendlichen oft Wesentliches aus ihrer Phantasiewelt. Man darf diese Tests nur nicht überbewerten und für echte Beweise halten (s. auch Kap. 8.3.5, S. 356).

Der Kinder- und Jugendpsychiater, der sich auf diesem Gebiet nicht sicher fühlt, sollte die Zusammenarbeit mit einem klinischen Psychologen suchen, ihn mit einem Zusatzgutachten beauftragen oder dessen Befunde unter Namensnennung in das Gutachten einfügen.

Bei der Niederschrift des Befundes im schriftlichen Gutachten soll die *Diagnose* aus den Befunden ableitbar und begründet dargestellt, also nicht nur als nackte Diagnose genannt werden. In den letzten Jahren ist es üblich geworden, nach der „Internationalen Klassifikation psychischer Störungen" (ICD-10, Kapitel V (F)) zu diagnostizieren. Dies dient zweifellos der Verständigung und dem Vergleich zwischen den psychiatrischen Fachkollegen. Die ICD-Klassifikationen sind jedoch rein phänomenologisch aufgebaut und sagen nichts aus über mögliche Ursachen, über die Bedeutung von Familie und Milieu oder über die Psychodynamik der Tat. Für den Laien, also auch für die übrigen Prozessbeteiligten, sind die alten, klassischen psychiatrischen Diagnosen oft anschaulicher. Allein genügen sie aber nicht mehr.

Die *Beurteilung* schließlich, die als wesentlicher Teil des Gutachtens von den Prozessbeteiligten meist als Einziges gelesen wird, sollte zunächst die zur Beantwortung der Fragen wichtigen Angaben aus den Explorationen und die wesentlichen Befunde zusammenfassend wiederholen. Der Hauptteil soll sich aber dann ausführlich der Beantwortung der Fragen und ihrer Begründung widmen, jedoch auch möglichweise noch bestehende Zweifel wiedergeben. Auch soll immer dargelegt werden, auf welchen Befunden, und gerade in der Psychiatrie auch auf welchen theoretischen Grundlagen die eigenen Schlussfolgerungen beruhen, inwieweit sie beweisbar und inwieweit sie aus der klinischen Erfahrung als wahrscheinlich und schlüssig abgeleitet sind.

Die Psychiatrie und damit auch die Kinder- und Jugendpsychiatrie ist eben keine Naturwissenschaft mit zählbaren und messbaren Fakten, sondern eine klinische Erfahrungswissenschaft auf dem Boden verschiedener Theorien. Die Gutachter haben daher auch einen Ermessensspielraum, den die Fragestellungen mit ihren interpretierungsbedürftigen Begriffen einräumen. Auch dieser Spielraum sollte dem Gericht deutlich gemacht werden.

Ein Thema, das in strafrechtlichen Gutachten meist nicht ausdrücklich erfragt wird, ist die *Prognose* des jungen Straffälligen. Auch wenn wissenschaftlich allenfalls statistische prognostische Wahrscheinlichkeiten genannt werden können, so sind klinische Erfahrungen im konkreten Fall doch manchmal zuverlässiger; zumindest kann gesagt werden, welche Maßnahmen und Bedingungen nötig sind, damit die Prognose mit größerer Wahrscheinlichkeit günstiger wird und welche eine Resozialisation verzögern oder gar verhindern können. Damit aber greift der Gutachter absichtlich oder unabsichtlich in die Entscheidung des Richters über das Strafurteil ein. Das werden manche Gerichte nicht gerne akzeptieren. Der jugendpsychiatrische Gutachter kann sich aber dabei guten Gewissens im Einklag mit dem Jugendgerichtsgesetz fühlen, dem es zuvörderst um die Resozialisierung des straffällig gewordenen Jugendlichen geht.

Der Gutachter vor Gericht

Im Strafprozess muss das Gutachten in aller Regel in der Hauptverhandlung mündlich vertreten werden. Auch im Zivilprozess beantragen manchmal die Anwälte, meist die derjenigen Partei, die mit dem Ergebnis des schriftlich erstatteten Gutachtens nicht einverstanden sind, dass es noch mündlich erläutert wird, der Gutachter persönlich vor Gericht erscheint und sich den Fragen des Gerichts und der Parteien stellt. Einem solchen Antrag muss das Gericht stattgeben.

Solche Anhörungen und Befragungen dauern im zivilrechtlichen Verfahren im Allgemeinen nicht lange, und die Gutachter müssen nur zu dieser Befragung anwesend sein. An der Hauptverhandlung im Strafprozess müssen sie dagegen von Anfang an und meist bis zum Ende der Beweisaufnahme teilnehmen, da das psychiatrische Gutachten in der Regel die Beweisaufnahme abschließt, denn alle anderen Beweise könnten ja für das Ergebnis des Gutachtens von Bedeutung sein.

Während der Verhandlung hat auch der Gutachter das Recht, die Zeugen zu befragen. Meist wird er dazu nach den Fragen des Staatsanwalts und des Verteidigers aufgefordert. Dabei sollte der Gutachter sich auf Fragen beschränken, die für sein Gutachten von Bedeutung sind und sich nicht in die Klärung des Tatbestandes einmischen. Allerdings kann auch dieser für das Gutachten wichtig sein, wenn es beispielsweise um das Erinnerungsvermögen, um vorbereitende Handlungen oder um das Verhalten vor, bei und nach der Tat geht, um das Verhältnis des Angeklagten zu seinen Mittätern oder dem Opfer, vor allem, wenn es um das Tatmotiv geht.

Das Tatmotiv kann dabei ein großes Problem bilden. Grundsätzlich darf der Gutachter die Zeugenaussagen nicht bewerten. Das ist eigentlich allein Sache des Gerichts, und manche Gerichte sind da sehr empfindlich. Die Frage nach dem Tatmotiv jedoch ist eine explizit psychologische Frage, zu welcher das Gericht mangels eigener Kompetenz den Gutachter konsultiert. Das Tatmotiv bildet in vielen Fällen ein Kriterium des gesetzlichen Tatbestandes. Zur Klärung des manchmal auch dem Täter nicht bewussten Tatmotivs ist aber eine Bewertung seiner und der Zeugen Aussagen unumgänglich. Man kann diesem Dilemma dadurch entgehen, dass man mögliche alternative Bewertungen durch das Gericht der eigenen Bewertung zu Grunde legt.

Es ist aber gut, wenn der Gutachter den Angeklagten und die Zeugen, etwa seine Eltern, all das noch einmal fragt, was diese im Zuge der Begutachtung dem Gutachter gesagt haben und was im schriftlichen Gutachten als Begründung verwandt wurde, sofern sie dies nicht schon bei ihrer eigenen Vernehmung von allein oder auf Fragen der anderen Prozessbeteiligten bestätigt haben. Wenn man sich als Gutachter dann bei der mündlichen

Gutachtenerstattung auf solche in der Hauptverhandlung nicht wiederholten Angaben stützt, muss das Gericht den Gutachter auch als Zeugen vernehmen und gegebenenfalls vereidigen. Manche Gerichte tun dies in jedem Fall, sozusagen „für alle Fälle", um einer Revisionsmöglichkeit vorzubeugen. Andere Gerichte sehen das allerdings nicht so streng. Im Jugendgerichtsverfahren kann übrigens nach § 49 JGG der Richter „in jedem Falle" von der Vereidigung des Sachverständigen absehen.

Es gilt im Strafprozess nur das, was in der Hauptverhandlung mündlich gesagt wird und nicht, was im schriftlichen Gutachten – das ja nur vorläufigen Charakter hat – festgehalten wurde. Jede Abweichung davon muss natürlich begründet werden. Diejenigen Prozessbeteiligten, die mit dem Gutachtenergebnis nicht einverstanden sind – meist der Staatsanwalt oder der Verteidiger –, werden den Gutachter oder die Gutachterin befragen, oft sachlich, manchmal bedrängend; zuweilen befragt auch das Gericht selbst. Das kann manchmal etwas hart sein. Als Gutachter darf man dies aber nicht persönlich nehmen und sollte nie emotional reagieren. Juristen unterscheiden in der Regel streng zwischen der Situation im Prozess und dem übrigen Leben. Das gilt für die Befragung sowohl im Zivil- wie auch im Strafverfahren.

1.2.3 Die Gutachtenliquidation

Für die Berechnung der Gutachterentschädigung für Gerichtsgutachten gilt das Gesetz zur Entschädigung von Zeugen und Sachverständigen. Entschädigt wird der Zeitaufwand nach einem Stundensatz, der in einer gewissen Spanne zwischen einfachen und besonders schwierigen Gutachten festgelegt ist. Dieser wird in größeren Zeitabständen der allgemeinen Preissteigerung angepasst. Dabei darf sich ein psychiatrischer Gutachter durchaus darauf berufen, dass ein psychiatrisches Gutachten grundsätzlich ein schwieriges oder besonders schwieriges Gutachten darstellt. Im Gegensatz zur Aufgabe eines Sachverständigen, der zu festen physikalischen Fakten Stellung nehmen muss, etwa dem Bremsweg eines Autos beim Unfall oder der Berechnung des Alkoholspiegels durch Rückrechnung, muss er sich in der Regel auf klinische Erfahrungen berufen, die immer einen gewissen Ermessensspielraum erfordern und sich selten auf sichere Erkenntnisse stützen können. Ob er allerdings damit durchkommt, ist nicht sicher.

Der Zeitaufwand für das Gutachten soll einem Durchschnitt entsprechen, d.h. der Erfahrene und Routinierte darf etwas mehr Zeit für Exploration, Untersuchung und Auswertung geltend machen, der Anfänger sollte sich dagegen seine Umständlichkeit nicht voll bezahlen lassen. Der Zeitaufwand beim Aktenstudium beläuft sich für etwa 60 Aktenseiten, einschließlich etwaiger Postzustellungsurkunden und ähnlichem Schriftverkehr in den Akten, auf eine Stunde; bei Diktat und Korrektur ist für etwa sechs Seiten – nicht allzu eng beschrieben – ebenfalls eine Stunde anzusetzen. Aber das sind nur grobe Anhaltszahlen.

Bei Fahrten zum Begutachteten, etwa in die Justizvollzugsanstalt, wie auch zum Gerichtstermin gilt die ganze Fahrzeit, dazu noch die Fahrtkosten mit ebenfalls festgelegtem Kilometergeld bei der Fahrt mit dem eigenen PkW oder die Fahrtkosten der Bahn 1. Klasse und gegebenenfalls ein Zehr- und Übernachtungsgeld. Für die übliche Mittagspause wird in der Regel eine Stunde abgezogen.

Wenn man als Gutachter vom Gericht aus der Verhandlung entlassen wird, sollte man sich auf der Ladung den Entlassungszeitpunkt bestätigen lassen. Man kann, wenn man während der üblichen Dienstzeit entlassen wird, seine Entschädigung gleich bei der Kostenstelle geltend machen und mitnehmen. Andernfalls beantragt man die Entschädigung schriftlich.

Kürzt der Kostenbeamte den geltend gemachten Aufwand, kann man als Gutachter, wenn man damit nicht einverstanden ist, eine richterliche Festsetzung beantragen. Der Aufwand lohnt sich allerdings oft nicht. Manchmal kann es lange dauern, bis die Entschädigung angewiesen wird. Nach angemessener Zeit darf man erinnern, einen Zahlungsbefehl gegen ein Gericht kann man jedoch nicht erwirken, allenfalls kann man, wenn über ein halbes Jahr vergangen ist, an den Direktor des Amtsgerichts oder den Präsidenten des Landgerichts schreiben.

Die Gebühren bei Gutachten für Versicherungen oder Ämter können sich auf die GOÄ stützen. Mancherorts gibt es auch vertragliche Vereinbarungen der ärztlichen Standesorganisationen mit den Kostenträgern, die gegebenenfalls erfragt werden können.

Literatur

Dippel K (1986) Die Stellung des Sachverständigen im Strafprozeß. v. Decker, Heidelberg

Keßler BH (1988) Daten aus dem Interview. In: Jäger RJ (Hrsg) Psychologische Diagnostik. Psychologie Verlags Union, München, S 363–372

Köhnken G (1995) Interviewing adults. In: Bull R, Carson D (eds) Handbook of psychology in legal contexts. Wiley, Chichester, pp 215–233

Schmidt LR, Keßler BH (1976) Anamnese: Methodische Probleme, Erhebungsstrategien und Schemata. Beltz, Weinheim

Schraml WJ (1988) Das psychodiagnostische Gespräch. Fischer, Frankfurt

2 Gutachten im Zivilrecht

2.1 Rechtliche Grundlagen (BGB)

Ludwig Salgo

Vorgaben des Kindschaftsrechtsreformgesetzes (KindRG)
und jüngster Reformgesetze für die Begutachtung
in familienrechtlichen Fallkonstellationen

2.1.1 Vorbemerkung

Der nachfolgende Beitrag konzentriert sich auf den rechtlichen Rahmen derjenigen Fallkonstellationen, die das Familiengericht veranlassen können, einen psychologischen/psychiatrischen Sachverständigen um eine Begutachtung zu ersuchen. Da in zentralen Bereichen durch die jüngsten Reformen des Kindschaftsrechts wesentliche Einschnitte erfolgten, müssen Gutachter mit den das Familiengericht bindenden und leitenden gesetzlichen Vorgaben vertraut sein.

Am 1. Juli 1998 traten eine Vielzahl von Reformgesetzen auf dem Gebiet des Familienrechts in Kraft: Das Kindschaftsrechtsreformgesetz, das Beistandschaftsgesetz, das Kindesunterhaltsgesetz, das Eheschließungsrechtsgesetz; bereits am 1. April 1998 waren die Unterschiede aufgrund von Geburt im Erbrecht durch das Erbrechtsgleichstellungsgesetz abgeschafft worden. In der 14. Legislaturperiode sind mit dem Gesetz zur Ächtung der Gewalt in der Erziehung, mit dem Gewaltschutzgesetz und dem Kinderrechteverbesserungsgesetz weitere wichtige, auch die Begutachtung in diesen Bereichen betreffende Regelungen in Kraft getreten.

2.1.2 Elterliche Sorge nicht miteinander verheirateter Eltern

Hier musste der Gesetzgeber verfassungsgerichtliche Vorgaben (BVerfGE 61, 358; BVerfGE 84, 168) zur Verwirklichung des Verfassungsgebots aus Art. 6 Abs. 5 GG aus dem Jahre 1949 endlich verwirklichen:

„Den unehelichen Kindern sind durch die Gesetzgebung die gleichen Bedingungen für ihre leibliche und seelische Entwicklung und ihre Stellung in der Gesellschaft zu schaffen wie den ehelichen Kindern".

Ein bis 1998 das gesamte Familienrecht durchziehendes „Sonderrecht" für Kinder und deren Eltern, die nicht miteinander verheiratet sind, widersprach diesem Verfassungsgebot (Salgo 1994; Zenz/Salgo 1983). Andererseits kann – im Gegensatz zu verheirateten Eltern – die familienrechtliche Ausgestaltung der Eltern-Kind-Beziehung bei nicht miteinander verheirateten Eltern nicht allein an Geburt bzw. Erzeugung anknüpfen. Der Gesetzgeber hat hier mit § 1626a Abs. 1 Nr. 1 BGB einen außerordentlich vereinfachten Zugang zur gemeinsamen elterlichen Sorge für Eltern, die nicht miteinander verheiratet sind, geschaffen: Hierzu bedarf es – nach der Anerkennung bzw. Feststellung der Vaterschaft – lediglich einer öffentlich, d. h. vom Notar oder Jugendamt, beurkundeten übereinstimmenden Erklärung (§ 1626 d BGB) beider Eltern, die Sorge für ihr Kind gemeinsam übernehmen zu wollen; dies alles kann bereits vor der Geburt des Kindes erfolgen. Eine „Kindeswohlprüfung" findet in diesem Kontext nicht statt; auch ein gemeinsamer Hausstand der Eltern ist nicht erforderlich: Diese Sorgeerklärung ist konstitutiv. Die Sorgeerklärung ist auch nach der Geburt jederzeit bis zur Volljährigkeit des Kindes möglich (§ 1626 b Abs. 2 BGB). Leben nicht miteinander verheiratete Eltern mit gemeinsamer elterlicher Sorge nicht nur vorübergehend getrennt oder haben sie nie zusammen gelebt, so gilt – wie bei zwar verheirateten, aber dauerhaft getrennt lebenden oder geschiedenen Eltern – § 1687 BGB hinsichtlich der für das Kind zu treffenden Entscheidungen (Staudinger/Salgo 2000, § 1687 BGB): Der Elternteil, bei dem sich das Kind gewöhnlich aufhält, hat die Alltagssorge und nur für Angelegenheiten von erheblicher Bedeutung bedarf es einer gemeinsamen Entscheidung beider Eltern. Zur Beendigung gemeinsamer elterlicher Sorge ist – wie bei verheirateten bzw. geschiedenen Eltern – auch für nicht miteinander verheiratete, aber gemeinsam sorgeberechtigte Eltern – dauerhaftes Getrenntleben sowie ein Antrag gemäß § 1671 BGB erforderlich. Ist es nicht zur Sorgeerklärung bzw. Heirat der Kindeseltern gekommen, so hat lediglich die Mutter die elterliche Sorge (§ 1626 a Abs. 2 BGB); ihre Erklärung hinsichtlich gemeinsamer elterlicher Sorge kann vom Gericht nicht ersetzt werden. Soweit die (nicht miteinander verheirateten) Eltern keine Übereinstimmung hinsichtlich der vom Gesetzgeber vorgesehenen Sorgeerklärung erzielen können, sieht das KindRG keine Möglichkeiten für den Vater vor, entgegen dem Willen der Kindesmutter die gemeinsame Sorge mit der Mutter erlangen zu können. Das Bundesverfassungsgericht hat am 29. 1. 2003 diese Rechtslage für verfassungskonform erklärt. In atypischen Fallkonstellationen, etwa nach langjährigem Zusammenleben der Kindeseltern und dem Vater als Hauptbezugsperson, kann in solchen Fällen, in denen es nicht zur gemeinsamen Sorge der Eltern mittels Sorgeerklärung gekommen ist, die auch im Einzelfall nicht korrigierbare Sorgerechtszuweisung an die Mutter mit dem Kindeswohl kollidieren. Dies war aber nicht die vom Bundesverfassungsgericht zu entscheidende Fallkonstellation. Dafür, dass die Eltern keine Sorgeerklärung abgegeben haben, darf nicht das Kind den „Preis" zu zahlen haben. Verschmerzt ein Kind nach 5, 8 oder mehr Jahren des familialen Zusammenlebens den „nichtehelichen" Vater leichter als den „ehelichen"?! (Zenz/Salgo, S. 67). Voraussetzung für die Gewährung von Rechtsschutz sollte hier nicht der formale Akt (früher der Ehe) der Sorgeerklärung, sondern die faktische Familiengemeinschaft sein. Für den Fall der Trennung müsste der Gesetzgeber ein gerichtliches Verfahren zur Sorgerechtsregelung entsprechend den tragfähigen Bindungen des Kindes zur Verfügung stellen. Der pauschale Vorrang der festen Zuordnung des Kindes zur Mutter hat in einer Vielzahl von

Fällen ihre Berechtigung. Die differierenden Gefühlsbindungen des Kindes fordern aber im Einzelfall individualisierende Regelungen, wie sie ja für Kinder verheirateter Eltern bzw. nach einer Sorgeerklärung der Eltern zur Verfügung stehen.

Nur mit Zustimmung der gemäß § 1626 a Abs. 2 BGB alleine sorgeberechtigten Mutter kann das Familiengericht auf Antrag des Vaters, wenn die Eltern nicht nur vorübergehend getrennt leben und wenn die Übertragung dem Wohle des Kindes dient, die elterliche Sorge oder ein Teil der elterlichen Sorge auf den Vater allein übertragen (§ 1672 Abs. 1 BGB). Eine Ersetzung der mütterlichen Zustimmung ist auch hier nicht vorgesehen. Nur über den Weg eines Entzugs des Sorgerechts der Mutter gem. §§ 1666 Abs. 1 i. V. m. § 1680 Abs. 3 BGB kann das Sorgerecht dem Vater ohne mütterlicher Zustimmung übertragen werden, wenn dies dem Wohl des Kindes dient.

2.1.3 Elterliche Sorge bei Trennung und Scheidung

Gem. der Gesetzessystematik des § 1671 Abs. 1 BGB wird die Fortgeltung gemeinsamer elterlicher Sorge bei nicht nur vorübergehender Trennung der Eltern (und damit auch bei Scheidung) zum faktischen „Regelfall". Auch wenn der Gesetzgeber und ihm folgend der Bundesgerichtshof (FamRZ 1999, 1646) darauf verwiesen, dass die Neuregelung des Rechts der elterlichen Sorge durch das KindRG kein Regel-Ausnahme-Verhältnis in dem Sinne enthält, dass eine Priorität zugunsten der gemeinsamen elterlichen Sorge bestehe und die Alleinsorge eines Elternteils nur in Ausnahmefällen als ultima ratio in Betracht kommen sollte.

In 69,35% der Fälle von Scheidung der Kindeseltern gilt die gemeinsame elterliche Sorge fort, weil die Eltern keinen Antrag nach § 1671 BGB gestellt haben. Hinzu kommen weitere 6,19% der Eltern, bei denen das Familiengericht die gemeinsame elterliche Sorge trotz Antrags auf Alleinsorge durch einen Elternteil „auf Vater und Mutter gemeinsam übertragen" hat (Proksch 2002). Deshalb spricht Proksch von einer bundesweiten Festigung der gemeinsamen elterlichen Sorge auf 75,54% (a. a. O., S. 39). Diese (nacheheliche) Sorgerechtsregelung dauerhaft getrennt lebender Eltern ändert nichts daran, dass der Lebensmittelpunkt der Kinder nach wie vor ganz überwiegend bei den Müttern ist, die auch weitestgehend für die Betreuung der Kinder alleine zuständig geblieben sind.

Die Fortgeltung gemeinsamer elterlicher Sorge kann jedoch vom Familiengericht abgeändert werden, wenn beide Elternteile übereinstimmend oder ein Elternteil beantragen, dass das Familiengericht die elterliche Sorge oder einen Teil der elterlichen Sorge einem Elternteil allein überträgt. Die gesetzliche Regelung dieses Konflikts in § 1671 BGB gilt gleichermaßen für nicht nur vorübergehend getrennt lebende Eltern mit gemeinsamer elterlicher Sorge aufgrund einer Sorgeerklärung, die nie miteinander verheiratet waren sowie für verheiratete oder geschiedene Eltern. Der Gesetzgeber hat sich radikal vom Modell des früheren Rechts abgewandt: Die Scheidung bzw. die Trennung der Eltern tangiert die gemeinsame elterliche Sorge grundsätzlich nicht. Konsequenterweise ist die Sorgerechtsregelung nicht mehr automatisch in jedem Fall wie zuvor Gegenstand des Scheidungsverbundes. Eine Prüfung des künftigen Sorgerechts von Amts wegen in jedem Einzelfall wie bis 1998 entfiel damit. Das Familiengericht befasst sich seit 1998 erst auf einen Antrag der Eltern bzw. eines Elternteils hin mit der Sorgerechtsregelung (Antragsgrundsatz). Unberührt hiervon bleiben Verfahren bei Gefährdung des Kindeswohls gemäß §§ 1666, 1666a BGB; diese Vorschriften scheinen für Trennungs- und Scheidungssituationen keine größere Bedeutung erlangt zu haben, obwohl die frühere Möglichkeit des Gerichts, anlässlich Trennung oder Scheidung die Personen- oder Vermögenssorge auf einen Vormund oder Pfleger zu übertragen, um eine Gefahr für das Wohl des Kindes abzuwenden (§ 1671 Abs. 5 BGB a. F.), entfiel. Bei einer Kindeswohlgefährdung wie auch dann, wenn Anträge auf eine Sorgerechtsübertragung vorliegen, gilt für das Familiengericht insbesondere neben der obligatorischen Kindesanhörung (§ 50b FGG) die obligatorische Jugendamtsbeteiligung (§ 49a FGG) sowie der Amtsermittlungsgrundsatz (§ 12 FGG): Danach ist das Gericht von Amts wegen verpflichtet, die zur Feststellung des Sachverhalts erforderlichen Ermittlungen zu veranstalten und die geeignet erscheinenden Beweise zu erheben, ohne an die Beweisanträge bzw. -angebote der Parteien gebunden zu sein (vgl. hierzu Heilmann, in Salgo u. a. (2002), S. 255 ff.) Letztendlich ergibt sich dieser Verfahrensgrundsatz aus dem im Grundgesetz (GG) verankerten staatlichen Wächteramt (Art. 6 Abs. 2, Satz 2 GG): Wenn es um Kinder und ihr Wohlbefinden geht, darf es dem Staat unter Geltung des GG nicht gleichgültig sein, was mit den Kindern auch im Zusammenhang der Scheidung der Elternehe geschieht und wie es ihnen dabei ergeht (Salgo 1996).

Das Modell des Kindschaftsrechtsreformgesetzes für die Trennung bzw. Scheidung der Eltern erfuhr im Laufe des Gesetzgebungsverfahrens gewisse Ergänzungen. Die Mehrheit der Abgeordneten im Rechtsausschuss des Deutschen Bundestages vertrat den Standpunkt, dass durch Ausgestaltung des Verfahrens sichergestellt werden kann und muss, dass die Eltern sich bewusst für die gemeinsame Sorge entschieden haben. Auch wenn die Eltern keinen Antrag auf eine gerichtliche Sorgerechtsregelung anlässlich der Scheidung stellen, hört das Familiengericht sie in jedem Falle zur elterlichen Sorge an und weist auf bestehende Möglichkeiten der Beratung durch die Beratungsstellen und Dienste der Träger der Jugendhilfe hin (§ 613 Abs. 1 Satz 2 ZPO). Dabei würde das Gericht nach hier vertretener Ansicht in jedem Einzelfall mit den Eltern klären müssen, wo das Kind seinen Lebensmittelpunkt hat bzw. haben wird, wie der Umgang mit dem anderen Elternteil ausgestaltet wurde bzw. werden soll und ob die Barunterhaltspflicht des mit dem Kind nicht zusammenlebenden Elternteils geregelt ist; dies gilt auch, wenn das Familiengericht bedauerlicherweise nicht, wie im Gesetzgebungsverfahren seinerzeit vorgeschlagen worden war, die Vorlage eines „Sorgeplans" mit entsprechenden Regelungsinhalten verlangen darf. In einer wachsenden Anzahl von Ländern haben inzwischen solche u. ä. Instrumente eine zunehmende Bedeutung. Hinzu kommt – auch wenn von den Eltern bzw. einem Elternteil bei Scheidung keine Sorgerechtsregelung begehrt wird –, dass im Falle der Scheidung das Familiengericht dem Jugendamt in jedem Falle, wo minderjährige Kinder der Scheidungswilligen vorhanden sind, Namen und Anschrift der Parteien mitteilen muss, damit das Jugendamt die Eltern über die Leistungsangebote der Jugendhilfe unterrichtet (§ 17 Abs. 3 SGB VIII). Somit erfuhr das „Regelfallmodell" fortbestehender gemeinsamer elterlicher Sorge eine jugendhilferechtliche wie eine verfahrensrechtliche Abstützung. Der Rechtsausschuss wollte eine Verzahnung zwischen KindRG und dem Kinder- und Jugendhilferecht an diesem Punkt sicherstellen. Eltern haben zudem seit 1998 einen Rechtsanspruch auf kostenfreie Beratung durch hierfür qualifizierte Fachkräfte (§ 17 Abs. 2 SGB VIII) der freien oder öffentlichen Träger der Kinder- und Jugendhilfe. Allerdings gibt es in Deutschland – im Gegensatz zum Recht einer zunehmend größeren Gruppe von Ländern – keine Verpflichtung der Eltern, sich beraten lassen zu müssen, und folglich auch keine Rückmeldung von Seiten des Jugendamtes an die Adresse des Gerichts darüber, ob die Eltern ihren diesbezüglichen Rechtsanspruch überhaupt geltend gemacht haben. Ob das Gesetz zu sehr auf die Elternkompetenz gerade sich in Trennung und Scheidung befindlicher Eltern setzt und sie auch in dieser Situation per se als Garanten kindlicher Interessen sieht (Fegert 1998), war Gegenstand heftiger Kontroversen während des Gesetzgebungsverfahrens (Kaltenborn). Die diesem Sorgerechtsmodell gegenüber kritischen Stimmen scheinen auch angesichts der Ergebnisse von Proksch (2002), der eine allseitige Zufriedenheit mit seinen Untersuchungsmethoden glaubt feststellen zu können, nicht verstummen zu wollen. Bedenklich stimmen könnte u.a., dass die Beratungshilfe durch das Jugendamt im Verlauf der Trennung bzw. Scheidung von den Eltern „nur zögerlich in Anspruch genommen" wird (so auch Proksch, S. 187) und auch das vom Gesetz für jeden Fall vorgesehene Gespräch des Richters mit den Eltern zur elterlichen Sorge hat nicht die vom Gesetzgeber erwartete Bedeutung erlangt. Die vom Rechtsausschuss erhoffte Wirkung der sozial- und verfahrensrechtlichen Stützungsmaßnahmen kann nicht eintreten bzw. gar nicht überprüft werden, weil diese oft gar nicht zum Einsatz kommen.

Im Falle der Fortführung der gemeinsamen elterlichen Sorge nach Trennung und Scheidung ist im neuen Recht eine unmittelbare Beteiligung der hiervon betroffenen Kinder nicht mehr vorgesehen – die Kindesanhörung gemäß § 50 b FGG – wie auch die Jugendamtsbeteiligung – entfällt mangels eines bei Gericht anhängigen diesbezüglichen Verfahrens, obwohl gerade Kinder und Jugendliche, die von dieser Art von Familienkrisen betroffen sind, jemanden brauchen, dem sie ihre Sorgen und Ängste mitteilen können, der ihnen zuhört, ihnen das Geschehen erklärt und weitere Hilfen anbieten kann; dies alles können die Eltern häufig wegen ihrer eigenen Verstrickung ins Trennungs- und Scheidungsgeschehen nicht. Es ist in keiner gesetzlichen Regelung sichergestellt, dass Kinder und Jugendliche über ihre Rechte, insbesondere über ihre Beratungsansprüche der Kinder- und Jugendhilfe gegenüber (§ 17 Abs. 3 SGB VIII), informiert werden. Diese gesetzgeberische Entscheidung gegen jegliche Beteiligung des Kindes überrascht um so mehr als sich die Bundesrepublik Deutschland mit der Ratifizierung des UN-Übereinkommens über die Rechte des Kindes verpflichtet hat, die dort niedergelegten Grundsätze im innerstaatlichen Recht zu beachten, und die Bundesregierung dieses Übereinkommen als „Meilenstein der Entwicklung des internationalen Rechts begrüßt" hat. Die Berücksichtigung des Kindeswillens und die Einbeziehung der Kinder ist, wie sich u. a. an Art. 12 des UN-Übereinkommens über die Rechte des Kindes festmachen lässt, ein besonderes Anliegen dieses Übereinkommens:

(1) Die Vertragsstaaten sichern dem Kind, das fähig ist, sich eine eigene Meinung zu bilden, das Recht zu, diese Meinung in allen das Kind berührenden Angelegenheiten frei zu äußern, und berücksichtigen die Meinung des Kindes angemessen und entsprechend seinem Alter und seiner Reife.

(2) Zu diesem Zweck wird dem Kind insbesondere Gelegenheit gegeben, in allen das Kind berührenden Gerichts- und Verwaltungsverfahren entweder unmittelbar oder durch einen Vertreter oder eine geeignete Stelle im Einklang mit den innerstaatlichen Verfahrensvorschriften gehört zu werden.

Die Abschaffung der Kindesanhörung und Jugendamtsbeteiligung für die überwiegende Anzahl der Verfahren im „Regelfall", die im früheren Recht in jedem Falle obligatorisch waren, lassen sich kaum mit der Zielsetzung der Bundesregierung vereinbaren: „Die Rechte des Kindes sollen verbessert und das Kindeswohl soll auf bestmögliche Art und Weise gefördert werden". Das völlige Übergehen des Kindes scheint also nicht nur völkerrechtswidrig, es ist verfassungsrechtlich höchst fragwürdig (Salgo 1999), muss doch das Kind nach Auffassung des Bundesverfassungsgerichts in Verfahren, die seine Menschenwürde (Art. 1 Abs. 1 GG) und seine Persönlichkeitsrechte (Art. 2 Abs. 1 GG) betreffen, Gelegenheit erhalten, seine persönlichen Beziehungen zu den übrigen Familienmitgliedern erkennbar werden zu lassen.

Das ursprünglich reine Antragsmodell im Entwurf der Bundesregierung musste sich im Laufe des Gesetzgebungsverfahrens die erwähnten sozial- und verfahrensrechtlichen Abstriche zur Sicherung des Wohls der in dieser Situation besonderen Risiken ausgesetzten Kinder gefallen lassen. Ohne diese „Sicherungen" wäre das Gesetz seinerzeit nicht verabschiedet worden. Derzeit erscheint es so, dass diese sozial- und verfahrensrechtlichen Vorkehrungen in der Praxis keine besondere Bedeutung erlangt haben. Um die Wirkungen der seit 1998 geltenden Regelungen des Familienrechts, des Kinder- und Jugendhilferechts und des Verfahrensrechts wirklich ermessen zu können, bedarf es Langzeituntersuchungen und vor allem auch solcher Untersuchungen, die es verstehen auch und gerade Kinder und Jugendliche sensibel einzubeziehen und zu Wort kommen zu lassen. Über solche qualitativen Untersuchungen zu den langfristigen Wirkungen der jüngsten Reformen verfügen wir in Deutschland nicht (vgl. hingegen zu US-amerikanischen Erfahrungen die Langzeitstudie von Wallerstein u. a. (2002) .

Dem Familienrichter, der in jedem Fall das Gespräch mit den Eltern über die künftige Ausgestaltung der gemeinsamen elterlichen Sorge nach Scheidung führen muss (§ 613 Abs. 1 Satz 2 ZPO), käme somit im neuen Recht eine besondere Verantwortung zu (vgl. zu den Inhalten der Anhörung der Eltern Proksch, S. 268 f); dieser darf sich folglich keinesfalls mit pauschalen Aussagen der scheidungswilligen Eltern bzw. ihrer Rechtsanwälte – wie etwa, „es sei alles geregelt" – zufrieden geben. Er muss Kompetenzen für das Erkennen der für Kinder riskanter Problemlagen i. d. R. erst erwerben (Fegert). Möglichst ein Einvernehmen unter den Eltern herzustellen ist ein sicherlich unterstützenswerter Ansatz des neuen Rechts: „In einem die Person des Kindes betreffenden Verfahren soll das Gericht so früh wie möglich und in jeder Lage des Verfahrens auf ein Einvernehmen der Beteiligten hinwirken" (§ 52 Abs. 1 Satz 1 FGG).

Trennung und Scheidung sind nunmehr kein zwingender Grund für eine Sorgerechtsregelung; vielmehr ist das Gesetz vom Bestreben bestimmt, eine Abkehr von der gemeinsamen elterlichen Sorge nach der Trennung der Eltern möglichst zu erschweren (Schwab): Die seit 1998 ergangene Rechtsprechung folgt überwiegend diesen gesetzgeberischen Intentionen. Zwar räumt der Wortlaut der zentralen Bestimmung des § 1671 BGB bei Trennung jedem Elternteil die Möglichkeit ein, die Übertragung des Sorgerechts – in Gänze oder in Teilbereichen – zu beantragen, indes sind den Erfolgschancen eines solchen Antrags vom Gesetzeswortlaut bewusst enge Grenzen gesetzt worden: Entweder muss der andere Elternteil einem solchen Antrag seine Zustimmung geben (§ 1671 Abs. 2 Nr. 1 BGB) oder es muss, falls die entsprechende Zustimmung ausbleibt, zu erwarten sein, „dass die Aufhebung der gemeinsamen Sorge und die Übertragung des Sorgerechts auf den Antragsteller „dem Wohl des Kindes am besten entspricht" (§ 1671 Abs. 2 BGB). Kann das Gericht eine solche Feststellung nicht treffen, so bleibt es bei der gemeinsamen Sorge. Dies erscheint besonders riskant, weil hier das Kind unter gemeinsamer elterlicher Sorge bleibt, obwohl die Eltern bzw. einer von ihnen nicht kooperieren will (Wallerstein/Blakeslee). Nach der Untersuchung von Proksch (2002) hingegen scheinen auch und gerade solche Fälle gerichtlich angeordneter Fortgeltung gemeinsamer elterlicher Sorge kaum Probleme zu bereiten und gut zu funktionieren (anders Maccoby/Mnookin u. v. a. m.). Auch angesichts dieser Ergebnisse der Untersuchung von Proksch bleiben erhebliche Zweifel, ob gesetzlicher bzw. gerichtlicher Zwang zur Fortgeltung gemeinsamer Sorge wirklich langfristig positive Beziehungen herstellen oder erhalten kann.

Voraussetzung einer Übertragung der alleinigen Sorge an einen Elternteil ist demzufolge, dass den Eltern bis zu diesem Zeitpunkt die elterliche Sorge gemeinsam zustand und sie nicht nur vorübergehend getrennt leben. Unter diesen Umständen kann jeder Elternteil beantragen, dass ihm das Familiengericht die elterliche Sorge oder einen Teil der elterlichen Sorge allein überträgt (§ 1671 Abs. 1 BGB). Wie bisher ist das Familiengericht bei Zustimmung des anderen Elternteils zu einem entsprechenden Antrag an den übereinstimmenden Antrag gebunden, es sei denn, dass das Kind, das das 14. Lebensjahr vollendet hat, der Übertragung widerspricht. Dies bedeutet aber nicht, dass etwa dem über 14 Jahre alten Kind ein „Vetorecht" zustünde, vielmehr muss der das Gericht an sich stark bindende Elternvorschlag daraufhin überprüft werden, ob er dem Wohle des Kindes entspricht. Das über 14 Jahre alte Kind kann also lediglich verhindern, dass der Vorschlag der Eltern vom Gericht ohne Sachprüfung übernommen wird.

Stimmt der andere Elternteil dem Antrag nicht zu, dann ist in diesen streitigen Fällen eine zweistufige Prüfung vorzunehmen: Eine Aufhebung der gemeinsamen elterlichen Sorge und die „Übertragung der Alleinsorge auf den anderen Elternteil muss dem Wohle des Kindes am besten entsprechen" (§ 1671 Abs. 2, Nr. 2). Kann das Gericht nicht zur Feststellung gelangen, dass die Übertragung der alleinigen elterlichen Sorge auf den Antragsteller/die Antragstellerin dem Wohl des Kindes am besten entspricht, so bleibt es bei der gemeinsamen elterlichen Sorge. Allerdings reicht nach Auffassung des Regierungsentwurfs für die Aufhebung der gemeinsamen elterlichen Sorge allein die Tatsache, dass notwendige Entscheidungen nicht getroffen werden können und das Kind dauernder Zankapfel zwischen den Eltern ist. Es soll danach ferner keine Notwendigkeit bestehen, eine solche Entscheidung hinauszuschieben, bis sich die Einigungsunfähigkeit der Eltern in einer konkreten Kindeswohlgefährdung manifestiert hat. Im Gegensatz zu § 1666 BGB braucht also nicht festgestellt zu werden, dass die gerichtliche Maßnahme zur Abwendung einer konkreten Kindeswohlgefährdung erforderlich ist. Überwiegende Teile der gerichtlichen Praxis wenden diese Kriterien – auch nach der Entscheidung des Bundesgerichtshofs (FamRZ 1999, 1646) gerade unter Verweis auf § 1687 BGB dahingehend an, dass die Alleinsorge kaum einmal noch erreichbar ist.

Auf die meines Erachtens zwingend erforderliche Kooperationsbereitschaft und -fähigkeit der Eltern in Bereichen wie Aufenthalt des Kindes, Umgang und Barunterhalt als Prüfsteine für ein sinnvolles Fortbestehen gemeinsamer elterlicher Sorge wird es nach wie vor ankommen. Der Bundesgerichtshof (a. a. O.) vertritt zu Recht die Auffassung, dass Konflikte unter Eltern zu wesentlichen Fragen prinzipiell geeignet sind, eine Entscheidung zugunsten der Alleinsorge eines Elternteils zu begründen; im Grundsatz vertritt auch das Bundesverfassungsgericht in seiner Entscheidung vom 29. 1. 2003 diesen Standpunkt. Dass Misshandlung oder Gewaltanwendung gegen das Kind oder den anderen Elternteil unbedingt für die Aufhebung gemeinsamer elterlicher Sorge sprechen, sollte selbstverständlich sein. „Häusliche Gewalt" auch als Problem des Familienrechts – insbesondere die Auswirkungen von „häuslicher Gewalt" auf die Sorge- und Umgangsregelung – erfuhr zwar in der Vergangenheit nicht immer die notwendige Beachtung, rückt aber zunehmend in den Fokus gesetzgeberischer Auf-

merksamkeit in zahlreichen Ländern (Salgo 2002). Aber auch schon Gleichgültigkeit eines Elternteils gegenüber dem Kind, erst recht die Vernachlässigung, sprechen gegen die Belassung gemeinsamer elterlicher Sorge, wobei
die Schwelle des § 1666 Abs. 1 BGB im Rahmen des § 1671 BGB nicht
maßgeblich ist. Bei § 1671 BGB genügt es, wenn im Hinblick auf das bisherige Verhalten des einen Elternteils die Übertragung der Alleinsorge auf
den anderen als die bessere Lösung erscheinen lässt (Schwab 1998). Allerdings scheint die Rechtsprechung solchen Auffassungen überwiegend nicht
folgen zu wollen, und somit auch dem BGH die Gefolgschaft zu versagen.
Aktive Wahrnehmung des Umgangsrechts, Beteiligung und Mitwirkung an
zentralen Entscheidungen für das Kind sowie regelmäßige Erfüllung der
Unterhaltspflicht und insgesamt ein niedriges Streitniveau in diesen Bereichen sind dennoch nach wie vor elementare Prüfsteine. Da im Falle eines
Antrags auf Alleinsorge gemäß § 50 b FGG der Wille des Kindes und seine
Bindungen vom Familienrichter im Rahmen der hier obligatorischen Kindesanhörung zu eruieren und zu berücksichtigen sind, kann der Umstand,
dass ein Kind nachdrücklich und in ernstzunehmender und nachvollzieh-
barer Weise den anderen Elternteil ablehnt, für die Aufhebung der gemeinsamen elterlichen Sorge sprechen. Zwar verzichtet das neue Recht trotz
deutlicher Warnungen während des Gesetzgebungsverfahrens auf weitere
Kriterien der Kindeswohldefinition (vgl. die Nachweise bei Kaltenborn) –
das bis 1998 geltende Recht hob hier „die Bindungen des Kindes, insbesondere an seine Eltern und Geschwister" (§ 1671 Abs. 2, Satz 2. Hs. BGB a. F.)
hervor. Dennoch sind Bindungen des Kindes nach wie vor unbedingt zu
beachten, weil sie im nach wie vor gültigen Kriterium Kindeswohl (§ 1697 a
BGB) enthalten sind (Schwab 1998; Staudinger/Coester 2000, § 1671 Rz
213 ff.). Ein Außerachtlassen der Bindungen des Kindes wäre auch verfassungsrechtlich äußerst bedenklich, weil damit die Persönlichkeitsrechte des
Kindes (Art. 2 Abs. 1 GG) und seine Menschenwürde (Art. 1 Abs. 1 GG)
übergangen würden. Die von Rechtsprechung und Lehre entwickelten Sorgerechtskriterien haben hier nach wie vor ihre Bedeutung:
(1) „Die Persönlichkeit der Eltern und ihre persönlichen Lebensverhältnis-
    se, ihre Erziehungseignung, die Betreuung und äußeren Lebensverhält-
    nisse, die das Kind bei ihnen vorfindet;
(2) die Qualität der jeweiligen Eltern-Kind-Beziehung;
(3) die Kontinuität und Stabilität der kindlichen Lebensbedingungen;
(4) der Wille des Kindes" (Staudinger/Coester).

Das Gericht kann über den Antrag eines Elternteils auf Alleinsorge unterschiedlich entscheiden: Falls es dem Antrag stattgibt, dann ist die elterliche
Sorge diesem Elternteil allein zugewiesen. Dem anderen Elternteil verbleibt
das Umgangs- und das Auskunftsrecht (§§ 1684 Abs. 1, 2. Hs., 1686 BGB).
Falls das Gericht den Antrag zurückweist, bleibt es bei der gemeinsamen
elterlichen Sorge. Bei Uneinigkeit der Eltern über Angelegenheiten, die für
das Kind von erheblicher Bedeutung sind, kann das Familiengericht auf
Antrag die Entscheidung gem. § 1628 BGB auf einen Elternteil übertragen.

Dem Gericht eröffnet § 1671 Abs. 1 BGB auch die Möglichkeit, dem Antrag auf Alleinsorge nur teilweise stattzugeben, weil es die Auffassung vertritt, dass die Übertragung der Alleinsorge in Teilbereichen dem Wohl des Kindes am besten entspricht. Bei hochstreitigen Fällen wird dies genau zu prüfen sein, weil hier durch fortwährende Auseinandersetzungen Kindeswohlgefährdungen naheliegend sein können.

2.1.4 Kompetenzen und Konfliktregelungen unter Eltern mit gemeinsamer elterlicher Sorge nach Trennung

Nach der Trennung der Eltern ist in aller Regel ein Elternteil im Alltag des Kindes nicht mehr so präsent wie der andere; es muss eine Neuverteilung der Verantwortlichkeit vorgenommen werden, falls diese nicht schon zuvor sehr einseitig verteilt war. Der Gesetzgeber musste folglich für den Fall fortbestehender gemeinsamer Sorge der Eltern nach Trennung eine Regelung schaffen, die es für den Elternteil, bei dem das Kind lebt, ermöglicht, alltäglich sich stellende Fragen der elterlichen Sorge alleine entscheiden zu können, müssten sich doch ansonsten die Eltern über alle das Kind betreffenden Angelegenheiten des täglichen Lebens verständigen. Zu dieser konfliktreduzierenden Rechtsvorsorgemaßnahme (vgl. Staudinger/Salgo, 2000, § 1687 BGB). Die Bundesregierung erkannte hier eine Regelungsnotwendigkeit: „Der Zwang zur ständigen Kommunikation mit dem anderen Elternteil würde auch die Gefahr in sich bergen, dass es zu Streitigkeiten über vergleichsweise unwichtige Fragen kommt, die das Funktionieren der gemeinsamen Sorge insgesamt gefährden könnten" (BT-Drucks. 13/4899, S. 107). Die „gemeinsame Sorge nach Trennung der Eltern" ist ein juristisches Konstrukt. Die Personensorge als das Fundament des Sorgeverhältnisses umfasst Pflicht und Recht, das Kind zu pflegen, zu erziehen, zu beaufsichtigen und seinen Aufenthalt zu bestimmen (§ 1631 Abs. 1 BGB). Sie verwirklicht sich hauptsächlich in einem faktischen Tun, wenn nötig auch in rechtsgeschäftlichem Handeln (§ 1629 BGB). Von dem Augenblick an, da sich die Eltern dauernd getrennt haben, kann von „gemeinsamer Pflege" und vielfach „gemeinsamer Erziehung" nicht mehr die Rede sein. Das Kind lebt bei einem Elternteil: Bei diesem bleibt ohne weiteres die Aufgabe „Pflege", d. h. die Sorge für das äußere Wohlergehen des Kindes (Nahrung, Wohnung, Kleidung, Hygiene, Sorge für Gesundheit). Aber auch die Erziehung wird weitgehend von dem Elternteil geleistet, mit dem es zusammenlebt. Erziehung ist nicht, wie sich das Gesetzesmacher vorstellen mögen, die juristische Festlegung von Erziehungsprinzipien, sondern wirkliches Leben; Erziehung ereignet sich in einer fortlaufenden Abfolge von Situationen, Begegnungen und Reaktionen. Erziehung ist nicht Einwirken auf das Kind bloß in bestimmten, herausgehobenen Entscheidungsmomenten, sondern ein gegenseitiges persönliches Verhältnis, das im Alltag gelebt wird.

„Gemeinsames Sorgerecht getrenntlebender Eltern bildet ein aliud gegenüber der eigentlichen gemeinschaftlichen Elternsorge" (Schwab 1998).

Die gemeinsame Sorge der Eltern nach Trennung ist folglich nicht
gleichzusetzen mit der gemeinsamen Sorge zusammenlebender Eltern; sie
ist nur für einige wenige, relativ selten im Leben eines Kindes vorkommen-
de, dann allerdings wichtige Teilbereiche gemeinsam: Nur für „Angelegenheiten, deren Regelung für das Kind von erheblicher Bedeutung ist",
(bleibt) ihr gegenseitiges Einvernehmen erforderlich.

*„Der Elternteil, bei dem sich das Kind mit Einwilligung des anderen
Elternteils oder auf Grund einer gerichtlichen Entscheidung gewöhnlich
aufhält, hat die Befugnis zur alleinigen Entscheidung in Angelegenheiten
des täglichen Lebens. Entscheidung in Angelegenheiten des täglichen Lebens
sind in der Regel solche, die häufig vorkommen und keine schwer abzuändernden Auswirkungen auf die Entwicklung des Kindes haben"* (§ 1687
Abs. 1. BGB).

Somit stellt das „gemeinsame Sorgerecht" getrenntlebender Eltern „sich
als eine Kombination von Alleinsorge eines Teils und Mitsorge des anderen
Teils dar" (Schwab 1998). Die Abgrenzung dieser beiden Bereiche (Alltags-
sorge/Angelegenheiten von erheblicher Bedeutung) bereitet Probleme für
Theorie und Praxis. Zwar lassen sich ohne weiteres Bereiche benennen, die
von erheblicher Bedeutung sind, d. h., dass Entscheidungen in diesen Bereichen nur im gegenseitigen Einvernehmen getroffen werden können: Grundentscheidungen im Bereich der Schullaufbahn und der beruflichen Ausbildung, die Internatsunterbringung, die Inanspruchnahme von stationären
Erziehungshilfen (Unterbringung in Familienpflege oder im Heim), die mit
einer Freiheitsentziehung verbundene Unterbringung (§ 1631 b BGB). Im
Bereich der medizinischen Versorgung zählen u. a. zu den Angelegenheiten
von erheblicher Bedeutung: Operationen, außer in Eilfällen, wo bei Gefahr
im Verzug jeder Elternteil berechtigt ist, alle Rechtshandlungen, die zum
Wohl des Kindes notwendig sind, zu treffen (§ 1629 Abs. 1 Satz 4 BGB),
hierzu zählen aber auch riskante medizinische Behandlungen. Selbstverständlich muss Einigung der Eltern darüber bestehen, bei welchem Elternteil das Kind lebt und bei Grundentscheidungen über den Umgang. Entscheidungen über Religion, Status und Namen und die Grundentscheidungen bei der Vermögenssorge zählen ebenfalls zu den Angelegenheiten von
erheblicher Bedeutung. Zwar gehört die Geltendmachung von Unterhalt
auch zu den zuletzt genannten Angelegenheiten, jedoch kann der Elternteil,
in dessen Obhut sich das Kind befindet, Unterhaltsansprüche gegen den
anderen Elternteil geltend machen, und zwar auch dann, wenn die elterliche Sorge für das Kind den Eltern gemeinsam zusteht (§ 1629 Abs. 2,
Satz 2, Abs. 3, Satz 1 BGB). Zu beachten ist indes, dass die genannten Angelegenheiten von erheblicher Bedeutung in der Mehrzahl auch in den Bereich, der von einem Elternteil zu treffenden Angelegenheiten des täglichen
Lebens ausstrahlen (Schwab 1998). So ist etwa die Unterschrift unter die
Klassenarbeit, die medizinische Behandlung einer Erkältungskrankheit, die
übliche zahnärztliche Behandlung, die Entscheidung über Umgang und

Aufenthalt im Alltag von demjenigen Elternteil zu treffen, bei dem das
Kind lebt. Sinn und Zweck der Regelung soll es sein, den obhutführenden
Elternteil bei diesen und anderen Routineentscheidungen nicht jeweils auf
den anderen Elternteil zu verweisen und im Innen- wie im Außenverhältnis
den Alltag zu erleichtern. Schwierigkeiten und damit verbundene Unsicherheiten liegen bei der vom Gesetz vorgenommenen Aufspaltung gemeinsamer Sorge in der Natur der Sache. Wenn es zum Wohle des Kindes erforderlich ist, kann das Familiengericht die Entscheidung einem Elternteil
übertragen. In der Beratungspraxis der Rechtsanwaltschaft und der Beratungsstellen haben Fragen zu Entscheidungsbefugnissen getrennt lebender
Eltern einen wichtigen Stellenwert, hingegen scheinen sie in der gerichtlichen Entscheidungspraxis zu den §§ 1687, 1628 BGB nicht denselben Stellenwert einzunehmen; es gibt offensichtlich nur wenige zu diesen Kom-
petenzfragen ergangene Gerichtsentscheidungen, was für ein Funktionieren
dieser konfliktreduzierenden Rechtsvorsorgemaßnahme sprechen könnte
(vgl. zur Herausbildung einer Kasuistik und zu deren Grenzen vgl. Staudin-
ger/Salgo 2000, § 1687 BGB).

2.1.5 Die Regelung des Umgangs

Auch in diesem Regelungsbereich war es ein zentrales Reformanliegen, die
rechtliche Unterscheidung beim Umgangsrecht zwischen ehelichen und
nichtehelichen Kindern zu beseitigen. Dem Umgang des Kindes mit beiden
Eltern, aber auch mit anderen Personen, zu denen das Kind „Bindungen"
besitzt (§ 1626 Abs. 3 BGB), wird eine ganz besondere Bedeutung im
KindRG zugesprochen. Jeder Elternteil ist zum Umgang mit dem Kind verpflichtet und berechtigt (§ 1684 Abs. 1, 2. Hs. BGB). Der Anspruch auf Umgang steht Eltern, aber auch dem Kind selbst zu (§ 1684 Abs. 1 BGB). Viel
Symbolik steht hinter diesem eigenen „Rechtsanspruch" des Kindes: „Der
Rechtsausschuss verspricht sich von den empfohlenen Änderungen vor
allem einen Bewusstseinswandel: Eltern soll verdeutlicht werden, dass sie
nicht nur ein Recht auf Umgang haben, sondern im Interesse des Kindes
auch die Pflicht, diesen Umgang zu ermöglichen. Die Ausgestaltung eines
eigenen Umgangsrechts des Kindes soll Signalwirkung entwickeln sowohl
für den Elternteil, bei dem das Kind lebt und der den Umgang mit dem
anderen Elternteil vereitelt, als auch für den Elternteil, der sich dem Umgang entzieht und nicht mehr um sein Kind kümmert" (BT-Drucks.
13/8511, S. 68). Auch als Anspruchsinhaber wird das Kind (subjektives
Recht des Kindes auf Umgang mit seinen Eltern) im gerichtlichen Verfahren von einem Elternteil vertreten; allerdings „kann" das Gericht dem Kind
einen Verfahrenspfleger bestellen (§ 50 Abs. 1, Abs. 2 Nr. 1 FGG). Hinzu
tritt ein ins SGB VIII eingestellter völlig neuer Anspruch von Kindern und
Jugendlichen auf Beratung und Unterstützung bei der Ausübung des Umgangsrechts nach § 1684 Abs. 3 BGB. Sie sollen darin unterstützt werden,

dass die Personen, die nach Maßgabe der §§ 1684, 1685 BGB zum Umgang mit ihnen berechtigt sind, von diesem Recht zu ihrem Wohle Gebrauch machen (§ 18 Abs. 3 SGB VIII). Leider ist nirgends sichergestellt, dass Kinder und Jugendliche über diesen Anspruch auch informiert werden. Verpflichtet, den Umgang zu ermöglichen, ist jeder in dessen Obhut sich das Kind befindet.

§ 1684 Abs. 4, Satz 2 BGB erhöht die gesetzliche Schwelle für den Ausschluss und die dauerhafte Einschränkung des Umgangsrechts oder seines Vollzugs. Nur wenn das Wohl des Kindes anderenfalls gefährdet wäre, soll eine so weitgehende Beschränkung des Umgangsrechts möglich sein. Hier vollzog die Gesetzgebung den von der Rechtsprechung schon seit längerem verfolgten Weg.

Besonderer Erwähnung bedarf der „beschützte" oder „betreute Umgang" gemäß § 1684 Abs. 4, Satz 3 und 4 BGB. Der Gesetzgeber zielt hier auf bestimmte Fallkonstellationen und verspricht sich akzeptable Lösungen dadurch, dass der Umgang nur in Gegenwart eines Dritten stattfinden darf: Wie z.B. bei noch unbewiesenem, aber nicht fernliegendem Verdacht des sexuellen Missbrauchs durch den Umgangsberechtigten oder bei Gefahr der Kindesentziehung durch diesen (BT-Drucks. 13/4899, 106). Diese Art des Umgangs sollte wegen der damit für alle Beteiligten verbundenen Belastungen meines Erachtens nur auf eng begrenzte Zeiträume festgelegt und nicht zum Dauerzustand werden und streng von therapeutischen Hilfen unterschieden sein. Im Übrigen stellen sich hohe Anforderungen an die Person, die eine solche Begegnung begleitet, weshalb nur erfahrene und auf diese Aufgabe besonders vorbereitete Fachkräfte unter Rahmenbedingungen, die der Situation angemessen sind, mitwirken sollten.

Gemäß § 1685 BGB erhalten Kinder ein begrenztes Umgangsrecht mit Großeltern, Geschwistern, Lebenspartnern, Stief- und Pflegeeltern. Der Umgang mit diesen Personen muss dem Kindeswohl dienen, eine Umgangspflicht der Berechtigten besteht nicht, ebensowenig ein Recht des Kindes auf Umgang mit diesen Personen. Hier bleibt zu hoffen, dass der wohlgemeinte Zuwachs an umgangsberechtigten Personen nicht zu einer Belastung für das Kind und zu einer Vermehrung der Streitigkeiten um das Umgangsrecht führt. Die seit der Reform von 1998 zu diesem Bereich ergangene und veröffentlichte Rechtsprechung weist eher restriktive Tendenzen bezüglich der Erweiterung eines wenn auch begrenzten Umgangsrechts dieses Personenkreises auf.

Das Umgangsrecht ist – wie bislang schon – vollstreckbar; Gewaltanwendung darf sich nicht gegen das Kind selbst richten (§ 33 Abs. 2 S. FGG): „Eine Gewaltanwendung gegen das Kind darf nicht zugelassen werden, wenn das Kind herausgegeben werden soll, um das Umgangsrecht auszuüben". Bei Nichtbefolgung einer gerichtlichen Umgangsregelung besteht die Möglichkeit, auf Antrag ein besonderes gerichtliches Vermittlungsverfahren durchzuführen (§ 52a FGG). Die gegen einen Elternteil nach wie vor zulässigen Vollstreckungsmaßnahmen haben allerdings nachhaltige Rückwirkungen auf das Kind, welches in diesem Verfahren zum Objekt zu werden droht und weder angehört noch vertreten oder sonstwie besonders geschützt wird (Kloeckner 2002).

Es gab im Jahre 2001 insgesamt 31 610 Umgangsstreitigkeiten bei den Familiengerichten. Leider liegen keine nähren Aufschlüsselungen dieser Zahlenangaben des Statistischen Bundesamtes (2002) vor. Es könnten sich Verlagerungen von den vom Gesetzgeber bewusst schwergemachten Sorgerechtsstreitigkeiten auf die Umgangsstreitigkeiten ergeben: Die Fortgeltung der gemeinsamen elterlichen Sorge bei Trennung und Scheidung ist der bequemste Weg für die Eltern, sie müssen sich keinerlei Gedanken um die Zukunftsgestaltung machen, die Probleme stellen sich möglicherweise indes erst später und kulminieren im Umgangskonflikt. Andererseits sind die Umgangsrechte der nicht mit den Müttern verheiraten Väter durch die Kindschaftsrechtsreform gestärkt worden. Berechtigte Zweifel an der Umgangseuphorie der Reformgesetze sind angesichts von Todesfällen im Kontext der Ausübung des Umgangsrechts, aber auch im Hinblick auf die Langzeitstudie von Wallerstein (2002) mehr als angebracht. „Häusliche Gewalt" darf folglich auch im Umgangskontext nicht unterschätzt werden (Holden/Geffner/Jouriles 1998; Salgo 2002). Den Haltungen und Einschätzungen der Kinder und Jugendlichen, ihren Gestaltungsvorschlägen zum Umgang muss mehr Aufmerksamkeit geschenkt werden, ihre Weigerungshaltung ernst genommen werden. Erzwungener Umgang wird langfristig einen Elternteil und ein Kind häufig auf längere Dauer voneinander entfremden, statt der möglichen Entfremdung entgegenzuwirken. Der wissenschaftlich nicht haltbaren Simplifizierung und Reduzierung der Umgangsproblematik auf das sog. „Parental Alienation Syndrom" (PAS) ist mit Fegert (2001) und Bruch (2002) eine definitive Absage zu erteilen. Keine der anerkannten Wissenschaftsorganisationen war bislang bereit, dieses „Syndrom" anzuerkennen. Das immer wieder ins Feld geführte „Normalkind" befindet sich am Samstagnachmittag mit der Peergroup beim Inlineskatefahren im Stadtzentrum und nicht im Schoße der Familie. Kinder nach Trennung und Scheidung, auch Pflegekinder, sollen hingegen am Wochenende und in ihren Ferien den vielfältigen Umgangsrechten von Elternteilen, Stiefeltern, Großeltern, Geschwistern und früheren Pflegeeltern sowie Lebenspartnern gerecht werden. Schon erscheint ein neues Betätigungsfeld am Horizont: der Umgangsmanager für Kinder und Jugendliche. „Im Gegenüber von mehreren Umgangsberechtigten droht „eine Zersplitterung des Alltagslebens des Kindes" (Schwab 1999). Noch eines kommt hinzu: Immer wieder wird von Entwicklungspsychologen und Erziehungswissenschaftlern die Bedeutung der Beziehung des Kindes zu Gleichaltrigen, zu Freundeskreisen (neudeutsch: zu den Peergroups) hervorgehoben, was angesichts der sinkenden Kinderzahl in den einzelnen Familien zusätzliche Bedeutung gewinnt. Hierauf müssen Besuchsregelungen unbedingt Rücksicht nehmen, sie müssen flexibel sein, sie müssen den sich verändernden Bedürfnissen des Kindes wie „Maßanzüge" angepasst werden. Im Zweifelsfall gehen die Bedürfnisse des Kindes gegenüber den Bedürfnissen des Erwachsenen vor. Das exzessive Umgangsrecht zahlreicher neuerer Reformen

verliert aus dem Blick, dass Kinder und Jugendliche heutzutage extrem ver-
plante und vollgestopfte Wochentage haben und sie deshalb auf die Ruhe-
pausen und Entspannungsphasen an den Wochenenden angewiesen sind.
Stattdessen werden diese ohnehin bereits durch Lebensereignisse belasteten
Kinder und Jugendlichen den oft nicht ohne Spannung verlaufenden Um-
gangskontakten ausgesetzt – um wessen Bedürfnisse und Rechte geht es
hier? Der Druck auf die Minderjährigen durch Elternteile, aber auch durch
Gerichte, durch „Umgangspfleger" oder durch mit speziellen Zwangsmitteln
ausgestatte special masters in den USA, nimmt nach Berichten aus der Praxis in den USA, aber auch in Deutschland aufgrund der jüngsten Reformen
erheblich zu. Nochmals sei auf die langfristigen Auswirkungen von Druck
auf die Kinder und Jugendlichen im Forschungsbericht von J. Wallerstein
und Mitarbeiterinnen verwiesen. Zwar verbietet das deutsche KindRG ausdrücklich die Gewaltanwendung gegenüber dem Kind zur Durchsetzung
des Umgangsrechts (§ 33 Abs. 2 S. 2 FGG), aber es soll Familienrichter/in-
nen geben, die jetzt den Willen von sich weigernden Kindern durch enor-
men psychischen Druck auf die Minderjährigen selbst während der Kindesanhörung brechen, nach dem Motto: „Dein Papa ist doch ganz traurig,
willst Du das?!"

2.1.6　Zivilrechtlicher Kindesschutz bei Gefährdung des Kindeswohls

Die Zentralnorm des zivilrechtlichen Kindesschutzes (vgl. insbesondere Stau-
dinger/Coester 2000, § 1666) bei Gefährdung des Kindeswohls (§§ 1666,
1666 a BGB) wurde mit dem KindRG inhaltlich nicht verändert, sondern
nur neu strukturiert und übersichtlicher gestaltet. Hauptanwendungsfälle
sind hier nach einer repräsentativen Studie (Münder u. a.): Vernachlässigung
(61,1%), seelische Misshandlung (36,8%), körperliche Misshandlung (23,6%),
Elternkonflikte ums Kind (23,6%), sexueller Missbrauch (15,7%), Auto-
nomiekonflikte (12,9%) und Sonstiges (23,3%) [Mehrfachnennungen]. Hier
materialisiert sich das staatliche Wächteramt (Art. 6 Abs. 2, Satz 2 GG) zur
Wahrung der Kindesgrundrechte. Zuständig ist auch hier nunmehr das
Familiengericht. In etwa 8000 Fällen pro Jahr regen Jugendämter einen
vollständigen oder teilweisen Entzug der elterlichen Sorge an, und in etwa
7000 Fällen sind die seit 1998 zuständig gewordenen Familiengerichte entsprechenden „Anträgen" gefolgt. Wobei nicht übersehen werden darf, daß
Jugendämter zur Anrufung des Gerichts nicht schon bei festgestellter Kindeswohlgefährdung verpflichtet sind, sondern erst, wenn das Jugendamt
mit seinen Mitteln keine Möglichkeiten mehr sieht, die Gefährdung des
Kindeswohls ohne Einschaltung des Gerichts abzuwenden – es besteht hier
im Gegensatz zu zahlreichen ausländischen Regelungen keine „Anzeige-
pflicht" (vgl. § 50 Abs. 3 SGB VIII; zum Problem vgl. Helfer/Kempe/Krug-
man). Nach wie vor setzt ein Sorgerechtseingriff gemäß § 1666 Abs. 1 BGB

voraus, dass ein Sorgerechtsmissbrauch, eine Vernachlässigung des Kindes, ein unverschuldetes Versagen oder ein Verhalten eines Dritten vorliegt, wodurch das Kindeswohl gefährdet wird, und dass die Eltern nicht bereit oder in der Lage sind, die Gefahr abzuwehren (zur umfassenden Rechtsprechung vgl. insbes. Staudinger/Coester 2000, §§ 1666, 1666 a BGB; Heilmann/Salgo, in Helfer/Kempe/Krugman). Prognosen spielen bei Entscheidungen in diesem Rahmen eine zentrale Rolle, wobei Verfassungsgrundsätze der Erforderlichkeit, der Verhältnismäßigkeit und der Vorrang der „Hilfe vor Eingriff" hier eine besondere Bedeutung erlangen. Der Gesetzgeber hat mit dem Kinderrechteverbesserungsgesetz zusätzlich dem Familienrichter die Möglichkeit explizit eingeräumt, einem Elternteil, von welchem eine Kindeswohlgefährdung ausgeht, vorübergehend oder auf unbestimmte Zeit die Nutzung der Familienwohnung zu untersagen (§ 1666 a Abs. 1, Satz 2 BGB). Welche Auswirkungen das „Recht des Kindes auf gewaltfreie Erziehung" (§ 1631 Abs. 2 BGB) auf die Anwendung des § 1666 BGB haben wird, lässt sich noch nicht absehen (Salgo 2001); bislang kommen die Jugendämter ihrer Verpflichtung, „Wege auf(zu)zeigen, wie Konfliktsituationen in der Familie gewaltfrei gelöst werden können" (§ 16 Abs. 1, Satz 3 SGB VIII) kaum nach.

Von größerem Gewicht als bisher sind hier die Verbindungslinien zwischen zivilrechtlichem und sozialrechtlichem Kindesschutz nach den Bestimmungen des SGB VIII. Zu Recht lassen sich immer mehr Gerichte die Hilfepläne, die bei längerfristigen Erziehungshilfen von den Jugendämtern stets zu erstellen sind, vorlegen (Salgo 1991). Insbesondere für die nach § 1696 Abs. 2 und 3 BGB vorgeschriebenen Überprüfungen längerdauernder Maßnahmen nach § 1666 BGB sollten die im Hilfeplan gemäß § 36 Abs. 2, Satz 2 SGB VIII vorgesehenen Hilfen und ihre Erfolge bzw. Misserfolge im Mittelpunkt stehen. Gericht und Jugendamt müssen zur Verwirklichung der Philosophie des SGB VIII einer zeit- und zielgerichteten sowie geplanten Intervention (Salgo 1987, 1991, 2000 sowie Heilmann) noch enger als bisher zusammenarbeiten. Dies ist aber schon seit In-Kraft-Treten des SGB VIII im Jahre 1991 gefordert.

2.1.7 Mit Freiheitsentziehung verbundene Unterbringung des Kindes

Die Möglichkeit freiheitsentziehender Unterbringung gemäß § 1631 b BGB war immer wieder Gegenstand tages-, aber auch fachpolitischer Erwägungen (Fegert/Späth/Salgo; National Coalition; Staudinger/Salgo (2002) § 1631 b). Über die tatsächliche Anzahl nach dieser Bestimmung Untergebrachter herrscht Unklarheit, es scheinen sich aber deutlich Zunahmen abzuzeichnen: Nach den Angaben des Statistischen Bundesamtes gab es im Jahre 1999: 5049, 2000: 6630 und 2001: 6562 Verfahren auf Genehmigung bzw. Verlängerung der Unterbringung eines Kindes gemäß § 1631 b BGB

(Statistisches Bundesamt 2000 ff.); Fachkräfte bezweifeln die Richtigkeit dieser Angaben. Die Unterbringungspraxis scheint die durch das Betreuungsgesetz im Jahre 1991 eingeführten strengen verfahrensrechtlichen Vorgaben in einem doch beträchtlichen Umfang nicht zu beachten (vgl. Paetzold, in Fegert/Späth/Salgo). Insbesondere hinsichtlich der hier zwingenden Kindesanhörung und Verfahrenspflegerbestellung (hierzu insbes. Bauer, in Salgo u. a. (2002), S. 73 ff.) trifft man häufig auf erhebliche Defizite. Die großen ideologisch aufgeladenen Kontroversen zur freiheitsentziehenden Unterbringung von Kindern und Jugendlichen scheinen einer differenzierten Betrachtungsweise Platz zu machen. Notwendig scheint hier der Abbau von Informationsdefiziten hinsichtlich der matriellrechtlichen Voraussetzungen freiheitsentziehender Unterbringung sowie die strikte Beachtung der Verfahrensregelungen (§§ 70–70 n FGG). Die erforderliche „Grundrechtssicherung durch Verfahren" ist aus verfassungsrechtlichen Gründen zwingend. Andererseits bedarf der ganze Bereich dringend der Aufhellung durch die Rechtstatsachenforschung.

Gutachten spielen bei der freiheitsentziehenden Unterbringung eine zentrale Rolle (§ 1631 b BGB, § 70 e FGG). Durch das KindRG hat sich bei dieser Norm bis auf die Änderung der gerichtlichen Zuständigkeit vom Vormundschaftsgericht auf das Familiengericht nichts verändert. § 1631 b BGB schränkt das Personensorgerecht der Eltern insoweit ein, als es ihnen mit dieser durch das Sorgerechtsgesetz von 1979 eingeführten Bestimmung verboten ist, ihr Kind ohne eine familiengerichtliche Genehmigung unterzubringen, soweit die Unterbringung mit Freiheitsentzug verbunden ist. § 1631 b BGB begrenzt damit die Ausübung des Aufenthaltsbestimmungsrechts der Personensorgeberechtigten, obschon eine solche Entscheidung, auch und gerade mit der Wahl einer entsprechenden Unterbringung – je nach den Umständen des sicherlich nicht alltäglichen Falles – durchaus eine dem Kindeswohl dienliche Entscheidung in Ausübung elterlicher Rechte und Pflichten sein kann. Auch wenn die Eltern sich allein vom Wohl ihres Kindes bei dieser schwerwiegenden Entscheidung leiten lassen, unterwirft § 1631 b BGB ihre Entscheidung einer staatlichen Kontrolle; diese ist gerade erforderlich, um festzustellen, dass das Wohl des Kindes gewahrt wird. Auch ein Verfahrenspfleger wird bestellt (§ 70 b FGG).

2.1.8　Herausgabekonflikte um Stief- und Pflegekinder

Während vor der letzten weitreichenden Reform des Kindschaftsrechts im Jahre 1979 es noch darum ging, ob überhaupt etwas über Pflegekindschaft im Familienrecht geregelt werden soll (Salgo 1987) – was schließlich an einigen wenigen, aber wichtigen Stellen geschah – konnte das KindRG an die seither gewonnenen Erfahrungen anknüpfen, das Instrumentarium verfeinern und sogar die im Pflegekinderbereich gewonnenen Erfahrungen partiell auf die Stiefkindschaft übertragen (Staudinger/Salgo 2000, § 1682 BGB; Salgo

1999). Aber nach wie vor gilt, dass es sich um punktuelle und sehr behutsame, um nicht zu sagen beschränkte Regelungen und nicht um eine systematisch durchdachte und umfassende Regelung der Stief- und Pflegekindschaft im Zivilrecht handelt. Nicht zuletzt humanwissenschaftliche Erkenntnisse um den kindlichen Zeitbegriff und zur Trennungsempfindlichkeit insbesondere im frühen Kindesalter waren ausschlaggebend dafür, dass im Jahre 1979 bereits mit § 1632 Abs. 4 BGB a. F. die Möglichkeit eingeführt worden war, von Amts wegen oder auf Antrag der Pflegeperson eine gerichtliche Verbleibensanordnung zu erlassen, wenn eine von den Eltern des fest im Pflegeverhältnis verwurzelten Kindes geforderte Herausgabe das Wohl des Kindes gefährden würde (Lempp (1982); Zenz (1982, 2000); Salgo 1987).

Die nunmehr durch das KindRG in § 1632 Abs. 4 BGB erfolgte Änderung ist schon seit langem mit großer Übereinstimmung von der Familienrechtswissenschaft (Schwab 1982 und Staudinger/Salgo 2002, § 1632) gefordert worden und hier erfolgt eine Annäherung an das Vorbild im schweizerischen Zivilgesetzbuch (Art. 310 Abs. 3 ZGB):

„Hat ein Kind längere Zeit bei Pflegeeltern gelebt, so kann die Vormundschaftsbehörde den Eltern seine Rücknahme untersagen, wenn diese die Entwicklung des Kindes ernstlich zu gefährden droht".

Im Hinblick auf die inzwischen relativ gefestigte Rechtsprechung der Fachgerichte, insbesondere auch auf der Grundlage der Rechtsprechung des Bundesverfassungsgerichts (vgl. BVerfGE 68, 176; BVerfGE 75, 201; BVerfGE 79, 51; BVerfGE 88, 187) konnte die gegenüber dem schweizerischen Vorbild seinerzeit auch im Hinblick auf verfassungsrechtliche Unsicherheiten doch kompliziert formulierte, bisher geltende Fassung von § 1632 Abs. 4 BGB a. F. endlich vereinfacht werden:

„Lebt das Kind seit längerer Zeit in Familienpflege und wollen die Eltern das Kind von der Pflegeperson wegnehmen, so kann das Familiengericht von Amts wegen oder auf Antrag der Pflegerperson anordnen, dass das Kind bei der Pflegeperson verbleibt, wenn und solange das Kindeswohl durch die Wegnahme gefährdet würde". (§ 1632 Abs. 4 BGB)

§ 1632 Abs. 4 BGB a. F. galt als eine bewährte Konfliktregelung. Mit den Änderungen durch das KindRG entsprach der Gesetzgeber der vielfach geforderten Klarstellung und Vereinfachung dieser Norm. Schon bisher konzentrierte sich die Rechtsprechung auf die Frage, ob durch die beabsichtigte Herausnahme aus der Pflegefamilie das Wohl des Kindes gefährdet wird. Wie andere zivilrechtliche Kindesschutzmaßnahmen, so wurde auch die Verbleibensanordnung in den Zuständigkeitsbereich des Familiengerichts verwiesen. Auch hier gilt das bereits Gesagte: Familienrichter ohne Erfahrungen aus dem vormundschaftsgerichtlichen Dezernat werden sich unbedingt in die Komplexität von Pflegekindschaft einarbeiten, sich insbesondere mit der fachgerichtlichen und der verfassungsgerichtlichen Rechtsprechung und den einschlägigen sozialrechtlichen Regelungen vertraut machen müssen, weil hier Kenntnisse und Erfahrungen im Bereich der Herausgabestreitigkeiten unter Eltern aus dem bisherigen familiengerichtlichen Dezernat nicht die notwendigen Orientierungen bieten.

Im Übrigen bleibt es bei der dringend gebotenen Orientierung am kindlichen Zeitbegriff (zum kindlichen Zeitempfinden mit weiteren Nachweisen vgl. Staudinger/Salgo, 2002, § 1632 Rz. 67 ff. sowie Heilmann, S. 15 ff.), auch wenn in der neuen Fassung von § 1632 Abs. 4 BGB nicht mehr – wie bislang – ein weiteres Mal („im Hinblick … auf Dauer der Familienpflege") auf den wichtigen Zeitfaktor verwiesen wird. Ebenso bleibt es beim bewährten Antragsrecht der Pflegeperson, welches nunmehr im Initiativrecht gem. § 1630 Abs. 3 BGB eine Entsprechung gefunden hat. Der Interventionsmaßstab wird durch die klarstellende Vereinfachung der Voraussetzungen der Verbleibensanordnung nicht verändert; dieser bleibt identisch mit dem in § 1666 Abs. 1 BGB: Entscheidend ist, ob die mit der beabsichtigten Herausnahme intendierte Änderung des Lebensumfeldes des Kindes bei diesem zu erheblichen Schäden führen kann. Die vereinfachte Formulierung – im Wesentlichen die Entkoppelung einer Verbleibensanordnung von der Voraussetzung des § 1666 Abs. 1 BGB a. F. (Schwab 1982; Windel; Staudinger/Salgo 2002, § 1632) – ist zu begrüßen, dennoch gehört sie immer noch zu mit den schwierigsten Entscheidungen (Siedhoff).

Dieses Modell übertrug das KindRG auf Fallkonstellationen, in denen das Kind bisher in einem Haushalt mit einem Elternteil und dessen (neuem) Partner gelebt hat: Verstirbt dieser Elternteil (§ 1680 BGB) oder wird er für tot erklärt (§ 1681 BGB) oder ruht die elterliche Sorge dieses Elternteils (§ 1678 BGB), so geht die elterliche Sorge gemäß den genannten Vorschriften auf den anderen bis dahin nicht mit dem Kind zusammenlebenden Elternteil über. Dieser könnte sodann die Herausgabe des Kindes fordern. Mit dem neu geschaffenen § 1682 BGB eröffnet sich für das Familiengericht die Möglichkeit, eine Verbleibensanordnung zum Schutze des Kindes zu erlassen, welches über längere Zeit mit dem betreuenden Elternteil, der jetzt „ausgefallen" ist, zusammen mit einer weiteren, für das Kind inzwischen wichtigen Bezugsperson in einem dichten familialen Kontext gelebt hat. Dies kann ein Stiefelternteil oder ein Lebenspartner sein, dies könnten aber auch die Großeltern oder volljährige Geschwister des Kindes sein. Die Personensorge des leiblichen Elternteils verleiht diesem nicht das Recht, von seinem Herausgabeanspruch in einer das Kindeswohl beeinträchtigenden Weise Gebrauch zu machen, wenn ihm inzwischen das Kind, aus welchen Gründen auch immer, entfremdet ist und in der vom bisher betreuenden Elternteil gegründeten Lebensgemeinschaft verwurzelt ist. Bemerkenswert ist die Vorschrift auch deshalb, weil sich an ihr ein weiteres Mal zeigt, dass das Familienrecht „soziale" Elternschaft nicht ignorieren kann, will es das Kindeswohl als familienrechtliches Grundprinzip nicht preisgeben (§ 1697 a BGB). Dies zeigt sich auch an der vorsichtigen Ausweitung des Kreises der Umgangsberechtigten, mit denen das Kind längere Zeit in häuslicher Gemeinschaft gelebt hat (§ 1685 Abs. 2 BGB). Dieser Personenkreis (Großeltern, Geschwister, Stiefeltern, Lebenspartner, Pflegeeltern) hat kein Umgangsrecht wie leibliche Eltern, sondern es muss jeweils festgestellt werden, dass der gewünschte Umgang dem Wohle dient (§ 1685 Abs. 1 BGB).

2.1.9 Neuerungen im Verfahrensrecht

Zwar schafft das KindRG nicht das schon seit langem (Salgo 1984) geforderte „Große Familiengericht", nähert sich aber, wenn auch nicht immer konsequent, diesem schon seit langem anvisiertem Reformziel weitgehend an. Es wurde ein erheblich erweiterter Zuständigkeitskatalog für den Tätigkeitsbereich des Familiengerichts geschaffen. Fast alle Fragen, die mit der elterlichen Sorge zusammenhängen, wurden den Familiengerichten anvertraut. Auch die auf Ehe und Verwandtschaft beruhenden Unterhaltspflichten sind nunmehr einheitlich dem Familiengericht zugewiesen. Eheliche und nichteheliche Kinder werden damit auch im Verfahren, wie es vom BVerfG (BVerfGE 85, 80) gefordert worden war, gleichbehandelt. Der Rechtsmittelzug vom Familiengericht zum Oberlandesgericht (OLG) bleibt unberührt. Das Landgericht (LG) verlor damit einen großen Teilbereich seiner Aufgaben als Instanz der einfachen Beschwerde in Vormundschaftssachen. Dem Vormundschaftsgericht blieben die Zuständigkeiten erhalten im Bereich der Adoption, des Gesetzes über die religiöse Kindererziehung sowie die Bestellung und Überwachung des Vormunds oder Pflegers.

Das KindRG führte den *„Anwalt des Kindes"*, in seiner Diktion als den *„Verfahrenspfleger"* ein (§ 50 FGG). Mit dieser Neuerung wollte der Gesetzgeber sicherstellen, dass die eigenständigen Interessen des Kindes in das Verfahren eingebracht werden und das Kind nicht zu einem bloßen Verfahrensobjekt wird.

„In Verfahren vor den Familien- und Vormundschaftsgerichten können im Einzelfall trotz der vorhandenen verfahrensrechtlichen Bestimmungen, die eine nach materiellem Recht am Kindeswohl zu orientierende Gerichtsentscheidung ermöglichen sollen (Amtsermittlungsgrundsatz, Anhörung des Kindes und des Jugendamts, Beschwerderecht für Minderjährige über 14 Jahre), Defizite bei der Wahrnehmung der Interessen der von diesen Verfahren besonders betroffenen Kinder auftreten" (BT-Drucks. 13/4899, S. 129).

Zentrale Fragen wie Zeitpunkt der Bestellung, Aufgaben des Verfahrenspflegers, seine Qualifikation und die Aus- und Fortbildung, die Organisation der erforderlichen Strukturen u. v. a. m. ließ die neue Bestimmung zum Verfahrenspfleger in § 50 FGG trotz entgegenstehender deutlicher Warnungen völlig offen (Salgo 1998).

An die 100 veröffentlichte Gerichtsentscheidungen zu § 50 FGG belegen deutlich, dass der Gesetzgeber es hier der Praxis überließ, zentrale von ihm ungeklärte Fragen zu beantworten. Die Anzahl der Verfahrenspflegerbestellungen wächst seit 1998 kontinuierlich: 1999: 2544; 2000: 3757; 2001: 5483 (Statistisches Bundesamt). Angesichts eines geschätzen Bedarfs von etwa 20 000 erforderlichen Bestellungen bestehen hier noch erhebliche Lücken. Seit 1998 gibt es beachtliche Aktivitäten freier Träger zur Qualifizierung dieses neuen Arbeitsfelds: Fortbildungskurse, Standards (Weber/Zitelmann) der BAG Verfahrenspflegschaft für Kinder und Jugendliche, Handbücher (Salgo u. a.), Fachtagungen etc. In den einschlägigen Fachwissenschaften ist die Aufmerksamkeit für solche Fragen nach wie vor nicht übermäßig groß (rühmliche Ausnahme: Zitelmann (2001). Motivierte Fachkräfte scheint es in genügender Anzahl zu geben, es kommt nach wie vor darauf an, sie zu qualifizieren und ihnen die notwendigen Hilfs- und Unterstützungsstrukturen bereitzustellen. Dafür bedarf es immer noch erheblicher Anstrengungen. Justiz und Jugendhilfe sehen sich bislang hier nicht in der Pflicht. Das KindRG verlangt bedauerlicherweise auch tatsächlich von ihnen keinerlei Aktivitäten, damit qualifizierte Verfahrenspfleger in genügender Anzahl rechtzeitig die herausfordernden Aufgaben übernehmen können. Zunehmend mehr Einzelpersonen und freie Träger scheinen sich dieser anstrengenden Herausforderung stellen zu wollen. Derzeit sind es die Kostenbeamten einzelner Gerichte, aber auch einige engstirnige Gerichte, die durch eine massive Aufgabenreduzierung eine sinnvolle Tätigkeit der Verfahrenspfleger fast verunmöglichen. Da der Staat durch das Grundgesetz Kindern gegenüber eine besondere Verantwortung trägt, steht er in der Pflicht: Die Einführung des Verfahrenspflegers (Salgo 1996) im KindRG war nur ein erster, wichtiger Schritt. Soll sie für Kinder wirklich Verbesserungen bringen, bleibt noch viel zu tun.

2.1.10 Resümee

Das neue Recht eröffnet seit 1998 weit mehr Möglichkeiten für differenziertere Lösungen als das frühere. Damit entstand aber zugleich ein Aufklärungs- und Beratungsbedarf, um jeweils herauszufinden, welche von den vorhandenen und nunmehr zulässigen Lösungsmöglichkeiten den Besonderheiten des Einzelfalles am ehesten gerecht wird. Gerade im Familienrecht, insbesondere im Kindschaftsrecht kann der allgegenwärtige Trend zur Individualisierung an Grenzen stoßen, weil Familienbeziehungen, insbesondere die Eltern-Kind-Beziehung von Ungleichgewichten, Machtgefälle, Schutzbedürftigkeit, Rücksichtnahmepflichten u. ä. m. bestimmt werden. Die Eltern haben Entscheidungsfreiheit, doch nicht sie, sondern die Kinder tragen die Folgen. Angesichts der Wahlfreiheit zwischen den vielfältigen Möglichkeiten kommt es darauf an, dass der vom Gesetz den Eltern zugestandene und zuvor nicht eingeräumte Entscheidungsspielraum zum Wohle der Kinder genutzt wird, sowie darauf, dass „die destruktiven Potenzen des Gesetzes nicht zum Leben erweckt werden" (Schwab 1998). Das Vertrauen des Gesetzgebers auf die richtige Entscheidungsfindung durch die Eltern ist sehr groß, aber doch nicht grenzenlos. Psychologische/psychiatrische Sachverständige in kindschaftsrechtlichen Verfahren werden bei ihrer Tätigkeit den jeweiligen gesetzlichen Rahmen sehr genau beachten müssen, um nicht nur dem Familiengericht die erwartete Hilfe geben zu können, sondern auch solche Empfehlungen, mit denen Kinder und Jugendliche wirklich besser leben können. Der Elternteil, der Anerkennung und Liebe von den Kindern erwartet, kann dies nicht mittels gerichtlichem Zwang erreichen. Gesetze sind sehr grobschlächtige Instrumente und nicht geeignet, wirkliche Beziehungen herzustellen – bestenfalls hie und da Chancen für die Erhaltung bzw. für das Entstehen einer solchen Beziehung zu eröffnen, die von den Beteiligten wahrgenommen, gelebt und gestaltet werden müssen. Der Staat und seine Organe sind und können nicht ständiger Begleiter und Ermöglicher solcher hochsensibler Beziehungen sein. Elternautonomie und die Schutzbedürftigkeit von Kindern sind sensibel auszubalancieren. Der Streit um Sorgerechtsmodelle und die Konzentration des öffentlichen Diskurses auf Trennung und Scheidung lenkt von den zentralen Fragen ab: Das Nacher und Vorher, das heißt vor allem die Lebenskonzepte und -umstände, insbesondere die nach wie vor stark geschlechtsspezifische Aufteilung der Familienaufgaben einerseits und die unterschiedlichen Einkommenschancen auf dem Arbeitsmarkt andererseits, aber auch die Entwicklung der Nachscheidungsfamilie, ihre oft prekäre finanzielle Lage, die Arbeitsmarktchancen, die Arbeitszeitregelungen, die Steuergesetzgebung, die Wohnungspolitik, die Situation der Tagesbetreuung und vieles andere mehr bleibt weitgehend unberücksichtigt. Unter diesen Bedingungen muss es zu Entäuschungen und Frustrationen kommen – das wären aber auch Themen, an denen sich die Gesetzesmacher leicht überheben könnten – da ist es schon viel billiger, einfach neue Sorgerechtsmodelle in die Gesetzbücher zu schreiben, das kostet nur Papier und Druckerschwärze. Das überlegene Sorgerechtsmodell für die Nachscheidungssituation ist jenes, welches die Eltern unter Einbeziehung des Kindes entwickeln und leben können, egal, welchen Namen dieses Modell hat.

Literatur

Bruch CS (2002) Parental Alienation Syndrom und Parental Alientation: Wie man sich in Sorgerechtsfällen irren kann. FamRZ 49:1304–1315

Bundesverband der Pflege- und Adoptiveltern (1996) (Hrsg) Die Rechtsprechung des Bundesverfassungsgerichts zu Pflegekindern. Frankfurt am Main

Deutscher Bundestag (1996) Gesetzentwurf der Bundesregierung, Entwurf eines Gesetzes zur Reform des Kindschaftsrechts (Kindschaftsrechtsreformgesetz – KindRG). BT-Drucks. 13/4899, Bonn

Deutscher Bundestag (1997) Beschlussempfehlung und Bericht des Rechtsausschusses. BT-Drucks. 13/8511, Bonn

Fegert JM (1999) Beratung heißt das Zauberwort, Kinder in Scheidungsverfahren nach der Kindschaftsreform. Luchterland, Neuwied, S 82–92

Fegert JM (2001) Parental Alientation oder Parental Accusation-Syndrom? Kind-Prax 4:3–7 und 39–42

Fegert JM, Späth, K, Salgo L (2001) Freiheitsentziehende Maßnahmen in Jugendhilfe und Kinder- und Jugendpsychiatrie. Votum, Münster

Helfer ME, Kempe RS, Krugman RD (2002) Das mißhandelte Kind. Frankfurt am Main

Heilmann S (1998) Kindliches Zeitempfinden und Verfahrensrecht. Luchterhand, Neuwied

Heilmann S (2002) Das Verfahren der Familien- und Vormundschaftsgerichte, in Salgo u. a. Verfahrenspflegschaft für Kinder und Jugendliche. S 255–292

Heilmann S, Salgo L (2002) Der Schutz des Kindes durch das Recht – Eine Betrachtung zur deutschen Gesetzeslage, in Helfer/Kempe/Krugman, S 955–989

Holden WG, Geffner R, Jouriles EN (1998) Children Exposed to Marital Violence. American Psychological Association, Washington

Kaltenborn K-F (1998) Kindheitsbilder und Expertenwissen. DISKURS, 54

Koalitionsvereinbarung zwischen der Sozialdemokratischen Partei Deutschlands und BÜNDNIS 90/DIE GRÜNEN, Bonn 1998

Lakies T, Münder J (1991) Der Schutz des Pflegekindes im Lichte der Rechtsprechung – Eine Untersuchung der Rechtsprechung seit 1980. RdJB 39:428–440

Lempp R (1982) Soll die Rechtsstellung der Pflegekinder unter besonderer Berücksichtigung des Familien-, Sozial- und Jugendrechts neu geregelt werden? Kinderpsychologischer und -psychiatrischer Aspekt des Themas. Referat, 54. DJT, Beck, München, I43–I64

Maccoby EE, Mnookin RH (1992) Dividing the Child. Harvard University Press, Cambridge, Massachusetts

Münder J, Mutke B, Schone R (2000) Kindeswohl zwischen Jugendhilfe und Justiz. Votum, Münster

National Coalition (Hrsg) (2001) Rechte von Kindern und Jugendlichen bei Freiheitsentziehung. Eigenverlag, Bonn

Proksch R (2002) Rechtstatsächliche Untersuchung zur Reform des Kindschaftsrechts. Bundesanzeiger, Köln

Salgo L (1984) Soll die Zuständigkeit des Familiengerichts erweitert werden. FamRZ 31:221–228

Salgo L (1987) Pflegekindschaft und Staatsintervention. Verlag für Wissenschaftliche Publikationen, Darmstadt

Salgo L (1991) Die Regelung der Familienpflege im Kinder und Jugendhilfegesetz. In: Wiesner, Zarbock. Das neue Kinder- und Jugendhilfegesetz. Heymanns, Köln

Salgo L (1994) Unerledigte „Aufträge" des Bundesverfassungsgerichts an den Gesetzgeber auf dem Gebiet des Familienrechts. KritV 77:262–279

Salgo L (1996) Zur gemeinsamen elterlichen Sorge als Regelfall – ein Zwischenruf. FamRZ 43:449–454

Salgo L (1996) Der Anwalt des Kindes – Die Vertretung von Kindern in zivilrechtlichen Kindesschutzverfahren – eine vergleichende Studie. Suhrkamp, Frankfurt am Main

Salgo L (1998) Einige Anmerkungen zum Verfahrenspfleger im Kindschaftsrechtsreformgesetz. FPR 4:91–94

Salgo L (1999) 10 Jahre UN-Übereinkommen über die Rechte des Kindes – Auswirkungen am Beispiel von Art. 12. Kind-Prax 2:179–182

Salgo L (1999) Die Pflegekindschaft in der Kindschaftsrechtsreform vor dem Hintergrund verfassungs- und jugendhilferechtlicher Entwicklungen. FamRZ 46:337–347

Salgo L (2000) In: Fieseler G, Schleichr H. Gemeinschaftskommentar zum SGB VIII (GK-SGB VIII/Salgo § 33). Luchterhand, Neuwied

Salgo L (2001) Vom langsamen Sterben des elterlichen Züchtigungsrechts. RdJB, S 283–294

Salgo L, Zenz G, Fegert J, Bauer A, Weber C, Zitelmann M (2002) Verfahrenspflegschaft für Kinder und Jugendliche. Bundesanzeiger, Köln

Salgo L (2002) Häusliche Gewalt und Umgang, in Kinder und Häusliche Gewalt, Kinder misshandelter Mütter. Landesjugendamt Berlin, Eigenverlag, S 90–110

Schwab D (1982) Zur zivilrechtlichen Stellung der Pflegeeltern, des Pflegekindes und seiner Eltern, Rechtliche Regelungen und rechtspolitische Forderungen. Gutachten für den 54. DJT. Beck, München 1982

Schwab D (1997) „Wandlungen der Gemeinsamen elterlichen Sorge". In: Festschrift für Hans Friedhelm Gaul. Gieseking, Bielefeld, S 717

Schwab D (1998) Elterliche Sorge bei Trennung und Scheidung der Eltern. FamRZ 45:457–472

Schwab D (1998) Kindschaftsrechtsreform und notarielle Vertragsgestaltung. DNotZ, S 437–456

Schwab D (2001) Familienrecht. Beck, München

Siedhoff E (1994) Probleme im Spannungsfeld zwischen Elternrecht und Kindeswohl im Rahmen des § 1632 IV BGB. NJW 47:616–622

Statistisches Bundesamt (1998) Statistik der Jugendhilfe, Teil I, 6: Pflegschaften, Vormundschaften, Beistandschaften, Pflegeerlaubnis, Vaterschaftsfeststellungen, Sorgerecht, Arbeitsunterlage. Eigenverlag, Wiesbaden

Staudinger J von (2000) Kommentar zum Bürgerlichen Gesetzbuch. 13. Auflage. Sellier/ de Gruyter, Berlin (zitiert: Staudinger/Bearbeiter)

Wallerstein J, Blakeslee S (1989) Gewinner und Verlierer. Droemer/Knaur, München

Wallerstein J, Julia ML, Blakeslee S (2002) Scheidungsfolgen – Die Kinder tragen die Last. Eine Langzeitstudie über 25 Jahre. Votum, Münster

Weber C, Zitelmann M (1999) Standards für Verfahrenspfleger. Luchterhand, Neuwied

Windel (1997) Zur elterlichen Sorge bei Familienpflege. FamRZ 44:713–724

Zenz G, Salgo L (1983) Zur Diskriminierung der Frau im Recht der Eltern-Kind-Beziehung. Kohlhammer, Stuttgart

Zitelmann M (2001) Kindeswohl und Kindeswille im Spannungsfeld von Pädagogik und Recht. Votum, Münster

2.2 Sorgerechtsverfahren

GUNTHER KLOSINSKI

2.2.1 Vorbemerkung

Ehescheidungen nahmen in den vergangenen Jahren zu: Laut Statistischem Bundesamt (2002) wurden im Jahre 2000 in Deutschland 194 408 Ehen geschieden und 148 192 minderjährige Kinder wurden zu sog. Scheidungswaisen. 1995 lebten in Deutschland 22,0 Millionen ledige Kinder in Familien; davon waren 15,7 Millionen (ca. 71%) unter 18 Jahre alt. 84,8% lebten bei zusammenlebenden Ehepaaren, die zu etwa 90% auch die leiblichen Eltern der Kinder waren. Bei alleinstehenden Müttern lebten 13,1%, bei alleinstehenden Vätern 2,1% der Kinder. Damit sind ungefähr ein Siebtel der Kinder vor dem Erreichen der Volljährigkeit von der Scheidung ihrer Eltern betroffen. Die Dunkelziffer der sogenannten Trennungswaisen ist unbekannt, dass nicht alle Getrenntlebenden die Trennung den Behörden mitteilen. Man schätzt, dass für knapp 90 000 Kinder sich jährlich die Frage stellt, ob, und wenn ja, wie sich ihre Beziehung verändert und was mit ihnen und ihren Geschwistern geschieht oder geschehen soll.

Schätzungen am Anfang der 90er Jahre gingen davon aus (Balloff 1992), dass in den westlichen Bundesländern bei ca. 3 bis höchstens 10% aller Sorgerechtsregelungen Sachverständigengutachten vom Gericht in Auftrag gegeben wurden. Nach Inkrafttreten der Kindschaftsrechtsform (01. 07. 1998) besteht nach Trennung oder Scheidung von Eltern mit Kindern automatisch die gemeinsame elterliche Sorge weiter, es sei denn, es wird beantragt, dass einem Elternteil vom Familiengericht die elterliche Sorge oder ein Teil davon alleine übertragen wird. Nachscheidungsfamilien oder Fortsetzungsfamilien stehen regelmäßig an einem Scheideweg, der entweder zu einem Neuanfang oder einer Entlastung oder Entkrampfung führt mit der nunmehr vom Gesetzgeber gewollten weiteren gemeinsamen elterlichen Sorge oder aber zu einem Kampf um das Sorgerecht oder Teile des Sorgerechtes, der leicht in einen chronischen Leidensweg mündet. Immer dann, wenn auf der Partnerebene der Partnerkonflikt größere Dimensionen einnimmt, wird der Elternkrieg auf dem Rücken der Kinder ausgetragen, die hierdurch nicht selten emotional missbraucht werden. Kampfscheidungsverfahren mit richterlichem Gutachtenauftrag stellen eine hoch selektive negative Auslese dar. Die Brisanz und Tragik der Familientragödien gehen bei den Gutachtern häufig „unter die Haut". Dem Gutachter, der Helfer des Gerichtes ist, wird von Seiten der Elternteile entweder die Rolle eines Beichtvaters, eines Dompteurs oder eines Schiedsrichters zugesprochen.

2.2.2 Gesetzliche Bestimmungen zum Sorgerecht seit dem 01. 07. 1998

Im neuen Familienrecht des BGB sind unter dem „5. Titel: elterliche Sorge" die §§ 1626 bis 1698 b abgehandelt. Für den Sachverständigen im Sorgerechtsverfahren sind insbesondere die §§ 1671 und 1687 von Bedeutung. Es soll aber auch auf die §§ 1626, 1627, 1631, 1686 und 1687 hingewiesen werden.

§ 1626 (elterliche Sorge; Berücksichtigung der wachsenden Selbständigkeit des Kindes):
„(1) Die Eltern haben die Pflicht und das Recht, für das minderjährige Kind zu sorgen (elterliche Sorge). Die elterliche Sorge umfaßt die Sorge für die Person des Kindes (Personensorge) und das Vermögen des Kindes (Vermögenssorge).
(2) Bei der Pflege und Erziehung berücksichtigen die Eltern die wachsende Fähigkeit und das wachsende Bedürfnis des Kindes zu selbständigem Verantwortungsbewußtsein und Handeln. Sie besprechen mit dem Kind, soweit es nach dessen Entwicklungsstand angezeigt ist, Fragen der elterlichen Sorge und streben Einvernehmen an.
(3) Zum Wohl des Kindes gehört in der Regel der Umgang mit beiden Elternteilen. Gleiches gilt für den Umgang mit anderen Personen, zu denen das Kind Bindungen besitzt, wenn ihre Aufrechterhaltung für seine Entwicklung förderlich ist."

§ 1627 (Ausübung der elterlichen Sorge):
„Die Eltern haben die elterliche Sorge in eigener Verantwortung und in gegenseitigem Einvernehmen zum Wohle des Kindes auszuüben. Bei Meinungsverschiedenheiten müssen sie versuchen, sich zu einigen."

§ 1631 (Inhalt des Personensorgerechtes; Einschränkung von Erziehungsmaßnahmen):
„(1) Die Personensorge umfaßt insbesondere die Pflicht und das Recht, das Kind zu pflegen, zu erziehen, zu beaufsichtigen und seinen Aufenthalt zu bestimmen.
(2) Entwürdigende Erziehungsmaßnahmen, insbesondere körperliche und seelische Mißhandlungen, sind unzulässig.
(3) Das Familiengericht hat die Eltern auf Antrag bei der Ausübung der Personensorge in geeigneten Fällen zu unterstützen."

§ 1671 (Getrenntleben bei gemeinsamer elterlicher Sorge):
„(1) Leben Eltern, denen die elterliche Sorge gemeinsam zusteht, nicht nur vorübergehend getrennt, so kann jeder Elternteil beantragen, daß ihm das Familiengericht die elterliche Sorge oder einen Teil der elterlichen Sorge allein überträgt.
(2) Dem Antrag ist stattzugeben, soweit
– der andere Elternteil zustimmt, es sei denn, daß das Kind das 14. Lebensjahr vollendet hat und der Übertragung widerspricht, oder
– zu erwarten ist, daß die Aufhebung der gemeinsamen Sorge und die Übertragung auf den Antragsteller dem Wohl des Kindes am besten entspricht.
(3) Dem Antrag ist nicht stattzugeben, wenn die elterliche Sorge aufgrund anderer Vorschriften abweichend geregelt werden muß."

§ 1686 (Auskunftsanspruch):
„Jeder Elternteil kann vom anderen Elternteil bei berechtigtem Interesse Auskunft über die gewöhnlichen Verhältnisse des Kindes verlangen, soweit dies dem Wohl des Kindes nicht widerspricht. Über Streitigkeiten entscheidet das Familiengericht."

§ 1687 (Entscheidungsrecht bei gemeinsamer elterlicher Sorge getrennt lebender Eltern):
„(1) Leben Eltern, denen die elterliche Sorge gemeinsam zusteht, nicht nur vorübergehend getrennt, so ist bei Entscheidungen in Angelegenheiten, deren Regelung für das Kind von erheblicher Bedeutung ist, ihr gegenseitiges Einvernehmen erforderlich. Der Elternteil, bei dem sich das Kind mit Einwilligung des anderen Elternteiles oder aufgrund einer gerichtlichen Entscheidung gewöhnlich aufhält, hat die Befugnis zur alleinigen Entscheidung in Angelegenheiten des täglichen Lebens. Entscheidungen in Angelegenheiten des täglichen Lebens sind in der Regel solche, die häufig vorkommen und die keine schwer abzuändernden Auswirkungen auf die Entwicklung des Kindes haben. Solange sich das Kind mit Einwilligung des Elternteils oder aufgrund einer gerichtlichen Entscheidung bei dem anderen Elternteil aufhält, hat dieser die Befugnis zur alleinigen Entscheidung in Angelegenheiten der tatsächlichen Betreuung. § 1629 Abs. 1 Satz 4 und § 1684 Abs. 2 Satz 1 gelten entsprechend.
(2) Das Familiengericht kann die Befugnisse nach Abs. 1 Satz 2 und 4 einschränken oder ausschließen, wenn dies zum Wohle des Kindes erforderlich ist."

Eine wesentliche Neuerung nach der Kindschaftsrechtsreform ist die Ausgestaltung der gemeinsamen elterlichen Sorge nach Trennung und Scheidung, wie sie der neu gefaßte § 1687 BGB vorsieht: Derjenige Elternteil, bei dem das Kind lebt und seinen Lebensmittelpunkt hat, hat die sogenannte Alltagsentscheidungsbefugnis des betreuenden Elternteils inne. Der

Gesetzgeber definierte die Entscheidungen in Angelegenheiten des täglichen Lebens als solche, die in der Regel häufig vorkommen und die keine schwer abzuändernden Auswirkungen auf die Entwicklung des Kindes haben. Dies könnten z. B. sein:
- Organisation des täglichen Lebens des Kindes,
- Freizeitgestaltung des Kindes,
- Kleidung,
- Hausaufgaben,
- regelmäßige Arztbesuche etc.

Grundsatzentscheidungen in jenen Angelegenheiten, deren Regelung für das Kind von erheblicher Bedeutung sind, erfordern gegenseitiges Einvernehmen beim gemeinsamen elterlichen Sorgerecht. Solche Angelegenheiten von erheblicher Bedeutung können sein:
- Aufenthalt des Kindes,
- Kindesunterhalt,
- Kindergartenbesuch,
- Einschulung,
- Schulwechsel,
- Ausübung teurer Sportarten,
- notwendige, geplante Operationen,
- Wechsel der Religionszugehörigkeit vor dem 14. Lebensjahr.

Sind Eltern in solchen Grundsatzentscheidungen zerstritten, kann ein Elternteil sich die Entscheidungsbefugnis gemäß § 1628 BGB vom Familiengericht übertragen lassen. Die Eltern sind aber vorher verpflichtet, gemäß § 1627 BGB zu versuchen, eine Einigung zu erzielen. Dies ist notfalls auch mit fremder Hilfe in Form von Beratung oder Mediation möglich und notwendig.

Neu ist auch die Aufspaltbarkeit der elterlichen Sorge gemäß § 1671 Abs. 1 BGB. Dies bedeutet, dass das Gericht unter Berücksichtigung des Grundsatzes des geringstmöglichen Eingriffes in das Elternrecht nur das Aufenthaltsbestimmungsrecht, das Recht der medizinischen Versorgung oder der Regelung der schulischen Angelegenheiten, das Recht der Beantragung von Sozial- und Jugendhilfeleistungen oder das Recht der Regelung des Umganges auf einen Elternteil übertragen kann, um den Rest beiden Eltern gemeinsam zu belassen.

Nach wie vor denkbar ist auch, dass ein Teil der elterlichen Sorge weder dem Vater noch der Mutter, sondern dem Jugendamt übertragen werden muss; dies unter Belassung der übrigen elterlichen Sorge. Das kann z. B. notwendig werden, wenn die Eltern keine ausreichende Einsicht in eine notwendig werdende medizinische Versorgung ihres Kindes haben und die Versorgung über längere Dauer erforderlich ist (z. B. Frühförderung).

Gegenüber der Begutachtung vor dem 01.07.1998 ist festzuhalten, dass den Eltern mehr Kooperationsbereitschaft nach Trennung und Scheidung zugemutet wird, um ein gemeinsames Sorgerecht für die Kinder zu praktizieren. Die Alltagsentscheidungsbefugnis sowie die Möglichkeit, Teile des gemeinsamen Sorgerechtes einem Elternteil zu entziehen, müsste dazu führen, dass häufiger ein gemeinsames Sorgerecht, und sei es nur in Teilen, zustande kommt.

2.2.3 Kriterien für die Entscheidung über das Sorgerecht

Zu beurteilen sind die *Bindungen* der Kinder an ihre Elternteile und deren *Bindungstoleranz*, der verbale und „wahre" Wille der Kinder sowie ihr Vorschlag, die Erziehungsfähigkeit der Elternteile, der Fördergrundsatz, die Kontinuität und die faktischen Verhältnisse sowie berechtigte Interessen der Beteiligten.

Die Neufassung des § 1671 BGB sieht nicht mehr vor, dass die Entscheidung unter Berücksichtigung der Bindungen des Kindes zu treffen ist. Dies deswegen, weil, wie oben ausgeführt, zahlreiche Kriterien für die Entscheidung über das Sorgerecht wichtig sind und die Bindung der Kinder an ihre Elternteile deswegen nicht mehr als einziges Kriterium in das Gesetz aufgenommen wurde. Für die Begutachtung spielen aber selbstverständlich weiterhin die Bindungen der Kinder an ihre Eltern und untereinander, sofern Geschwister vorhanden sind, eine wichtige Rolle. Dabei geht es um die qualitativ wertvollen Bindungen, d.h., die nicht krank machenden oder nichtsymbiotischen Bindungen.

Der Bindungstoleranz, d.h. der Fähigkeit, den Kontakt des Kindes auch zum anderen Elternteil zuzulassen, kommt zukünftig ein größeres Gewicht zu. Im § 1626 Abs. 3 BGB wird ausdrücklich vermerkt, dass zum Wohl des Kindes in der Regel der Umgang mit beiden Elternteilen gehört. Jeder Elternteil ist zum Umgang mit dem Kind nicht nur berechtigt, sondern auch verpflichtet, und das Kind hat selbst ein Recht auf Umgang mit beiden Elternteilen (§ 1684 Abs. 1 BGB).

Der Wille des Kindes in Form der verbalen Äußerung kann dem Kind suggestiv von einem Elternteil nahe gelegt worden sein. Hinweise hierauf können ein nicht altersadäquater Wortschatz des Kindes, widersprüchliche Äußerungen oder erhebliche Ambivalenzkonflikte sein, die sich aus dem Gespräch oder aus der Testpsychologie ergeben. Unter „wahrem Willen" versteht man jene Neigung und Tendenz des Kindes, die eben nicht „einstudiert" und durch einen Elternteil induziert ist, die Tendenz nämlich, die sich auch unter Anwendung der Testpsychologie – einschließlich projektiver Tests – ergibt. Gelegentlich schlagen Geschwisterkinder eine Aufteilung in der Geschwisterschar vor, um jeden der Elternteile zu stützen. Dies erscheint nur dann akzeptabel, wenn die Kinder nicht überfordert werden und wenn damit z.B. eine ganz erhebliche Minderung der Schuldgefühle verbunden ist, die vor der Aufteilung zu unerträglichen Ängsten, Gewissensnöten und psychosomatischen Störungen geführt haben.

Die *Erziehungsfähigkeit* der Eltern ist abhängig von ihrer Persönlichkeitsstruktur, von ihrer Fähigkeit, altersadäquat auf die Besonderheiten und Bedürfnisse ihres Kindes einzugehen. Bei Vorschulkindern und Kindern in den ersten Grundschuljahren ist zu empfehlen, dass der Sachverständige eine standardisierte Spielsituation zwischen einem Elternteil und dem Kind anbietet, um die Interaktion festhalten und analysieren zu können. Diese Spielsituation kann z. B. mit dem *Sceno-Kasten* geschaffen werden oder in einem Spielzimmer mit entsprechenden Spielzeugangeboten. Wichtig dabei ist, dass dieselbe standardisierte Spielsituation beiden Elternteilen (an unterschiedlichen Terminen) angeboten wird. Die Interaktion muss vom Sachverständigen deskriptiv festgehalten werden, sei es durch eine Ad-hoc-Aufzeichnung, sei es durch Videobandaufzeichnung. Bei älteren Kindern kann die Interaktion durch entsprechende altersadäquate Spiele beobachtet werden. Hausbesuche sind immer dann sinnvoll, wenn der Vorwurf mangelnder Fürsorge im Raum steht und wenn der Gutachter z. B. aufgrund der Exploration Hinweise dafür hat, dass die häuslichen Verhältnisse beim einen Elternteil im Vergleich zum anderen ganz erheblich ungünstiger sind, dies jedoch von diesem Elternteil bestritten wird.

Der *Fördergrundsatz* kann bedeuten, dass z. B. aufgrund des Alters eines Kindes und des Geschlechtes des Elternteils eine Förderung derzeit besser durch einen bestimmten Elternteil vorgenommen werden kann. Dies leuchtet ein für sehr kleine Kinder, z. B. Kinder im ersten Lebensjahr, die noch gestillt werden. Besucht ein Kind das Gymnasium und ist ein Elternteil aufgrund seiner intellektuellen Leistungsfähigkeit weniger gut in der Lage, bei den Hausaufgaben Hilfestellung zu geben, würde das bedeuten, dass der andere Elternteil, der z. B. Akademiker ist und auch die entsprechende Zeit hat, besser der schulischen Förderung des Kindes gerecht werden kann.

Die *Kontinuität* der Versorgung und überwiegenden Betreuung durch einen Elternteil ist ein weiteres wichtiges Kriterium im Hinblick auf die Frage, welchem Elternteil ein Kind zugesprochen werden soll. Aber auch die Kontinuität in Bezug auf extrafamiliäre Bindungen (Freunde, Schule, Kindergarten etc.) muss berücksichtigt werden, wenn eine Sorgerechtsaufteilung bedeutet, dass ein Kind diese durch Wohnungs- und Schulwechsel verliert.

Unter *faktischen Verhältnissen* ist gemeint, dass z. B. mit einer räumlichen Trennung und der Art und Weise, wie diese Trennung erfolgte, Fakten geschaffen wurden, die bis zur Begutachtung unter Umständen mehrere Wochen oder Monate andauerten und insbesondere für kleine Kinder damit, bezogen auf ihr bisheriges Leben, für eine lange Zeit neue Verhältnisse eingetreten sind, an die sich das Kind gewöhnt hat und die zu ändern eventuell wiederum ein psychisches Trauma darstellen würde.

Bezüglich der *Interessen der Beteiligten* ist es wichtig zu wissen, inwieweit die Großeltern in die Betreuung der Kinder miteingebunden sind. Gelegentlich kommt es vor, dass ein Elternteil nur formal um das Sorgerecht kämpft, dass hinter diesem Kampf die eigene Mutter, d. h. die Großmutter des Kindes, steht. Nicht selten wird auch von einem Elternteil in der Begutachtung vorgebracht, dass es dem anderen nicht um das Kind, sondern nur um das Geld oder um die gemeinsame eheliche Wohnung oder das

Haus ginge, dass also deswegen das alleinige Sorgerecht angestrebt werde. Dies kann z. B. der Fall sein, wenn die Kinder signalisieren, sie wollen sich nicht für den Vater oder die Mutter entscheiden müssen, sie wollen aber im bisherigen elterlichen Haus wohnen bleiben, das beiden Elternteilen jeweils zur Hälfte gehört.

Die oben genannten Kriterien sind nicht quantitativ gegeneinander aufzulisten. Bei jedem Gutachten muss durch den Gutachter eine individuelle Abwägung aller Faktoren erfolgen, um einen entsprechenden Vorschlag dem Gericht unterbreiten zu können. Gelegentlich wird es auch notwendig sein, mehrere Vorschläge zu formulieren und eine Rangfolge anzugeben, wenn nämlich deutlich wird, dass eine Lösung dem Kindeswohl zwar am Besten entspricht, ein Elternteil dieser Lösung aber nicht zustimmen will oder kann.

2.2.4 Brennpunkte für den Gutachter und die Familie

In einer Retrospektivanalyse konnten wir folgende kritischen Konstellationen als Rahmenbedingungen für ungünstige konflikthafte Scheidungsgutachten ausmachen (*Klosinski* et al. 1994):

1. Behauptete oder nachgewiesene psychische Erkrankungen eines oder beider Elternteile (58%),
2. Konfliktausweitung auf die Großfamilie und in die Nachbarschaft (45%),
3. nachgewiesene oder behauptete familiäre Gewalt (35%),
4. bikulturelle Zugehörigkeit der Elternteile (18%),
5. rigide Religiosität (Konversion oder Dekonversion eines Elternteils in der Ehe oder der Trennungsphase; 3%).

ad 1: Häufig werden stationäre psychiatrische Krankenhausaufenthalte in der Vergangenheit als Gründe dafür vorgebracht, warum einem Elternteil das Sorgerecht nicht überlassen werden könne. In einem solchen Fall ist es sinnvoll, wenn der Gutachter den früher erkrankten Elternteil bittet, die behandelnden Ärzte im entsprechenden Psychiatrischen Krankenhaus dem Gutachter gegenüber von der ärztlichen Schweigepflicht zu entbinden und ihm einen Arztbrief vom stationären Aufenthalt zuzusenden. In aller Regel wird einer solchen Entbindung von der ärztlichen Schweigepflicht auch zugestimmt. Bei Alkoholmissbrauch oder Alkoholabhängigkeit ist dies dagegen weniger der Fall: Meist willigen die Betreffenden auch nicht ein, dass ihre entsprechenden Leberenzyme durch eine Blutprobe untersucht werden. Wird die Persönlichkeit oder der Charakter eines Elternteils vom anderen in Zweifel gezogen, empfiehlt es sich, bei beiden einen Persönlichkeitstest vorzuschlagen, z. B. das *Freiburger Persönlichkeitsinventar* oder den *Gießen-Test*. Auch der *Frankfurter Beschwerdefragebogen (FBF)* kann empfohlen werden. Eine solche Testung kann aber nur dann vorgenommen werden, wenn beide Elternteile sich ihr freiwillig unterziehen. Gegebenenfalls muss auch nach Rücksprache mit dem Gutachtenauftraggeber entschieden werden, ob ein psychiatrisches Zusatzgutachten zum Ausschluss einer psychischen Erkrankung eines Elternteils eingeholt werden soll.

ad 2: Ist es zu einer Konfliktausweitung auf die zwei Großfamilien gekommen oder hat ein Betreffender den Familienkonflikt bereits den Medien zugespielt, sind Kompromissmöglichkeiten während der Begutachtung eher gering. Auch wenn der betreffende Elternteil sich einer Lösung im Sinne der Kinder nähern wollte, er kann es oft deswegen nicht, weil hinter ihm die Großgruppe steht – oder gelegentlich auch ein Anwalt –, die ein Aufeinanderzugehen der streitenden Parteien erschwert. Eine solche Konfliktausweitung bahnt sich immer dann an, wenn der Kontakt zu den Schwiegereltern mit der Trennung vollständig unterbrochen wird und wenn die Kinder die Großeltern z. B. heimlich besuchen oder über den anderen Elternteil diesen zugeführt werden.

ad 3: Erlittene Gewalt (ganz überwiegend der Mütter) kann dazu führen, dass erhebliche Ängste aufgebaut worden sind, die selbst eine minimale Absprache und Dialogfähigkeit kaum mehr zulassen. Es liegt in der Natur der Sache, dass vor dem Gutachter die Auseinandersetzungen gewalttätiger Art häufig entweder übertrieben oder heruntergespielt werden. Wurde die Ehefrau im Ehestreit z. B. gewürgt oder mit der Schusswaffe bedroht, kann dies zum unüberwindbaren Hindernis für ein gemeinsames Sorgerecht werden.

ad 4: Insbesondere wenn eine christlich erzogene Mutter mit einem mohamedanischen Vater verheiratet war und ein männliches Kind aus dieser Ehe hervorging, kommt es bei Trennung und Scheidung zu zusätzlichen Konflikten: So wird ein türkischer Vater selbstverständlich davon ausgehen, dass ihm der Sohn „gehört", auch wenn er weiß, dass dies nach deutschem Recht nicht so ist. Zusätzlich besteht dann die Angst, dass der nichtdeutsche Partner das Kind ins Ausland entführen könnte.

ad 5: Waren beide Ehepartner während ihrer Ehe in einer religiösen Gemeinschaft und trat mit der Trennung oder danach ein Elternteil aus der Gruppierung aus, wird der Kampf um die Kinder eine religiöse Dimension einnehmen: Waren die Kinder bislang in der religiösen Gruppierung eingebunden und entsprechend religiös unterwiesen worden, möchte nunmehr der ausgetretene Elternteil in aller Regel, dass auch die Kinder diesen Schritt tun, während der in der religiösen Gruppierung Verbliebene dies verhindern will. Dies kann dazu führen, dass im Gutachtenauftrag die Frage gestellt wird, inwieweit eine möglicherweise rigide religiöse Erziehung die Sozialisation der Kinder nachhaltig stören kann und aus diesem Grunde die Kinder demjenigen Elternteil zugesprochen werden müssten, der ausgetreten ist.

Eine recht häufige zusätzliche Konfliktsituation erscheint immer dann gegeben, wenn ein Elternteil die Trennung oder Scheidung nicht möchte und alles versucht, um den Partner oder die Partnerin wieder zurückzugewinnen. In einem solchen Fall wird der Betreffende dem Kind oder den Kindern signalisieren, dass er/sie zu einer Versöhnung jederzeit bereit ist. Die Kinder ihrerseits wollen, wenn sie eine gute Beziehung zu beiden Elternteilen haben, was ja meist der Fall ist, eine solche Wiedervereinigung ebenfalls. Damit hat aber derjenige Elternteil, der an der Ehe festhält, meist die Kinder auf seiner Seite, was der andere Elternteil so empfindet, dass die Kinder für jenen ein Faustpfand sind, über das eine Erpressung vorgenommen wird. Derjenige Elternteil, der an der Ehe festhalten möchte, induziert gleichsam eine vermehrte Abgrenzung beim anderen: dies deswegen, weil jede Geste der Annäherung und Normalisierung von Seiten desjenigen, der die Trennung und Scheidung will, eine nicht realistische Hoffnung auf Wiederannäherung beim anderen auslöst.

Der *Vorwurf des sexuellen Missbrauchs* im Sorgerechtsverfahren verschärft die Gesamtsituation erheblich. Deberding (1995) konnte feststellen, dass an der Tübinger Abteilung für Kinder- und Jugendpsychiatrie 1981 lediglich bei einem Anteil von 2% der Sorge- und Umgangsrechtsgutachten der Vorwurf des sexuellen Missbrauchs vorlag, während dies 1992 in 25% der Fall war. Inzwischen liegt der Prozentsatz bei knapp 20%. Gelegentlich kommt es vor, dass übereifrige Anwälte ihre Mandantinnen geradezu zu solchen Vorwürfen ermuntern, reagieren doch die meisten Gerichte mit einer Eilanordnung und einstweiligen Verfügung zur Aussetzung des Umgangsrechtes mit dem Wunsch, der Gutachter möge zur Klärung beitragen. Sind die Vorwürfe massiv und erhärten sich die Verdachtsmomente zusehends, muss der Gutachter im Vorfeld prüfen, ob nicht eine Trennung in zwei Gutachten sinnvoll ist: ein Glaubhaftigkeitsgutachten und ein Sorgerechtsgutachten, die aber nicht vom gleichen Gutachter erstellt werden sollen.

Sorgerechtsregelungen sind in aller Regel auch dann besonders aggressiv getönt, wenn die Elternteile noch unter einem Dach wohnen und jeder der Kinder wegen in der gemeinsamen ehelichen Wohnung bleiben möchte. Es herrscht dann direkt oder indirekt Gewalt, „dicke Luft", und häufig liegt ein emotionaler Missbrauch der Kinder vor.

2.2.5 Untersuchungsgang

Vor der ersten Einbestellung des Vaters oder der Mutter muss eine Aktenanalyse erfolgen. Salzgeber und Stadler (1990) empfehlen als Strukturierungshilfe dafür, zunächst die Dynamik und Eckdaten im bisherigen Trennungsverlauf zu eruieren, ferner die Daten zum familiären Beziehungsgefüge und wesentliche Argumente der Eltern im Hinblick auf die gerichtliche Fragestellung zu erheben sowie wesentliche Argumente Dritter im Hinblick auf die Sorgerechtsregelung herauszuarbeiten. Ziel eines solchen Aktenstudiums ist es, die für die Fragestellung relevanten Daten zu sammeln, um Hypothesen zu generieren, welche im weiteren Untersuchungsgang mit Kindern und Eltern überprüft werden können.

Im Erstkontakt und explorativen Gespräch mit dem jeweilen Elternteil muss der Sachverständige darauf hinweisen, dass er Helfer des Gerichtes ist und dass er relevante Informationen für seine Begutachtung im Gespräch dem Gericht mitteilen wird. Gelegentlich kommt es vor, dass Elternteile trotz dieser Information dem Gutachter Sachverhalte oder Beschuldigungen mitteilen, von denen sie im nächsten Atemzug aber meinen, dies würden sie nur im Vertrauen sagen und es sollte unter keinen Umständen der anderen Seite mitgeteilt werden (z. B. neuer Partner bzw. neue Partnerin, Verdacht auf sexuellen Missbrauch etc.). Notfalls kann der Gutachter in einer solchen Situation, wenn die Angabe doch relevant ist für die Beurteilung, diese mündliche Information nicht zu Papier bringen, sie aber telefonisch dem Richter mitteilen, damit dieser darüber befindet, ob die Information für seine spätere Entscheidung relevant ist oder nicht. Generell sollte in Zweifelsfällen dieser Weg des telefonischen Kontaktes zum Gutachtenauftraggeber häufiger gesucht werden, als es bislang wohl der Fall ist.

Es hat sich bewährt, wesentliche Eckdaten zur Biographie der Kinder, zur Beziehungsgeschichte des auseinandergebrochenen Paares, zur Betreuungssituation des Kindes bis zur Trennung und danach im Sinne eines Leitfadens abzufragen. Ein gutes Arbeitsbündnis wird sich dann einstellen, wenn der Explorierte das Gefühl bekommt, frei aus seiner Sicht ohne Zeitdruck berichten zu können.

Gemäß § 8 Abs. 1 SGB VIII sind Kinder entsprechend ihrem Entwicklungsstand bei allen sie betreffenden Entscheidungen der öffentlichen Jugendhilfe zu beteiligen. Sie sind u.a. in geeigneter Weise auf ihre Rechte in Verfahren vor dem Familiengericht hinzuweisen. Dies bedeutet, dass der Gutachter die Kinder fragen sollte, ob jemand vom Jugendamt mit ihnen über ihre Situation und Rechte gesprochen hat. Gegebenenfalls sind die Kinder darüber zu informieren, dass ihr Wunsch gehört werden muss im Streit der Eltern, dass sie aber nicht zwischen Vater und Mutter entscheiden müssen, sondern dies vielmehr die Erwachsenen vornehmen werden.

Der zeitliche Ablauf der geplanten Untersuchungen sollte möglichst beim Erstgespräch jeder Partei mitgeteilt werden. Gelegentlich fragen die Eltern, wie sie ihr Kind auf die Untersuchung beim Gutachter vorbereiten sollen. Dies ist selbstverständlich entsprechend dem Alter des Kindes zu beantworten: Ältere Kindergartenkinder und Schulkinder wissen in aller Regel, worum es geht; sie sind meist von den Elternteilen informiert worden, dass die Kinder zu einem Arzt oder Psychologen müssen, der dem Richter bei der Entscheidung helfen soll, wo das Kind wohnen soll.

Es hat sich bewährt, in einer Erwärmungsphase das Kind zunächst über die Schule, seinen derzeitigen Wohnort und seine Hobbys zu befragen, bevor man auf die Trennungs- und Scheidungssituation der Eltern eingeht. Bei Kindern, bei denen anamnestisch oder aufgrund der Exploration Zweifel bestehen, ob eine normale Entwicklung vorliegt, sollte zusätzlich der Entwicklungsstand und gegebenenfalls auch die intellektuelle Leistungsfähigkeit beurteilt werden. Bei einer auffälligen Grob- oder Feinmotorik wird der Kinder- und Jugendpsychiater eine orientierende neurologische

Untersuchung vornehmen, es sei denn, eine solche ist bereits veranlasst worden und der Befund liegt vor. Bei Vorschulkindern sollte im Sorgerechtsverfahren das Bindungsverhalten durch eine standardisierte Trennungs- und Wiedervereinigungssituation im Sinne von Ainsworth et al. (1978) vorgenommen werden.

Eine weitere Überprüfung der Bindungsqualität kann je nach Alter durch verschiedene Testinstrumente durchgeführt werden: durch den *Family-Relation-Test* von *Bene-Anthony,* und/oder durch die *Düss-Fabeln,* insbesondere die *Vogel-Fabel,* und durch den *CAT (Children-Apperzeption-Test).* Diese genannten Testinstrumente lassen sich im Kindergarten- und frühen Schulalter anwenden; ebenso der *Sceno-Test* von Staabs. Der Autor wendet bei diesem Test ein themenzentriertes Vorgehen an, wie es Züblin in Bern propagiert hat. Mit den Bauklötzchen des Sceno-Kastens wird dabei das Spielfeld in zwei gleiche Teile geteilt und die Instruktion gegeben: Links wohne die Mama, rechts der Papa. Das Kind dürfe jetzt mit den Puppen und Bauklötzchen spielen und solle sagen, wann es fertig ist. In aller Regel gestalten die Kinder kreativ ihre Familiensituation und ihre Beziehung zu den Hauptbezugspersonen. Es ist dann wichtig, dass diese Spielszenen photographiert werden im Sinne einer Dokumentation.

Bei Schulkindern bis zum 10. Lebensjahr wendet der Autor das *Zeichnen der verzauberten Familie in Tieren* (Brem-Gräser 1970) an sowie den *Schloß-Test* (Pape et al. 1999). Etwa ab dem 10. Lebensjahr sind auch der *Thematische Apperzeptions-Test (TAT)* und der *Satzergänzungstest* als Instrumentarium zu empfehlen, die Ängste, Befürchtungen, Hoffnungen und Wünsche der Kinder in ihren Phantasiegeschichten und Satzergänzungen zutage treten lassen. Ein geeignetes „Mixtum-Kompositum" aus kurzem Problemfragebogen und projektivem Verfahren stellt das *10-Wünsche-Phantasiespiel* (Klosinski 1988) dar. Wie bei allen projektiven Verfahren muss aber vor einer Überinterpretation gewarnt werden.

Wenn betreuende Großeltern für das Kind wichtig sind, müssen diese exploriert und in die Untersuchung miteinbezogen werden. Dies gilt auch für neue Lebenspartner der jeweiligen Elternteile. Eventuell kann auch ein Geschwisterkind, das nicht zur Begutachtung ansteht, für die spätere Empfehlung an das Gericht wichtig werden.

Wenn irgend möglich, sollte ein abschließendes Gespräch mit beiden Elternteilen am Ende der Untersuchung erfolgen, um die Empfehlung für das Gericht vorzubereiten bzw. die Untersuchungsergebnisse zu erläutern. Der Gutachter hat hierbei auch die Chance, über die Erläuterung der gewonnenen Ergebnisse auf die Not der Kinder einzugehen. Gelegentlich sind die Eltern hiervon tief ergriffen, was dann zu einem Aufeinanderzugehen der Parteien führen kann. Der Gutachter sollte sich auch zur Regel machen, anschließend das Kind oder die Kinder im Beisein der Eltern orientierend zu informieren über sein Gespräch mit beiden Elternteilen. Dies gilt insbesondere für Schulkinder.

2.2.6   Abfassung des Gutachtens

Das Gutachten sollte wie folgt gegliedert sein:
- Hinweis auf Exploration und Untersuchungstermine, auf Telefonate (z. B. mit dem Jugendamt, Ärzten, Therapeuten), auf verwendete Schriftstücke, die nicht in den Akten enthalten sind, die z. B. die Eltern bei der Exploration dem Gutachter überreicht haben;
- Fragestellung des Gerichtes laut Beschluss;
- kurzer Aktenauszug (soweit für die Begutachtung von Relevanz);
- wesentliche Angaben der Elternteile in den Explorationen;
- desgleichen die des Kindes/der Kinder;
- Untersuchungsergebnisse unter Hinweis auf die eingesetzten testpsychologischen Untersuchungsinstrumente;
- Interpretation der Ergebnisse;
- Beurteilung;
  diese sollte nochmals gegliedert werden, z. B.
  - Beziehungsaspekte der Eltern als entscheidende Rahmenbedingung für die Situation des Kindes,
  - Beziehung des Kindes zu seinen Hauptbezugspersonen und umgekehrt,
  - Erörterung der Sorgerechtsfrage anhand der Sorgerechtskriterien und
  - Stellungnahme zur Fragestellung. Hier muss zusammenfassend unter Berücksichtigung aller erhobenen Daten die gutachterliche Stellungnahme zu den konkreten Fragen erfolgen.

Bei der Abfassung des Gutachtens müssen medizinische und psychologische Fremdwörter vermieden werden, die Sprache sollte einfach und klar sein und nicht verletzend im Ton.

Gelegentlich kommt es vor, dass das schriftliche Gutachten auch mündlich bei der Hauptverhandlung vorgetragen werden soll. Dies ist immer dann der Fall, wenn zwischen schriftlicher Gutachtenabfassung und Hauptverhandlung neue Umstände oder Situationen eingetreten sind, die womöglich die Empfehlung in Frage stellen. Es kann aber auch sein, dass ein Anwalt dem Gericht vorschlägt, der Gutachter möge den einen oder anderen Punkt im Gutachten noch vertiefend erläutern, da er nicht nachvollzogen werden könne, hinterfragt oder in Zweifel gezogen werde. Auch hier wird der Sachverständige sich bemühen, eine in aller Regel gespannte Atmosphäre zwischen den Parteien durch ruhiges und sachliches Verhalten zu entkrampfen. Er wird auch in foro versuchen, für diejenige Lösung zu werben, die dem Kindeswohl am meisten dienlich ist bzw. dem Kind am wenigsten schadet.

Literatur

Ainsworth MDS, Blehar MC, Waters E, Wall S (1978) Patterns of attachment. A psychological study of the strange situation. Erlbaum, Hillsdale NJ

Balloff R (1992) Kinder vor Gericht. Opfer, Täter, Zeugen. Beck, München

Brem-Gräser L (1986) Familie in Tieren, 5. Aufl. Reinhardt, München

Deberding E (1995) Analyse der Besonderheiten von kinderpsychiatrischen Familienrechtsgutachten mit Vorwurf des sexuellen Mißbrauchs. Dissertation, Med. Fak. der Universität Tübingen

Klosinski G (1988) Das „10-Wünsche-Phantasiespiel" – Gedanken und Erfahrungen zum „projektiven Fragen" am Beginn des therapeutischen Dialoges mit Kindern und Jugendlichen. Acta Paedopsychiatrica 51:164–171

Klosinski G, Boos R, Eichner E, Röcker D (1994) Child-Welfare recommendations in contested divorce and separation cases. Critical family situations and problematical behavior patterns on the part of the parents and children. Acta Paedopsychiatrica 56:267–271

Pape E, Karle M, Klosinski G (1999) Traumschloß und Realität – der „Schloß-Test" als projektives Verfahren. Zeitschr. f. Musik-, Tanz- und Kunsttherapie 10:140–148

Salzgeber J, Stadler M. (1990) Familienpsychologische Begutachtung. Psychologie-Verlagsunion, München

Statistisches Bundesamt (2002) www.statistik-bund.de

2.3 Gutachten im umgangsrechtlichen Verfahren

GUNTHER KLOSINSKI

2.3.1 Vorbemerkung

Strittige Umgangsrechtsregelungsverfahren, die zu einem kinderpsychologischen oder kinderpsychiatrischen Gutachtenauftrag führen, stehen in ihrer Dramatik den Sorgerechtsgutachten in nichts nach – im Gegenteil: Entweder handelt es sich um die Auswirkungen weiterbestehender Grabenkriege von Nachscheidungsfamilien, in die das Kind oder die Kinder mit hineingezogen sind und auf deren Rücken die Auseinandersetzung stattfindet im Sinne eines chronischen, schwelenden Kampfes, oder aber es geht vornehmlich um Anschuldigungen des sexuellen Kindesmissbrauchs, die in den letzten Jahren deutlich zugenommen haben und in den Gutachtenaufträgen explizit formuliert werden. Nach juristischer Auffassung bestand bis zur Inkrafttretung der neuen Kindschaftsrechtsreform der Hauptzweck der Umgangsbefugnis darin, dem nichtsorgeberechtigten Elternteil die Möglichkeit zu geben, die Verbindung zwischen ihm und seinen Kindern aufrechtzuerhalten und echte, dem nahen Verwandtschaftsverhältnis entsprechende menschliche Beziehungen zu pflegen. Aspekte des Kindeswohls hingegen blieben unberücksichtigt und kamen erst dann zum Tragen, wenn es um die Frage ging, ob die Umgangsbefugnis eingeschränkt oder ausgesetzt werden soll. Dies hat sich durch die Kindschaftsrechtsreform vom 01.07.1998 geändert, da der Gesetzgeber ausdrücklich darauf hinweist, dass der Umgang des Kindes mit seinen beiden Elternteilen (in der Regel) „zum Kindeswohl" gehört.

Bei hochstrittigen Umgangsrechtsregelungen sind aus gutachterlicher Sicht stets zwei Aspekte gegeneinander abzuwägen: einerseits die Erfordernis, dem Kind die Beziehung zum nichtsorgeberechtigten Elternteil zu ermöglichen bzw. anzubahnen und andererseits das Schutzbedürfnis des Kindes vor einer Traumatisierung durch häufig wiederkehrende negative Erlebnisse, die dadurch bedingt sind, dass das Kind dem elterlichen Konfliktfeld ausgesetzt wird. Zum Beispiel können inadäquate elterliche Verhaltensweisen und „Bewältigungsstrategien" elterlicher Trennungskonflikte zu Schuldgefühlinduktion, zum Aufbau von Verlust- und Trennungsängsten durch Suizidandrohungen sowie zur Parentifizierung und zum Funktionalisieren der Kinder (Bote, Spion etc.) führen (Klosinski et al. 1994).

2.3.2 Neue gesetzliche Bestimmungen zum Umgangsrecht seit dem 01. 07. 1998

Nach der Kindschaftsrechtsreform gilt gleiches Umgangsrecht für eheliche und nichteheliche Kinder, d. h. der alte § 1711 BGB, nach dem der Umgang des nichtehelichen Kindes mit dem Vater dem Kindeswohl dienen musste, ist ersatzlos gefallen. Neu hinzugekommen ist der Abs. 3 zum § 1626 BGB, in dem es heißt:

„Zum Wohl des Kindes gehört in der Regel der Umgang mit beiden El-ternteilen. Gleiches gilt für den Umgang mit anderen Personen, zu denen das Kind Bindungen besitzt, wenn ihre Aufrechterhaltung für seine Entwicklung förderlich ist."

Ganz entscheidend sind die Inhalte der neuen §§ 1684 und 1685 BGB.

§ 1684 BGB (Umgangsrecht von Kind und Eltern):

„(1) Das Kind hat das Recht auf Umgang mit jedem Elternteil; jeder Elternteil ist zum Umgang mit dem Kind verpflichtet und berechtigt.

(2) Die Eltern haben alles zu unterlassen, was das Verhältnis des Kindes zum jeweils anderen Elternteil beeinträchtigt oder die Erziehung erschwert. Entsprechendes gilt, wenn sich das Kind in der Obhut einer anderen Person befindet.

(3) Das Familiengericht kann über den Umfang des Umgangsrechtes entscheiden und seine Ausübung, auch gegenüber Dritten, näher regeln. Es kann die Beteiligten durch Anordnungen zur Erfüllung der in Abs. 2 geregelten Pflicht anhalten.

(4) Das Familiengericht kann das Umgangsrecht oder den Vollzug früherer Entscheidungen über das Umgangsrecht einschränken oder ausschließen, soweit dies zum Wohl des Kindes erforderlich ist. Eine Entscheidung, die das Umgangsrecht oder seinen Vollzug für längere Zeit oder auf Dauer einschränkt oder ausschließt, kann nur ergehen, wenn andernfalls das Wohl des Kindes gefährdet wäre. Das Familiengericht kann insbesondere anordnen, daß der Umgang nur stattfinden darf, wenn ein mitwirkungsbereiter Dritter anwesend ist. Dritter kann auch ein Träger der Jugendhilfe oder ein Verein sein; dieser bestimmt dann jeweils, welche Einzelperson die Aufgabe wahrnimmt."

§ 1685 (Umgangsrecht anderer Personen):

„(1) Großeltern und Geschwister haben ein Recht auf Umgang mit dem Kind, wenn dieser dem Wohl des Kindes dient.

(2) Gleiches gilt für den Ehegatten oder früheren Ehegatten eines Elternteils, der mit dem Kind längere Zeit in häuslicher Gemeinschaft gelebt hat, und für Personen, bei denen das Kind längere Zeit in Familienpflege war.

(3) § 1684 Abs. 2–4 gilt entsprechend."

Damit ist neu, dass dem Kind ein Umgangsrecht zusteht und dass die Umgangspflicht und nicht nur ein Umgangsrecht für jeden Elternteil festgestellt wird. Hieraus ergibt sich, dass dem Kontakt zum nichtbetreuenden Elternteil wesentlich mehr Bedeutung beigemessen wird als bisher. Eine bisherige Loyalitätspflicht der Eltern untereinander (eine sogenannte „Wohlverhaltensklausel"), wie sie der entfallene § 1634 Abs. 1 und Abs. 2 enthielt, besteht weiterhin durch den Abs. 2', Satz 1 des neuen § 1684 BGB. Neu ist ferner, dass der den Umgang ausübende Elternteil nicht mehr ausdrücklich die Befugnis zur Regelung des Kontaktes mit Dritten hat: Diese Befugnis liegt nunmehr beim Gericht. Weiterhin ist neu laut § 1685, dass wichtige Bezugspersonen (Großeltern, Geschwister etc.) nunmehr auch ein Recht auf Umgang mit dem durch die Trennung oder Scheidung von diesen Personen getrennten Kindern haben. Neu ist ferner (§§ 1687 und 1687a BGB), dass der nichtsorgeberechtigte Elternteil, bei dem das Kind im Rahmen des Umgangsrechtes verweilt, die Befugnis zur alleinigen Entscheidung in Angelegenheiten des täglichen Lebens hat. Der Gesetzgeber hat zur weiteren Verstärkung des Umgangsrechtes eine neue Regelungsmöglichkeit eingeführt (gemäß § 1684 Abs. 3, Satz 2). Das Gericht ist ermächtigt, Anordnungen zur Erfüllung der Loyalitätspflicht zu erlassen, z.B. den Eltern gewisse Weisungen aufzuerlegen, die dazu dienen, dass der Umgangskontakt reibungslos vonstatten geht. Ob dies dazu führen wird, dass das Gericht zum Beispiel in strittigen Umgangsregelungsverfahren häufig die Empfehlung zur psychologischen Beratung der Eltern aussprechen wird, muss die Zukunft zeigen.

Die Bestimmungen zur Einschränkung oder zum Ausschluss des Umgangsrechtes sind deutlich verschärft worden: Eine Entscheidung, die das Umgangsrecht oder seinen Vollzug für längere Zeit oder auf Dauer einschränkt oder ausschließt, kann nur ergehen, wenn andernfalls das Wohl des Kindes gefährdet wäre (§ 64 Abs. 4', Satz 2 BGB). Ein wenig starker Eingriff in das Umgangsrecht ist der behütete Umgang gemäß § 1684 Abs. 4', Satz 3 BGB. Damit kann unter Umständen eine Gefährdung des Kindeswohls vermieden werden. Über den § 62 des FGG hat das Gericht auf ein Einvernehmen der Beteiligten hinzuwirken und gegebenenfalls das Verfahren auszusetzen, um beiden Elternteilen die Möglichkeit zu geben, Beratung in Anspruch zu nehmen. Hingewiesen werden muss auf den § 18 Abs. 3 des KJHG, in dem es heißt: *„Mütter und Väter, denen die elterliche Sorge nicht zusteht, haben Anspruch auf Beratung und Unterstützung bei der Ausübung des Umgangsrechtes."* Das Jugendamt hat hier zu vermitteln und Hilfestellung zu leisten.

Aus gutachterlicher Sicht könnten sich hinsichtlich der festgeschriebenen Umgangspflicht des nichtbetreuenden Elternteils neue und zusätzliche Probleme ergeben: So berücksichtigen die Kindesunterhaltsätze der Düsseldorfer-Tabelle, dass dem Umgangsberechtigten Kosten entstehen. Dies müsste zur Konsequenz haben, dass immer dann, wenn der Umgang tatsächlich nicht wahrgenommen wird, auch der Kindesunterhalt steigen müsste! In Umgangsrechtsgutachten nach dem 01.07.1998 werden die Beziehungen des betreffenden Kindes zu wichtigen Bezugspersonen über die Eltern hinaus mehr Bedeutung erlangen, da diesen Personen ebenfalls das Recht auf Umgang zusteht, wenn *„die Aufrechterhaltung dieser Bindungen für seine Entwicklung förderlich ist"* (§ 1626 Abs. 3). Gewährte das Gesetz bislang dem Nichtsorgeberechtigten nur das Recht zum persönlichen Umgang, so wird im § 1684 lediglich vom Umgang als solchem gesprochen, d. h. er ist nicht begrenzt auf den persönlichen Umgang: Eingeschlossen sind auch Telefongespräche, schriftlicher Verkehr und Zuleitung von Geschenken. Dies dürfte bei der Begutachtung zur Folge haben, dass im Falle einer Einschränkung oder eines Ausschlusses des persönlichen Umgangs gesondert auf die Möglichkeit des Kontaktes über Telefongespräche, Briefe, Faxe etc. eingegangen werden muss. Neu ist auch ein Auskunftsanspruch jedes Elternteils, wie er im § 1686 BGB formuliert wird:

„Jeder Elternteil kann vom anderen Elternteil bei berechtigtem Interesse Auskunft über die persönlichen Verhältnisse des Kindes verlangen, soweit dies dem Wohl des Kindes nicht widerspricht. Über Streitigkeiten entscheidet das Familiengericht."

Der Gesetzgeber hat nunmehr – ähnlich wie im Betreuungsrecht – die Möglichkeit, einen Verfahrenspfleger einzuführen, wobei es sich um eine Kann-Bestimmung handelt, d. h. das Gericht muss prüfen, ob die Bestellung des Pflegers notwendig ist. Ein solcher Verfahrenspfleger wird in der Regel bei anstehenden Herausnahmen aus der Familie oder bei Entzug der gesamten Personensorge oder Rückführung in die Herkunftsfamilie notwendig sein, aber auch bei einem Interessensgegensatz zwischen Eltern und Kind. Letzterer könnte auch bei hochstrittigen Umgangsrechtsregelungen vorliegen. Hingewiesen sei in diesem Zusammenhang auch darauf, dass der Gesetzgeber im § 33 FGG (Zwangsmittel) ausdrücklich die Bestimmung aufgenommen hat, dass eine Gewaltanwendung gegen ein Kind nicht zugelassen werden darf, wenn es nur um das Umgangsrecht geht (§ 33 Abs. 2', Satz 2 FGG).

2.3.3 Vorgehensweise und Durchführung der Begutachtung

Das Vorgehen bei reinen Umgangsrechtsregelungs-Gutachten ist zu unterscheiden von solchen Begutachtungen, in denen sowohl zum Umgangsrecht als auch zum Sorgerecht Stellung bezogen werden soll. Beim alleinigen Umgangsrechtsverfahren sind die Erziehungsfähigkeit der Elternteile oder mögliche Entwicklungsdefizite des Kindes weniger zu eruieren und einzuschätzen als dies bei Sorgerechtsgutachten der Fall ist. Aus Sicht des Gutachters hat es sich bewährt, zunächst in einer ersten Sitzung den nicht sorgeberechtigten Elternteil zu explorieren, da er generell „in der schwächeren Position" ist. Ferner hat es sich als gut erwiesen, in der ersten Sitzung insbesondere die Dynamik des bisherigen Trennungsverlaufes zu erfragen. Wichtig ist es andererseits in der ersten Sitzung mit dem sorgeberechtigten Elternteil, diesem mitzuteilen, dass eine Interaktionsbeobachtung zwischen

dem nichtsorgeberechtigten Elternteil und dem Kind zu einer ordnungs-
gemäßen Begutachtung gehört, dass der Gutachter allenfalls in Ausnahmefällen nach einer Untersuchung des Kindes hiervon absehen könnte.

Ein solches Vorgehen wird auch dann empfohlen, wenn z.B. die Mutter
vorbringt, eine Zusammenkunft zwischen Vater und Kind würde sie nicht
zulassen, da das Kind hierdurch einen psychischen Schaden erleide (in aller Regel haben sich bei solchen Extremsituationen Angstinduktionen beim
Kind aufgebaut, und es ist dann wichtig, dass das Kind ein Vertrauensver-
hältnis zum Gutachter aufbaut, bevor über die Frage einer Zusammenkunft
zwischen ihm und dem Vater gesprochen wird). Unumgänglich ist es, ausführlich mit beiden Elternteilen auf die Beziehungsdynamik einzugehen, da
diese entscheidend mitverantwortlich ist für die eingetretene Kampfsitua-
tion. Charakteristische Problemkonstellationen sind z.B. dann gegeben,
wenn nur ein Elternteil die Trennung oder Scheidung anstrebt, während
der andere noch hofft, der ehemalige Partner möge zurückkommen und
diese Einstellung dem Kind oder den Kindern mitteilt. Es kommt hinzu,
dass der sorgeberechtigte Elternteil (häufiger die Mütter als die Väter) den
anderen immer mehr ausgrenzt, um die nach langen Jahren einer ambiva-
lenten Beziehung erreichte tatsächliche Trennung nicht wieder in Frage zu
stellen. Nicht selten wird auch von Seiten der Mütter argumentiert, der
Umgang des Vaters mit dem Kind verhindere auch den Aufbau der Beziehung des Kindes zum neuen Partner der Mutter.

Beim Vorwurf des sexuellen Missbrauchs im Rahmen einer Umgangs-
rechtsregelungs-Begutachtung kommt es darauf an, den vorgebrachten Vorwürfen nachzugehen, ohne vorschnell Schlussfolgerungen zu ziehen. Sind
die sexuellen Missbrauchsvorwürfe nach Aktenlage „substantiell oder er-
drückend" und wird insbesondere nach der Glaubwürdigkeit der kindlichen Aussagen gefragt, sollte nach Rücksprache mit dem Gericht erwogen
bzw. vorgeschlagen werden, eine Glaubwürdigkeitsbegutachtung durch einen zweiten Gutachter getrennt von der Umgangsrechtsbegutachtung vorzunehmen (Gleiches gilt auch für entsprechende Vorwürfe im Sorgerechtsverfahren). Der Gutachter ist aufgrund der heftigen Dynamik in eine Über-
tragungssituation hineingestellt, die zu unreflektierten Gegenübertragungs-
reaktionen führen kann. Hier gilt es, die vor der Trennung und vor der An-
schuldigung vorliegende Partnerschaftsbeziehung der Eltern ausführlich zu
eruieren, da häufig typische familiäre Beziehungskonfliktsituationen vorliegen, wie sie Günter et al. (1997) beschrieben haben: verlagerte Bindungs-
wünsche des nichtsorgeberechtigten Elternteils, eine inzestoide Familie,
projizierte eigene sexuelle Problematik des sorgeberechtigten Elternteils
und asymmetrische Partnerschaft.

Im reinen Umgangsrechtsgutachten ist die Überprüfung der emotionalen
Belastung des Kindes von besonderer Bedeutung. Neben einer behutsamen
und ausführlichen Exploration haben sich folgende Untersuchungsinstrumente bewährt: *Childrens-Apperzeptions-Test (CAT)* und *Thematischer Ap-
perzeptionstest (TAT)*, *Satzergänzungstest*, Fragebögen zur Erfassung von
Angst und Depression (z.B. *Angstfragebogen für Kinder, Depressionsinven-*

tar für Kinder und Jugendliche u.a.), *projektive Fragen* und *10-Wünsche-Phantasiespiel* (Klosinski 1988). Zur Überprüfung der Bindungsqualität, die bei reinen Umgangsrechtsregelungs-Gutachten an zweiter Stelle steht, haben sich der Familienbeziehungstest (*Family-Relation-Test*) das *Zeichnen der verzauberten Familie in Tieren*, der *Sceno-Test*, die *Dyss-Fabeln* u.a. als geeignet erwiesen. Bei Interaktionsbeobachtung und Begegnung zwischen dem nicht-sorgeberechtigten Elternteil und dem Kind ist darauf zu achten, dass Vorwürfe von Seiten des Sorgeberechtigten dem Kind gegenüber nicht zugelassen werden, dass keine inquisitorischen Fragen gestellt werden und dass der Gutachter gegebenenfalls dem Kind und dem Sorgeberechtigten versichert, die Begegnung (die von Seiten des Kindes häufig angstbesetzt ist) notfalls frühzeitig zu beenden, sollte sich herausstellen, dass der Umgangsberechtigte wider aller Betreuerungen eine Drucksituation aufbaut.

Anzustreben und zu empfehlen ist, dass am Ende der Begutachtung ein gemeinsames Gespräch zwischen Gutachter und beiden Parteien zustande-kommt. Sie sollten gleichzeitig über wesentliche Ergebnisse der Untersuchung und Testung ihres Kindes unterrichtet werden, um Fragen stellen zu können. Gelingt ein solches gemeinsames Gespräch, kann der minimale Spielraum, den der Sachverständige in Bezug auf therapeutische Einfluss-nahme hat, auch geltend gemacht werden: Anzustreben ist von Seiten des Gutachters eine Empfehlung an das Gericht, dem beide Parteien zustimmen können. Dies wird nur in den wenigsten Fällen möglich sein, da entweder beim Sorgeberechtigten oder beim Umgangsberechtigten leicht der Eindruck aufkommt, nunmehr „verloren" zu haben, der Unterlegene zu sein. Hier bedarf es einerseits einer klaren, fachkompetenten Haltung von Seiten des Gutachters und andererseits eines diplomatischen und empathischen Gesprächsführungsstils, um Gräben nicht zu vertiefen, sondern „narzisstische Wunden" eher zum Heilen zu bringen.

2.3.4 Brennpunkte der Begutachtung

Problematisches Verhalten von Seiten der Eltern

Wie oben bereits angedeutet, sind jene Umgangsrechtsbegutachtungen besonders kritisch, bei denen der sorgeberechtigte Elternteil das Empfinden hat, der ehemalige Partner versuche über Kontakte zum Kind die alte Partnerschaft neu aufleben zu lassen, er benutze das Kind als „trojanisches Pferd". Bei einer Retrospektivanalyse von 60 Familienrechtsgutachten (Sorgerecht- und/oder Umgangsrechtsgutachten), bei denen jeweils nur ein Kind begutachtet wurde, konnten folgende problematische Elterverhaltens-weisen und -bewältigungsstrategien festgestellt werden:

- Das Kind wird als Opfer eines Elternteils dargestellt (60%);
- Eltern gestehen dem Kind keine eigene Wahrnehmung, keine eigenen Gefühle zu (53%);

- nachgewiesene oder behauptete Inbesitznahme des Kindes in Form eines Einbehaltens oder einer Kindsentführung (47%);
- Funktionalisierung des Kindes zu eigenen Zwecken (als Bote, Spion etc.; 42%);
- Ausbeutung der Trennungsangst und der Schuldgefühle des Kindes (25% der Eltern drohten mit einem Suizid oder mit einem Beziehungsverlust durch Wegzug und verschärften dadurch die ohnehin mit der Trennung der Familie sich entwickelnden Schuld- und Angstgefühle der Kinder).

Untersuchungen über die Besuchsregelung zeigen dass die nichterziehungs-berechtigten Väter bewusst oder unbewusst zu zwei ganz unterschiedlichen Verhaltensweisen tendieren: entweder zum sogenannten „Disneyland-Daddy" (der selten auftaucht, dafür aber die Kinder mit Geschenken und besonderen Aktivitäten verwöhnt) oder zum „uninvolved father", der am Anfang noch relativ aktiv ist, sich dann immer stärker aus der Beziehung zu seinen Kindern zurückzieht und schließlich weitgehend unabhängig von der Familie und ohne Kontakt zu seinen Kindern lebt.

Auffälliges Verhalten von Seiten der Kinder

In unserer o.g. Studie entwickelten die betroffenen Kinder ihrerseits folgende Verhaltensauffälligkeiten oder „Bewältigungsstrategien":

- 90% Ängste und Verhaltensauffälligkeiten in folgender Rangfolge: Angst und Alpträume, aggressives Verhalten, Schulschwierigkeiten, Schlafstörungen, Kopf- und Bauchschmerzen, Einnässen, Depression und exzessive Onanie;
- 48% aller Kinder hatten Schuldgefühle entwickelt;
- 42% übernahmen im Elternkonflikt sie überfordernde Rollen;
- 42% zeigten opportunistisches Verhalten und
- knapp ein Drittel der Kinder war wiederholt von einem Elternteil zum anderen gewechselt.
- Wurde der Loyalitätskonflikt zu groß, kam es zu einem Schutzmechanismus im Sinne einer totalen Parteinahme für einen Elternteil (bei dem die Kinder gerade waren, unabhängig davon, wer das Sorgerecht hatte): Dies trat bei immerhin 23% der Kinder auf.
- Eine „progressive Entwicklung" mit frühzeitiger Ablösungstendenz von beiden Eltern ließ sich bei ca. einem Fünftel der Kinder feststellen.

Ein charakteristisches, in der öffentlichen Diskussion aber bislang noch wenig bekanntes auffälliges Verhalten von Vorschulkindern, insbesondere von Kindergartenkindern, stellt das sogenannte *Besuchsrechtssyndrom* (Felder und Hausheer 1993) dar: Es handelt sich um eine Symptomatik, die die Autoren wie folgt beschrieben haben, wenn ein Kind im Rahmen des Besuchsrechtes in einen massiven Loyalitätskonflikt zu seinen Eltern gerät:

- „Inhaber der elterlichen Gewalt: Das Kind geht nicht gerne zu Besuch, je näher der Besuchstag rückt, umso unruhiger wird das Kind. Manchmal

reagiert es mit Schlaf- und Appetitstörungen, manchmal wehrt es sich verbal oder droht, die Besuche zu verweigern oder gar wegzulaufen. Wenn das Kind zu Besuch geht, ist es unruhig, verstimmt und ärgerlich.
▪ Besuchsberechtigter: Wenn das Kind zu mir kommt, ist es nervös, aufgebracht und schlecht ansprechbar. Dann tritt eine Beruhigung ein und wir beide erleben eine schöne Zeit. Nähert sich das Ende des Besuches, wird das Kind zunehmend bedrückter, will nicht nach Hause, möchte bleiben. Wenn es geht, ist es wiederum verstimmt und ärgerlich.
▪ Inhaber der elterlichen Gewalt: Kommt das Kind vom Besuch zurück, ist es schlecht gelaunt und zieht sich zurück. Erst nach Tagen wird es wieder normal. Schlussfolgerung: Die Besuche schaden und sollten eingestellt werden.
▪ Schlussfolgerung des Besuchsberechtigten: Der Inhaber der elterlichen Gewalt ist unfähig (das Kind auf die Besuche vorzubereiten). Die Besuche sollten ausgedehnt werden." (Zitat nach Felder und Hausheer 1993)

Das Problem hierbei ist, dass sich beide Elternteile nicht in die Lage des Kindes versetzen können: Das Kind passt sich dem jeweiligen Elternteil an und gibt mit seinem Verhalten indirekt zu verstehen, dass es ihn und nicht den anderen mag, wenn es bei ihm ist. In aller Regel sind solche Eltern felsenfest davon überzeugt, dass das Kind gar nicht anders kann, als bei ihnen zu sein, da es doch Angst vor und beim anderen signalisiert. Vorschulkinder und Kinder bis etwa 7 oder 8 Jahre haben kaum Möglichkeiten, ein eigenständiges Verhältnis zu dem Elternteil, mit dem sie nicht zusammenleben, aufrechtzuerhalten. Sie müssen die Einstellung der unmittelbaren Bezugsperson weitestgehend übernehmen und verleugnen manchmal ihre eigene positive Einstellung von früher. Das wird dann oft für aktive negative Beeinflussung gehalten, was nicht der Fall zu sein braucht.

Steigert sich der Loyalitätskonflikt bei älteren Kindern (meist Schulkindern), kommt es zur totalen Parteinahme für einen Elternteil mit völliger Ablehnung des anderen. Man spricht dann vom *„Parental Alienation Syndrome" (PAS)*.

2.3.5 Allgemeine Gesichtspunkte bezüglich einer Empfehlung zur Einschränkung oder zum Ausschluss des Umgangsrechtes

Der Gesetzgeber hat mit dem neuen Kindschaftsrecht die Bedeutung des Umgangsrechtes unterstrichen, den Eltern auch eine Umgangspflicht auferlegt und dem Kind ein eigenes Recht auf Umgang mit seinen wichtigsten Bezugspersonen ausdrücklich zuerkannt. Trotzdem – dies ist die Auffassung des Autors – dürften in Zukunft die Umgangsrechtsauseinandersetzungen wohl kaum zurückgehen. Es besteht aber die Hoffnung, dass differenzierter und aus der Sicht des Kindes seinem Wohl gerechter vorgegangen werden kann. Nach der neuen Gesetzgebung hat der Gutachter zu prüfen, ob eine Kindeswohlgefährdung durch eine Umgangsrechtseinschränkung oder durch einen Ausschluss abgewendet werden kann. Der Gesetzgeber verlangt nicht, dass das Kindeswohl gefördert wird durch Besuche, er spricht auch nicht davon, dass der Umgang dem Kindeswohl dienen müsse.

Der Begriff des Kindeswohls ist ein unbestimmter Rechtsbegriff. Man darf davon ausgehen, dass eine nicht von außen festgelegte, sondern von den Beteiligten getragene Umgangsregelung entsprechend ihren eigenen Wünschen, Bedürfnissen und Vorstellungen dem Kindeswohl dienlich ist. Beim strittigen Umgangsrecht ist die Wahrnehmung beider Elternteile unterschiedlich im Hinblick darauf, inwieweit der Umgang des Umgangsberechtigten mit dem Kind diesem schadet. Dabei ist zu bedenken, dass es eine Voraussetzung für eine Einschränkung des Umgangsrechts ist, dass der Umgang nicht dem Kindeswohl dient. Nachdem das Umgangsrecht ein noch verbleibender Teil des elterlichen Sorgerechts ist und gemäß Artikel 6 Grundgesetz einem starken Schutz unterliegt, müssen die Gerichte dem Verhältnismäßigkeitsgrundsatz gerecht werden, d. h. es ist abzuwägen inwieweit dieses Recht beschnitten werden muss und ab wann eine Kindeswohlgefährdung vorliegt.

Man schätzt, dass ca. 80 bis 90% der Umgangsregelungen ohne richterliche Entscheidung getroffen werden. Dies besagt allerdings keineswegs, dass die Umgangsregelung in diesen Fällen nicht strittig ist. Ist es zu einer gerichtlichen Auseinandersetzung gekommen, gibt es für die Ausgestaltung des Umgangs keine gesetzlichen Vorschriften. Es haben sich in der Praxis bestimmte Schemata herausgebildet, die sich als günstig und praktikabel erwiesen haben. Lempp (1983) schreibt hierzu: „Bei den Familiengerichten hat sich die Faustregel eingebürgert, daß ein Kind ein langes Wochenende im Monat, die zweiten Feiertage der Doppelfesttage … sowie zwei oder drei Wochen im Jahr in den Ferien mit dem nichtsorgeberechtigten Elternteil zusammenkommt. Gegen eine solche Faustregel ist aus kinderpsychiatrischer Sicht nichts Grundsätzliches einzuwenden." Auch Arntzen (1994) geht davon aus, dass „der 14tägige bis monatliche Besuch mit zusätzlichem zweimaligem längeren Ferienbesuch … auch psychologisch gesehen einer normalen Besuchsregelung" entspricht. Abweichend von derart üblich gewordenen Regelungen kann es aus Gründen des Kindeswohls erforderlich sein, das Umgangsrecht einzuschränken oder auszuschließen.

An der Abteilung Psychiatrie und Psychotherapie im Kindes- und Jugendalter mit Poliklinik in Tübingen wurden anhand einer Retrospektivanalyse alle in den Jahren 1991 bis 1994 angefertigten Familienrechtsgutachten bezüglich der Sachverständigenargumente zur Einschränkung oder zum Ausschluss des Umgangsrechtes analysiert. Wertete man die Gutachten nach inhaltsanalytischen Kriterien aus und berücksichtigte man speziell die wesentlichen Argumentationslinien, so ergab sich Folgendes: In 40% der Fälle wurden die Empfehlungen für einen Ausschluss des Umgangsrechtes mit dem entgegenstehenden Willen des Kindes begründet, gefolgt von Spannungen zwischen den Eltern und deren Familien in 33%. Vernachlässigung, Missbrauch und Misshandlung (12%) und Verstöße gegen die Wohlverhaltensklausel (10%) waren deutlich weniger entscheidungsrelevant. Psychische Störungen bei Kindern – obgleich im Kollektiv bei 61% zu beobachten – waren nur in 5% der Fälle richtungsweisend. Bei denjenigen Kindern, bei denen der Kindeswille als wesentlicher Grund gewertet wurde für die Empfehlung, die Umgangsbefugnis auszuschließen, handelte es sich um Kinder von durchschnittlich knapp 11 Jahren, d.h. um die älteren Kinder.

Generell wird man zugestehen, dass insbesondere bei präpubertierenden und pubertierenden Kindern unter 14 Jahren der von ihnen geäußerte Wille nur schwer zu übergehen ist.

In der erwähnten Retrospektivanalyse fand sich in zwei Fällen ein derart ausgeprägtes Besuchssyndrom, dass eine erhebliche Einschränkung des Umgangs empfohlen werden musste. Ein eingeschränktes Umgangsrecht mit betreutem Umgang wurde in zwei Dritteln der Fälle empfohlen. Dies betraf insbesondere die Kinder, die den nichtsorgeberechtigten Elternteil nicht kannten. In allen Fällen wurde hier eine begrenzte Anzahl von Kontakten vorgeschlagen, nach deren Durchführung ein Resümee gezogen werden sollte, um danach gegebenenfalls die Umgangsregelung entsprechend den Erfahrungen zu modifizieren. Ein betreutes Umgangsrecht wurde auch in all jenen Fällen empfohlen, bei denen der Verdacht auf Missbrauch bzw. Misshandlung vom Gutachter erhärtet worden war und in jenen Fällen, in denen der umgangsbefugte Elternteil psychisch krank war.

2.3.6 Resümee

Weil Sorge- und Umgangsrechtsgutachten (insbesondere die letzteren) auch für den Gutachter belastend sind, ist aus psychohygienischen Gründen zu fordern, dass regelmäßig Intervisionen bzw. Supervisionen für die Gutachter erfolgen. Der Sachverständige hat stets abzuwägen, ob z.B. eine totale Parteinahme eines Kindes für einen Elternteil gegen den anderen oder das Entwickeln von Schuldgefühlen beim Kind noch zu tolerieren sind, wenn eine Funktionalisierung des Kindes durch einen kranken oder schwachen Elternteil erfolgt ist. Chronische, d.h. über mehrere Monate und Jahre andauernde Scheidungsprobleme stellen eine erhebliche potentielle Gefährdung für Kinder dar, so dass Schutzmaßnahmen z.B. in Form der zeitlich befristeten Umgangsaussetzung oder erheblichen Einschränkung in jedem Einzelfall diskutiert werden müssen. Dabei ist das kleinere Übel für das betroffene Kind auszuloten. Sein Kindeswohl kann meist nicht losgelöst vom Familienwohl gesehen werden. Dies bedeutet, dass gelegentlich auch Opfertendenzen des Kindes (z.B. Stützung des schwächeren Elternteils) nicht von vornherein und in jedem Fall zu verwerfen sind. Hierbei kann als Richtschnur gelten, dass eine Opferhaltung und Opfertendenz des Kindes stets an der „Messlatte" einer deutlichen Entlastung durch diese Opfertendenz abgelesen werden muss, d.h. eine Opfertendenz, die das Kind nicht zu sehr überfordert, ist dann unter Umständen zu tolerieren, wenn sie mit einer deutlichen Schuldgefühlreduktion beim Kinde einhergeht. Insbesondere Rechtsanwälte sollten alles unterlassen, um die bereits vorhandene Konfrontation zwischen den Elternteilen noch zu verschärfen. Tun sie dies nicht, vermehren sie das „Kindesweh". In Anlehnung an Reimer (1990) kann ein emotional-psychischer Kindesmissbrauch in Trennungs- und Scheidungsfamilien wie folgt definiert werden:

„Unter psychisch-emotionalem Mißbrauch in Trennungs- und Scheidungsfamilien sind alle Interaktionen und Beziehungskonstellationen zwischen einem Elternteil und dem Kind zu verstehen, die primär dem Wunsch des betreffenden Elternteils nach egoistischer und narzißtischer Gratifikation dienen, und die die gesunde Entwicklung des Kindes verhindern bzw. zumindest erheblich erschweren."

Dabei muss es sich um einen chronischen, d.h. längerfristigen Missbrauch handeln, da bei akuten Scheidungssituationen dramatische Entwicklungen eher die Regel sind und alle Beteiligten emotional sozusagen missbraucht werden:

Eine Kindeswohlgefährdung, wie sie nach der neuen Kindrechtsreform zur Einschränkung oder zum Ausschluss des Umgangsrechtes erforderlich ist, kann nur im Einzelfall nach eingehender Analyse festgestellt werden.

Kindergärten, Schulen sowie Beratungsstellen sollten über das Besuchsrechtssyndrom und das „Parental Alienation Syndrome" (PAS) vermehrt informiert werden, um überschießende agierende Maßnahmen von Seiten der Elternteile (Kindesraub oder Einbehalten der Kinder) abzuwenden.

Der Gutachter sollte darauf hinweisen, dass seine Analyse und Empfehlung zur Einschränkung oder zum Ausschluss des Umgangs eine Momentaufnahme ist, dass sie in einem angemessenen zeitlichen Abstand gegebenenfalls überprüft und korrigiert werden muss. Dies muss nicht immer in einer neuerlichen Zusatzbegutachtung erfolgen, dies kann im Einzelfall auch vom Jugendamt übernommen werden. Spätestens in der Pubertät fragen Jugendliche nach ihren leiblichen Elternteilen, suchen wieder mehr Kontakt und sollten hierin unterstützt werden. Die oben beschriebene Tendenz zur Idealisierung des nichtsorgeberechtigten Elternteils kann zu einer Ablösungskrise in der Pubertät führen. Für eine gelungene Ablösung ist die Ent-Idealisierung beider Eltern notwendige Voraussetzung. Sie gelingt leichter, wenn der/die Jugendliche sich im Alltag real mit seinem/r Vater/Mutter auseinanderzusetzen vermag. Nur mit einem „leidlich positiven inneren Bild" von Vater und Mutter kann die Ablösung in der Adoleszenz als Entwicklungsaufgabe gelingen.

Literatur

Arntzen F (1994) Elterliche Sorge und Umgang mit Kindern. Beck, München
Felder W, Hausheer H (1993) Drittüberwachtes Besuchsrecht: Die Sicht der Kinderpsychiatrie zum BGE 119, Nr. 41. Z. des Bernischen Juristen-Vereins 129:698–706
Günter M, du Bois R, Eichner E, Röcker D, Boos R, Klosinski G, Deberding E (1997) Der
Vorwurf des sexuellen Mißbrauchs im Sorgerechtsstreitpunkt. In: Lehmkuhl G, Lehmkuhl U (Hrsg) Scheidung – Trennung – Kindeswohl. Diagnostische, therapeutische
und juristische Aspekte. Beltz – Deutscher Studien Verlag, Weinheim, S 166–172
Klosinski G (1988) Das „10-Wünsche-Phantasiespiel" – Gedanken und Erfahrungen
zum „projektiven Fragen" am Beginn des therapeutischen Dialoges mit Kindern
und Jugendlichen. Acta Paedopsychiatrica 51:164–171
Klosinski G, Boos R, Eichner E, Röcker D (1994) Child welfare recommendations in
contested divorce and separation cases. Acta Paedopsychiatrica 56:267–271
Klosinski G (1997) Begutachtung in Verfahren zum Umgangs- und Sorgerecht: Brenn-
punkte für den Gutachter und die Familie. In: Warnke A et al. (Hrsg) Forensische
Kinder- und Jugendpsychiatrie. Huber, Bern, S 34–43 (1997)
Lempp R (1983) Gerichtliche Kinder- und Jugendpsychiatrie. Huber-Verlag, Bern
Reimer Ch (1990) Abhängigkeit in der Psychotherapie. Prax Psychother Psychosom
35:294–305

2.4 Gutachten im vormundschaftsrechtlichen Verfahren

Zivilrechtliche Kinderschutzverfahren
(§ 1632 Abs. 4, §§ 1666 und 1666 a BGB)
sowie Unterbringungsfragen des Kindes (§ 1631 b BGB)

GUNTHER KLOSINSKI

2.4.1 Neue gesetzliche Bestimmungen seit dem 01. 07. 1998

Mit Inkrafttreten des neuen Familienrechtes im Zuge der Kindschaftsrechts-reform vom 01. 07. 1998 ist die Zuständigkeit für Kindesschutzmaßnahmen bei Gefährdung des Kindeswohls sowie die Genehmigung freiheitsentziehen-der Maßnahmen zur Unterbringung eines Kindes vom Vormundschafts-gericht auf das Familiengericht übergegangen. Es sind deshalb die §§ 1631 b, 1632 und 1666 entsprechend abgeändert bzw. neu formuliert worden. Auch ist über eine Erweiterung des § 1631 Abs. 2 ab 01. 07. 1998 ein „Misshand-lungsverbot" gesetzlich ausgesprochen, wenn es im Gesetzestext heißt: *„Entwürdigende Erziehungsmaßnahmen, insbesondere körperliche und see-lische Misshandlungen sind unzulässig"* (§ 1631 Abs 2). Neu ist in diesem Zu-sammenhang auch die Formulierung des § 1696 Abs. 1: Dieser Paragraph re-gelt die Änderung von Anordnungen des Vormundschafts- und des Familien-gerichtes. Bislang hieß der 1. Absatz: „Das Vormundschaftsgericht und das Familiengericht können während der Dauer der elterlichen Sorge ihre Anord-nung jederzeit ändern, wenn sie dies *im Interesse des Kindes* für angezeigt halten." Die neue Formulierung lautet: „... *wenn dies aus triftigen, das Wohl des Kindes nachhaltig berührenden Gründen angezeigt ist.*"

Dem Staat kommt eine Wächterfunktion zu, wenn das Kindeswohl ge-fährdet ist. Im § 1666 BGB (Gefährdung des Kindeswohls) hat der Gesetz-geber versucht, den Begriff des Kindeswohls zu umreißen, wenn es dort heißt:

„(1) Wird das körperliche, geistige oder seelische Wohl des Kindes oder sein Vermögen durch mißbräuchliche Ausübung der elterlichen Sorge, durch Vernachlässigung des Kindes, durch unverschuldetes Versagen der El-tern oder durch das Verhalten eines Dritten gefährdet, so hat das Fa-miliengericht, wenn die Eltern nicht gewillt oder nicht in der Lage sind, die Gefahr abzuwenden, die zur Abwendung der Gefahr erforder-lichen Maßnahmen zu treffen.

(2) In der Regel ist anzunehmen, daß das Vermögen des Kindes gefährdet ist, wenn der Inhaber der Vermögenssorge seine Unterhaltspflicht ge-genüber dem Kind oder seine mit der Vermögenssorge verbundenen Pflichten verletzt oder Anordnungen des Gerichts, die sich auf die Vermögenssorge beziehen, nicht befolgt.

(3) Das Gericht kann Erklärungen des Inhabers der elterlichen Sorge erset-
zen.
(4) In Angelegenheiten der Personensorge kann das Gericht auch Maßnah-
men mit Wirkung gegen einen Dritten treffen."

Das Kindeswohl kann durch eine Vielzahl von Handlungen oder Unterlas-
sungen beeinträchtigt oder gefährdet werden. Dies können ungeeignete Erziehungsmaßnahmen wie körperliche, seelische und sexuelle Misshandlungen sein, die unzulässig und, wie oben ausgeführt, im § 1631 Abs. 2 als
Misshandlungsverbot ausdrücklich gesetzlich „geächtet" sind. Remschmidt
(1997) beschrieb u. a. folgende Punkte, die eine Kindeswohlgefährdung darstellen bzw. darstellen können: Neben der im Gesetzestext festgehaltenen
körperlichen und seelischen Misshandlung nennt er den sexuellen Missbrauch und sexuelle Misshandlung, Deprivation und Vernachlässigung,
gravierende Erziehungsmängel, Scheidung und Scheidungsfolgen, schwerwiegende seelische Erkrankung eines oder beider Elternteile, dissoziales/
delinquentes Milieu, mehrfache Beziehungswechsel, Verweigerung notwendiger Heileingriffe durch Eltern oder Bezugspersonen sowie besondere Arten von Traumatisierungen (Entführung, Gefangenschaft, Flucht, Folter, Ka-
tastrophen, Krieg, Tod von Eltern oder nahen Bezugspersonen).
   Das Wohl des Kindes bezieht sich nicht nur auf einen festzustellenden
Mangel an Förderung, Erziehung und Pflege in der Vergangenheit und Gegenwart, sondern auch in der Zukunft, da sich das Kind in die Zukunft
hinein entwickelt. Es geht also auch darum, ob objektive Anhaltspunkte für
oder gegen eine zu erwartende gedeihliche Entwicklung des Kindes in
körperlicher, geistiger und seelischer Hinsicht sprechen.
   Kindeswohl und Elternrecht sollten sich nicht widersprechen, vielmehr
sollten sie sich normalerweise komplementär ergänzen. Diesen Gedanken
hatte der Gesetzgeber wohl im Auge, als er den § 1618 a (gegenseitige
Pflicht zu Beistand und Rücksichtnahme) formulierte. Dieser Paragraph
heißt lakonisch kurz: „Eltern und Kinder sind einander Beistand und
Rücksicht schuldig." Wird eine Gefährdung des Kindeswohls im Sinne des
§ 1666 festgestellt, muss geprüft werden, ob das Kind von der elterlichen
Familie getrennt werden muss und ob den Eltern die Personensorge insgesamt abgesprochen werden muss.

§ 1666 a (Trennung des Kindes von der elterlichen Familie; Entziehung der
Personensorge insgesamt) lautet:
„(1) Maßnahmen, mit denen eine Trennung des Kindes von der elterlichen
Familie verbunden ist, sind nur zulässig, wenn der Gefahr nicht auf an-
dere Weise, auch nicht durch öffentliche Hilfen, begegnet werden kann.
(2) Die gesamte Personensorge darf nur entzogen werden, wenn andere
Maßnahmen erfolglos geblieben sind oder wenn anzunehmen ist, daß
sie zur Abwendung der Gefahr nicht ausreichen."

Mit anderen Maßnahmen sind in der Regel Hilfsmaßnahmen durch das Jugendamt, z. B. in Form von Familienhilfe, gemeint.

Bevor auf wichtige Gesichtspunkte der Begutachtung im Rahmen von möglichen Kindesschutzmaßnahmen eingegangen wird, soll die gesetzliche Regelung bezüglich einer Wegnahme von einer Pflegeperson (§ 1632/4) sowie die Unterbringung des Kindes (1631b) im genauen Wortlaut des Gesetzestextes wiedergegeben werden.

§ 1632 (Anspruch auf Herausgabe des Kindes; Bestimmung des Umgangs; Wegnahme von der Pflegeperson):

„(1) Die Personensorge umfaßt das Recht, die Herausgabe des Kindes von jedem zu verlangen, der es den Eltern oder einem Elternteil widerrechtlich vorenthält.

(2) Die Personensorge umfaßt ferner das Recht, den Umgang des Kindes auch mit Wirkung für und gegen Dritte zu bestimmen.

(3) Über Streitigkeiten, die eine Angelegenheit nach Abs. 2 oder 3 betreffen, entscheidet das Familiengericht auf Antrag eines Elternteils.

(4) Lebt das Kind seit längerer Zeit in Familienpflege und wollen die Eltern das Kind von der Pflegeperson wegnehmen, so kann das Familiengericht von Amts wegen oder auf Antrag der Pflegeperson anordnen, daß das Kind bei der Pflegeperson verbleibt, wenn und solange das Kindeswohl durch die Wegnahme gefährdet würde.“

§ 1631 b (Unterbringung des Kindes):

„Eine Unterbringung des Kindes, die mit Freiheitsentziehung verbunden ist, ist nur mit Genehmigung des Familiengerichtes zulässig. Ohne die Genehmigung ist die Unterbringung nur zulässig, wenn mit dem Aufschub Gefahr verbunden ist; die Genehmigung ist unverzüglich nachzuholen. Das Gericht hat die Genehmigung zurückzunehmen, wenn das Wohl des Kindes die Unterbringung nicht mehr erfordert.“

2.4.2 Brennpunkte der Kindeswohlgefährdung und Herausnahme des Kindes aus seiner Familie

Bei akuter und eindeutig objektivierter schwerer Kindesmisshandlung körperlicher oder sexueller Art erfolgt in aller Regel über den den Missbrauch feststellenden Arzt (Hausarzt, Kinderarzt oder Frauenarzt) und das Jugendamt die sofortige Herausnahme des Kindes aus der Familie und eine nachträgliche gerichtliche Anordnung dieser Maßnahme, ohne dass ein Kinderpsychiater oder Kinderpsychologe eingeschaltet wird. Es gibt aber unklare Verdachtsfälle – z. B. von sexueller oder körperlicher Misshandlung, Mitteilungen von Seiten der Nachbarschaft, dass Kinder weinen oder eingesperrt werden – in denen die Eltern häufig zunächst Hilfe vom Jugendamt annehmen, diese dann aber wieder ablehnen. In solchen Fällen kommt es oft zum Gutachtenauftrag, sei es, dass das Jugendamt dies vorschlägt, sei es, dass das Gericht von sich aus in der Auseinandersetzung Eltern/Jugendamt einen Sachverständigen mit der Klärung der Situation beauftragt.

Psychische Erkrankungen der Mutter oder beider Elternteile wie z. B. Trunksucht, schwere Persönlichkeitsstörungen, Schizophrenien oder Manien oder auch schwere Depressionen bewirken ein Versagen des Erziehungsvermögens, häufig in unverschuldeter Weise.

Im Gutachten wird es um die Frage der Beurteilung der Erziehungsfähigkeit bzw. des Erziehungsunvermögens gehen. Bei psychiatrischen Erkrankungen der Eltern ist ggf. mit dem Gericht abzuklären, inwieweit eine psychiatrische Untersuchung durch einen Facharzt für Erwachsenenpsychiatrie notwendig ist im Sinne eines Zusatzgutachtens oder ob dies der Kinder- und Jugendpsychiater mit übernehmen sollte – bei vorhandenem Einverständnis des betreffenden Elternteils.

Schwierig können Festlegungen werden, ob bei den Eltern eine mangelnde Bereitschaft oder Fähigkeit zur Gefahrenabwendung vorliegt, d. h. inwieweit Hilflosigkeit, Unwille, fehlende Einsicht oder Gleichgültigkeit ein etwaiges Erziehungsunvermögen bedingen. Bei Gutachtenaufträgen mit der Frage nach dem Vorliegen der Voraussetzungen für die § 1666 und § 1666a wird man in aller Regel Hausbesuche vornehmen, um z. B. eine angebliche mangelnde Haushaltsführung oder ein „Vermüllungssyndrom" bestätigen oder objektivieren zu können. Schwierig kann die Frage einer Kindeswohlgefährdung auch dann werden, wenn z. B. bei der sorgeberechtigten Mutter eine isolierte Wahnentwicklung vorliegt, die zu gewissen Einschränkungen in der Sozialisation des Kindes führt, oder wenn extreme religiöse Vorstellungen dazu führen, dass die betreffenden Kinder in ihrer Sozialisation und Entwicklung erheblich beeinträchtigt werden. In all diesen Fällen wird es auch darauf ankommen, wie alt das Kind ist, in welchem Gesundheitszustand es sich befindet, wie krank oder gesund der mitversorgende zweite Elternteil oder Partner des erkrankten Elternteils ist, über welche Ressourcen die Familie verfügt und inwieweit sie sich doch bereitfindet, Hilfe von außen anzunehmen.

Immer wieder kommt es vor, dass Kinder behindert oder chronisch krank sind und ihre Eltern die Schwere dieser Erkrankung negieren, was zu einer unzureichenden ärztlichen Behandlung oder notwendigen Förderung des Kindes führt. Der Gutachter muss für einen solchen Fall auch um die Möglichkeit einer Aufspaltbarkeit der elterlichen Sorge wissen: Es müsste nicht ein Entzug der elterlichen Sorge in Form einer Trennung des Kindes von der elterlichen Familie folgen, wenn die Eltern lediglich ein unzureichendes Verständnis für eine Erkrankung ihres Kindes und damit für die notwendige medizinische Versorgung haben; dem Familiengericht kann auch empfohlen werden, dass die elterliche Sorge bei den Eltern verbleibt mit Ausnahme des Bereichs Gesundheitsfürsorge einschließlich diagnostischer und therapeutischer Maßnahmen.

Der Bereich Gesundheitsfürsorge kann z. B. dem Jugendamt überantwortet werden, das zum Pfleger bestellt wird. Bei Gutachtenfragen zur Gefährdung des Kindeswohls und Herausnahme des Kindes aus der Familie sind neben der Persönlichkeit der Elternteile und der Einschätzung ihres Erziehungsvermögens bzw. -unvermögens auch der Wille des Kindes, seine Neigungen und Bindungen, sein Temperament, die Gesamtsituation in der Familie bzw. Partnerschaft, die Ressourcen der Familie, die Bewältigungsstrategien der betroffenen Kinder und ihrer Elternteile sowie extrafamiliäre Einflüsse zu berücksichtigen.

2.4.3 Wegnahme des Kindes von einer Pflegeperson im Sinne des § 1632 Abs. 4

Aufgabe der Sachverständigen in diesem Zusammenhang ist es zu klären, ob die Herausnahme eines Kindes aus einer Pflege, in der es bisher mehr oder weniger lange gelebt hat, mit seinem Kindeswohl vereinbar ist oder ob eine solche Herausnahme bzw. Rückführung zu den leiblichen Eltern eine Gefährdung des Kindeswohls bedeuten würde. Diese Frage erhebt sich z.B. besonders dann, wenn das Kind zu den Eltern oder zur Mutter bisher keinerlei Beziehung hat aufbauen können. Es leuchtet dann ein, dass eine abrupte Rückführung ein Trennungstrauma für das Kind bedeuten müsste, was nicht mit dem Kindeswohl vereinbar wäre. Auch in solchen Fällen, wenn die Pflegemutter oder die Pflegeeltern die überwiegenden Bezugspersonen des Kindes sind und die leiblichen Eltern oder die Mutter nur gelegentlich das Kind besucht und eine schwache Bindung zu ihm aufgebaut haben, wird eine Rückführung nur dann zu empfehlen sein, wenn sie langsam und in gestufter Form erfolgt. Die Bindung zur leiblichen Mutter muss also einerseits intensiviert werden, andererseits darf die Bindung zur Pflegefamilie nicht abrupt abreißen. Das Kind braucht hierzu die Unterstützung seiner Hauptbezugsperson, in diesem Falle der Pflegemutter. Lempp (1983) hat auf diese Situation besonders hingewiesen, wenn er ausführt: „Jedes Kind jedoch, das zu den Pflegeeltern eine feste emotionale Bindung aufgebaut hat und aufgrund seiner Entwicklungsstufe auf die Fortführung und die Stabilität dieser Bindung existenziell angewiesen ist, kann nicht ohne die Hilfe dieser Bezugspersonen neue, tragfähige Gefühlsbeziehungen aufbauen, welche schließlich die Beziehungen zu den bisherigen Pflegeeltern ersetzen könnten."

Haben sich jedoch die Pflegeeltern ihrerseits an ihr Pflegekind so stark gebunden, dass sie einem Beziehungswechsel lediglich vom Verstand, nicht aber vom Gefühl her zustimmen können, entstehen erhebliche Probleme, da sich die gefühlsmäßigen Zweifel der Pflegeeltern, ob die Rückführung für das Pflegekind gut ist, auf dieses Kind übertragen und zu einer gegenseitigen Bindungsverstärkung führen; d.h. Pflegekind und Pflegeeltern stellen sich einer von der leiblichen Mutter gewünschten intensivierten neuen Bindung entgegen. Besonders jüngere Kindergartenkinder und junge Schulkinder erleben dann eine von den leiblichen Eltern intendierte Intensivierung des Kontaktes als massive und existenzielle Bedrohung. Ungeklärt ist die Frage, nach wie langer Trennung von den leiblichen Eltern bzw. nach wie langer Lebensgemeinschaft mit den Pflegeeltern und in welchem Alter ein Wechsel zurück zu den leiblichen Eltern dem Kinde zugemutet werden kann. Es versteht sich von selbst, dass eine Gefährdung des Kindeswohls außer durch den Wechsel selbst bzw. durch einen Verlust emotional wichtiger Beziehungen auch durch die äußeren oder inneren Bedingungen in der „neuen" (leiblichen) Familie entstehen kann. Dies bedeutet, dass die körperliche und seelische Gesundheit und die Erziehungsfähigkeit der Eltern, zu denen das Kind kommen soll, überprüft werden muss. Neben der Durchführung einer Persönlichkeitsdiagnostik der „neuen" Eltern wird man den konkreten Umgang der Mutter oder des Vaters mit dem Kind in einer Interaktionsbeobachtung bewerten müssen.

Lempp (1983) weist ferner mit Recht darauf hin, dass bei Gutachten über Pflegekinder und ihre weitere Unterbringung eine erhöhte Anforderung an die Erziehungsfähigkeit zu berücksichtigen ist, insbesondere auch bei einer ggf. notwendig werdenden Rückübertragung des Rechts der elterlichen Sorge auf die leiblichen Eltern oder Elternteile. Dies deswegen, da Pflegekinder nicht selten eine instabile und in ihrer frühkindlichen emotionalen Beziehung mit vielen Wechseln verbundene Lebenszeit hinter sich haben und dadurch an Pflegeeltern oder leibliche Eltern, die sie danach erst übernehmen, besondere Anforderungen an Stabilität und Sicherheit bietender Zuwendung stellen.

2.4.4 Notwendige geschlossene Unterbringung eines Kindes (Unterbringung, die mit Freiheitsentziehung verbunden ist) im Sinne des § 1631 b BGB

Bei akuter Eigen- oder Fremdgefährdung kann ein Kind, wie jeder Erwachsene, auch gegen seinen Willen „in Obhut genommen" bzw. auf einer geschlossenen psychiatrischen Station untergebracht werden. In § 1631 b, Satz 2 wird darauf hingewiesen, dass diese Unterbringung ohne Genehmigung nur dann zulässig ist, wenn mit dem Aufschub Gefahr verbunden ist. Die Genehmigung ist in einem solchen Falle unverzüglich nachzuholen. Die freiheitsentziehende Maßnahme ist auch dann vom Gericht zurückzunehmen, wenn das Wohl des Kindes die Unterbringung nicht mehr erfordert. Entweder sind es die Jugendämter oder die Eltern direkt, die den Antrag stellen. Empfohlen werden kann die Unterbringung entweder in einer geschlossenen Jugendhilfeeinrichtung oder in einer geschlossenen (oder halbgeschlossenen) Kinder- und Jugendpsychiatrie. Liegt eine Frühverwahrlosung oder dissoziale Entwicklung vor, wird der Gutachter in der Regel eine geschlossene Jugendhilfeeinrichtung empfehlen. Bei psychiatrischen Erkrankungen mit Eigen- oder Fremdgefährdung wie z.B. akuter Psychose, akuter Suizidalität oder Drogenpsychose wird die Unterbringung in einer psychiatrischen Abteilung notwendig sein. Gleiches kann aber auch bei einer chronischen Schulphobie indiziert sein, wenn alle ambulanten Versuche fehlgeschlagen sind.

Um die entsprechende Weichenstellung vornehmen zu können, ist es notwendig, eine sorgfältige Diagnostik der Grunderkrankung und Grundstörung bei dem betreffenden Kind oder Jugendlichen vorzunehmen, um dann entscheiden zu können, ob die Unterbringung in einer sozialpädagogischen Jugendhilfeeinrichtung oder in einer kinder- und jugendpsychiatrischen Abteilung erfolgversprechender ist. Eine erfolgreiche Fremdplatzierung wird im weiteren Verlauf auch davon abhängen, inwieweit das Kind und vor allem der Jugendliche kooperationsbereit ist oder nicht. Um die bisherige und weitere Entwicklung eines evtl. unterzubringenden Kindes oder Jugendlichen einschätzen zu können, ist es ferner unabdingbar, dass die bisherigen Hauptbezugspersonen des Kindes oder Jugendlichen zu seiner Entwicklung befragt werden. In den meisten Fällen wird dies der Vater oder die Mutter bzw. der Stiefvater oder Partner eines Elternteils sein, zuweilen aber auch Pflege- oder Adoptiveltern. Der Gutachter muss sich auch über das therapeutische Ziel einer geschlossenen Unterbringung sowie über die Möglichkeiten und Grenzen des Teams der betreffenden Einrichtung im Klaren sein, um in etwa auch die Dauer der evtl. zu empfehlenden Unterbringung mitzuteilen. Sowohl in den kinder- und jugendpsychiatrischen Abteilungen als auch in den wenigen noch existierenden geschlossenen Jugendhilfeeinrichtungen wird stets die Notwendigkeit der Geschlossenheit überprüft und eine Lockerung bzw. Aufhebung der freiheitsberaubenden Maßnahmen immer wieder diskutiert.

2.4.5 Daten und Häufigkeiten aus eigenen Gutachten

Von 1991 bis 1996 sind an der Abteilung Psychiatrie und Psychotherapie im Kindes- und Jugendalter mit Poliklinik der Universität Tübingen von insgesamt 781 Zivilrechtsgutachten 109 (14%) von Vormundschaftsgerichten in Auftrag gegeben worden. Betroffen waren insgesamt 140 Kinder, und zwar 44,3% Jungen und 55,7% Mädchen. In 51% der Gutachten war die Frage gestellt worden, ob die Voraussetzungen einer Kindeswohlgefährdung und Herausnahme aus der Familie gegeben seien im Sinne der §§ 1666 und 1666 a. In 12% der Gutachtenfälle wurde angefragt, ob eine Herausnahme des Kindes aus einer Pflegefamilie mit dem Kindeswohl vereinbar wäre, und in 10% der Gutachtenaufträge ging es um die Frage einer notwendigen geschlossenen Unterbringung. Die übrigen Fragen bezogen sich überwiegend auf den mit dem neuen Kindschaftsrecht weggefallenen § 1711 Abs. 2, d.h. es war die Frage gestellt, ob ein persönlicher Umgang mit dem Vater dem Wohl des Kindes diene.

In einer Retrospektivanalyse dieser Gutachtenaufträge mit der Fragestellung zum § 1666 bzw. 1666 a BGB wurden 83 Kinder untersucht. Erziehungsunvermögen der Elternteile (Vater und/oder Mutter) wurde 110-mal festgestellt. In einem Fünftel aller Fälle (20,9%) lag eine psychische Erkrankung der Eltern bzw. eines Elternteils vor, bei 19% war eine fehlende kontinuierliche erzieherische Einflussnahme festzustellen, und bei 16% lag eine körperliche Misshandlung oder Züchtigung vor, bei 13% der Verdacht auf einen sexuellen Missbrauch. Bei den psychischen Erkrankungen der Eltern (unverschuldetes Versagen) fanden sich zu 39% Alkoholerkrankungen, an zweiter Stelle mit 35% psychotische Erkrankungen bzw. schwere Persönlichkeitsstörungen der Mütter bzw. beider Eltern, und bei 6 Müttern lag eine geistige Behinderung vor. Während das Jugendamt bei allen 6 Müttern mit geistiger Behinderung eine Herausnahme der Kinder empfohlen hatte, war von den Sachverständigen in 4 Familien ein Verbleib der Kinder bei zusätzlichen öffentlichen Hilfen empfohlen worden.

Ein Vergleich der Empfehlungen der Jugendämter und der Gutachter erbrachte, dass von den Jugendämtern bei 50 von 56 untersuchten Familien eine Herausnahme der Kinder empfohlen wurde, während die Gutachter eine Herausnahme der Kinder aus 36 Familien empfahlen. Ein Verbleib der Kinder wurde in 20 Fällen für möglich gehalten, 40 Familien bedurften nach Ansicht der Gutachter öffentlicher Unterstützung. Dies heißt, zwischen den Empfehlungen des Jugendamtes und den Empfehlungen der Gutachter bestand eine Übereinstimmung von 66%.

Bei unseren Analysen zu jenen Gutachten, die die §§ 1666 und 1666 a betrafen, ergab sich das Problem und die Frage nach der Verhältnismäßigkeit der Mittel, wenn es um die Herausnahme von Kindern ging. Beim Vergleich der Sachverständigenempfehlungen mit den von den Jugendämtern getroffenen Maßnahmen fiel auf, dass in einem Drittel der Fälle Kinder aus den Familien genommen worden sind, bei denen es nach Empfehlungen der Sachverständigen nicht erforderlich gewesen wäre. Damit musste die Frage gestellt werden, inwieweit Maßnahmen gemäß § 1696 Abs. 2 und 3 hätten eingeleitet werden müssen, d.h. inwieweit hier eine zu geringe Überprüfung der einschneidenden Fremdplatzierungsmaßnahme erfolgt war. Dies mag auch daran liegen, dass zwar weniger einschneidende Maßnahmen hauptsächlich in Form von Familienhilfen möglich sind, diese Maßnahmen aber nur dann greifen, wenn das Verhältnis zwischen Eltern und Jugendamt von einem Mindestmaß an Vertrauen gekennzeichnet ist. Wird den Eltern das Kind jedoch weggenommen, brechen sie häufig den Kontakt mit dem Jugendamt ab, wollen mit ihm nichts mehr zu tun haben und sind damit für das Jugendamt auch nicht mehr erreichbar. Um so wichtiger erscheint es, dass in einer solch festgefahrenen Situation Dritte eingeschaltet werden, dass z.B. über eine Psychologische Beratungsstelle oder den Kinder- und Jugendpsychiater eine Entkrampfung zwischen Jugendamt und Eltern versucht wird im Sinne von vertrauensbildenden Maßnahmen, um eine Akzeptanz von Familienhilfe evtl. doch noch in Gang zu bringen.

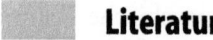 **Literatur**

Lempp R (1983) Gerichtliche Kinder- und Jugendpsychiatrie. Huber, Bern
Remschmidt H (1997) Aufgaben und Rolle des Gutachters bei verschiedenen Begutach-
tungsfragen. In: Warnke A, Trott, G-E, Remschmidt H (Hrsg) Forensische Kinder-
und Jugendpsychiatrie. Ein Handbuch für Klinik und Praxis. Huber, Bern, S 20–32

2.5 Gutachten im Schadensersatzverfahren

Reinhart Lempp

2.5.1 Allgemeine Verfahren um Schadensersatz

Bei Verfahren um Schadensersatz für Kinder geht es im Allgemeinen darum, den ursächlichen Zusammenhang zwischen einem Schadensereignis und dem jetzt geltend gemachten Schaden festzustellen. Das kann im Einzelfall, etwa bei geistigen Ausfällen nach Hirnschädigung, relativ einfach und unproblematisch sein. Bei psychischen Wesensänderungen oder bei reaktiven neurotischen Störungen ist das jedoch oft recht schwierig, da hierbei stets verschiedene Faktoren, auch die Reaktion der Umwelt auf die Verhaltensänderungen des Kindes und zwischenzeitliche negative Erfahrungen und psychische Belastungen, mitwirken können.

Auch Vorschädigungen, die zur Zeit des Schadensereignisses schon bestanden haben, müssen berücksichtigt werden. Dabei kann man unter Umständen eine Verschlimmerung durch das Schadensereignis feststellen, wodurch ein bereits gegebener Schädigungsgrad erhöht ist. Es kann aber auch zu einer *richtungsgebenden Verschlimmerung* kommen, wenn erst die Zweitschädigung wesentlich das jetzige Schädigungsbild bestimmt und somit rechtlich der ganze jetzige Schaden ursächlich auf das zweite Schadensereignis zurückgeführt werden muss. In jedem Fall muss der Zusammenhang als mit hoher Wahrscheinlichkeit bestehend festgestellt werden, eine bloße Wahrscheinlichkeit reicht in der Regel nicht aus. Es empfiehlt sich, diese Erörterung vor dem Gericht auszubreiten und die eigenen gutachtlichen Schlussfolgerungen zu erklären und nicht nur ein abschließendes Ergebnis vorzutragen.

Dabei ist auch zu beachten, dass nach einem Urteil des BGH ein Schädiger für seelisch bedingte Folgeschäden haftet, auch wenn sie auf einer psychischen Anfälligkeit oder einer neurotischen Fehlverarbeitung beruhen. Das gilt nur dann nicht, wenn es sich um einen Bagatellschaden handelt (BGH 1996). Ein Schädiger kann danach nicht davon ausgehen, dass er auf einen gesunden Menschen trifft.

Ein gerade im Kindesalter in der Phase der psychischen Entwicklung bedeutungsvolles Prinzip ist die sogenannte „sequenzielle Traumatisierung" (Keilson 1979). Diese wurde nach dem letzten Krieg an verfolgten jüdischen Kindern in den Niederlanden beobachtet und wissenschaftlich gesichert. Es geht darum, dass bei zwei oder mehr gleichgerichteten psychischen Belastungen und Traumatisierungen oft erst das zweite oder dritte Trauma zur manifesten seelischen Schädigung führt, d. h. dass unter dieser Schädigungsfolge die bis dahin noch bestehende Kompensation von dem Kind nicht mehr aufrechterhalten werden kann, dass es dekompensiert. Dann ist nicht nur das auslösende, sondern es sind auch die vorausgegangenen Traumen für die Schädigung ursächlich. Im Grunde ist die Bedeutung des sogenannten „Zweitschlages" auch im somatischen Bereich bekannt. Auch gilt das alles nicht nur für Kinder, sondern ebenso für Erwachsene, nur wirken dort noch mehr zusätzliche Faktoren mit.

Nach der Feststellung des ursächlichen Zusammenhangs ist der Grad der dauernden Schädigung des Kindes festzustellen, den es durch den Unfall oder durch fahrlässige Behandlung und Ähnliches erlitten hat. Dabei wird der kinder- und jugendpsychiatrische Gutachter vor allem zu psychischen Schädigungen gefragt, die quantitativ sehr schwer und kaum objektiv zu erfassen sind. Dazu kommt, dass sich die betroffenen Kinder noch in der Entwicklung befinden und das endgültige Ausmaß der Beeinträchtigung durch die Schädigung nicht sicher abgeschätzt werden kann. Auch ist bei kleinen Kindern oft aus der bisherigen Entwicklung nicht hinreichend sicher zu sagen, wie sie sich ohne das schädigende Ereignis entwickelt hätten.

Grundsätzlich ist dabei zu berücksichtigen, dass bei einer Schädigung im Kindesalter diese die ganze weitere Entwicklung, ja oft das ganze weitere Leben des Kindes mitbestimmen wird – im Gegensatz zu einer Schädigung, die im Erwachsenenalter erst nach der Ausreifung eintritt. In letzterem Fall kommt es meist zu umschriebenen und umschreibbaren Ausfällen, die sich von der bisherigen Persönlichkeit des Geschädigten deutlich abheben. Beim Kind dagegen ergibt sich oft eine „abgelenkte" Entwicklung, welche das Defizit weniger deutlich zeigt. Dazu kommt, dass manche psychischen und kognitiven Ausfälle vor allem bei früher Schädigung im Laufe der Entwicklung teilweise kompensiert werden können. Auch lernt das Kind bei guter pädagogischer oder sonderpädagogischer Förderung seine Behinderung besser auszugleichen als ein Erwachsener, der sich an die neue, durch die Schädigung hervorgerufene Situation schwerer anzupassen vermag.

Bei einer Beeinträchtigung der intellektuellen Entwicklung lässt sich die Schädigung durch Bestimmung des Intelligenzquotienten einigermaßen objektivieren, wobei man gegebenenfalls vom Intelligenzniveau seiner Familie ausgehen kann. Auch Teilleistungsstörungen lassen sich so hinreichend abgrenzen. Sehr viel schwieriger ist dies bei organisch bedingten Wesensänderungen, deren Auswirkungen stärker von der Umwelt und deren Anforderungen und Reaktionen abhängig sind.

Es empfielt sich daher, den Grad der Schädigung nur vorläufig festzustellen und eine endgültige Festsetzung auf die Zeit nach Abschluss der Reifeentwicklung zu verschieben. Oft drängen allerdings ebenso die Versicherungen auf einen baldigen endgültigen Abschluss des Verfahrens wie auch die Eltern des Kindes, weil sie möglicherweise eine Kapitalabfindung anstreben und nicht so lange darauf warten wollen. Dem sollte man nicht ohne ausdrücklichen Hinweis auf positive wie negative Veränderungsmöglichkeiten im Laufe der Entwicklung nachgeben.

Eine Entschädigung erweckt gelegentlich bei den Eltern ein „rentenneurotisches" Verhalten, das sich für die Entwicklung des Kindes und seine Förderung zur Überwindung seiner Behinderung recht nachteilig auswirken kann. Hier kann manchmal eine eingehende Beratung der Eltern – soweit dies im Rahmen der Begutachtung möglich ist – notwendig und hilfreich sein.

Bei der Feststellung der Höhe der Minderung der Erwerbsfähigkeit, die bei Kindern naturgemäß im Grunde wenig sinnvoll ist, versucht man in Analogie zu einem vergleichbar geschädigten Erwachsenen – mit ausdrücklichem Hinweis auf diese Analogie – einen prozentualen Minderungsgrad festzustellen (BMAS 1996). Dabei neigen die Versicherungen ebenso wie Rentenbehörden dazu, psychische Dauerschädigungen im Vergleich zu körperlichen Behinderungen ungerechtfertigt niedriger einzustufen. Hier gilt es, die Bedeutung einer solchen dauernden und kaum ausgleichbaren Persönlichkeitsveränderung deutlich zu machen. Hinweise für die quantitative Beurteilung können hierzu auch die „Anhaltspunkte für die ärztliche Gutachtertätigkeit" geben.

Schadensersatzansprüche nach Impfschäden durch Pflichtimpfungen, sogenannte Aufopferungsansprüche, werden vor dem Sozialgericht geltend gemacht (siehe Kap. 3.1, S. 103). Gutachten zu Zusammenhangsfragen bei Impfschäden haben früher, als die Pockenschutzimpfung noch Pflicht war, eine große Rolle gespielt.

2.5.2 Schädigung durch sexuellen Missbrauch

Seit einigen Jahren häufen sich Schadensersatzklagen wegen Schäden nach sexuellem Missbrauch. Dieser ist nicht nur deswegen schwierig festzustellen, weil seelische Schädigungen nur sehr unbefriedigend zu quantifizieren sind, sondern auch aus dem Grunde, weil das Ausmaß und die Dauer der seelischen Schädigung ganz wesentlich von der unmittelbaren Reaktion und dem Verhalten der nächsten Umwelt und der Bezugspersonen abhängig ist. Die besonders belastenden Faktoren werden in den Kapiteln über den sexuellen Missbrauch aufgezählt (siehe Kap. 3.1.3, S. 121, und Kap. 8.2, S. 331). Sie sind auch bei der Beurteilung der Schwere der Schädigung zu Grunde zu legen.

Bei der Begutachtung zu dieser Frage ist zu berücksichtigen, dass es bei betroffenen Kindern jeweils die Eltern sind, welche für das Kind eine Klage anstrengen. Die Motive der Eltern sind dabei unter Umständen sehr komplex und können – ganz ungewollt – zu einer Fixierung des Traumas bei ihrem Kind beitragen. Inwieweit Fehlreaktionen der Umwelt nach Bekanntwerden des sexuellen Missbrauchs, die meist unbeabsichtigt und aus Unkenntnis geschehen, als zusätzliche unmittelbare oder mittelbare Schädigungsursachen zu werten sind, ist Sache des Gerichts. Der Gutachter muss allerdings die einzelnen Schädigungsfaktoren möglichst differenziert darstellen und, so weit möglich, bewerten.

Auch in diesen Verfahren gilt, dass eine besondere seelische Anfälligkeit oder eine Vorschädigung des betroffenen Kindes den Täter oder die Täterin nicht entlasten können (BGH 1996).

Im Allgemeinen geht es im Verfahren insbesondere darum, die Kosten einer in Anspruch genommenen psychotherapeutischen Behandlung dem Beklagten aufzuerlegen. Dem Gutachter oder der Gutachterin obliegt es dann, die Notwendigkeit und die Angemessenheit der Psychotherapie im konkreten Fall zu beurteilen.

Die eventuelle Festsetzung eines Schmerzensgeldes und seiner Höhe ist Sache des Gerichts. Da von diesem hierbei auch im Einzelfall ein „Verlust an persönlicher Qualität" berücksichtigt werden kann, wird es manchmal auch die entsprechende Frage an den Gutachter richten. Bei der Feststellung eines Dauerschadens mit der Folge einer daraus sich ergebenden Rente ist zu bedenken, dass eine solche dem heranwachsenden Kind oder Jugendlichen das Bewusstsein des „Für-immer-geschädigt-seins" vermitteln und damit auch eine neurotische Reaktion fixieren und unüberwindbar machen kann.

Auch hier wird man bei Kindern nur schwer eine sichere Prognose zur Beurteilung eines möglichen oder wahrscheinlichen Spätschadens abgeben können und daher eine endgültige Feststellung auf die Zeit nach der Reifeentwicklung verschieben. Allerdings werden, je länger diese Zeit dauert, umso mehr zusätzliche Faktoren positiv wie negativ mitwirken. Deshalb ist es angezeigt, bei noch bestehenden Folgen für die kommende Zeit nötige und geeignete begleitende Maßnahmen vorzuschlagen.

Bei Verfahren wegen Anspruch auf Versorgung nach dem Opferentschädigungsgesetz (OEG) ist das Sozialgericht zuständig (siehe Kap. 3.1.3, S. 121).

■ Literatur

BGH (1996) Urt. v. 30. 4. 1996 – VI 55/95 (Schleswig). NJW 37:2425–2428
Bundesministerium für Arbeit und Sozialordnung (1996) Anhaltspunkte für die ärztliche Gutachtertätigkeit im sozialen Entschädigungsrecht und nach dem Schwerbehindertengesetz. Köllen Druck und Verlag, Bonn
Keilson H (1979) Sequentielle Traumatisierung bei Kindern. Enke, Stuttgart

2.6 Gutachten zur Deliktfähigkeit

WILFRIED HOMMERS

2.6.1 Gesetzlicher Rahmen

„Wer vorsätzlich oder fahrlässig das Leben, den Körper, die Gesundheit, die Freiheit, das Eigentum oder ein sonstiges Recht eines anderen widerrechtlich verletzt, ist dem anderen zum Ersatz des daraus entstehenden Schadens verpflichtet",

so heißt es eingangs im Wortlaut des § 823 des Bürgerlichen Gesetzbuches BGB über die Folgen unerlaubter Handlungen. Für die forensische Begutachtung der zivilrechtlichen Delikthaftung bilden die §§ 827 und 828 BGB den gesetzlichen Rahmen.

Der § 827 BGB gibt allgemeingültige Entschuldigungsgründe an und lautet:
„Wer im Zustande der Bewußtlosigkeit oder in einem die freie Willensbestimmung ausschließenden Zustande krankhafter Störung der Geistestätigkeit einem anderen Schaden zufügt, ist für den Schaden nicht verantwortlich. Hat er sich durch geistige Getränke oder ähnliche Mittel in einen vorübergehenden Zustand dieser Art versetzt, so ist er für einen Schaden, den er in diesem Zustande widerrechtlich verursacht, in gleicher Weise verantwortlich, wie wenn ihm Fahrlässigkeit zur Last fiele; die Verantwortlichkeit tritt nicht ein, wenn er ohne Verschulden in den Zustand geraten ist."

Somit ist bezüglich § 827 BGB unter Hinzuziehung psychologischer Kriterien zu prüfen, ob eine festgestellte krankhafte Störung oder eine Einnahme geistiger Getränke bzw. ähnlicher Mittel die freie Willensbestimmung des Schädigers (gegebenenfalls vorübergehend) ausschloss oder ob ein Zustand der Bewusstlosigkeit bei der Tatbegehung vorlag.

Der § 828 BGB berücksichtigt die Abhängigkeit psychischer Anforderungen bei der Delikthaftung von Entwicklung oder Reifung und lautete bis zum 1. 8. 2002:
(I) Wer nicht das siebente Lebensjahr vollendet hat, ist für einen Schaden, den er einem anderen zufügt, nicht verantwortlich.
(II) Wer das siebente, aber nicht das achtzehnte Lebensjahr vollendet hat, ist für einen Schaden, den er einem anderen zufügt, nicht verantwortlich, wenn er bei Begehung der schädigenden Handlung nicht die zur Erkenntnis der Verantwortlichkeit erforderliche Einsicht hat. Das Gleiche gilt von einem Taubstummen."

Durch die Änderung des Schadensersatzrechts zum 1. 8. 2002 wurde ein neuer Absatz eingefügt, so dass der Absatz 2 alte Fassung (2 a. F.) zu Absatz 3 neue Fassung (3 n. F.) wurde (vgl. Abschnitt 2.6.2).

Eine forensische Begutachtung zum § 828 Abs. 3 n. F. BGB ist in der Regel unmittelbar verbunden mit der Forderung, zu den Fragen des Verschuldens und Mitverschuldens – d. h. zu den §§ 276 und 254 BGB – Stellung zu nehmen. Wenn z. B. ein 7-jähriges Kind einem auf die Straße fliegenden Ball nachläuft, ist meist nicht die Einsichtsfähigkeit ausgeschlossen, sondern eher die Fähigkeit zur Hemmung des Dranges, den dem Kind kostbar erscheinenden Ball zu „retten", oder die Fähigkeit zur Unterbrechung des Spiels, um sich selbst gegen Gefahren abzusichern. Daraus ergibt sich ein zweistufiges Verfahren: Zunächst wird die zur Erkenntnis der Verantwortlichkeit erforderliche Einsicht zu prüfen sein, dann das Verschulden oder Mitverschulden des Minderjährigen. Aus dem Geschehenshergang ergeben sich u. U. weitere Implikationen für die Frage der Verletzung der Aufsichtspflicht nach § 832 BGB.

2.6.2 Reformansätze

Hommers (1983) berichtet über Änderungsbestrebungen betreffend Altersgrenze und Einbezug der Steuerungsfähigkeit in § 828 DGB und stellt eine Übereinstimmung damals vorliegender, allerdings nicht explizit auf die Prüfung der Altersgrenze abzielender Ergebnisse der Entwicklungspsychologie mit der Altersgrenze des § 828 BGB fest. Demgegenüber betrifft ein neuerer, rechtsreformerisch abzielender Trend die Haftung von Minderjährigen im Straßenverkehr. Dabei wird teils unter Übertragung nicht explizit hierzu erlangter Erkenntnisse der Entwicklungspsychologie, teils unter Bezug auf die Rechtsentwicklung in Frankreich und den Niederlanden angestrebt, durch Änderung der §§ 7 Abs. 2 und 9 des Straßenverkehrsgesetzes oder der §§ 254 und 828 BGB die Haftung oder Mithaftung von Minderjährigen für Fremd- oder Eigenschaden im Straßenverkehr bis zum zehnten Lebensjahr auszuschließen (Scheffen 1991, 1993, Pardey 1998).

Die Änderung des § 828 vom 1. 8. 2002 sieht im neuen § 828 Abs. 2 n. F. BGB eine sektorale Heraufsetzung der Deliktsfähigkeit vor. Danach sind Kinder bis zur Vollendung des zehnten Lebensjahres für einen Schaden nicht verantwortlich, den sie einem anderen bei einem Unfall mit einem Kraftfahrzeug, einer Schienenbahn oder einer Schwebebahn zufügen, es sei denn, sie haben die Schädigung vorsätzlich herbeigeführt. Damit wird den höheren Anforderungen Rechnung getragen, die die besonderen Gefahren des motorisierten Verkehrs stellen. Dabei seien zum einen die körperlichen Bedingungen von Kindern zu berücksichtigen, aufgrund derer es ihnen häufig bis zum zehnten Lebensjahr nicht möglich sei, Geschwindigkeiten und Entfernungen richtig abzuschätzen. Zum anderen würden kindliche Eigenheiten wie Lauf- und Erprobungsdrang, Impulsivität, Affektreaktionen, mangelnde Konzentrationsfähigkeit und gruppendynamisches Verhalten einem verkehrsgerechten Verhalten bis zum Alter von zehn Jahren entgegenstehen.

Aber auch außerhalb der Haftung für Unfälle im Straßenverkehr gibt es Reformansätze. Einige zielen aus entwicklungspsychologischer Sicht auf die bis zum zehnten Lebensjahr überhaupt als zweifelhaft beurteilte Steuerungsfähigkeit ab, was allerdings nicht direkt die durch § 828 BGB bestimmte Altersgrenze betrifft, sondern den fehlenden Einbezug der Steuerungsfähigkeit in die gesetzlichen Kriterien des § 828 BGB (s. u.). Andere tragen grundsätzlichere Bedenken vor. So hat das OLG Celle im Falle eines durch leichte Fahrlässigkeit von 15 und 16 Jahren alten Schädigern entstandenen Brandschadens von 330 000 DM dem Bundesverfassungsgericht die Frage vorgelegt, ob die Haftung nach § 828 Abs. 2 a. F. BGB auch in denjenigen Fällen mit der Verfassung vereinbar ist, in denen ein nur leicht fahrlässiges Verhalten eines Kindes oder eines Jugendlichen oder ein sogenannter „Dummerjungenstreich" zu einer existenzvernichtenden Haftung führen würde (Versicherungsrecht 1989, S. 709 ff.).

2.6.3 Konkretisierung der gesetzlich gestellten Aufgabe

Eine Durchsicht der in der Literatur zu § 828 Abs. 2 a. F. BGB berichteten Revisionsfälle im Zeitraum von 1950 bis 1990 ergab 33 Verkehrshaftungsfälle, 48 Körperverletzungen, 3 Sachbeschädigungen (letztere ohne Verkehrshaftung) und 8 Brandstiftungen. Konkrete Fallbeispiele von Gutachtenaufträgen sind (weitere Beispiele z. B. bei Undeutsch 1967 oder Geigel 1995):

▪ Fünf Kinder zwischen vier und acht Jahren spielten auf dem dunklen Dachboden „Familie" und entzündeten dort Teelichter und Kerzen. Beim Verlassen des Dachbodens wurde vergessen, alle offenen Lichtquellen zu löschen. Die Begutachtung im Auftrag einer Versicherung erfolgte 16 Monate später. Es ging um die Deliktfähigkeit des ältesten Kindes. Erste Vernehmungen der Kinder durch die Polizei wurden zehn Tage nach dem Brand vorgenommen.

▪ Ein ca. neun Jahre alter adipöser Junge hatte innerhalb von zwei Monaten drei Brände in Kellern von Wohnhäusern gelegt, für die der Vater als Hausmeister zuständig war. Die Eltern lebten in Scheidung mit dem Vater als Inhaber der elterlichen Sorge. Der Täter hatte einen Stiefbruder und einen Halbbruder, zu denen Eifersuchts- und Rivalitätsgefühle kinderpsychiatrisch berichtet wurden. Der Gutachtenauftrag erging ca. zwölf Monate später.

▪ Zwei acht bzw. zehn Jahre alte Brüder spielten im Bett Karten und vergaßen, darüber einschlafend, eine Halogentischlampe auszuknipsen, die im Umfallen die Matratze entzündete. Da die Kinder aufwachten, versuchten sie den entstandenen, eng umgrenzten Schwelbrand zu löschen. Sie glaubten den Brand gelöscht, öffneten das über dem Bett liegende Dachfenster, damit der Rauch abziehen sollte, und legten sich in einem anderen Raum wieder schlafen. Das spätere, zufällige Aufwachen der Mutter verhinderte eine Katastrophe mit Personenschaden. Die Begutachtung erfolgte zwei Jahre später.

Wichtige Unterschiede gegenüber den strafrechtlichen Begutachtungen Minderjähriger oder Volljähriger hinsichtlich ihrer Schuldfähigkeit bzw. strafrechtlichen Verantwortlichkeit (§§ 3, 105 JGG und §§ 20, 21 StGB) bestehen bei der zivilrechtlichen Haftung Minderjähriger:

- Die Beweislast liegt bei dem beklagten oder betroffenen Minderjährigen und nicht wie im Strafrecht beim Ankläger, weil der Gesetzgeber mit seiner Wahl der Negation in § 828 Abs. 3 n. F. BGB unterstellt, dass Minderjährige nach Vollendung des siebenten Lebensjahres für ihr Tun in der Regel zivilrechtlich verantwortlich zu machen sind.
- Die voluntative Komponente ist nach herrschender Meinung der Jurisprudenz in die Anforderung des § 828 Abs. 3 n. F. BGB nicht eingeschlossen. Das heißt, es ist nur die kognitive Komponente der Einsichtsfähigkeit (bestehend aus Wissen und Wertung) des zu begutachtenden Minderjährigen zu klären, während die Frage der Steuerungsfähigkeit unter der Frage nach dem Verschulden oder Mitverschulden zu behandeln ist.
- Bei der Einsichtsfähigkeit nach § 828 Abs. 3 n. F. BGB ist ein individueller Maßstab maßgeblich. Bei der Fragestellung zum Verschulden oder Mitverschulden ist dagegen ein durchschnittlicher, d. h. hier alters- oder gruppentypischer Maßstab anzulegen.

Die zu prüfenden Kriterien ergeben sich aus der höchstrichterlichen Rechtsprechung des Reichsgerichts (RG) und später des Bundesgerichtshofs (BGH) in Zivilsachen:

- Zu § 828 Abs. 3 n. F. BGB sind zu prüfen die individuellen Fähigkeiten zur *Erkenntnis des Unrechts* gegenüber („dem" beim RG bzw. „den" beim BGH!) Mitmenschen, zur *Erkenntnis der Verpflichtung*, in irgendeiner Weise für die Folgen seiner Handlung (selbst) einstehen zu müssen und zur *allgemeinen Gefährlichkeitserkenntnis* (nur bei fahrlässigen Schädigungen!). Diese drei Komponenten lassen sich hinsichtlich des Wissen- und Wertenkönnens weiter differenzieren. Das Wissen- und Wertenkönnen hinsichtlich der allgemeinen Gefährlichkeitserkenntnis kann als Sorgfaltspflichtverständnis bezeichnet werden. Die Rechtsprechung vertritt eine Indikationstheorie, wonach vorliegende Unrechtserkenntnis oder vorliegende allgemeine Gefährlichkeitserkenntnis das Vorhandensein des Vergeltungspflichtverständnisses nahelegt bzw. deren Prüfung erübrigt. Hommers (1991, 1994) berichtet bestätigende Befunde für diese Indikationstheorie.
- Zu den §§ 276 und 254 BGB sind zu prüfen die alters- oder gruppengemäßen Fähigkeiten zur *konkreten* (situationsgebundenen) *Gefährlichkeitserkenntnis* und zur *Steuerungsfähigkeit*. Ein Verschulden oder Mitverschulden eines nach § 828 Abs. 3 n. F. BGB verantwortlichen Minderjährigen liegt daher bei diesen Kriterien nur vor, wenn allgemein ein

Angehöriger seiner Altersstufe bei Anwendung der im Verkehr erforderlichen Sorgfalt hätte vorhersehen können und müssen, dass seine Handlung zur Schädigung führen könne. Auch belegbare schichttypische Leistungsfähigkeiten können zur Beurteilung herangezogen werden. Eine Aufmerksamkeits-Hyperaktivitäts-Störung wäre dagegen kein gruppentypisches Merkmal wie die alterstypische Impulsivität. Hinsichtlich des Mitverschuldens vertritt die Rechtsprechung die Auffassung, dass die Kriterienerfüllung beim Mitverschulden stets eher zu erwarten ist als bei einer sonst gleich strukturierten Verschuldensfrage, weil die Pflicht zur Vermeidung von Eigenschädigungen eher erfasst werden könne als die zur Vermeidung von Fremdschädigungen.

2.6.4 Allgemeine diagnostische Strategie

Generell wird anerkannt, dass die Erfüllbarkeit der zu prüfenden Kriterien von der kognitiven und sozialen Reife des Individuums oder seiner Altersgruppe abhängig ist. Die Erfassbarkeit dieser Kriterien bei geistig Behinderten scheint aber z. B. erst ab dem Entwicklungsalter von 7 Jahren hinsichtlich des grundlegenden Vergeltungspflichtverständnisses vorhanden zu sein (Hommers u. Bohnert 1989). Allerdings sind forensische Untersuchungsstrategien, die sich nur auf diesbezügliche traittheoretische Verfahren (Intelligenztests oder Tests für die sogenannte *soziale Entwicklungsreife*) stützen wollen, unzulänglich, da die Korrelation dieser Verfahren mit direkten Methoden der Erfassung des moralischen Urteils zu schwach ist (Langosch 1972; Hommers 1983, 1991, 1994) und der § 828 Abs. 3 n. F. BGB ausdrücklich die Tatbezogenheit der Begutachtung verlangt. Das hat zur Konsequenz, dass drei Anforderungen an die Untersuchung der Kriterien gestellt werden müssen: Die Untersuchung muss direkt auf den Probanden, direkt auf die Tat und direkt auf die Kriterien bezogen sein. Daneben können und müssen dann auch indirekte Untersuchungsmethoden treten, die auf theoretischer oder empirischer Basis helfen können, die Zustände zum Zeitpunkt der Tat einzuschätzen.

Auch hinsichtlich der erforderlichen Feststellungen zu den §§ 276 und 254 BGB reichen allgemeinere, d. h. aus dem Entwicklungsstand abgeleitete Leistungsstandards der Gefahrenerkenntnis oder Steuerungsfähigkeit nicht in schematischer Weise aus, weil der zu begutachtende Schadensfall in der Regel Besonderheiten enthält. Jedoch sind hier möglichst durch empirische Forschungsergebnisse begründete durchschnittliche Erfahrungssätze heranzuziehen, die sich auf äußere Sachverhalte im Geschehensablauf oder innere Vorgänge bei derartigen Minderjährigen beziehen, aber nach geltendem Recht auf keinen Fall nur individuell gültige Feststellungen über den zu begutachtenden Minderjährigen.

Hauptproblem der diagnostischen Strategie zu § 828 Abs. 3 n. F. BGB ist die Rückbezogenheit der Fragestellung auf den meist längere Zeit zurückliegenden Zeitpunkt der Tat. Einerseits sind Normen erforderlich, die die

Veränderungsraten in der Entwicklung der Kriterien abschätzbar machen, andererseits können die Reaktionen auf die sichtbar gewordene Schädigung den Zustand des zu begutachtenden Minderjährigen besonders verändert haben, was in empirischen Untersuchungen schwer simulierbar erscheint. Deswegen muss aus dem gegenwärtigen, mit umfassender Datenerhebung erlangten Bild des Minderjährigen eine Wahrscheinlichkeitsaussage über die psychischen Bedingungen zur Zeit der Tat erarbeitet werden.

2.6.5　Entwicklungspsychologische Ergebnisse und Methoden

Auf altersdurchschnittlicher Datenbasis erlangte Ergebnisse entwicklungspsychologischer Forschung legen nahe, dass Kinder sowohl das wissende als auch das wertende Verständnis für die Pflicht zur Wiedergutmachung zumindest für den täglichen Erfahrungsbereich im Vorschulalter erlangen (Hommers 1983). Selbst Vorschüler beurteilen die persönliche Täterersatzleistung moralisch besser als die Kombination von Entschuldigung und Entschädigung durch einen Dritten (Hommers 1995). Abweichende Befunde mit offenen Fragen über das, was man tun würde oder was man vom Schädiger verlangen würde, berichtet Langosch (1972) bei Verwendung zivilrechtlich einschlägiger Schadensarten. Danach wird dort die Wiedergutmachungspflicht erst nach dem Grundschulalter zu mehr als 50% und davor nur zu 35% in den Antworten thematisiert.

Die moralische Unterscheidung zwischen intentionalen und versehentlichen Schädigungen als Anzeichen der wertenden Komponente der Unrechtserkenntnis wird im Vorschulalter hinsichtlich vieler Schädigungsarten erworben, die dem alltäglichen Erleben der Kinder zugänglich sind. Das zeigt auch der internationale Forschungsstand insbesondere aus dem US-amerikanischen Raum (Darley und Shultz 1990). Hommers (1991) berichtet allerdings zu dem für die zivilrechtliche Begutachtung einschlägigen Schaden der Brandstiftung, dass die unterschiedliche Bewertung von absichtlichen und versehentlichen Brandstiftungen erst bei Grundschülern häufig, jedoch nicht allgemein ausgeprägt ist. Die Indikationstheorie der Rechtsprechung erschien aber bestätigt, da gleichzeitig stets Vergeltungspflichtverständnis feststellbar war.

Bei fahrlässigen Schädigungen dagegen verhält es sich mit der moralischen Unterscheidung anders (Hommers 1994, Hook 1989). Sie scheint sich auch für einfache Deliktarten wie Sachschädigungen und Körperverletzungen erst im Zeitraum des Grundschulalters herauszubilden, so dass erst mit 10 Jahren mittlere Bewertungen der fahrlässigen Begehung im Vergleich zu versehentlichen oder absichtlichen Delikten zu erwarten sind. Davor wird die fahrlässige Begehung entweder mit der versehentlichen oder mit der absichtlichen gleichgesetzt. Eigenarten des methodischen Vorgehens beeinflussen aber die Ergebnisse erheblich.

Hinsichtlich der reichsgerichtlichen Qualifikation der Unrechtserkenntnis „gegenüber dem Mitmenschen" kann aus dem entwicklungspsychologischen Forschungsstand ebenfalls abgeleitet werden, dass mit Erreichen des achten Lebensjahres tatsächlich die Perspektivenübernahme möglich wird, so dass qualitativ über die bloße Vermeidung der Gefahrdrohung als Wesen des zu erkennenden Unrechts hinausgelangt werden kann. Aber auch hier ist es erforderlich, individuell und tatbezogen dieses Kriterium zu prüfen.

Aus der entwicklungspsychologischen Forschung ergeben sich auch die fallspezifisch zu adaptierenden, direkt an den Kritierien ansetzenden Untersuchungsmethoden:

- die Exploration mit fallspezifischen Begründungsfragen, z.B. warum man nicht schädigen dürfe, warum man vorsichtig sein müsse oder was geschehen sollte, wenn ein Schaden entstanden ist (Hommers 1983);
- die Beurteilung von tatverwandten oder/und anderen Schädigungen unter den in den Geschichtenstimuli dargestellten unterschiedlichen Beteiligungen eines Kindes (z.B. versehentlich, fahrlässig, absichtlich als Täter oder als Opfer). Diese Beurteilungen können von den zu begutachtenden Minderjährigen als eine die Präferenzen des Probanden fordernde Wahlmethode oder als Vergleich zweier Darstellungen im Paarvergleich oder als Schätzmethode mit der Einschätzung einzelner Darstellungen auf einer quantitativen Skala (z.B. Strafe oder gut-böse) erhoben werden. Auch die Organisation solcher Darstellungen in Form von multifaktoriell gebildeten Geschichtenmengen ist sinnvoll, weil dann die Beachtung der relevanten Geschichtenteile unter Störbedingungen als Simulation der tatsächlichen Tathergänge aufgefasst werden kann (Hommers 1991, 1994) und dadurch die geforderten Kriterien eher unter ökologisch validen Bedingungen erfasst werden.

Die individuellen Fähigkeiten ähnlich intensiv prüfende Ansätze fehlen zur konkreten Gefahrenerkenntnis und zur Steuerungsfähigkeit. Langosch (1972) berichtet aber, dass die Gefährlichkeit des Gebrauchs von Steinschleudern und des Zündelns in einer Scheune schon von 7- bis 8-Jährigen zu 85% bzw. 95% nach Anschauen einer dementsprechenden Filmszene spontan oder zumindest auf offene Fragen erkannt wird, dagegen die Gefährlichkeit des Werfens von Steinen nur zu 35% im Grundschulalter und zu 70% danach. Angesichts der Befunde von Hill, Lewis und Dumbar (2000) ist im Übergang vom Vor- zum Grundschulalter eine Zunahme bei der den Klassifikationen zugrunde liegenden Erkenntnis von Eigengefahren im häuslichen Bereich und auf der Straße zu unterstellen. Dabei werden weiterhin Gefahrensituationen im Heim eher erkannt als solche auf der Straße. Aber in beiden Bereichen werden nicht alle Gefahren erkannt, und manchmal werden – methodenabhängig – mehr benannt als überhaupt vorhanden. Bezüglich der haftungsrechlichen Delikttypen stellen derartige Ergebnisse aber keine für die Fragen nach §§ 276 und 254 BGB bei einem zu begutachtenden Delikt ausreichende Normen bereit. Ein analytischer Ansatz ließe sich lediglich aus dem Piagetschen Konzept des formal-operativen Denkens für die Gefahrenerkenntnis gewinnen. Demnach würde es Kindern etwa ab dem Alter von zehn Jahren zunehmend möglich, hypothetisch zu denken und sich im Denken von konkreter Anschaulichkeit zu lösen. Man wird daher überwiegend bei der konkreten Gefahrenerkenntnis die für die konkrete Situation erforderlichen Denkprozesse analysieren müssen.

Bei der Steuerungsfähigkeit wird man hingegen stet auf die von der Rechtsprechung anerkannten alltagspsychologischen Erfahrungsgrundsätze zurückgreifen müssen. So können ein intensives Spielen, eine Unerfahrenheit in der Behandlung von entstandenem Feuer oder der Möglichkeit des Entstehens von Feuer, ein alterstypischer Forschungs- und Erprobungsdrang oder Disziplinmangel, eine alterstypische Rauflust oder Impulsivität, eine alterstypische Affektreaktion, ein alterstypisches ganzheitliches Bewegungsverhalten beim Radfahren oder mit Spielgeräten bzw. Waffen oder Wurfgeschossen, eine alterstypische Unerfahrenheit im Verkehr bei der Einschätzung von Geschwindigkeiten und Entfernungen etc. bei Grundschulkindern, aber gelegentlich auch bei älteren Minderjährigen als Ausschluss für Verschulden oder Mitverschulden gelten. Diese die subjektiven und objektiven Umstände der Handlung umfassenden Geschehensaspekte können trotz bestehender konkreter Gefahrenerkenntnis die Steuerungsfähigkeit ausschließen. Daher, aber auch wegen der Auswirkungen auf die Einschätzungen der Mitverschuldensquoten, ist eine sorgfältige Aufklärung des Sachverhalts und seiner subjektiven wie objektiven Umstände notwendig, und zwar nicht nur aufgrund der diesbezüglichen Angaben der beteiligten Minderjährigen. Untersuchungen, die empirische Grundlagen für die Einschätzungen der Gruppen- oder der individuellen Standards hinsichtlich Konkreter Gefahrenerkenntnis und Steuerungsfähigkeit bereitstellen, erscheinen gleichwohl dringend geboten und sollten in Zweifelsfällen im Zusammenhang mit einer Begutachtung im Sinne eines auf den Fall angepassten „kognitiven Wirklichkeitsexperiments" durchgeführt werden.

Literatur

Darley JM, Shultz TR (1990) Moral rules: Their content and acquisition. Annual Review of Psychology 41:525–556

Geigel R (1995) Der Haftpflichtprozeß, 20. Aufl. Beck, München

Hill R, Lewis V, Dunbar G (2000) Young children's concept of danger. British Journal of Developmental Psychology 18:103–119

Hook JG (1989) Heider's foreseeability level of responsibility attribution: Does it come after intentionality? Child Development 60:1212–1217

Hommers W (1983) Die Entwicklungspsychologie der Delikts- und Geschäftsfähigkeit. Hogrefe, Göttingen

Hommers W, Bohnert R (1989) Das Urteil Geistigbehinderter über die Entschuldigung oder die Dritt-Entschädigung für einen Diebstahl. Zeitschrift für Entwicklungspsychologie und Pädagogische Psychologie 21:53–56

Hommers W (1991) Das „Zündeln" im Urteil: Alterstrends und psychometrische Diagnostizierbarkeit der zivilrechtlichen Verantwortlichkeit nach § 828 BGB. Zeitschrift für Differentielle und Diagnostische Psychologie 12:163–175

Hommers W (1994) Zur Einzelfalldiagnose der Wertungskompetenz bei fahrlässigen Brandstiftungen. Diagnostica 40:61–81

Hommers W (1995) Zur Reduzierbarkeit der Schadenswiedergutmachung auf ihre Komponenten. Zeitschrift für Entwicklungspsychologie und Pädagogische Psychologie 27:72–77

Langosch I (1972) Die Einsichtsfähigkeit und das Verschulden im Zivilrecht. Inaugural-Dissertation, Math.-Nat. Fakultät, Köln

Pardey F (1998) Gesteigerter Schutz von Kindern bei ihrer Teilnahme am Straßenverkehr. Deutsches Autorecht 67:1–7

Scheffen E (1991) Der Kinderunfall – Eine Herausforderung für Gesetzgebung und Rechtsprechung. Deutsches Autorecht 60:121–126

Scheffen E (1993) Vorschläge zur Änderung des § 828 Abs. 1 und 2 BGB – Ist die Delikthaftung Minderjähriger ab Vollendung des 7. Lebensjahres und ohne Rücksicht auf ihre „Steuerungsfähigkeit" noch gerechtfertigt? Familie und Recht 4:82–89

Undeutsch U (1967) Deliktshaftung junger Menschen. In: Undeutsch U (Hrsg) Handbuch der Psychologie (Bd 11): Forensische Psychologie. Hogrefe, Göttingen

2.7 Gutachten zu nationalsozialistischen Verfolgungsschäden (BEG)

REINHART LEMPP

Auch wenn seltener als früher Gutachten in Verfahren nach dem Bundesentschädigungsgesetz (BEG) zu erstatten sind, weil die meisten Verfahren praktisch rechtskräftig abgeschlossen sind und allenfalls noch bei einzelnen Fragen in Härtefällen oder im Wege des Vergleichs Änderungen und Nachbesserungen möglich sind, ist es notwendig, auf die in diesen Verfahren im Laufe der Jahre gewonnenen Erkenntnisse hinzuweisen, weil sie kinder- und jugendpsychiatrisch, ja gerade auch allgemeinpsychiatrisch auch für die Zukunft von grundsätzlicher Bedeutung sind. Als Folgen von Völkermord können diese Fragestellungen immer wieder aktuell werden. Auch ist die Symptomatik der Verfolgungsschäden in keiner Weise spezifisch. Sie traten nur bei der Intension, der Konsequenz und dem Ausmaß der nationalsozialistischen Verfolgung erstmals so deutlich hervor.

Das BEG war speziell für die Opfer der nationalsozialistischen Verfolgung geschaffen worden, wobei zunächst ganz offenbar gar nicht an psychische Folgeschäden gedacht worden war. Das hatte seinen Grund auch darin, dass noch lange nach dem Zweiten Weltkrieg in der psychiatrischen Wissenschaft die Lehrmeinung vertreten worden war, es gebe gar keine Dauerschäden im psychischen Bereich. Wenn solche geltend gemacht würden, seien es Rentenneurosen, weswegen grundsätzlich Neurosen nicht berentet werden dürfen. Das galt noch zu Beginn der 60er Jahre. Als diese Feststellung immer öfter gerade bei den Opfern des Holocaust nicht mehr aufrechterhalten werden konnte, half man sich mit der Feststellung einer „Neurose von Krankheitswert". Dennoch war die grundsätzliche ablehnende Tendenz bei vielen Gutachtern noch fest verankert. Kinder- und Jugendpsychiater wurden im Allgemeinen gar nicht als Gutachter herangezogen, zum Teil deswegen, weil es damals nur wenige gab, zum Teil aber vor allem deswegen, weil die zu begutachtenden Opfer, auch wenn sie im Kindesoder Jugendalter von der Verfolgung betroffen waren, ja inzwischen erwachsen geworden waren. Heute sind sie zwischen 60 und 80 Jahre alt. Die Bedeutung von in der frühen oder späteren Kindheit erlittenen psychischen Traumen, insbesondere solchen von längerer Dauer, konnten – und können immer noch – Allgemeinpsychiater meist nicht erkennen und beurteilen (siehe auch von Baeyer et al. 1964).

Es ergeben sich daraus folgende grundsätzliche Feststellungen: Während Verfolgte, Juden wie auch Sinti und Roma, die als Jugendliche von der Verfolgung betroffen waren, im Wesentlichen die gleichen typischen Symptome wie die Erwachsenen zeigen, etwa Neigung zur Depression, Ängstlichkeit, Kontaktscheu und Reizbarkeit, Schlafstörungen mit Alpträumen und verschiedene chronische psychosomatische Störungen, wie vor allem Magen-Darm-Beschwerden oder Asthma, zeigen in der Kindheit Verfolgte vor allem die typischen Symptome einer Grundstörung, also Kontaktunfähigkeit bei gleichzeitiger Kontaktsuche mit schweren Störungen der sozialen Anpassung, außerdem aber auch psychosomatische Störungen.

Wenn ein Kleinkind im Versteck über lange Zeit praktisch ohne Kontaktmöglichkeit isoliert ist oder wenn ein älteres Kind langfristig unter ständiger Todesdrohung leben muss, dann prägen diese Grunderfahrungen, denen keine vorausgegangenen positiven Umwelterfahrungen gegenüber stehen, die ganze psychische und psychosoziale Entwicklung dieser Menschen. Ihr ganzes Leben ist dann gewissermaßen „verfolgungsbedingt" und nicht nur das einzelne Symptom, das als neurotisch klassifiziert ist.

Darüber hinaus brachte der langjährige Verlauf bei diesen Menschen neue Erfahrungen, die für die Beurteilung bestimmend sein müssen:

- Es besteht ein charakteristischer Symptomwechsel jeweils in Abhängigkeit von der sozialen Situation und dem Lebensalter; in diesen Fällen fehlen dann die sogenannten Brückensymptome. Deren Fehlen kann einen ursächlichen Zusammenhang jedoch keineswegs ausschließen.
- Wechsel von Kompensation und Dekompensation können Überwindungen der Verfolgungsschäden vortäuschen. Etwa im Alter des Klimateriums kommt es dann bei beiden Geschlechtern zur endgültigen Dekompensation und zum Erst- oder Wiederauftreten der vollen Symptomatik.
- Es gibt unterschiedliche Bewältigungsversuche. Häufig kommt es zunächst zu einer fast totalen Verdrängung der Erlebnisse, so dass auch anamnestisch vom Patienten fast gar nichts zu erfahren ist. Erinnertes wird oft eher positiv oder verharmlosend dargestellt. Es wird dann oft nur über körperliche Beschwerden berichtet und eine gleichzeitig bestehende psychische Störung, etwa eine Zwangsneurose, gar nicht erwähnt. Dem Grad der Verdrängung entspricht vielfach der Grad psychosomatischer Leiden. Bei den Sinti und Roma, die in einer festen Familientradition meist besser eingebunden sind, werden psychische Leiden, insbesondere die Depressionen, subjektiv gar nicht als Leiden infolge der Verfolgung angesehen, da es ja natürlich ist, deswegen depressiv zu sein – was im Grunde ja zutrifft. Dennoch besteht selbstverständlich ein Folgeschaden.

Kinderpsychiatrisch bedeutsam ist die Schädigung der dritten Generation, dadurch entstanden, dass die betroffenen Eltern wegen ihrer eigenen psychischen Folgeschäden gar nicht in der Lage waren, ihren Kindern Sicherheit, Geborgenheit und Geduld zu bieten. Diese Kinder verlassen dann sobald wie möglich das Elternhaus und lassen die Eltern in ihrer Depression allein zurück. Dies sind die stabileren Kinder, die Schädigungen bei sich selbst abwehren können. Die Schwächeren zeigen ihrerseits Symptome der Grundstörung. Aber dies ist regelmäßig nicht mehr Gegenstand der Begutachtung.

Die Bemessung der Schädigungsfolgen als Minderung der Erwerbsfähigkeit (MdE) ist sehr unbefriedigend, vor allem bei den schon in der Kindheit Geschädigten. Dazu werden psychische Schädigungen im Vergleich zu körperlichen Schäden in der Regel viel zu niedrig eingestuft. Tatsächlich sind diese viel eingreifender und nur unter großem Energieaufwand kompensierbar (Lempp 1996).

Die Erfahrungen bei der Beurteilung von Folgeschäden nach dem Holocaust stützen sich allerdings nur auf die Berichte und Befunde bei denjenigen, die Anträge gestellt haben. Wie andere Betroffene möglicherweise damit fertig geworden sind, darüber ist noch kaum etwas bekannt. Offenbar kann eine sofort eingeleitete Therapie, die oft nicht möglich ist, oder auch nur eine alsbaldige Aussprache oder eine ausführliche schriftliche Schilderung nachhaltig hilfreich sein.

Literatur

Baeyer W von, Häfner H, Kisker KP (1964) Psychiatrie der Verfolgten. Springer, Berlin

Lempp R (1996) Die Begutachtung der während der Kindheit und Jugend Verfolgten nach dem Bundesentschädigungsgesetz (BEG). Ein Erfahrungsbericht. In: Kisker KP, Bischof H (Hrsg) Koblenzer Handbuch des Entschädigungsrechts. Nomos Verlagsgesellschaft, Baden-Baden, S 198–221

Lempp R (2001) Lernen von den Überlebenden. Psychosozial 24. Nr 83, S 67–72

Lempp R (2003) Die Einschätzung einer verfolgungsbedingten Minderung der Erwerbsfähigkeit bei psychischen Störungen nach Verfolgung im Kindes- und Jugendalter. In: Rossberg A, Lansen J (Hrsg) Das Schweigen brechen. Lang Verlag, Frankfurt a. M., S 305–310

2.8 Gedanken zur Rechtsstellung des Kindes

Reinhart Lempp

Wer sich mit familien- und vormundschaftsrechtlichen Fragen befasst und sich als Kinder- und Jugendpsychiater als ein Anwalt der Kinder versteht, den befallen Unruhe und Sorge darüber, dass sich im Bürgerlichen Gesetzbuch, das gerade seinen 100. Geburtstag feierte, in der Rechtsstellung des Kindes seither kaum etwas geändert hat. Das Kind ist zwar Grundrechtsinhaber und im Grundgesetz steht nichts von einer Grundrechtsmündigkeit, ein Begriff, der außerhalb des Gesetzes von einigen Juristen gelegentlich benützt wird, um den offenbaren Widerspruch zwischen Grundgesetz und Rechtswirklichkeit der Kinder zu überbrücken. Dagegen müssten Kinder tatsächlich gemäß Art. 2 GG das Recht auf freie Entfaltung der Persönlichkeit, das Recht auf Leben und körperliche Unversehrtheit und Freiheit haben, ebenso wie nach Art. 5 GG die Meinungsfreiheit und nach Art. 11 GG das Recht der Freizügigkeit.

Es ist natürlich klar, dass sie diese Grundrechte als Kinder nicht allein wahrnehmen können und auch nicht wollen. Aber schon für Jugendliche zwischen 14 und 18 Jahren könnte es dazu Fragen geben. Es kann auch gar nicht darum gehen, sie dem nötigen Schutz zu entziehen. Aber es sollte vor allem den Eltern klar sein, dass sie über ihre Kinder nur eine geliehene Entscheidungsbefugnis haben und deren Grundrechte gewissermaßen nur treuhänderisch verwalten, dass ihnen ihre Kinder nicht „gehören", sondern nur „angehören", dass ihre Kinder selbständige Persönlichkeiten sind, und zwar vom ersten Lebenstag an. Dies sollte gesetzlich deutlicher gemacht werden.

Eine solche Verdeutlichung bedeutet keineswegs, wie vielfach befürchtet wird, eine Infragestellung der Familie und der Elternrechte und -pflichten. Dass die Jugendlichen wenigstens vom 14. Lebensjahr ab die Bekenntnisfreiheit wahrnehmen können, wird ja kaum bemerkt und selten einmal realisiert. Im Gegenteil, ein solches Bewusstsein der Eltern, nur der vorläufige Sachwalter ihrer Kinder zu sein, würde die Familie innerlich stabilisieren und die Kinder vor jeder Art von Machtmissbrauch schützen, weil auf diesem Bewusstseinsgrund ein ganz freiwilliger Zusammenhalt zwischen Eltern und Kinder erwachsen kann und die Familie mehr wäre als eine – aus der Sicht der Kinder, vor allem der Jugendlichen – allein aus der Sitte und der Macht der Eltern erzwungene Gemeinschaft.

§ 1626 Abs. 2 BGB bestimmt zwar, dass die Eltern bei Pflege und Erziehung die wachsende Fähigkeit und das wachsende Bedürfnis des Kindes zu selbständigem verantwortungsbewusstem Handeln berücksichtigen, dass sie mit dem Kind Fragen der elterlichen Sorge, soweit es nach dessen Entwicklungsstand angezeigt ist, besprechen und Einvernehmen anstreben, jedoch fehlt dabei eine Rechtsposition des Kindes, das dies alles gegebenenfalls auch einklagen kann. Es kann sich zwar jederzeit an das Jugendamt wenden, jedoch ist diese Schwelle – nicht ungewollt – viel zu hoch.

Die Problematik wurde beispielsweise am § 1631 Abs. 2 BGB deutlich, der lediglich entwürdigende Erziehungsmaßnahmen und Misshandlung als unzulässig erklärte; das Bundesparlament konnte sich lange nicht durchringen, entsprechend einem Vorschlag des Justizministeriums, auch ausdrücklich die körperliche Züchtigung zu untersagen, was in anderen Staaten schon eine Selbstverständlichkeit ist. Die Hoffnung hat sich erfüllt, dass es zu einem grundsätzlichen Verbot körperlicher Züchtigung kommt. Dennoch legt die lange Verzögerung dieser Bemühungen den sehr begründeten Verdacht nahe, dass es vielen Erwachsenen um den Erhalt ihrer Macht geht und dass sie mit einem schlechten Gewissen ihren Kindern gegenüber fürchten, sie könnten sich diesen gegenüber nicht mehr durchsetzen und müssten sich gegebenenfalls vor ihnen rechtfertigen.

Im Scheidungsrecht fällt das Fehlen eines eigenen Kindesrechts immer wieder auf. So denkt niemand daran, dass die Ehe, ein privilegierter Vertrag zwischen Mann und Frau, eigentlich, wenn diese mit einem Kind eine Familie bilden, ein Vertrag zwischen drei oder mehr Parteien geworden ist und nicht ohne rechtliche Beteiligung der übrigen Vertragspartner gelöst werden können sollte. Sich streitende Eltern sind nämlich regelmäßig nicht in der Lage, die Wünsche und Bedürfnisse ihrer Kinder zu bedenken. Vielmehr setzen sie diese mit ihren eigenen Wünschen stillschweigend – oft gutgläubig – gleich.

Erst in letzter Zeit ist der „Anwalt des Kindes" zunehmend ins Gespräch gekommen, wie er etwa in Großbritannien als „gardian ad littem" tätig ist (Salgo 1996). Obgleich dieser in vielen Scheidungsverfahren im Grunde nicht nötig ist und oft das Verfahren nur verzögert, so muss doch grundsätzlich wahrgenonmmen werden, dass durch eine Scheidung das Recht des Kindes massiv und existentiell betroffen ist, das Kind als Betroffenes dabei aber gar nicht erkannt wird. Das neue Kindschaftsrechtsreformgesetz bedeutet gegenüber dem alten Familienrecht eher einen Rückschritt, was das Recht des von Trennung und Scheidung betroffenen Kindes anbelangt. So ist bei dem nun automatischen Fortbestand des gemeinsamen Sorgerechts auch dauernd getrennt lebender Eltern eine unmittelbare Beteiligung der betroffenen Kinder nicht mehr vorgesehen, was dem auch von der Bundesregierung anerkannten UN-Übereinkommen über die Rechte des Kindes widerspricht. Auch gegen einen Antrag eines Elternteils auf die Alleinübertragung des Sorgerechts hat nach § 1671 Abs. 2 BGB nur ein über 14 Jahre altes Kind ein Recht zu widersprechen, und selbst dies hat nur die Überprüfung des Antrages im Hinblick auf das Kindeswohl zur Folge. Dabei wäre es gerade bei kleineren Kindern in dieser Situation wichtig, ihre emotionalen Bindungen in Erfahrung zu bringen und zu berücksichtigen (siehe Kap. 2.2, S. 47).

Nach dem § 1684 BGB hat jetzt auch das Kind ein Recht auf den Umgang mit jedem Elternteil. Das ist ein Fortschritt, denn die Aufrechterhaltung einer Beziehung zwischen Kind und beiden Elternteilen ist für das Kind ungleich bedeutungsvoller und für seine psychische Entwicklung wichtiger als für den Elternteil. Allerdings enthält der neue § 1684 BGB keine Regelung, in welcher Weise die Kinder in die Entscheidungen über das Umgangsrecht einbezogen werden. Immerhin ist es erst 1980 mühsam und gegen anhaltenden Widerstand nach 17 Jahren schließlich gelungen, dass ein Kind im Scheidungs- und anderen es unmittelbar betreffenden Verfahren wenigstens durch den Familien- oder Vormundschaftsrichter gemäß § 50 b FGG anzuhören ist. Ein einklagbares Recht darauf hat es dennoch nicht.

Der vielverwendete Begriff „Wohl des Kindes" reicht nicht aus, dieses zu sichern, solange das Wohl erst auf die Initiative von Erwachsenen hin überprüft wird. In aller Regel sprechen die Eltern rechtlich für ihre Kinder, wobei immer offen bleibt, ob sie für ihre Kinder im Sinne von *anstelle* der Kinder oder im Sinne von *im Interesse* der Kinder sprechen. Bei intakten Familien bedarf es einer Diskussion darüber kaum, wohl aber in allen Fällen, in welchen es zu familienrechtlichen Verfahren kommt. Dann sind die meisten Eltern nicht mehr vorbehaltlos dazu fähig, im Interesse ihrer Kinder und schon gar nicht an ihrer Stelle zu sprechen und zu handeln, weil sie ihre eigene Sicht der Problematik unbewusst auf ihre Kinder projizieren. Der Widerstand gegen ein eigenes Kindesrecht wird damit begründet, dass befürchtet wird, die familiäre Hierarchie könnte zerstört werden.

Abgesehen davon, dass eine innerfamiliäre Beziehung nicht auf hierarchischen Verhältnissen begründet sein sollte, sondern auf gegenseitige Anerkennung, ist es ein Irrtum zu meinen, eine Familie könne dadurch gestört oder gar zerstört werden, dass ein Kind sich auf seine Rechte berufen könne. Erst wenn eine Familie bereits erheblich gestört ist, wird ein Kind sich um seine Rechte – direkt oder mit Hilfe von dafür einzurichtenden Anlaufstellen – bemühen. Dann aber ist dies auch notwendig, denn gerade in einer gestörten Familie bedarf es diesen Rechtsschutz in besonderem Maße.

In einzelnen Bereichen in Frankreich bieten die Anwaltskammern unentgeltliche Sprechstunden für Kinder und Jugendliche an, und in Österreich gibt es die Institution eines weisungsunabhängigen Kinder- und Jugendanwalts in jedem Land.

Dass derjenige Elternteil im Streit um das Kind, der auf das Kind verzichtet, manchmal mehr für das Wohl des Kindes tut, als der, der darauf besteht, erfuhr schon die Mutter beim Urteil des Königs Salomon.

Literatur

Salgo, Ludwig (1996) Der Anwalt des Kindes. Die Vertretung von Kindern in zivilrechtlichen Kinderschutzverfahren – eine vergleichende Studie, 2. Aufl. Suhrkamp, Frankfurt am Main

3 Gutachten im Sozial- und Verwaltungsrecht

3.1 Gutachten im Sozialrecht (insbesondere KJHG)

JÖRG MICHAEL FEGERT

3.1.1 Eingliederungshilfe

Vorbemerkung und gesetzliche Bestimmungen

Durch die Kriegsfolgen war in der sozialhistorischen Entwicklung der noch jungen Bundesrepublik primär eine Bereitschaft entstanden, Kriegsversehrte und Kriegsopfer sozial zu versorgen. Später entwickelte sich im Sozialrecht für alle von der Ausgliederung aus dem gesellschaftlichen Prozess bedrohten Menschen das Instrument der „Eingliederungshilfe", welches schließlich auch zur Gleichstellung der Menschen mit schweren chronifizierten psychischen Störungen und Menschen mit Körperbehinderungen und geistiger Behinderung im Rahmen des Bundessozialhilfegesetzes führte. Trotz der Kritik an den Behinderungsbegriffen ist das sozialrechtliche Konstrukt des in diesem Rahmen neu entstandenen Begriffs *„seelische Behinderung"* positiv zu bewerten und stellt einen progressiven Impuls des Gesetzgebers zur Integration von Menschen mit psychischen Störungen in die Gesellschaft dar (Fegert 1994). Seelische Behinderung ist keine ärztliche Diagnose, vielmehr meint der Begriff die sozialrechtlich relevante Feststellung, dass ein Mensch aufgrund einer psychischen Störung oder Erkrankung an seiner Teilnahme am gesellschaftlichen Prozess, d.h. an seiner Eingliederung, behindert wird. Wie Artikel 1 Abs. 3 GG bestimmt, darf niemand wegen einer solchen Behinderung benachteiligt werden. Dass die verfassungsmäßigen Grundrechte auch direkt für Kinder gelten, ist heute unumstritten (Salgo 1995).

Specht präzisiert: „Behinderung ist ein Vorgang und kein Persönlichkeitsmerkmal, deswegen kann man eine Behinderung nicht haben. Es kann eine Person lediglich behindert werden. Dabei handelt es sich bei den behindernden Umständen und Bedingungen vor allem um Wechselwirkungen zwischen bestimmten Schwächen und Störungen einerseits und sozialen Umständen der Entwicklung, des Lernens und der Lebensgestaltung andererseits."

In Thesenform zusammengefasst heißt das: „Behinderung bedeutet nicht Beschaffenheit oder Merkmal einer Person, Behinderung ist ein Vorgang, dem Wechselwirkungen zwischen bestimmten Beeinträchtigungen und äußeren, vor allem sozialen Umständen zugrunde liegen." (Specht 1995, S. 345). Lempp (1994) unterscheidet drei Ebenen der Feststellung einer Behinderung:

■ die objektive Ebene, auf welcher versucht werde, durch einen möglichst objektiven Befund und einen möglichen messbaren Vergleich mit anderen Behinderungen das Ausmaß der Beeinträchtigung bei der Lebensbewältigung festzustellen. Als Beispiel nennt er die Feststellung einer Minderung der Erwerbsfähigkeit (heute Grad der Behinderung; Fegert 1996). Er resümiert allerdings, dass die objektive Feststellung einer Behinderung eine ziemlich willkürliche Setzung sei.

■ Als zweites Kriterium nennt er das Ausmaß der durch diese Behinderung bedingten Beziehungsstörungen zwischen dem betroffenen Menschen und seinen Mitmenschen. Er nennt dies die intersubjektive Seite einer Behinderung.

■ Weiterhin beschreibt er die subjektive Seite der Behinderung, indem er darlegt, dass es für den Betroffenen ganz entscheidend sei, inwieweit er sich selbst als behindert empfindet oder nicht. Charakteristisch für die Behinderung sei Chronizität als Maßstab zur Abgrenzung gegenüber akuten Erkrankungen.

Durch die Einführung des SGB IX (Rehabilitation und Teilhabe behinderter Menschen) vom 19. Juni 2001 wurde zum ersten Mal in der Bundesrepublik eine einheitliche Behinderungsdefinition für das Sozialrecht vorgeschlagen:

> ■ Nach § 2 Abs. 1 SGB IX sind Menschen behindert, *„wenn ihre körperliche Funktion, geistige Fähigkeit oder seelische Gesundheit mit hoher Wahrscheinlichkeit länger als sechs Monate von dem für das Lebensalter typischen Zustand abweicht und daher ihre Teilhabe am Leben in der Gesellschaft beeinträchtigt ist. Sie sind von Behinderung bedroht, wenn die Beeinträchtigung zu erwarten ist.“*

Schon § 1 SGB IX unterstreicht die wenigstens teilweise Abkehr von der bisherigen Defizitorientierung, indem Selbstbestimmung und Teilhabe am Leben in der Gesellschaft ins Zentrum gestellt werden. Allerdings bestehen berechtigte Zweifel, ob entgegen der vom Gesetzgeber verkündeten Programmatik den besonderen Bedürfnissen Behinderter und von Behinderung bedrohter Frauen und Kinder hier speziell Rechnung getragen wird, da der Bereich der Wiedereingliederung in den Arbeitsprozess doch dieses Gesetzeswerk zentral dominiert (Fegert 1999, 2000, 2001, Wiesner 2001, Fegert u. Wiesner SGB VIII Randnummer N 1 bis 7 vor 35a, 2002). Diese neuen Begrifflichkeiten stützen sich stark auf die überarbeitete Klassifikation von Behinderungen der Weltgesundheitsorganisation, d. h. auf die ICIDH-2. Der Begriff ICIDH stammt noch von der ersten Fassung dieses Klassifikationsschemas und bedeutet *International Classification of Impairment, Disabilities and Handicaps*. Diese Begriffe werden nun aufgegeben, wobei die Abkürzung aber bleibt. Die WHO spricht jetzt von einer *International Classification of Functioning and Disability*. Zentral dabei ist die Abkehr von der alleinigen Defizitorientierung und eine Hinwendung zu einem Funktions- und Partizipationsmodell. Partizipation oder Teilhabe wird hier unterteilt in Teilhabe an der eigenen Alltagsbewältigung, Teilhabe in Verbindung mit Bewegungsfreiheit, Teilhabe am Austausch von Informationen, Teilhabe in sozialen Beziehungen, Teilhabe im häuslichen Leben bei der Unterstützung anderer, Teilhabe an Bildung, Teilhabe an Arbeit und Beschäftigung, Teilhabe am wirtschaftlichen Leben, Teilhabe in der Gemeinde und im sozialen wie bürgerlichen Leben. Beeinträchtigungen bei der Teilhabe sind Probleme, die ein Individuum bei der Eingliederung in die Gesellschaft beeinträchtigen. Insofern ist das neue Teilhabekonstrukt sehr gut mit den früheren Überlegungen der Eingliederungshilfe aus dem BSHG vereinbar. Die WHO schlägt für den Grad der Beeinträchtigung eine generelle Skala vor:

- 0%:   keine Beeinträchtigung
- 1–4%:   vernachlässigbare Beeinträchtigung
- 5–24%:   leichte Beeinträchtigung
- 25–49%:   moderate Beeinträchtigung
- 50–95%:   schwere Beeinträchtigung
- 96–100%:   komplette Beeinträchtigung

Definiert werden nach der Logik der ICIDH-2 Barrieren und Hinderungsgründe, die Kinder und Jugendliche von der Teilhabe am gesellschaftlichen Leben abhalten. Dies ist zentral nun auch für die Hilfeplanung nach § 36.3 SGB VIII. Gerade bei Kindern, denen eine seelische Behinderung droht oder die seelisch behindert sind, sollten solche Ausschlussgründe genau definiert werden, um dann entsprechende Faszilitatoren, d.h. Hilfsmittel zur Erleichterung, in der Diktion der WHO zu beschreiben. Ziel der Sozialleistungen ist also die Förderung der Teilhabe an der Gesellschaft, unterstützt auch durch den Einsatz spezifischer Faszilitatoren, die aus dem ganzen bisher schon bekannten Repertoire ambulanter und stationärer Hilfen im Rahmen der Eingliederungshilfe bestehen können.

Während ursprünglich auch für Kinder und Jugendliche alle Ansprüche auf Eingliederungshilfe im Bundessozialhilfegesetz im § 39 BSHG garantiert waren, war es Ziel des Gesetzgebers zu Anfang der 90er Jahre, zunächst durch eine Bestandwahrungsklausel im Kinder- und Jugendhilfegesetz (der damalige § 27 Abs. 4 KJHG) solche Hilfen für sogenannte seelisch behinderte Kinder und Jugendliche auch nach Einführung des KJHG zu ermöglichen. Bei der ersten Reparaturnovelle des KJHG wurde dann die „große Lösung", d.h. die Eingliederung aller Behindertenpersonenkreise im Kindes- und Jugendalter in die Zuständigkeit der Jugendhilfe angestrebt. Die kinderpsychiatrischen Fachverbände und verschiedene Einzelautoren hatten sich aus fachlicher Sicht wiederholt für diese große Lösung ausgesprochen. Eine historische Übersicht und Wertung dazu findet sich bei Fegert (1996).

Allerdings kam es im Gesetzgebungsverfahren zur „kleinen Lösung". Dies bedeutete, dass die Rechtsansprüche auf Eingliederungshilfe körperlich und geistig behinderter junger Menschen im Zuständigkeitsbereich des BSHG blieben, während durch den neugeschaffenen § 35 a die Jugendhilfe für Leistungen der Eingliederungshilfe bei seelisch behinderten oder von seelischer Behinderung bedrohten Menschen zuständig wurde. Diese vom Gesetzgeber gewählte Grenzziehung setzt im Prinzip eine scharfe Trennung der Behinderungsbegriffe und eine Ausschließlichkeit von Störungsbildern voraus, die in der Natur nicht gegeben ist. Vielmehr gibt es Mehrfachbehinderungen; so ist z.B. beim Krankheitsbild des Autismus (Lempp 1994, Fegert 1994) häufig sowohl die psychische Störung als auch eine intellektuelle Behinderung für die soziale Beeinträchtigung konstitutiv. Durch diese sogenannte kleine Lösung entstanden aus fachlicher Sicht kaum entscheidbare Abgrenzungsprobleme, die bei der Begutachtung bzw. bei ärztlichen Stellungnahmen zum Hilfeplanungsprozess zum Wohle der Klienten berücksichtigt werden müssen, damit nicht wegen unterschiedlicher Kostenzuständigkeiten die Anspruchträger zwischen Sozialhilfe- und Jugendhilfeträgern hin und her geschickt werden. In diesem Zusammenhang ist es wichtig, die betroffenen Jugendlichen und die sorgeberechtigten Erwachsenen darauf hinzuweisen, die Beantragung ihrer Rechtsansprüche auf Eingliederungshilfe schriftlich vorzunehmen. In diesem Fall können sie sich bei Zuständigkeitsstreitigkeiten zwischen den Behörden auf den § 43 SGB I beziehen, welcher regelt, dass der zuerst angegangene Leistungsträger vorläufig Leistungen zu erbringen hat, wenn der Berechtigte es beantragt.

In § 43 Abs. 1 SGB I heißt es:
„Besteht ein Anspruch auf Sozialleistungen und ist zwischen mehreren Leistungsträgern streitig, wer zur Leistung verpflichtet ist, kann der unter ihnen zuerst angegangene Leistungsträger vorläufig Leistungen erbringen, deren Umfang er nach pflichtgemäßem Ermessen bestimmt. Er hat Leistungen nach Satz 1 zu erbringen, wenn der Berechtigte es beantragt, die vorläufigen Leistungen beginnen spätestens nach Ablauf eines Kalendermonats nach Eingang des Antrags."

Im neuen Sozialgesetzbuch IX wird auch ausführlich zur Zuständigkeitsklärung zwischen einzelnen sogenannten Rehabilitationsträgern Stellung genommen. § 14 SGB IX legt fest, dass ein vom Rechtsanspruchinhaber angegangener Träger innerhalb von zwei Wochen nach Eingang des Antrags feststellen muss, ob er nach dem für ihn geltenden Leistungsgesetz, hier also nach dem SGB VIII, dem KJHG, für die Leistung zuständig ist. Bei der Feststellung der Nichtzuständigkeit hat der Kostenträger unverzüglich den Antrag an den nach seiner Auffassung zuständigen Rehabilitationsträger weiterzuleiten. Die eben genannten Fristen gelten dann auch für den Träger, an den nun die Fragestellung weitergeleitet wurde. Dies gilt also auch, wenn z.B. die Krankenkasse nach den Grundsätzen des V. Buchs des Sozialgesetzbuchs ihre Zuständigkeit geprüft hat, einen ablehnenden Bescheid ergehen lässt und auf das Jugendamt verweist. Für den Gutachter relevant ist die Tatsache, dass er hier auch ausdrücklich Erwähnung findet.

„Ist für die Feststellung des Rehabilitationsbedarfs ein Gutachten erforderlich, wird die Entscheidung innerhalb von zwei Wochen nach Vorliegen des Gutachtens getroffen."

§ 14 Abs. 5 SGB IX lautet:
„Der Rehabilitationsträger stellt sicher, dass er Sachverständige beauftragen kann, bei denen Zugangs- und Kommunikationsbarrieren nicht bestehen. Ist für die Feststellung des Rehabilitationsbedarfs ein Gutachten erforderlich, beauftragt der Rehabilitationsträger unverzüglich einen geeigneten Sachverständigen. Er benennt dem Leistungsberechtigten in der Regel drei möglichst wohnortnahe Sachverständige unter Berücksichtigung bestehender sozialmedizinischer Dienste. Haben sich Leistungsberechtigte für einen benannten Sachverständigen entschieden, wird dem Wunsch Rechnung getragen. Der Sachverständige nimmt eine umfassende sozialmedizinische, bei Bedarf auch psychologische Begutachtung vor und erstellt das Gutachten innerhalb von zwei Wochen. Die in dem Gutachten getroffenen Feststellungen zum Rehabilitationsbedarf werden den Entscheidungen der Rehabilitationsträger zugrunde gelegt. Die gesetzlichen Aufgaben der Gesundheitsämter bleiben unberührt."

Auch wenn durch diese Feststellungen die Eilbedürftigkeit der fachärztlichen Stellungnahme zur Hilfeplanung unterstrichen wird, darf nicht übersehen werden, dass z. B. in § 15 SGB IX gerade das Sozialamt und das Jugendamt bei der Möglichkeit der Selbstbeschaffung von Leistungen als Reaktion der Betroffenen auf Nichttätigwerden eines Rehabilitationsträgers ausgenommen worden sind. Erst die Praxis wird zeigen, ob die neuen Regelungen wirklich zu einer Beschleunigung der Bearbeitung führen werden und ob die einzurichtenden Servicestellen (§§ 22, 23 SGB IX) tatsächlich zur Beratung und Unterstützung Behinderter und von Behinderung bedrohter Kinder und Jugendlicher und ihrer Familien geeignet sein werden. Diese Servicestellen sollen gerade in den Streitfällen vermitteln. Das bedingt auch, dass besonders qualifiziertes Personal mit breiteren Fachkenntnissen hier tätig wird. Leider führte die vom Autor im Gesetzgebungsverfahren wiederholt geäußerte Anregung, spezifische Servicestellen für Kinder und Jugendliche bei den Jugendämtern einzurichten, zwar immerhin zu einer Bundesratsstellungnahme (Nr. 21 der Stellungnahme des Bundesrates, Bundesratsdrucksache 49/01), wurde aber vom Bundestag nicht aufgegriffen. Insofern bleibt zunächst einmal festzuhalten, dass erst die Praxis zeigen wird, ob durch das SGB IX eine bessere Koordination von Hilfen gerade bei mehrfach behinderten Kindern und Jugendlichen möglich sein wird. Durch die Tatsache, dass der Gesetzgeber die Systemsprünge, welche durch die sogenannte „kleine Lösung" entstanden waren, aufrechterhalten hat, steht zu befürchten, dass die Betroffenen trotz der strafferen Zuständigkeitsregelungen zwischen den Trägern auch weiterhin hin und her geschoben werden. Dennoch sollte gerade auch der fachärztliche Gutachter, der hier entscheidende Stellungnahmen abliefert, wissen, dass die Jugendhilfe in ihrer Funktion als Reha-Träger, d. h. bei Hilfen nach § 35 a, sich nicht auf ihre Nachrangigkeit berufen kann, sondern wie die anderen Rehabilitationsträger auch durch die hier präzisierten Fristen gebunden ist. Nur wenn Leistungen nach § 35 a SGB VIII grundsätzlich nicht in Frage kommen, kann sich die Jugendhilfe völlig heraushalten. Die Klärung, ob Kinder und Jugendliche einen Rechtsanspruch auf Hilfen haben, hängt aber zunächst von der Klärung der Eingangskriterien im Satz 1 der Norm ab (siehe unten). Diese ist, so hat es der Gesetzgeber noch einmal klar herausgestrichen, mehr denn je Sache des Arztes oder eventuell des approbierten psychologischen Psychotherapeuten. Insofern dürfte es dem Kostenträger Jugendhilfe schwer fallen, sich den verfahrensrechtlichen Regelungen nach SGB IX zu entziehen, sofern eine ärztliche Stellungnahme zu § 35 a SGB VIII vorliegt. Für den Arzt bedeutet dies aber auch umgekehrt, dass für die Bearbeitung solcher Stellungnahmen oder Gutachten die im SGB IX genannten Fristen Anwendung finden (Fegert u. Wiesner, Randziffer N 7 zu § 35 a). Insofern drängt sich eine sehr systematische Feststellung der Anspruchsgrundlagen, z. B. mit einem Formblatt, auf, da ausführliche frei formulierte Gutachten kaum je in dieser Frist erstellt werden können (siehe unten).

Drohende seelische Behinderung, seelische Behinderung (§ 35 a KJHG)

▪ **Definition:** Seelische Behinderung droht einem Kind oder Jugendlichen oder muss bei einem Kind oder Jugendlichen festgestellt werden, wenn als Folge von diagnostizierbaren psychischen Störungen soziale Beziehungen, Handlungskompetenzen, insbesondere die schulische und spätere berufliche Integration, gestört oder gefährdet sind.

Im Gegensatz zu den Hilfen nach § 27 ff. SGB VIII, wo die Eltern Rechtsanspruchträger für die Hilfen zur Erziehung sind, sind im Rahmen des § 35 a SGB VIII Kinder und Jugendliche selbst Träger des Rechtsanspruchs. Kollidieren z. B. bei jugendlichen Patienten Eltern- und Kindesinteressen bei der Planung einer Eingliederungshilfe, ist insofern die Antragstellung durch Jugendliche ab dem 15. Lebensjahr grundsätzlich möglich und kann bei stärkeren Interessenskonflikten vor allem bei jüngeren Kindern auch durch das im Kindschaftsrechtsreformgesetz neugeschaffene Instrument des Verfahrenspflegers unterstützt werden (Fegert 1998).
Alle Legaldefinitionen der Behinderungsformen sind nach Wiesner (1996) in der Eingliederungshilfeverordnung (Verordnung nach § 47 BSHG) zweigliedrig aufgebaut. Der erste Teil beschreibt dabei die individuelle Beeinträchtigung, d. h. hier die zugrunde liegende psychische Störung. Die

zweite Konstituente ist die Tatsache, dass aufgrund dieser Störung die Fähigkeit zur Eingliederung in die Gesellschaft erheblich beeinträchtigt sein muss. Hieraus ergibt sich der Behinderungsbegriff. Es wird deutlich, dass eine Kausalitätsbeziehung zwischen einem sozialen Handicap und einer zugrunde liegenden psychischen Störung formuliert wird. Dies bedeutet für die Begutachtung, dass nicht allein die ärztliche Diagnose einer seelischen Störung und auch nicht allein die z.B. (sozial-)pädagogische oder ärztliche oder psychiatrische oder elterliche Feststellung der erheblichen Beeinträchtigung der Fähigkeit zur Eingliederung in die Gesellschaft für die Feststellung einer seelischen Behinderung ausreicht, vielmehr muss die Beeinträchtigung Folge der seelischen Störung sein. Und umgekehrt muss eine diagnostizierbare seelische Störung auch nachweisliche soziale Beeinträchtigungen zur Folge haben, damit in diesem Zusammenhang von seelischer Behinderung gesprochen werden kann. Dies bedeutet, dass bei der Begutachtung nach § 35 a im Einzelfall zwei Feststellungen getroffen werden müssen:

▪ die Festellung, ob eine psychische Störung vorliegt und
▪ die Festellung, ob aus dieser psychischen Störung ein soziales Handicap, eine Behinderung der Eingliederung kausal resultiert.

Der Gesetzgeber hat nun bei der Neuformulierung des § 35 a diese Zweigliedrigkeit explizit gemacht. Die geänderte Fassung des Absatz 1 des § 35 a lautet nun:

„Kinder und Jugendliche haben Anspruch auf Eingliederungshilfe, wenn
1. ihre seelische Gesundheit mit hoher Wahrscheinlichkeit länger als sechs Monate von dem für ihr Lebensalter typischen Zustand abweicht und
2. daher ihre Teilhabe am Leben in der Gesellschaft beeinträchtigt ist oder eine solche Beeinträchtigung zu erwarten ist."

Der Satz 2 bleibt weitgehend ungeändert. Das hier neu eingeführte 6-Monats-Kriterium muss vom Gutachter beachtet werden, es entspricht der oben geschilderten Behinderungsdefinition im § 2 SGB IX. Ein Blick in die Gesetzesmaterialien macht die Intention des Gesetzgebers durch seine Begründung der Änderung deutlich:

„Mit der Neuformulierung wird der Leistungstatbestand an die Terminologie des IX. Buches, insbesondere den dortigen Begriff der Behinderung, angepasst (§ 2). Durch die systematische Aufteilung der Leistungselemente in zwei Nummern (Abs. 1) wird die bereits in § 2 des IX. Buches vorgegebene Zweigliedrigkeit des Behindertenbegriffs und die daraus resultierende Kooperationsverpflichtung von Ärzten und pädagogischen Fachkräften im Jugendamt bei der Feststellung einer (drohenden) seelischen Behinderung verdeutlicht. Die Abweichungen nach Abs. 1 Nr. 1 ist aufgrund der Diagnose eines Arztes, der über besondere Erfahrungen in der Eingliederungshilfe für seelisch behinderte Kinder und Jugendliche verfügt, nach den in § 301 Abs. 2

Satz 1 V. Buch genannten Kriterien festzustellen. Der Bedarf an Leistungen bei einer (drohenden) Beeinträchtigung der Teilhabe am Leben in der Gesellschaft (Abs. 1 Nr. 2) wird vom Jugendamt nach Maßgabe des § 36 festgestellt."

Mit der Neuformulierung ist auch eine deutliche Zuständigkeitsklärung erfolgt. Conditio sine qua non für die Begründung eines Rechtsanspruchs ist die Feststellung des abweichenden Zustands nach Abs. 1 Nr. 1 durch einen Arzt. Hier wird das eindeutige fachliche Feststellungsprivileg vom Gesetzgeber unterstrichen. Neu eingeführt wird gleichzeitig der Bezug auf die im Bereich der Krankenversicherung üblichen Klassifikationsschemata derzeit auf die ICD-10. Denn dieses verbirgt sich hinter den in der Formulierung § 301 Abs. 2 Satz 1 V. Buch genannten Kriterien. Es muss deshalb bei der Beschreibung der Voraussetzung für § 35a nicht mehr auf die veralteten Kategorien im § 3 der Eingliederungshilfeverordnung Bezug genommen werden, sondern es kann nun direkt vom Arzt in Bezug auf die Diagnostik im Krankenversicherungswesen wie in Bezug auf die Hilfeplanung die gleiche Sprache gesprochen werden. Die Feststellung der geeigneten und notwendigen Leistungen erfolgt dann nach § 36 Abs. 3 unter Federführung des Jugendamtes, wobei aber die Einbeziehung des Arztes hier eine notwendige Voraussetzung ist. Diese Änderungen, die der Gesetzgeber vorgenommen hat, decken sich sehr gut auch mit dem Tenor der gängigen Rechtssprechung, insbesondere dem Urteil des Bundesverwaltungsgerichts vom 26.11. 1998 (Az. 5 C 38.97 bezugnehmend auf das Urteil des Verwaltungsgerichts Baden-Württemberg vom 4. 11. 1997, Az. 951462/96). Dort wird ausgeführt, dass „seelische Störungen (allein...noch nicht für die Annahme einer seelischen Behinderung genügen)". Hinzukommen muss, dass die seelische Störung nach Breite, Tiefe und Dauer so intensiv sind, dass sie die Fähigkeiten zur Eingliederung in die Gesellschaft beeinträchtigen. Grundlage für das Verfahren war die Auseinandersetzung über die Leistungserbringung bei einer Schulphobie. Hierzu stellt das Bundesverwaltungsgericht fest:

„Danach ist es rechtlich nicht zu beanstanden, wenn...als behinderungsrelevante seelische Störungen die auf Versagensängsten beruhende Schulphobie, die totale Schul- und Lernverweigerung, der Rückzug aus dem sozialen Kontakt und Vereinzelung in der Schule angeführt werden."

Im gleichen Urteil wird ausgeführt, dass eine seelische Behinderung drohe, wenn nach allgemeinärztlicher Erkenntnis mit hoher Wahrscheinlichkeit, *„d. h. mit einer Wahrscheinlichkeit von wesentlich mehr als 50%"*, der Eintritt der seelischen Behinderung zu erwarten ist. Für den kinder- und jugendpsychiatrischen Gutachter, der hier eventuell prognostisch nach Wahrscheinlichkeiten gefragt werden kann, ist vor allem der Bezug des Gerichts auf die Grenzziehung gegenüber dem Zufall wesentlich. Während im Strafrecht extrem hohe Wahrscheinlichkeiten im Sinne einer Sicherheit verlangt werden und damit die Orientierung quasi bei der 100-%-Marke liegt, da sonst in dubio pro reo entschieden werden muss, wird hier eine deutlich überzufällige Erwartung verlangt. Die Wahrscheinlichkeit von 50% entspräche dem Zufall. Eine Wahrscheinlichkeit von wesentlich mehr als 50% bedeutet also, dass eine Beeinträchtigung der Teilhabe mit einer deutlich mehr als zufälligen Wahrscheinlichkeit zu erwarten ist. Es geht aber nicht um eine z.B. mindestens 90%ige oder 95%ige prognostische Sicherheit.

Feststellung des Arztes in Bezug auf die Abweichung der seelischen Gesundheit

Nach § 3 Eingliederungshilfeverordnung zählten zu den seelischen Behinderungen
- körperlich nicht begründbare Psychosen,
- seelische Störungen als Folge von Krankheiten oder Verletzungen des Gehirns, von Anfallsleiden und von anderen Krankheiten oder körperlichen Beeinträchtigungen,
- Suchtkrankheiten,
- Neurosen und Persönlichkeitsstörungen.

Diese Formulierungen entstammten dem (erwachsenen) psychiatrischen Sprachgebrauch der 50er und 60er Jahre und sind heute deshalb generell auslegungsbedürftig. Insofern sind nach Harnach-Beck (1996) „divergierende Auslegungen vorprogrammiert". Schon allein aufgrund der notwendigen Entsprechungen der Entscheidungskriterien einzelner Leistungsträger zwischen SGB V und SGB VIII empfahl sich die Bezugnahme auf die Klassifikation nach ICD-10 (Fegert 1994, Harnach-Beck 1996, Specht 1995, Stellungnahme der Fachgesellschaft Kinder- und Jugendpsychiatrie 1995, Wiesner et al. 1995). Specht (1995, S. 446–447) formuliert: „Maßgeblich kann heute nur die internationale Klassifikation psychischer Störungen nach ICD-10 (1991) sein. Sie berücksichtigt insbesondere auch Entwicklungsgesichtspunkte sowie die altersgebundenen psychischen Störungen des Kindes- und Jugendalters". Darüber hinaus beziehen für die Kinder- und Jugendpsychiatrie multiaxiale diagnostische Ordnungssysteme auch die sozialen Umstände und Belastungen mit eigenen Kategorien ein (Remschmidt und Schmidt 1994).

Der Gesetzgeber hat sich nun dieser lange aus der Kinder- und Jugendpsychiatrie vorgetragenen sachlichen Empfehlung angeschlossen, indem er in der Regierungsbegründung auf den § 301 Abs. 2 Satz 1 SGB V verweist (Bundestagsdrucksache 14/50 74, S. 121). Damit wird Bezug genommen auf den vierstelligen Schlüssel der Internationalen Klassifikation der Krankheiten in der jeweiligen vom Deutschen Institut für Medizinische Dokumentation und Information im Auftrag des Bundesministeriums für Gesundheit herausgegebenen deutschen Fassung, d.h. derzeit die deutsche Version der ICD-10.

Die Feststellung und Klassifizierung psychischer Störungen kann nur durch Ärztinnen/Ärzte erfolgen, die sich während ihrer Weiterbildung die erforderlichen Kenntnisse und Erfahrungen in der Diagnostik und Behandlung bei Kindern und Jugendlichen mit psychischen Störungen angeeignet haben. Das sind insbesondere Fachärztinnen/Fachärzte für Kinder- und Jugendpsychiatrie und Psychotherapie. Es geht nämlich nicht nur darum, psychische Störungen zu erkennen und sie zutreffend voneinander zu unterscheiden, sondern ebenso darum, die dadurch bedingten Einschränkungen zu beurteilen, die Risiken des weiteren Verlaufs zu kennen und die Einflüsse ungünstiger und günstiger psychosozialer Umstände auf den Verlauf und die Entwicklung insgesamt abzuschätzen.

In diesem Sinne würden unter die frühere Kategorie der körperlich nicht begründbaren Psychosen heute Schizophrenien, schizotype und wahnhafte Störungen (Kap. F2) sowie einige der affektiven Störungen (Kap. F3 der ICD-10) gefasst werden. Seelische Störungen als Folge von Krankheiten und Verletzungen des Gehirns, von Anfallsleiden und von anderen Krankheiten oder körperlichen Beeinträchtigungen sind heute in Kap. F06 und F07 z. B. als Psychosyndrom nach Schädelhirntraumata beschrieben. Diese Störungsbilder bringen Abgrenzungsprobleme mit sich, da neben den psychischen Folgen bleibende neurologische Funktionsstörungen resultieren können. Insofern kann hier eine Konkurrenz zu Maßnahmen nach § 39 BSHG auftreten, die je nach Landesausführungsgesetz bzw. -ausführungsbestimmungen unterschiedlich gehandhabt wird.

Obwohl auch heute von der Jugendhilfe noch weitgehend ignoriert, ist die Zuständigkeit bei Suchtkrankheiten eindeutig. Die Störungen durch Opioide, Cannabioide, Sedativa, Hypnotika, Kokain, Stimulanzien, halluzinogene Lösungsmittel und andere psychotrope Substanzen werden im Kap. F1 „Psychische und Verhaltensstörungen durch psychotrope Substanzen" der ICD-10 beschrieben.

§ 5 SGB IX regelt durch die Nennung der Jugendhilfe als Rehabilitationsträger neben z. B. der gesetzlichen Unfallversicherung, Krankenversicherung etc. klar, dass die Jugendhilfe als Träger der Eingliederungshilfe nach § 35 a SGB VIII als Reha-Träger in Betracht kommt. Fegert u. Wiesner (2002) stellen fest, dass im Hinblick auf das Leistungsspektrum des § 35 a SGB VIII die Träger der öffentlichen Jugendhilfe Reha-Träger für Leistungen zur medizinischen Rehabilitation (§ 5 Nr. 1 bzw. §§ 26 ff. SGB IX), für Leistungen zur Teilhabe am Arbeitsleben (§ 5 Nr. 2 und §§ 33 ff. SGB IX) sowie für Leistungen zur Teilhabe am Leben in der Gemeinschaft (§ 5 Nr. 4 in Verbindung mit §§ 55 ff. SGB IX) sein können. Gerade diese Feststellung ist in Bezug auf die Rehabilitation von Jugendlichen mit Drogenproblemen, die tendenziell zwischen alle Versorgungsnetze fallen, wesentlich. Der ärztliche Gutachter sollte sich hier nicht scheuen, sehr klar Stellung zu nehmen, weil die bisherigen Systemsprünge diese Jugendlichen bei der Ausgestaltung der Hilfe klar benachteiligt haben (Fegert 2002).

Neurosen und Persönlichkeitsstörungen waren zum Entstehungszeitpunkt der Eingliederungshilfeverordnung sehr weitgefasste Begriffe (vgl.

die Zuordnung von Lempp 1999), so dass unter diese Überschrift sowohl nichtpsychotische affektive Störungen als auch die Kap. F4 „Neurotische Belastungs- und somatoforme Störungen" F6 „Persönlichkeits- und Verhaltensstörungen", F5 „Verhaltensauffälligkeiten mit körperlichen Störungen und Faktoren" sowie das Kap. F9 „Verhaltens- und emotionale Störungen, Beginn in der Kindheit und Jugend" gefasst werden können. Ein weiteres Abgrenzungsproblem ergibt sich bei den tiefgreifenden Entwicklungsstörungen, da z. B. beim frühkindlichen Autismus häufig eine geistige Behinderung und eine psychische Störung gleichzeitig vorliegen (vgl. hierzu Stellungnahmen von Specht 1992, Remschmidt 1994). Auch Teilleistungsstörungen (Warnke 1995, Martinius und Amorosa 1994) haben zu Zuordnungsproblemen geführt. Nach dem Schema der multiaxialen Klassifikation zählen zu den Entwicklungsstörungen die Sprachentwicklungsstörungen, umschriebene Entwicklungsstörungen motorischer Funktionen, kombinierte Entwicklungsstörungen und die umschriebenen Entwicklungsstörungen schulischer Fertigkeiten.

Die Krankenversicherungen bezahlen bei Kindern mit Entwicklungsstörungen in der Regel therapeutische Maßnahmen durch Angehörige sogenannter „Heilhilfsberufe", also Logopäden, Physiotherapeuten und Ergotherapeuten. Anders verhält es sich bei den umschriebenen Entwicklungsstörungen, welche sich im Bereich schulischer Fertigkeiten auswirken. Kommt es hier zu umschriebenen Teilleistungsstörungen im Rechnen (Diskalkulie) oder im Lesen und Rechtschreiben (Legasthenie), so ist zunächst der schulische Bereich für die Vermittlung elementarer Kulturtechniken zuständig. Scheitert die Förderung in der Schule oder werden keine entsprechenden Hilfen angeboten, so dass die Teilleistungsstörungen sekundär zu psychischen Beeinträchtigungen führen, welche die Behinderung bei der Eingliederung zur Konsequenz haben können, kann im Rahmen der ärztlichen Begutachtung eine Hilfe nach § 35 a bejaht werden. Auftrag des ärztlichen Gutachters ist es also, bei Stellungnahmen zur Eingliederungshilfe immer auch die subsidiäre Rangfolge von Leistungsressourcen zu berücksichtigen. Krankenkassenleistungen, z. B. auch im Bereich der Psychotherapie, gehen vor nachrangigen Leistungen nach dem SGB VIII. Ein weiteres Abgrenzungsproblem entsteht im Bereich der Heranwachsenden, wo nach § 41 SGB VIII ebenfalls Eingliederungshilfe für seelisch Behinderte möglich ist. Hier ist zu klären, ob die Maßnahme noch als jugendtypische Maßnahme bezeichnet werden und mit einem Schul- oder Lehrabschluss beendet werden kann. Handelt es sich bei einem primär chronifizierten Patienten um eine Maßnahme, die voraussichtlich längere Zeit auch im Erwachsenenalter notwendig sein wird, ist die Maßnahme nach § 39 BSHG als Eingliederungshilfe für *wesentlich* seelisch behinderte Erwachsene zu befürworten.

Anforderungen an die ärztliche Stellungnahme
zur Planung einer Eingliederungshilfe

▪ **Hilfeplan nach § 36 KJHG.** Die ärztliche Stellungnahme zur Hilfeplanung nach § 36 KJHG sollte Angaben zur Person und einen Hinweis auf die Einwilligung der Personensorgeberechtigten zur Weitergabe der diagnostischen Ergebnisse und Einschätzungen enthalten. Nach den Kriterien der WHO sollten die anspruchsbegründenden diagnostischen Ergebnisse, d. h. das psychische Störungsbild, körperliche Grund- oder Begleiterkrankungen, der Entwicklungsstand, die Intelligenz sowie eventuelle familiäre Belastungen dargelegt werden. Nach der Neufassung sollte explizit zur Dauer Stellung genommen werden. Handelt es sich um eine Mehrfachbeeinträchtigung, muss die Frage beantwortet werden, ob das soziale Handicap allein bzw. ganz überwiegend aus der psychischen Störung infolge der körperlichen Erkrankung resultiert oder nicht. Anschließend soll die soziale Beeinträchtigung bei der Eingliederung in der Schule und Gesellschaft, was sich aus der beschriebenen Problematik ergibt, dargelegt und der daraus resultierende Förderungsbedarf beschrieben werden. Ein Vorschlag zur Umsetzung der Hilfe und eine Fristsetzung zur Überprüfung der Effizienz der Maßnahme sollte ebenfalls in der gutachterlichen Äußerung enthalten sein.

Generell sollte bei ärztlichen Stellungnahmen zur Hilfeplanung vermieden werden, durch die Angabe möglichst vieler Details die Kostenträger zur Zahlung bewegen zu wollen. Hier werden sonst regelmäßig schutzbedürftige Belange Dritter tangiert. Wichtig ist es vielmehr, dass die entsprechenden sozialrechtlichen Fragen vom Arzt klar beantwortet werden. Deshalb empfiehlt es sich, solche Stellungnahmen nach einem relativ starren Schema zu bearbeiten. Die Aufklärung der Patienten und ihrer sorgeberechtigten Angehörigen über den Zweck der Stellungnahme und über den Datenschutz ist unabdingbar. Derzeit variiert die Gestaltung solcher Stellungnahmen bzw. ärztlicher Gutachten zur Eingliederungshilfe lokal sehr stark. Weil sich durch die veränderten Formulierungen im § 35 a auch neue Prüftatsachen ergeben haben, zu denen Stellung genommen werden muss, wird hier eine Bearbeitungsstruktur empfohlen, die einerseits dem Gebot der zeitlichen Beschleunigung Rechnung trägt und andererseits überall da, wo sich Feststellungen formalisieren lassen, eine schnell zu bearbeitende Gliederung vorgibt. Auf diese Weise kann auch das datenrechtliche Risiko reduziert und die Bewilligungsgrundlage für die Kostenentscheidung ohne hochsensible Daten zeitnah erstellt werden. Die Zweigliedrigkeit der Norm wird berücksichtigt. Auch wird dabei der unterschiedlichen „Definitionsmacht" Rechnung getragen. Der Abschnitt 1 der folgenden Musterstellungnahme enthält hochstrukturiert entsprechend den Vorgaben der Weltgesundheitsorganisation die ärztlichen Feststellungen, wobei hier weitgehend auf eine Erläuterung verzichtet werden kann, da es sich um operationalisierte Definitionen handelt. Ab dem zweiten Abschnitt handelt es sich nun um die ärztlichen Vorschläge und Stellungnahmen in Bezug auf die resultierende soziale Beeinträchtigung und die notwendigen

Vertrauliche (§ 203 StGB und § 76 SGB X)
ÄRZTLICHE STELLUNGNAHME
ZUR PLANUNG EINER EINGLIEDERUNGSHILFE
nach § 35 a SGB VIII (KJHG)
nach § 39 BSHG (nur amts- oder landesärztliche Stellungnahme)

Angaben zur Person:
– Name, Geburtsdatum
– Wohnort
– Schule
– Personensorgeberechtigte
– andere wesentliche Erziehungspersonen

Mit Einwilligung der/des Personensorgeberechtigten vom ....
(s. Anlage) nehme(n) ich/wir zur Hilfeplanung Stellung (Nichtzutreffendes bitte streichen):

aufgrund unserer persönlichen Untersuchung und Aktenkenntnis vom
....
aufgrund unserer stationären Behandlung   von/seit ....
bis ....
aufgrund unserer teilstationären Behandlung von/seit ....
bis ....
allein auf der Basis der Aktenlage

1. Anspruchsbegründende diagnostische Ergebnisse

Nach den in § 301 Abs. 2 Satz 1 SGB V genannten Kriterien der WHO
(Weltgesundheitsorganisation) liegt bei dem o. g. Patienten
☐ *keine* Störung vor (das Eingangskriterium für einen Rechtsanspruch nach § 35 a SGB VIII liegt nicht vor).
   ⇒ (wird Hilfe zur Erziehung für erforderlich gehalten [§ 27 ff.
   KJHG])   ja/nein
☐ *ein* diagnostizierbares Störungsbild/Erkrankung vor.

Die seelische Gesundheit
– weicht aufgrund dieses Störungsbildes länger als sechs Monate von
   dem für das Lebensalter typischen Zustand ab.
   ja/nein
– wenn „nein", wird mit hoher Wahrscheinlichkeit länger als sechs
   Monate von dem für das Lebensalter typischen Zustand abweichen.
   ja/nein

Quelle: Fegert JM (2003) Was ist seelische Behinderung? Votum-Verlag

1.1   *Störungsbild/Erkrankung*

1.1.1 Psychische Störungen nach ICD-10

☐ F0.__ organische, einschließlich symptomatischer psychischer
         Störungen
☐ F1.__ psychische und Verhaltensstörungen durch psychotrope
         Substanzen
☐ F2.__ Schizophrenie, schizotype und wahnhafte Störungen
☐ F3.__ affektive Störungen
☐ F4.__ neurotische/Belastungs- und somatoforme Störungen
☐ F5.__ Verhaltensauffälligkeiten mit körperlichen Störungen oder
         Faktoren
☐ F6.__ Persönlichkeits- (erst ab 16. Lebensjahr) und Verhaltens-
         störungen
☐ F9.__ Verhaltens- und emotionale Störungen mit Beginn in der
         Kindheit und Jugend

1.1.2 Körperliche Erkrankungen nach ICD-10

- ☐ ☐   ☐ ☐

1.1.3 Weitere Diagnosen (Komorbidität)

Dieses Krankheitsbild ist allein als psychische Störung   ☐
             allein als geistige Behinderung   ☐
             allein als körperliche Erkrankung   ☐
             als Mehrfachbeeinträchtigung   ☐

einzuordnen.

Nur bei der Kombination *körperliche Erkrankung* und *psychische
Störung* bzw. *geistige Behinderung* und *psychische Störung* zu beantworten:
Resultiert die Beeinträchtigung der Teilhabe allein bzw. ganz überwiegend aus der psychischen Störung infolge der körperlichen Erkrankung bzw. der geistigen Behinderung?   ja/nein

1.2   Entwicklungsstand (F8)

☐ altersentsprechend
☐ umschriebene Entwicklungsstörungen des Sprechens und der
  Sprache (F 80)
☐ umschriebene Entwicklungsstörungen schulischer Fertigkeiten
  (Legasthenie, Rechenstörung etc.) (F 81)
☐ umschriebene Entwicklungsstörungen (F 82)
☐ kombinierte umschriebene Entwicklungsstörungen (F83)

1.3   Intelligenz (F7)

☐ normal oder überdurchschnittlich
☐ Lernbehinderung
☐ geistige Behinderung

Beurteilungsquelle   Eindruck   ☐
                        Testung   ☐

Als Grundlage für den Rechtsanspruch auf Eingliederungshilfe bei
geistiger Behinderung ist nur die Testung bzw. bei Nichttestbarkeit
schulische Klärung und entsprechende Beschulung anspruchs-
begründend.

1.4   Familiäre Belastungen

1.4.0 Keine Angaben möglich   ☐
1.4.1 Belastende intrafamiliäre Beziehungen   ☐
1.4.2 Psychische Störungen, abweichendes Verhalten oder   ☐
       Behinderungen in der Familie
1.4.3 Inadäquate oder verzerrte intrafamiliäre Kommunikation   ☐
1.4.4 Belastende Erziehungsbedingungen   ☐
1.4.5 Akut belastende Lebensereignisse   ☐
1.4.6 Gefährdung möglicherweise durch Vernachlässigung,   ☐
       Misshandlung, sexuellen Missbrauch
1.4.7 Chronische Belastungen im Zusammenhang mit Schule   ☐
       und Arbeit

1.5   Schweregrad (globale Einschätzung)

1.5.0 Hervorragende oder gute soziale Anpassung auf allen Gebieten

1.5.1 Befriedigende soziale Anpassung mit vorübergehenden oder geringgradigen Schwierigkeiten in lediglich einem oder zwei Bereichen

1.5.2 Leichte soziale Beeinträchtigung mit leichten Schwierigkeiten in mindestens einem oder zwei Bereichen

1.5.3 Mäßige soziale Beeinträchtigung in mindestens einem oder zwei Bereichen

1.5.4 Deutliche soziale Beeinträchtigung in mindestens einem oder zwei Bereichen

1.5.5 Deutliche und übergreifende soziale Beeinträchtigung in den meisten Bereichen

1.5.6 Tiefgreifende und schwerwiegende soziale Beeinträchtigung in den meisten Bereichen

1.5.7 Braucht beträchtliche Betreuung

1.5.8 Braucht ständige Betreuung (24-Stunden-Versorgung)

2.   Beschreibung der sozialen Beeinträchtigung bei der Teilhabe in der Schule und Gesellschaft, welche sich aus der beschriebenen Problematik ergibt. – Förderungsbedarf.

Es handelt sich somit aus ärztlicher Sicht um

☐ eine (drohende) seelische Behinderung
☐ eine wesentliche körperliche bzw. geistige Behinderung
☐ eine Mehrfachbehinderung

3. Vorschlag zur Umsetzung der Hilfen (Facilitation)

3.1 Eingliederungshilfe (gemäß § 40, 41 BSHG bzw. § 35a KJHG)

3.2 Andere Hilfen und Therapien sowie Heilmittel finanziert durch andere Kostenträger

3.3 Bei über 18-Jährigen:

Ist die beschriebene Beeinträchtigung und vorgeschlagene Hilfe „jugendtypisch"?   ja/nein

Ist das beschriebene psychische Störungsbild im Verlauf primär als chronifiziert einzuschätzen, so dass auch im Erwachsenenalter voraussichtlich auf längere Dauer Hilfe nötig sein wird?   ja/nein

4. Hilfekonferenz unter Teilnahme des Arztes aus ärztlicher Sicht erforderlich?   ja/nein

5. Wiedervorstellung zur Feststellung der Effektivität der Maßnahme empfohlen in
½ Jahr
1 Jahr
2 Jahren

Datum, Unterschrift und Funktion des/der Aussteller(s)

Hilfen zur Teilhabe. Da diese Hilfen ja spezifisch auf das Individuum abgestellt werden sollen, kann man hier nicht standardisieren, sondern es muss mit Bezugnahme auf den vorliegenden Fall individuell Stellung genommen werden.

■ **Begutachtung nach § 39 BSHG.** Während die gutachterliche Stellungnahme zu § 35 a SGB VIII aufgrund der im Kinder- und Jugendhilfegesetz systematisierten Wunsch- und Wahlmöglichkeiten und dem Prinzip der Niederschwelligkeit von jedem Arzt mit der entsprechenden fachlichen Erfahrung (vgl. § 36 Abs. 3 KJHG) abgegeben werden kann, sind die Gutachten zu § 39 BSHG von den Amtsärzten oder Landesärzten für Kinder- und Jugendpsychiatrie zu erstellen. Hier wird sich die kinder- und jugendpsychiatrische Gutachtertätigkeit in der Regel auf eine strukturierte Zuarbeit zur amtsärztlichen Feststellung der Anspruchsgrundlage reduzieren. Verfahren wird nach denselben Prinzipien, wie sie im vorausgegangenen Abschnitt dargelegt wurden; allerdings muss berücksichtigt werden, dass bei der Übernahme der Bestimmungen für die Eingliederungshilfe seelisch behinderter Kinder und Jugendlicher die Schwellen deutlich abgesenkt wurden, indem, dem Entwicklungsalter angemessen, die drohende Behinderung mit der ausgeprägten Behinderung gleichgestellt wurde und auch der Begriff „wesentliche Behinderung" als Einschränkung entfallen ist. In Bezug auf körperliche und geistige Behinderungen gelten diese Einschränkungen weiter und müssen Beachtung finden.

3.1.2　Pflegeversicherung (SGB XI)

Die 1995 in Kraft getretene Pflegeversicherung ist auch für Leistungen zum Ausgleich des zusätzlichen Hilfebedarfs bei kranken und behinderten Kindern, der sich z. B. als Folge einer angeborenen Erkrankung einer intensivmedizinischen Behandlung etc. im Bereich der Körperpflege, der Ernährung oder der Mobilität ergibt, zuständig. Aus kinder- und jugendpsychiatrischer Sicht kann eine Hilflosigkeit, die eine „Rund-um-die-Uhr-Betreuung" nach sich zieht, vor allem bei selbstgefährdendem oder fremdgefährdendem Verhalten, schwerer Suizidalität oder auch bei komplizierten Anfallsleiden vorliegen (Schlack 1995). Unterschieden werden 3 Pflegestufen:

- *Pflegestufe I*: erhebliche Pflegebedürftigkeit. Hier muss im Vergleich zum gesunden Kind gleichen Alters der zusätzliche wöchentliche Zeitaufwand, den die Pflegekraft aufwenden muss, im Tagesdurchschnitt mindestens 90 Minuten betragen.
- *Pflegestufe II*: Schwerpflegebedürftigkeit. Hier muss täglich mindestens 3 Stunden mehr für die Pflege und Versorgung aufgewandt werden.
- *Pflegestufe III*: Schwerstpflegebedürftigkeit. Sie liegt dann vor, wenn durch die Hilflosigkeit der Betroffenen eine „Rund-um-die-Uhr-Betreuung" gewährleistet werden muss.

3.1.3　Sozialrechtliche Begutachtung von Folgen sexuellen Missbrauchs und Vergewaltigung im Kindes- und Jugendalter　(OEG)

Straftaten gegen die sexuelle Selbstbestimmung an Kindern und Jugendlichen können akute Belastungsreaktionen (ICD-10 F43.0), posttraumatische Belastungsstörungen (ICD-10 F43.1) sowie zahllose andere, statistisch nicht signifikant gehäufte, unspezifische Verhaltensfolgen, insbesondere aber auch sogenanntes sexualisiertes Verhalten, nach sich ziehen. Der Kinder- und Jugendpsychiater muss in diesen Fällen die häufig schwierige Kausalitätsfrage bei der Abgrenzung von vorbestehenden Entwicklungsverzögerungen, Milieueinflüssen und vorbestehenden Diagnosen von Tatfolgen beantworten. Der hier geforderte kausale Zusammenhang wird derart postuliert, dass das Trauma die wesentliche Bedingung bei der Herausbildung der Gesundheitsschädigung sein muss. Das Bundessozialgericht hat grundsätzlich festgestellt, dass „auch psychische Schädigungen zur Ursache im Rechtssinne werden können". Stets seien „individuelle Gegebenheiten" bei den Opfern zu prüfen und angemessen zu werten (Möllhoff 1998).

Die „Anhaltspunkte für die ärztliche Gutachtertätigkeit im sozialen Entschädigungsrecht und nach dem Schwerbehindertengesetz" (1996) geben in dieser Neuauflage eine differenziertere Darstellung der MdE-Werte bei psychischen Traumen. Bei einer posttraumatischen Belastungsstörung wird üblicherweise eine MdE auf Zeit von 30–40 v. H. für 1 bis 2 Jahre angenommen. Gerade im Kindes- und Jugendalter ist es wichtig, solche MdE-Feststellungen, die ja eher im Kindesalter einem Grad der Behinderung entsprechen, zeitlich zu limitieren, um dem Entwicklungs- und Heilungspotential von Kindern Rechnung zu tragen. Die Fragestellung nach dem Kausalitätszusammenhang bei Folgen, die mit einer gewissen Latenz auftreten, ist im Kindes- und Jugendalter besonders schwer zu beantworten. Entwicklungspsychopathologisch ist bekannt, dass das Missbrauchstrauma ein Risiko bei weiteren Entwicklungsschritten, z.B. dem Eintritt in die Pubertät oder bei ersten Partnerkontakten, darstellen kann. In der Literatur wird häufig davon ausgegangen, dass, wenn Latenzzeiten über 8 Monate auftreten, der direkte Kausalitätszusammenhang zum Trauma in Frage steht (Doering-Striening 1998). Gerade im Kindes- und Jugendalter als einem Entwicklungsalter ist es generell schwierig, die Grenze zwischen Traumaentstehung und Verschlimmerung von vorbestehenden Störungen exakt zu ziehen.

Winkler (1998) stellt den Fragenkatalog des Bayrischen Landesamtes für Versorgung und Familienförderung in Bezug auf Schädigungsfolgen dar:
- Welche Gesundheitsstörungen liegen bei dem Kind ohne Rücksicht auf die Ursache vor?
- Welche Gesundheitsstörungen des Kindes sind wahrscheinlich durch die sexuellen Gewalttaten allein oder zumindest annähernd gleichwertig neben anderen Ursachen entstanden?

■ Wurden bereits vor den Missbrauchshandlungen bestehende Gesundheitsstörungen durch die Gewalttaten wahrscheinlich verschlimmert?

■ Welcher MdE-Grad wird ggf. für die im Sinne der Entstehung oder im Sinne der Verschlimmerung anzuerkennenden Schädigungsfolgen vorgeschlagen, evtl. gestaffelt über den zu begutachtenden Zeitraum hinweg, und zwar sowohl einzeln als auch die alle anzuerkennenden Schädigungsfolgen insgesamt?

Bei der Beantwortung der Fragen muss auf eine exakte Diagnostik, am besten multiaxial nach ICD-10, und eventuell zur Verlaufskontrolle auch auf die Screeningerhebung mit einem dimensionalen Verfahren, wie z.B. der *„child behavior checklist"* (CBCL) oder dem *YSR CBCL*, geachtet werden. Bei der Einschätzung des Grades der Behinderung entsprechend MdE sollte Bezug auf Kap. 26.3 der „Anhaltspunkte" genommen werden.

Literatur

Doering-Striening G (1998) Begutachtung der Folgen von Vergewaltigungen – aus juristischer Sicht. Med Sach 94:87–90

Fegert JM (1994) Was ist seelische Behinderung? Anspruchsgrundlage und kooperative Umsetzung von Hilfen nach § 35 a KJHG. Votum-Verlag, Münster

Fegert JM (1996) Kinder- und Jugendhilfegesetz. Bessere Versorgung psychisch kranker und behinderter Kinder. Deutsches Ärzteblatt 93, 45:2286–2289

Fegert JM (1996) Positive und negative Irritationen um den § 35 a KJHG. Zusammenarbeit von Jugendhilfe und Kinder- und Jugendpsychiatrie und -psychotherapie. Jugendhilfe 34:195–202

Fegert JM (1999) Brauchen wir noch die große Lösung? Sollen alle Eingliederungshilfemöglichkeiten im Kindes- und Jugendalter bei allen Behinderungsformen in der Zuständigkeit der Jugendhilfe angesiedelt werden? Gemeinsam leben 7:152–155

Fegert JM (2000) Bessere Teilhabe durch Integration unter einem gemeinsamen Dach – Ein Beitrag zur geplanten Verabschiedung eines SGB IX, Zentralblatt für Jugendrecht 12:441–446

Fegert JM (2001) Kinder und Jugendliche bei der Einführung des SGB IX stärker im Blick behalten. Jugendhilfe 39:94–101

Fegert JM (2001) Blick aus der Kinder- und Jugendpsychiatrie auf die Kooperation von Jugendhilfe und Drogenhilfe. In: Internationale Gesellschaft für erzieherische Hilfen (Hrsg). Dialog und Kooperation von Jugendhilfe und Drogenhilfe. IGfH-Eigenverlag, Frankfurt/Main

Fegert JM, Wiesner R (2002) Nachtrag zu § 35 a. In: Wiesner, Mörsberger, Oberloskamp, Struck (Hrsg). Nachtrag zur 2. Auflage SGB VIII Kinder- und Jugendhilfe, München

Harnack-Beck V (1996) Die Ermittlung des Sachverhaltes bei Eingliederungshilfe für Kinder und Jugendliche mit seelischen Behinderungen. Bayerisches Landesjugendamt (Hrsg) Hilfe für seelisch behinderte junge Menschen als Aufgabe der Jugendhilfe gemäß § 35a SGB VIII. Bayerisches Landesjugendamt, München, S 20–36

Kranig A (1998) Datenschutz in der Sozialversicherung unter dem Blickwinkel der Begutachtung – aus juristischer Sicht. Med Sach 94:73–77

Lempp R (1999) Seelische Behinderung als Aufgabe der Jugendhilfe. § 35 a SGB VIII 4. Aufl. Boorberg, Stuttgart, München, Hannover, Berlin, Weimar, Dresden

Martinius J, Amorosa H (1994) Die Versorgung von Kindern mit Teilleistungsschwächen. Rechtliche Voraussetzungen, Defizite, Perspektiven. Zeitschrift f. Kinder- und Jugendpsychiatrie 22:61–65

Möllhoff G (1998) Begutachtung der Folgen von Vergewaltigungen – aus medizinischer Sicht. Med Sach 94:82–86

Remschmidt H, Schmidt MH (Hrsg) (1994) Multiaxiales Klassifikationssystem für psychiatrische Erkrankungen im Kindes- und Jugendalter nach ICD-10 der WHO. Mit einem synoptischen Vergleich von ICD-9 und DSM-II-R. 3. Aufl. Hans Huber, Bern, Göttingen, Toronto, Seattle

Salgo L (Hrsg) (1995) Vom Umgang der Justiz mit Minderjährigen. Auf dem Weg zum Anwalt des Kindes. Schriftenreihe Familie und Recht. Luchterhand, Neuwied, Kriftel, Berlin

Schlack HG (1995) Sozialpädiatrie. Gustav Fischer, Stuttgart, Jena, New York

Specht F (1992) Kinder- und Jugendpsychiatrie – wie, wo für wen? Fragen der Versorgung und Versorgungsforschung. Praxis Kinderpsychologie und Kinderpsychiatrie 41:83–90.

Specht F (1995) Beeinträchtigungen der Einlgliederungsmöglichkeiten durch psychische Störungen. Begrifflichkeiten und Klärungserfordernisse bei der Umsetzung von § 35a des Kinder- und Jugendhilfegesetzes. Praxis Kinderpsychologie Kinderpsychiatrie 44:343–349

Warnke A (1995) Umschriebene Lese-Rechtschreibstörung. In: F. Petermann (Hrsg.), Lehrbuch der Klinischen Kinderpsychologie, Modelle psychischer Störungen im Kindes- und Jugendalter. Hogrefe, Göttingen, S 287–323

Wiesner R, Kaufmann F, Mörsberger T, Oberloskamp H, Struck J (1995) SGB VIII. Kinder- und Jugendhilfe. Beck, München

Wiesner R (2001) Die Bedeutung des Neunten Buches Sozialgesetzbuch – Rehabilitation und Teilhabe behinderter Menschen – für die Kinder und Jugendhilfe. Zeitschrift f. Kinder- und Jungendpsychiatrie

Winkler R (1998) Begutachtung von Folgen sexuellen Mißbrauchs im Kindes- und Jugendalter nach dem Opferentschädigungsgesetz. Med Sach 94:91–95

Woitowitz H J (1998) Datenschutz in der Sozialversicherung unter dem Blickwinkel der Begutachtung – aus arbeits- und sozialmedizinischer Sicht. Med Sach 94:78–81

3.2 Gutachten im Verwaltungsrecht

3.2.1 Anforderungen an Gutachten im Rahmen verwaltungsgerichtlicher Verfahren

JÖRG MICHAEL FEGERT

Durch die Tatsache, dass im Rahmen des § 35 a SGB VIII die Jugendhilfe ebenso wie Sozialhilfe und Krankenkassen zu einem Sozialleistungsträger geworden ist, kommt es immer häufiger auch zu gerichtlichen Auseinandersetzungen über Leistungsverpflichtungen. Hierbei ist dann zu prüfen, ob die tatsächlichen Voraussetzungen für eine Leistungsgewährung, wie sie oben dargestellt wurden, aus kinder- und jugendpsychiatrischer Sicht gegeben sind bzw. ob der Ablehnungsbescheid und seine Begründung, gegen den Rechtsmittel eingelegt wurden, aus ärztlicher Sicht fundiert ist. Auch hier ist wiederum ein zweigliedriges Vorgehen zu empfehlen.

- Einerseits ist in alleiniger ärztlicher Kompetenz vom Gutachter zu prüfen, ob ein diagnostizierbares psychisches Störungsbild vorliegt, da sonst die Anspruchsgrundlage nicht gegeben ist.
- Als zweites ist zu prüfen, ob dieses konkrete Störungsbild im spezifischen Zusammenhang zu einem sozialen Handicap führt.

Häufig formulierte generelle Fragen, ob ein bestimmtes Krankheitsbild oder eine bestimmte Entwicklungsbeeinträchtigung, z. B. Legasthenie, hyperkinetisches Syndrom oder Autismus, per se seelische oder geistige Behinderungen implizieren, können im angegebenen Sinne nicht kategorial, ohne Betrachtung des Einzelfalls, beantwortet werden; vielmehr müssen sie gerade auch im verwaltungsgerichtlichen Zusammenhang, d. h. im Streitfall, hinsichtlich der anspruchsbegründenden Tatsachen und der psychosozialen Ausgangslage überprüft werden.

3.2.2 Namensänderungsverfahren

GUNTHER KLOSINKSI

Vorbemerkung

Vor Inkrafttreten der neuen Kindschaftsrechtsreform zum 01. 07. 1998 waren strittige Verfahren über Familiennamensänderungen bei den Verwaltungsgerichten angesiedelt. Dies hat sich mit dem Inkrafttreten des neuen Familienrechtes geändert: Das Namensrecht knüpft nun an das elterliche Sorgerecht an, nicht an die Tatsache einer ehelichen oder nichtehelichen Geburt: So können verheiratete oder nichtverheiratete, gemeinsam sorgende Eltern durch Erklärung gegenüber dem Standesbeamten den Geburtsnamen für das Kind bestimmen, den der Vater oder die Mutter zur Zeit der Erklärung führen. Ein Kind erhält automatisch bei seiner Geburt den Ehenamen, wenn ein solcher gemeinsam geführt wird. Auch gilt die Namenseinheit für Geschwisterkinder weiterhin, d.h. wird das einmal vorgenommene Wahlrecht für einen Namen eines Kindes (wenn beide Eheleute keinen gemeinsamen Ehenamen führen) in Anspruch genommen, d.h. dem ersten Kind ein Familienname zugeteilt, dann erhalten alle weiteren Kinder ebenfalls diesen Namen. Nach wie vor erhält das Kind den Namen der Mutter, wenn diese alleine die elterliche Sorge ausübt. Wenn sie will, kann sie aber dem Kinde den Namen des Vaters erteilen (§ 1617a Abs. 2 BGB), dieser muss jedoch zustimmen.

Hatte das letzte bisherige Familiennamenrechtsgesetz vom 16. 12. 1993 die Frage eines Namenswechsels für Kinder aus geschiedenen Ehen in vollem Umfang mit zu regeln abgelehnt (wegen der Überprüfung des gesamten Kindschaftsrechtes), wurde diese Lücke nunmehr durch die Neufassung des § 1618 (Einbenennung) geschlossen. Eine Doppelnamensführung, die bislang nicht vorgesehen war, wird jetzt möglich, d.h. ein Kind kann seinen Namen, der auf seinen leiblichen Elternteil hinweist, dem neuen Namen des Ehepartners des sorgeberechtigten Elternteils voranstellen oder anfügen. Allerdings ist die Zustimmung aller Beteiligten (auch des leiblichen Vaters) erforderlich. Im Satz 4 des § 1618 wird ausgeführt, dass das Familiengericht die Einwilligung des anderen Elternteils ersetzen kann, wenn die Namensänderung zum Wohl des Kindes erforderlich ist.

Unberührt geblieben ist die Namensänderung nach dem Namensänderungsgesetz aus wichtigem Grund: Hat die Mutter nach einer Scheidung ihren Mädchennamen wieder angenommen, kann sie die Angleichung des Namens des Kindes, wenn dieses noch nicht fünf Jahre alt ist, ohne Probleme beantragen. Ist das Kind über fünf Jahre alt, muss das Kind diese Namensänderung wollen.

Damit gelten ab 01. 07. 1998 folgende, durch das Kindschaftsreformgesetz neu gefasste Paragraphen: § 1616, § 1617, § 1617a, § 1617c und § 1618 BGB.

Neue gesetzliche Bestimmungen

§ 1616 BGB (Geburtsname bei Eltern mit Ehenamen):
„Das Kind erhält den Ehenamen seiner Eltern als Geburtsnamen".

§ 1617 BGB (Geburtsname bei Eltern ohne Ehenamen, bei gemeinsamer Sorge):
„(1) Führen die Eltern keinen Ehenamen und steht ihnen die Sorge gemein-sam zu, so bestimmen sie durch Erklärung gegenüber dem Standes-beamten den Namen, den der Vater oder die Mutter zur Zeit der Erklä-rung führt, zum Geburtsnamen des Kindes. Eine nach der Beurkun-dung der Geburt abgegebene Erklärung muß öffentlich beglaubigt wer-den. Die Bestimmung der Eltern gilt auch für ihre weiteren Kinder.

(2) Treffen die Eltern binnen eines Monats nach der Geburt des Kindes keine Bestimmung, überträgt das Familiengericht das Bestimmungs-recht einem Elternteil.
Absatz 1 gilt entsprechend. Das Gericht kann dem Elternteil für die Ausübung des Bestimmungsrechts eine Frist setzen. Ist nach Ablauf der Frist das Bestimmungsrecht nicht ausgeübt worden, so erhält das Kind den Namen des Elternteils, dem das Bestimmungsrecht übertragen ist.

(3) Ist ein Kind nicht im Inland geboren, so überträgt das Gericht einem Elternteil das Bestimmungsrecht nach Abs. 2 nur dann, wenn ein El-ternteil oder das Kind dies beantragt oder die Eintragung des Namens des Kindes in ein deutsches Personenstandsbuch oder in ein amtliches deutsches Identitätspapier erforderlich wird."

§ 1617a (Geburtsname bei Eltern ohne Ehenamen und ohne gemeinsame Sorge):
„(1) Führen die Eltern keinen Ehenamen und steht die elterliche Sorge nur einem Elternteil zu, so erhält das Kind den Namen, den dieser Eltern-teil im Zeitpunkt der Geburt des Kindes führt.

(2) Der Elternteil, dem die elterliche Sorge für ein unverheiratetes Kind al-lein zusteht, kann dem Kind durch Erklärung gegenüber dem Standes-beamten den Namen des anderen Elternteils erteilen. Die Erteilung des Namens bedarf der Einwilligung des anderen Elternteils und, wenn das Kind das 5. Lebensjahr vollendet hat, auch der Einwilligung des Kindes. Die Erklärungen müssen öffentlich beglaubigt werden. Für die Einwilligung des Kindes gilt § 1617c Abs. 1 entsprechend."

§ 1617c (Nachträgliche Bestimmung oder Änderung des Ehenamens):
„(1) Bestimmen die Eltern einen Ehenamen, nachdem das Kind das 5. Le-bensjahr vollendet hat, so erstreckt sich der Ehename auf den Geburts-namen des Kindes nur dann, wenn es sich der Namensgebung an-schließt. Ein in der Geschäftsfähigkeit beschränktes Kind, welches das 14. Lebensjahr vollendet hat, kann die Erklärung nur selbst abgeben;

es bedarf hierzu der Zustimmung seines gesetzlichen Vertreters. Die Er-
klärung ist gegenüber dem Standesbeamten abzugeben; sie muß öffent-
lich beglaubigt werden.
(2) Absatz 1 gilt entsprechend,
* 1. wenn sich der Ehenamen, der Geburtsname eines Kindes geworden*
*   ist, ändert oder*
* 2. wenn sich in den Fällen der §§ 1617, 1617a und 1617b der Famili-*
*   enname eines Elternteils, der Geburtsname eines Kindes geworden*
*   ist, auf andere Weise als durch Eheschließung ändert.*
* 3. Eine Änderung des Geburtsnamens erstreckt sich auf den Ehenamen*
*   des Kindes nur dann, wenn sich auch der Ehegatte der Namensän-*
*   derung anschließt; Abs. 1, Satz 3 gilt entsprechend."*

§ 1618 („Einbenennung") laut Gesetz vom 9. 4. 2002:
„Der Elternteil, dem die elterliche Sorge für ein unverheiratetes Kind allein
oder gemeinsam mit dem anderen Elternteil zusteht, und sein Ehegatte, der
nicht Elternteil des Kindes ist, können dem Kind, das sie in ihren gemein-
samen Haushalt aufgenommen haben, durch Erklärung gegenüber dem
Standesbeamten ihren Ehenamen erteilen. Sie können diesen Namen auch
dem von dem Kind zurzeit der Erklärung geführten Namen voranstellen
oder anfügen; ein bereits zuvor nach Halbsatz 1 vorangestellter oder an-
gefügter Ehename entfällt. Die Erteilung, Voranstellung oder Anfügung des
Namens bedarf der Einwilligung des anderen Elternteils, wenn ihm die el-
terliche Sorge gemeinsam mit dem den Namen erteilenden Elternteil zusteht
oder das Kind seinen Namen führt, und, wenn das Kind das fünfte Lebens-
jahr vollendet hat, auch der Einwilligung des Kindes. Das Familiengericht
kann die Einwilligung des anderen Elternteils ersetzen, wenn die Erteilung,
Voranstellung oder Anfügung des Namens zum Wohl des Kindes erforderlich
ist. Die Erklärungen müssen öffentlich beglaubigt werden. § 1617c gilt ent-
sprechend."

Gründe für eine Namensänderung
im strittigen Namensänderungsverfahren eines Kindes
nach Scheidung, die zum Wohl des Kindes erforderlich ist

Grundsätzlich sind hier zwei Situationen zu unterscheiden:
▪ *Fall 1:* Eine geschiedene Mutter mit Kind nimmt nach der Scheidung
  ihren Mädchennamen wieder an und lässt den Namen des Kindes an-
  gleichen, d. h. das Kind soll auch den Mädchennamen der Mutter als
  Familiennamen tragen.
▪ *Fall 2:* Eine geschiedene Mutter mit Kind heiratet erneut, nimmt als Familiennamen den Namen des Ehegatten an und möchte nun für das
  Kind eine Um-/oder „Einbenennung" erwirken, d. h. das Kind soll so
  heißen wie der Stiefvater.

In beiden Fällen muss der leibliche Vater gehört werden und einwilligen. Im ersteren Falle kann die Mutter den Antrag nach dem Familiennamenänderungsgesetz vom 16. 12. 1993 bei der *unteren Verwaltungsbehörde* stellen, d. h. beim Landratsamt. Bei Einspruch des leiblichen Vaters geht der Streit zum Regierungspräsidium, von dort, bei erneutem Einspruch, zum *Verwaltungsgericht.* Letzte Berufungsinstanz ist der *Verwaltungsgerichtshof.* Im zweiten Falle ist das *Familiengericht* zuständig, nächsthöhere Instanz wäre, wie bei Umgangs- und Sorgerechtsverfahren, das *Oberlandesgericht.*

Die seit dem 07. 01. 1994 durch das Bundesverwaltungsgericht bestehende Rechtsprechung bezüglich der Begehren von Kindern aus geschiedenen Ehen wurde mit der neuen Abfassung des § 1618 wieder „rückgängig gemacht"; in den Leitsätzen des Urteils vom 07. 01. 1994 des Bundesverwaltungsgerichtes (6 C 34.92) hieß es: *„Bei der Entscheidung über das Begehren von Kindern aus geschiedenen Ehen, ihren Namen im Wege der Namensänderung aus wichtigem Grund i.S. des § 3 Abs. 1 NÄG an den neuen Familiennamen des sorgeberechtigten Elternteils anzugleichen, wird nicht vorausgesetzt, daß die Namensänderung für das Wohl des Kindes ‚erforderlich' ist. Es genügt insoweit, daß sie diesem Wohl ‚förderlich ist'".* In § 1618, in dem ja neu das Namensänderungsbegehren von Kindern aus geschiedenen Ehen geregelt wird, heißt es aber nunmehr ausdrücklich *„… zum Wohl des Kindes erforderlich ist".* Dies kann nur bedeuten, dass der Gesetzgeber die bisherige vom Bundesverwaltungsgericht vorgenommene Erleichterung der Namensänderung für Stiefkinder übersah oder aber sie wieder erschweren wollte, wenngleich er jetzt ausdrücklich das Führen eines Doppelnamens ermöglichte, was vorher nur in Ausnahmefällen möglich war.

Aufgrund des neuen Sachverhaltes werden Namensänderungsgutachten entweder, wie bisher, von den Verwaltungsgerichten in Auftrag gegeben (bei Angleichung des Namens des Kindes an die Wiederannahme des Mädchennamens der Mutter) oder aber wie im Sorgerechtsverfahren von den Familiengerichten oder Oberlandesgerichten.

Was sind das nun für Gründe, die bei der Begutachtung eine Angleichung des Namens des Kindes an den seiner Mutter oder an den des Stiefvaters rechtfertigen, dass sie für das Wohl des Kindes erforderlich erscheinen? Nimmt nach einer Scheidung der sorgeberechtigte Elternteil (meist ist dies die Mutter, es könnte aber genausogut der Vater sein) ihren früheren Namen wieder an oder heiratet sie erneut und nimmt den Namen des zweiten Ehemannes an, dann kann dies für das Kind im sozialen Alltag zu Verunsicherungen führen: Wird die Mutter oder der Stiefvater z. B. angerufen, nimmt das Kind das Telefon ab und meldet sich mit seinem bisherigen Namen, dann kann es passieren, dass der Anrufer auflegt, weil er annimmt, er habe sich verwählt. Wenn die Sorgeberechtigte nach der Scheidung umzieht, dann ist z. B. in der Nachbarschaft oder in der Schule nicht von vornherein klar, dass die Mutter des Kindes die leibliche Mutter ist, da sie einen anderen Namen trägt. Dies kann zu Irritationen, zu Verunsicherungen und, wenn das Kind gehänselt wird, zu erheblichen Beeinträchtigungen führen. Geht die Mutter z. B. mit einem neuen Partner eine Wohngemeinschaft oder Heirat ein (im letzteren Falle ohne den Namen des neuen Partners anzunehmen), so können dann in einer Familie drei verschiedene Namen geführt werden: der des Kindes mit seinem alten Namen, der Name der Mutter mit ihrem Mädchennamen und der des neuen Partners mit einem dritten Namen. Im Falle einer Wiederheirat führt die Mutter unter Umständen einen Doppelnamen und der neue Partner behält seinen Namen oder umgekehrt. Wenn aufgrund einer solchen Situation drei Personen drei verschiedene Namen führen, kann das Kind in Bezug auf seine Identität und Zugehörigkeit noch mehr verunsichert sein.

Ist der Kontakt des Kindes zum nichtsorgeberechtigten Elternteil über längere Zeit abgebrochen, insbesondere wenn z.B. der Vater von seinem Umgangsrecht nicht Gebrauch macht und das Kind diesbezüglich maßlos enttäuscht ist, kann das Kind aufgrund dieser Funkstille reaktiv zur Auffassung gelangen, es möchte, ähnlich wie die Mutter, nun ganz mit dem Vater brechen und dies auch mit einem geänderten Namen unterstreichen. Man wird in solchen Situationen dem Wunsch des Kindes entsprechen können, da der Kontaktabbruch des nichtsorgeberechtigten erwachsenen Elternteils auch einer psychologischen Nabelschnurdurchtrennung gleichkommt. Die Erfahrung aus der Gutachtenpraxis zeigt jedoch, dass häufiger der sorgeberechtigte Elternteil hinter der Namensänderung steht, d.h. dass die beantragte Namensänderung u.a. eine Waffe im Nachscheidungskampf darstellt: So argumentierte eine Mutter, die nach der Scheidung ihren Namen geändert hatte und nun auch die Namensänderung des Sohnes forderte, wie folgt: „Wer sich jahrelang in strafbarer Weise seinen Unterhaltspflichten entzieht, hat das Recht verwirkt, über den Namen seines Sohnes mitbestimmen zu dürfen." In diesem Fall entgegnete der Vater seinerseits, die Mutter wolle den Sohn ihm über die Familiennamensänderung entfremden.

Ein weiterer einsichtiger Grund für eine Namensänderung wäre aus der Sicht des Kindes (und des Sorgeberechtigten), wenn der Nichtsorgeberechtigte, dessen Namen das Kind trägt, sich schwerer Strafen oder Verfehlungen schuldig gemacht hat, wegen derer das betreffende Kind dann auf die Namensgleichheit angesprochen wird und sich dieser Identität schämt (z.B. bei Sexualstraftaten des Vaters, die der Öffentlichkeit auch bekannt wurden).

Gründe zur Führung eines Doppelnamens im Rahmen einer Namensänderung nach dem Namensänderungsgesetz aus wichtigem Grund oder im Rahmen einer „Einbenennung"

Immer dann, wenn Kinder (insbesondere Schulkinder) nach einer Scheidung ihrer Eltern zu beiden Elternteilen eine gute und intensive Beziehung haben bewahren können und wenn der sorgeberechtigte Elternteil, bei dem das Kind wohnt, seinen Namen wieder geändert hat, ist es aus der Sicht des Kindes oft naheliegend, einen Doppelnamen zu führen. Mit diesem Doppelnamen kann das Kind unterstreichen, dass es sich zum Vater und zur Mutter bekennt, auch wenn das Sorgerecht geregelt ist und kein gemeinsames Sorgerecht besteht.

In bisherigen strittigen Namensänderungsfällen nach dem Namensänderungsgesetz aus wichtigem Grund war das objektive Kindeswohl Maßstab für die Entscheidung, ob ein wichtiger Grund für eine beantragte Namensänderung gegeben ist (Verwaltungsgericht Münster, Urteil vom 09. 09. 1994, NJW 1995, 1231, 1233, r.Sp.). Dabei meint objektives Kindeswohl die aufgrund objektiver Anhaltspunkte zu erwartende gedeihliche Entwicklung des Kindes in geistiger und seelischer Hinsicht. Nicht allein entscheidend dagegen, so das UVG Münster, sei der bloße subjektive Wunsch des Kindes, der möglicherweise vorübergehender Natur ist bzw. auch von außen dem Kinde nahegebracht worden sein kann.

Diese theoretischen Überlegungen und Erwägungen sollen anhand eines Beispieles aus folgendem Gutachtenauftrag verdeutlicht werden:

Der 11-jährige Benjamin (anonymisiert) war eheliches und einziges Kind seiner Eltern, die sich trennten und scheiden ließen, als Benjamin zwei Jahre alt war. Das Sorgerecht wurde der Mutter zugesprochen. Wegen fraglicher Unterhaltszahlungsrückstände gab es erhebliche Spannungen zwischen den Elternteilen, die das Umgangsrecht beeinträchtigten. Lange Zeit wurde dies auf kleinster Flamme durchgeführt. Ganz bewusst hatte die Mutter in den Vorschuljahren des Kindes ihren Namen nicht gewechselt, dann aber, mit Eintritt ins Schulalter von Benjamin, ihren Mädchennamen wieder angenommen. Der Sohn wollte jetzt einen Doppelnamen haben, d. h. er wollte auch so heißen wie die Mutter und nicht nur so wie der Vater. Dem wurde von der entsprechenden Behörde (Landratsamt) nicht stattgegeben. Es wurde von der Behörde argumentiert: „Die vorgebrachte Belastung des Klägers (Kindes) durch den Namensunterschied zur Mutter würde durch den angestrebten Doppelnamen nicht beseitigt, da sich auch der Doppelname weiterhin von dem Namen der Mutter unterscheiden würde." Der Vater des Jungen war ein herausragender Sportler, der internationale Preise gewonnen hatte, mit dem sich der Sohn in den letzten Monaten vor Gutachtenauftrag zunehmend identifiziert hatte. Benjamin war stolz auf den Vater wegen dessen sportlicher Karriere, die ihm erst jetzt richtig bewusst wurde, nachdem er selbst sportlich aktiv war. Die eingetretene positive Identifikation mit einem in der Sportwelt anerkannten und berühmten Vater war für das Selbstbewusstsein von Benjamin in dieser Altersstufe von größter Bedeutung. Gerade weil die Mutter noch keinen neuen Partner hatte und der leibliche Vater für Benjamin eine idealisierte und ganz wesentliche Bezugsperson wurde, die mehr und mehr an Bedeutung gewann, wurde das Führen eines Doppelnamens für Benjamin ein ganz wichtiges Anliegen. Die Mutter hatte dem Sohn mitgeteilt, dass sie wegen der jahrelangen Streitereien mit dem Vater einen Schlussstrich unter ihre Vergangenheit setzen wolle und deswegen auch ihren früheren Mädchennamen angenommen habe. Benjamin wollte sich ganz bewusst trotz des extremen Negativbildes, das seine Mutter von seinem Vater hatte, nicht vom Vater distanzieren, wollte aber auf jeden Fall auch den Namen der Mutter annehmen, um sie nicht zu „verlieren".

Würde Benjamin den neuen Namen der Mutter annehmen, würde er die intensivere Beziehung zum Vater auch von der Namensgebung her, d. h. rein äußerlich in Frage stellen und aufs Spiel setzen. Würde er aber den Namen des Vaters behalten, würde er damit der Mutter signalisieren, dass er emotional mehr an den Vater gebunden ist, was nicht vorlag. Aus diesem Grunde war in diesem Falle dem Wohl des Kindes am besten gedient, wenn Benjamin einen Doppelnamen führen konnte (siehe auch Klosinski 1997).

Resümee

Mit der nunmehr seit 01. 07. 1998 vorhandenen Möglichkeit, bei Stiefkindern eine Einbenennung in Form eines Doppelnamens vorzunehmen, ist eine seit langem von Seiten der Kinderpsychiater erhobene Forderung nach Führung eines solchen Doppelnamens Rechnung getragen worden. Es wäre zu wünschen, dass die untere Verwaltungsbehörde bei Namenänderungsbegehren nach dem Namensänderungsgesetz aus wichtigem Grund nunmehr auch Doppelnamen bei jenen Kindern akzeptiert, deren Mütter nach Scheidung wieder ihren ehemaligen Mädchennamen angenommen haben. Für Nachscheidungskinder mit verbliebener guter Beziehung des Kindes zu beiden Eltern, aber verfeindeten Elternteilen, stellt die Möglichkeit des Führens eines Doppelnamens eine erhebliche Entlastung und Erleichterung dar, was aller Voraussicht nach zu weniger häufigem emotionalem Missbrauch aufgrund des Namens führen wird: Ein Entweder-Oder muss das Kind in seinem Loyalitätskonflikt in unerträglicher Weise belasten, und es besteht die Gefahr, dass ein Elternteil, der den Namen des Kindes trug, mit einer Namensänderung (ohne die Möglichkeit zum Doppelnamen) aus dem Leben des Kindes gestrichen und damit entwertet wird. Die Frage, ob bei der Führung eines Doppelnamens der ehemalige Name vorangestellt oder angefügt wird, sollte das Kind weitgehend selbst bestimmen dürfen. Es ist davon auszugehen, dass die leiblichen Väter einem Doppelnamen eher dann zustimmen können, wenn der bisherige Name vorangestellt wird. Von seiten des Begutachters könnte argumentiert werden, dass bei einer besonders ausgeprägten Bindung oder Identifikation mit dem Elternteil, dessen Namen das Kind bisher trug, der Name vorangestellt werden könnte, in allen anderen Fällen jedoch, wenn die Führung eines Doppelnamens indiziert ist, eher hintangestellt werden sollte.

Der Autor hat in bisherigen Namensänderungsgutachten die Erfahrung gemacht, dass leibliche Väter sich u. a. auch deswegen schwer tun, einer neuen Namensgebung ihres Kindes zuzustimmen (die nicht auf einen Doppelnamen herausläuft), weil sie befürchten, die Namensänderung sei der erste Schritt zu einem Adoptionsbegehren von Seiten eines potentiellen oder bereits vorhandenen Stiefvaters. Damit wird für manche Väter ein Namensänderungsbegehren lediglich zur vorletzten Stufe einer von ihnen empfundenen zunehmenden „Entrechtung" und eigenen Bedeutungslosigkeit. Kindern bleiben diese Ängste der Väter nicht verborgen, und das Führen von Doppelnamen entlastet jene ungemein, die die Beziehung zum Vater halten wollen. Diese Situation wird dazu führen, dass die Sachverständigen den Gerichten häufiger die Führung von Doppelnamen vorschlagen werden, auch wenn stets der Einzelfall sorgfältig geprüft werden muss.

Literatur

Klosinski G (1997) Begutachtung im Rahmen von Namensänderungsbegehren auf dem Hintergrund geänderter Rechtsprechung. (Familiennamensrechtsgesetz vom 16. 12. 1993 und Bundesverwaltungsgerichtsurteil vom 07. 01. 1994.) In: Warnke A, Trott G-E, Remschmidt H (Hrsg) Forensische Kinder- und Jugendpsychiatrie. Ein Handbuch für Klinik und Praxis. Huber, Bern, S 91–95

4

Gutachten zum Jugend-
gerichtsgesetz (JGG)

Rechtliche Grundlagen

HERIBERT OSTENDORF

4.1.1 Auswahl des Sachverständigen

Die *rechtlichen Grundlagen* für das psychiatrisch-psychologische Gutachten finden sich sowohl für den Strafprozess als auch für den Zivilprozess in den Vorschriften über Sachverständige. Für den Strafprozess sind dies die §§ 72 ff. StPO. Hiernach erfolgt die Auswahl der Sachverständigen vom Gericht (§ 73 Abs. 1, Satz 1 StPO). Im Ermittlungsverfahren kann auch die Staatsanwaltschaft einen Gutachterauftrag erteilen (§ 161 a Abs. 1 StPO).

Für die *Auswahl* ist die zu beantwortende Fragestellung entscheidend. Für die Feststellung der Schuld gemäß § 20 StGB bzw. der verminderten Schuld gemäß § 21 StGB sind Jugendpsychiater und Jugendpsychologen prädestiniert, wobei die Justiz ein Auswahlermessen hat, soweit keine Krankheit zu diagnostizieren ist; im letzten Fall ist die Hinzuziehung eines Sachverständigen mit klinischer Erfahrung Voraussetzung (siehe BGH NJW 1959, S. 2315; BGHSt 23, 15; siehe auch Ostendorf 2000, § 43 Rn. 16). Dies gilt auch für Begutachtungen gemäß den §§ 80 a und 246 a StPO, wenn mit einer Einweisung in ein psychiatrisches Krankenhaus oder eine Entziehungsanstalt zu rechnen ist (siehe BGH bei Dallinger, MDR 1976, S. 17). Für eine Begutachtung der Verantwortlichkeit gemäß § 3 JGG, des Entwicklungsstandes gemäß § 105 Abs. 1 Nr. 1 JGG sowie des Schwergewichts von Taten in verschiedenen Alters- und Reifestufen gemäß § 32 JGG sind primär Entwicklungspsychologen und Kinder- und Jugendpsychiater heranzuziehen; Psychiater scheiden hier in der Regel aus, da es nicht um die Feststellung einer Krankheit geht und ihre Ausbildung nicht die entwicklungspsychologische Kompetenz umfasst (siehe Eisenberg 2002, § 43 Rn. 43, 44). Darüber hinaus können im Jugendstrafverfahren Gutachter für die Erstellung einer Gefährlichkeits- und Sanktionsprognose eingesetzt werden. Im § 43 Abs. 2 JGG heißt es:

„Soweit erforderlich, ist eine Untersuchung des Beschuldigten, namentlich zur Feststellung seines Entwicklungsstandes oder anderer für das Verfahren wesentlicher Eigenschaften, herbeizuführen. Nach Möglichkeit soll ein zur Untersuchung von Jugendlichen befähigter Sachverständiger mit der Durchführung der Anordnung beauftragt werden."

Für Beurteilungen im Hinblick auf die Gefährlichkeits- und Sanktionsprognose kommen neben Erziehungs- und Sozialpsychologen und Psychotherapeuten auch gerade Kriminalsoziologen und kriminologisch geschulte Sozialpädagogen und Sozialarbeiter in Betracht. Dies gilt insbesondere, wenn eine Weisung zu einer heilerzieherischen Behandlung oder zu einer Entziehungskur gemäß § 10 Abs. 2 JGG erteilt werden soll.

Wer zur Erstattung von Gutachten der erforderlichen Art öffentlich bestellt ist oder wer mit der entsprechenden Wissenschaft „sein Brot verdient", ist verpflichtet, dem Gutachtenauftrag Folge zu leisten (§ 75 StPO). Von dieser *Verpflichtung* kann das Gericht allerdings aus persönlichen Gründen entbinden (§ 76 Abs. 1, Satz 2 StPO). Wenn für den Sachverständigen in der Rolle des Zeugen ein Zeugnisverweigerungsrecht bestehen würde, wenn er sich insbesondere in einem ehelichen oder verwandtschaftlichen Verhältnis zum Probanden befindet, so kann er den Gutachtenauftrag ablehnen (§ 76 Abs. 1, Satz 1 StPO). Der ärztliche Sachverständige ist hierbei nicht nur zur Zeugnisverweigerung gemäß § 53 Abs. 1, Nr. 3 StPO befugt; die Geheimniswahrung wird auch strafbedroht gemäß § 203 StGB von ihm verlangt, sofern der Patient nicht seine Zustimmung zur Offenbarung gibt. Ansonsten, d. h. im Falle einer nichtberechtigten Verweigerung zur Begutachtung hat der Sachverständige etwaige hierdurch verursachte Kosten zu tragen. Zugleich kann gegen ihn ein Ordnungsgeld (bis 1000,– Euro) festgesetzt werden, das bei weiterer Weigerung erneut angeordnet werden kann (§ 77 Abs. 1 StPO). Wichtig ist, dass bei der Auswahl des Sachverständigen gemäß § 73 Abs. 1 Satz 2 StPO zugleich eine Absprache getroffen werden soll, innerhalb welcher Frist das Gutachten erstattet werden kann. Weigert sich ein Sachverständiger, diese Frist abzusprechen oder versäumt er die abgesprochene Frist, so kann gegen ihn ebenfalls ein Ordnungsgeld festgesetzt werden mit Wiederholungsmöglichkeit (§ 77 Abs. 2 StPO). In der Praxis findet diese Bestimmung allerdings selten Anwendung, da die Justiz in Ermangelung „tüchtiger" Gutachter auch für die Zukunft auf diese Sachverständigen angewiesen ist. Nichtsdestotrotz ist nicht nur eine „nobile officium", eine abgesprochene Frist, einzuhalten; der Sachverständige sollte auch von sich aus bemüht sein, das Beschleunigungsgebot, das gerade auch im Jugendstrafprozess gilt, zu unterstützen. Dieses Beschleunigungsgebot ist insbesondere zu beachten, wenn die Untersuchungshaft angeordnet ist. Ohne besondere Gründe darf ein U-Gefangener nicht länger als 6 Monate inhaftiert bleiben (§ 121 StPO).

4.1.2 Rechte und Pflichten des Sachverständigen

Der Sachverständige ist nicht der „Richter in Weiß", auch wenn Richter und Staatsanwälte nicht selten eine solche Rolle des Sachverständigen akzeptieren. Er hat das Gericht bei der Rechtsfindung zu unterstützen. Dementsprechend hat der Sachverständige keine justiziellen Machtbefugnisse. Insbesondere umfasst die Beauftragung nicht die Erlaubnis zu körperlichen Untersuchungen; hierfür gelten die §§ 81 a, b StPO. Soweit in solche Untersuchungen oder psychologische Testverfahren eingewilligt wird, ist zu beachten, dass der vielfach anzutreffende Autoritätsglaube nicht mit Freiwilligkeit verwechselt werden darf. Bei Jugendlichen sind insoweit die Erziehungsberechtigten und gesetzlichen Vertreter einzuschalten (§ 67 Abs. 1 JGG). Der zu Untersuchende muss nicht „mitmachen", braucht sich entsprechend dem Aussageverweigerungsrecht gemäß § 136 StPO nicht dem Sachverständigen zu offenbaren. Auf das Recht zur *Aussageverweigerung* ist entsprechend § 136 Abs. 1, Satz 2 StPO hinzuweisen. Diese Belehrungspflicht trifft allerdings nach der höchstrichterlichen Rechtsprechung nicht den Sachverständigen, sondern das zuständige Justizorgan, das den Gutachterauftrag erteilt hat. Der Gutachter muss jedoch, wenn er feststellt, dass die Belehrung unterblieben ist, ihre Nachholung durch die zuständige Stelle veranlassen (BGH NStZ 1997, S. 350). Immer muss der Sachverständige seine Rolle offenlegen, nämlich dass er für die Strafjustiz tätig wird und daher offenbarungspflichtig ist. Wenn er dies verschweigt, setzt er sich dem Verdacht von Parteilichkeit aus und kann dementsprechend wegen Besorgnis der Befangenheit abgelehnt werden (BGH a. a. O.).

Eine polizeiliche Vorführung zu einer ambulanten Untersuchung vor dem Sachverständigen ist nicht vorgesehen. Dies ist nur möglich, wenn der Richter oder Staatsanwalt die Vorführung zu sich anordnet (§ 133 Abs. 2, § 163a Abs. 3 StPO) und der Sachverständige hinzukommt (siehe auch § 80 Abs. 2 StPO). Aus dieser dem Richter und dem Staatsanwalt vorbehaltenen Anordnungskompetenz folgt im Umkehrschluss, dass eine entsprechende Anwendung für den Sachverständigen nicht erlaubt ist (Ostendorf 2000, § 43 Rn. 17; anderer Meinung Eisenberg 2002, § 43 Rn. 37). Hierfür spricht auch, dass gemäß § 81 StPO sowie gemäß § 73 JGG vom Gesetzgeber ausdrücklich die Unterbringung zur Beobachtung vorgesehen ist. Allerdings kommen insoweit nicht nur abgeschlossene psychiatrische Krankenhäuser bzw. entsprechende Abteilungen in Betracht, sondern ebenso offene stationäre Einrichtungen, die im Hinblick auf den geringeren Stigmatisierungseffekt grundsätzlich vorzuziehen sind.

Der Verteidiger, der bei einer stationären Begutachtung gemäß § 73 JGG vom Gericht zu bestellen ist, wenn noch kein Verteidiger gewählt wurde (§ 68 Nr. 3 JGG), hat bei den Explorationsgesprächen ein Anwesenheitsrecht, da sich der Beschuldigte „in jeder Lage des Verfahrens" eines Verteidigerbeistandes bedienen kann (§ 137 StPO). Für die Erstellung eines Sachverständigengutachtens mag dies im Einzelfall störend sein; der Mandant könnte sich aber ansonsten gänzlich verweigern. Eine entsprechende Belehrung durch den Sachverständigen erscheint nicht geboten. Insoweit wirkt die – korrekt erteilte – Belehrung zu Beginn der Ermittlungen (§ 136 Abs. 1, Satz 2, § 163a Abs. 3, Satz 2, Abs. 4 StPO) weiter – anders beim Aussageverweigerungsrecht (siehe oben), da mit dem Explorationsauftrag an den Sachverständigen dieses Verweigerungsrecht in den Augen des Beschuldigten aufgehoben sein könnte.

Die Untersuchung hat sich auf die vom Gericht bzw. der Staatsanwaltschaft vorgegebene *Fragestellung* zu beschränken. Rechtliche Schlussfolgerungen sind dem Gericht zu überlassen. Nicht selten wird aber in der Praxis der Gutachtenauftrag nicht näher spezifiziert. In solchen Fällen sollte der Gutachter nachfragen. Der Tathergang darf nur insoweit erörtert werden, als er für die Beurteilung notwendig ist. Grundsätzlich ist von dem ermittelten Sachverhalt, wie er sich aus den Akten ergibt, auszugehen. Entgegen einer vielfachen Praxis ist eine Wiedergabe des Akteninhalts nicht erforderlich. Nur wenn das Ermittlungsergebnis nicht eindeutig ist, sollte dargelegt werden, von welchem Sachverhalt ausgegangen wird. Neue, in der Exploration bekannt gewordene Tatsachen können nicht mit dem Gutachten als solchem in den Prozess eingeführt werden. Für diese sog. Zusatztatsachen ist eine Beweisaufnahme erforderlich, d. h. eine Vernehmung des Sachverständigen als Zeugen bzw. eine Befragung des Angeklagten, ob die so mitgeteilten neuen Tatsachen „stimmen".

4.1.3   Themenbereiche der Gutachten

Im Jugendstrafprozess werden psychiatrisch-psychologische Gutachter vornehmlich in drei Themenbereichen eingesetzt, die miteinander verknüpft sein können:

- Einmal geht es um die strafrechtliche Verantwortlichkeit gemäß § 3 JGG, gemäß den §§ 20, 21 StGB.
- Bei Heranwachsenden ist aufgrund einer Reifebeurteilung gemäß § 105 JGG über die Anwendung des Jugend- oder Erwachsenenstrafrechts zu entscheiden; im Zusammenhang damit steht die Entscheidung gemäß § 32 JGG über die Anwendung des Jugendstrafrechts, wenn mehrere Straftaten in verschiedenen Alters- und Reifestufen abgeurteilt werden.
- Schließlich werden Gutachter für Sanktionsentscheidungen herangezogen, für die Weisung gemäß § 10 Abs. 2 JGG (heilerzieherische Behandlung durch einen Sachverständigen oder Entziehungskur), für das Vorliegen der „schädlichen Neigungen" zur Verhängung einer Jugendstrafe gemäß § 17 JGG sowie für die Unterbringung in einem psychiatrischen Krankenhaus oder in einer Entziehungsanstalt (§§ 63, 64 StGB i.V.m. § 7 JGG).

Prüfung der strafrechtlichen Verantwortlichkeit bei Jugendlichen

Kinder können ausnahmslos nicht bestraft werden: *„Schuldunfähig ist, wer bei Begehung der Tat noch nicht 14 Jahre alt ist"* (§ 19 StGB). Ein Jugendlicher (14, aber noch nicht 18 Jahre alt) ist nur strafmündig, wenn er zur Tatzeit *„nach seiner sittlichen und geistigen Entwicklung reif genug ist, das Unrecht der Tat einzusehen und nach dieser Einsicht zu handeln"* (§ 3 Satz 1 JGG). Anders ausgedrückt: Nur wenn dem Jugendlichen bewusst ist, dass er etwas Verbotenes tut und wenn er die erforderliche Widerstandsfähigkeit gegen den Anreiz zur Tat aufbringen kann, ist er strafrechtlich verantwortlich. Bei Heranwachsenden (18, aber noch nicht 21 Jahre alt) wird wie bei Erwachsenen umgekehrt grundsätzlich von der Schuldfähigkeit ausgegangen und nur abweichend von der Regel nach Schuldausschließungsgründen bzw. Schuldmilderungsgründen (§§ 20, 21 StGB) gefragt. Hierbei wird generell unterstellt, dass es überhaupt Schuld geben kann, wird Freiheit vorausgesetzt, obwohl diese naturwissenschaftlich nicht beweisbar ist. Wir sprechen von einem normativen Schuldbegriff.

Im Verhältnis zu § 20 StGB stellt § 3 JGG für Jugendliche die spezielle Norm dar insofern als hier die Verantwortlichkeit von der *Reifeentwicklung* abhängig gemacht wird, während in § 20 StGB eine schwere „seelische Abartigkeit", d.h. im psychiatrisch-psychologischen Sinne eine Störung – welche nicht eine Krankheit im engeren Sinne darstellen muss – Voraussetzung ist, die unabhängig von der Entwicklungsreife auftreten kann (siehe hierzu Kap. 4.2, S. 147). Das heißt umgekehrt, dass bei Vorliegen eines der juristisch formulierten allgemeinen Merkmale von *Schuldunfähigkeit* gemäß § 20 StGB, d.h. bei fehlender Unrechtseinsicht oder bei fehlender Fähigkeit zu normgemäßer Steuerung, die Verantwortlichkeit auch für einen Jugendlichen zu verneinen ist; liegen umgekehrt die Voraussetzungen des § 20 StGB nicht vor, ist § 3 JGG zusätzlich zu prüfen. § 20 StGB und § 3 JGG stehen somit hinsichtlich der Schuldvoraussetzungen nebeneinander, auch wenn sie in der fallbezogenen Prüfung schwer voneinander zu trennen sind. Soweit begründete Zweifel an der Verantwortlichkeit entweder gemäß § 3 JGG oder gemäß § 20 StGB bestehen bleiben, greift der Grundsatz „in dubio pro reo", d.h. es ist von einem Fehlen der Verantwortlichkeit auszugehen.

Der Begriff der – sittlichen und geistigen – *Entwicklungsreife* ist unbestimmt. Allerdings wird aus den Bezügen deutlich, dass der Entwicklungsstand nicht in seiner Allgemeinheit, sondern speziell für die Unrechtseinsicht und die entsprechende Handlungskompetenz festzustellen ist, d.h. diese müssen nicht selbst festgestellt werden, sondern nur die Reife, die diese Fähigkeiten vermittelt, ist Schuld- und damit Strafvoraussetzung. Hier kann es bei der generellen Infragestellung durch den Gesetzgeber nicht genügen, eine altersgemäße Entwicklung festzustellen oder die Möglichkeit einer Nachreifung zu verneinen. Letztes Argument ist bereits in sich unschlüssig, da die Unmöglichkeit einer späteren Reife erst recht die jetzige Reife ausschließen muss. Als Maßstab ist der vom Gesetzgeber unterstellte Entwicklungsstand eines 18-Jährigen heranzuziehen, da dieser ansonsten – ohne psychiatrisch-psychologische Störung – für die strafrechtliche Inanspruchnahme ausreichen soll. Insofern wird auf das „Durchschnittskönnen" eines Strafmündigen „geschielt". Wenn Reifeverzögerungen in einem Umfang feststehen, dass die normale Entwicklungsstufe eines 14-Jährigen nicht erreicht ist, ist umgekehrt die „negative" Altersgrenze maßgebend. Von daher liegt es nahe, die Entwicklungsreife eines 16- oder 17-Jährigen, der näher an der „positiven" Altersgrenze steht, eher anzunehmen als die eines 14- oder 15-Jährigen, auch wenn diese Maßstäbe inhaltlich selbst nicht konkretisiert sind und eine Inbezugnahme auf eine Unsicherheit („normaler" Entwicklungsstand eines 18-Jährigen bzw. 13-Jährigen) an sich keine Hilfe bietet. Es liegen insoweit nur Markierungswerte vor.

Sittliche Reife bedeutet, dass die Entwicklungsreife im Wertebewusstsein abgesichert sein muss, d. h. die Unterscheidung von Recht und Unrecht muss auch in der Gefühlswelt verankert sein. Umgekehrt heißt *geistige Entwicklungsreife*, dass diese Unterscheidung rational getroffen werden kann. Hierbei werden Jugendliche – wie auch die Mehrzahl der Erwachsenen – in der Regel die strafrechtlichen Unrechtspostulate, wenn überhaupt, mehr gefühlsmäßig aufgrund des ansonsten anerkannten Wertekatalogs ahnen als in einer verstandesmäßigen Übung gelernt haben. Etwas anderes ist es, dass der Nachvollzug häufiger an der willentlichen Schwäche als an der Unrechtseinsicht scheitert. Während sich diese Frage später stellt, ist hier auf die doppelte Fundierung der Entwicklungsreife zu achten: Die allein gefühlsmäßige Orientierung an einem Wertesystem, wie sie bei 14-, 15-Jährigen noch häufiger anzutreffen ist, reicht nicht, da damit das verstandesmäßige Hemmungsvermögen unbeachtet bleiben würde. Umgekehrt darf nicht nahtlos von einer geistigen Entwicklungsreife, die in der Praxis leichter feststellbar ist (IQ), auf eine sittliche Entwicklungsreife geschlossen werden, wie dies nach Beobachtungen in der Praxis häufiger geschieht. Dementsprechend kann das Fehlen einer Verantwortungsreife sowohl auf einer intellektuellen als auch auf einer sittlichen „Retardierung" beruhen. Insoweit können die Erkenntnisse der Sozialisationstheorie für die Erklärung kriminellen Verhaltens (Walter 2001, Rn. 79–92) mit Nutzen herangezogen werden, d. h. es sind Erziehungsmängel subjektiver (falsche Erziehungsmethoden und Erziehungsziele, negative Vorbilder) wie objektiver Art (häufiger Wechsel der Bezugspersonen, erziehungshinderndes Milieu, negative Gruppenbeeinflussung, stigmatisierende Auswirkungen von Heimerziehung) zu prüfen. Maßstäbe für die erforderliche moralische Urteilskompetenz des/der Jugendlichen sind hierbei einerseits die erlangte Autonomie, gerade auch in der Ablösung vom Elternhaus, und andererseits die Fähigkeit zu einer verantwortlichen Beziehung.

Es muss eine Entwicklungsreife zunächst für die *Unrechtseinsicht* bestehen, d. h. für die Einsicht in das staatliche Verbotensein der Tat. Der/die Beschuldigte muss in der Lage sein, die rechtliche Bewertung nachzuvollziehen, wobei es nicht auf die Kenntnis der strafrechtlichen Norm als solcher ankommt. Praxisnah ist die Prüfung für jugendliche Ausländer aus uns fremden Kulturkreisen. Es genügt nicht, wenn das Verhalten nur als unmoralisch, anstößig, unehrenwert betrachtet wird, was insbesondere für Sexualdelikte Bedeutung hat. Die Fähigkeit zur Unrechtseinsicht muss sich auf eine konkrete Tat beziehen. Dies bedeutet, dass bei mehreren Anklagepunkten diese Feststellung für jede Tat zu treffen ist. Anlass besteht insbesondere, wenn Taten aus der Zeit der Strafunmündigkeit fortgesetzt werden.

Im Einzelnen wird es darauf ankommen, ob die *Unrechtstaten* in der Lebenswelt des/der Jugendlichen beheimatet sind oder sich für ihn/sie als lebensfremd darstellen. So wird häufig mit dem Auswechseln des Kettenritzels bei einem Mofa oder Kleinkraftrad zur Geschwindigkeitserhöhung das

Verständnis allenfalls für den Deliktscharakter als Verstoß gegen die Führerscheinpflicht gemäß § 21 StVG, wohl aber kaum als Verstoß gegen das Pflichtversicherungsgesetz (§ 6) und die Abgabenordnung (§ 370) bestehen. Auch die Anonymität des Opfers kann gegen eine Unrechtseinsicht sprechen, zumal dann, wenn die Verletzungen in ihrer Häufigkeit normal sind, wie z. B. bei Diebstählen in Kauf- und Selbstbedienungsläden. Auch wird die Unrechtseinsicht dort fehlen, wo die Taten aus einem kindlichen, spielerischen Verhalten erwachsen, z. B. in Form von körperlichen Auseinandersetzungen: Raufen wird ab 14 Jahren zur Körperverletzung. Der jugendliche Beschuldigte muss die Rechtsverbindlichkeit für sich übernommen haben. Insoweit wirkt sich auch eine allgemeine schwache geistige Begabung aus.

Die Entwicklungsreife muss weiterhin den/die Beschuldigte/n in die Lage versetzen, entsprechend der Unrechtseinsicht sich zu verhalten, zu handeln oder zu unterlassen – der Begriff des Handelns ist verkürzend. Damit ist das voluntative Element angesprochen: Das Richtige erkennen und das Richtige tun sind gerade bei Jugendlichen zweierlei, da ihre Handlungen häufig auf einer emotionalen Spontanität beruhen. Verführungen durch eine aggressive Werbung, durch eine Kameraderi, durch eine ideologisch ausgeprägte Gruppe sind hier leicht vorstellbar. Bei Sexualdelikten gilt es, die Pubertätsphase zu beachten, in der Sexualität als ein Drang erfahren werden kann, der nur schwer eine Reflexion ermöglicht. Hiermit wird aber auch die Schwierigkeit deutlich, zwischen Unrechtseinsicht und Handlungskompetenz im Einzelfall zu unterscheiden.

Diese Entwicklungsreife ist für den Zeitpunkt der Tat festzustellen, d. h. es ist in einer Retrospektive die strafrechtliche Verantwortlichkeit zu prüfen. Ist die Beurteilung zum Jetzt-Zeitpunkt schon schwierig, so ist sie für die Vergangenheit noch schwieriger. Der häufig entscheidende persönliche Eindruck muss zeitlich versetzt korrigiert werden. Diese Zeit der Nachreife nach der Tat bis zur Anklageerhebung bzw. Urteilsfindung wird häufig in der Praxis nicht bedacht.

Entscheidung zwischen Jugendstrafrecht und Erwachsenenstrafrecht bei Heranwachsenden

Strafrechtliche Ermittlungsverfahren gegen Heranwachsende (18, aber noch nicht 21 Jahre alt) werden grundsätzlich von der Jugendstaatsanwaltschaft geführt, im Fall einer Anklage erfolgt diese bei einem Jugendgericht (Jugendrichter als Einzelrichter, Jugendschöffengericht oder Jugendkammer).

Die strafrechtliche Verantwortlichkeit sowie der Instanzenweg in der Strafgerichtsbarkeit bei Jugendlichen und Heranwachsenden werden in Tabelle 4.1 und Abb. 4.1 verdeutlicht.

Von der Jugendstaatsanwaltschaft bzw. vom Jugendgericht ist zu prüfen, ob Jugendstrafrecht oder Erwachsenenstrafrecht angewendet wird.

Tabelle 4.1. Strafrechtliche Verantwortlichkeit – sachliche Zuständigkeit und Rechtsfolge bei Straftaten

Altersgruppe	Kinder (unter 14 Jahre)	Jugendliche (über 14 – noch nicht 18 Jahre)	Heranwachsende (über 18 – noch nicht 21 Jahre)	Erwachsene (über 21 Jahre)
Strafrechtliche Verantwortlichkeit	strafunmündig (§ 19 StGB)	bedingt strafrechtlich verantwortlich gemäß § 3 JGG	generell strafrechtlich verantwortlich (Ausnahme: § 20 StGB)	generell strafrechtlich verantwortlich (Ausnahme: § 20 StGB)
Sachliche Zuständigkeit	■ Jugendamt ■ Familiengericht ■ Vormundschaftsgericht daneben die Polizei als Gefahrenabwehrbehörde	■ Jugendstaatsanwaltschaft* ■ Jugendgericht (Ausnahmen: §§ 102, 103 Abs. 2, Satz 2 JGG)	■ Jugendstaatsanwaltschaft* ■ Jugendgericht (Ausnahmen: §§ 102, 103 Abs. 2, Satz 2 i.Vm. § 112, Satz 1 JGG)	■ Erwachsenenstaatsanwaltschaft* ■ Erwachsenengericht (Ausnahme: § 103 Abs. 2, Satz 1 JGG)
Rechtsfolgen	■ Hilfen bzw. Maßnahmen nach dem KJHG ■ Schutzmaßnahmen nach dem BGB (§§ 1631 Abs. 3, 1631b, 1666) ■ keine strafrechtlichen und strafprozessualen Maßnahmen	■ Sanktionen nach dem JGG und bestimmte Maßregeln der Besserung und Sicherung gemäß § 7 JGG	■ Entscheidung über die Anwendung der Sanktionen aus dem Jugend- oder Erwachsenenstrafrecht gemäß § 105 JGG; bei Anwendung des Erwachsenenstrafrechts Milderung gemäß § 106 JGG	■ Sanktionen und Maßregeln nach dem StGB

* daneben die Polizei als Ermittlungsbehörde.

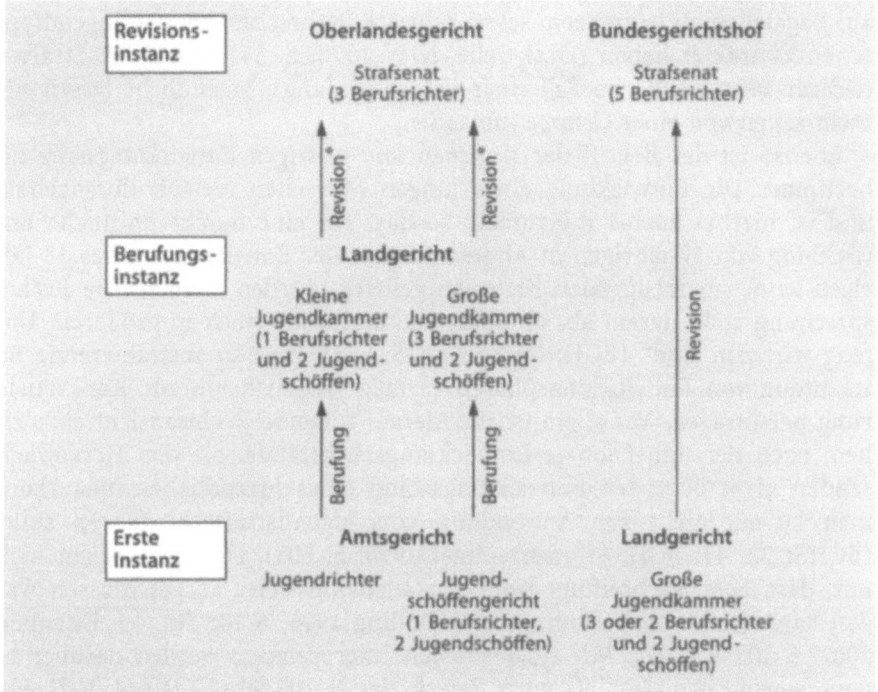

Abb. 4.1. Instanzenweg in der Strafgerichtsbarkeit bei Jugendlichen und Heranwachsenden

* Im Jugendstrafrecht gibt es für die Verurteilten – wie für die Staatsanwaltschaft – nur ein Rechtsmittel, entweder Berufung oder Revision: *„Wer eine zulässige Berufung eingelegt hat, kann gegen das Berufungsurteil nicht mehr Revision einlegen."* (§ 55 Abs. 2, Satz 1 JGG). Mit der Berufung werden auch die Tatsachen neu aufgerollt, mit der Revision wird nur die Rechtsanwendung überprüft.

Gemäß § 105 Abs. 1 sind jugendstrafrechtliche Sanktionen bei Heranwachsenden anzuordnen, wenn
„(1) *die Gesamtwürdigung der Persönlichkeit des Täters bei Berücksichtigung auch der Umweltbedingungen ergibt, daß er zur Zeit der Tat nach seiner sittlichen und geistigen Entwicklung noch einem Jugendlichen gleich stand, oder*
(2) *es sich nach der Art, den Umständen oder den Beweggründen der Tat um eine Jugendverfehlung handelt."*

Mit dem Begriff der *Jugendverfehlung* gemäß § 105 Abs. 1, Nr. 2 JGG wird auf einen Deliktstypus verwiesen, der weder normativ noch sozialwissenschaftlich festgelegt ist. Es spricht nicht gegen die Einstufung als Jugendverfehlung, wenn auch Erwachsene derartige Delikte begehen. Insbesondere scheiden Verkehrsdelikte, so auch die Trunkenheit im Straßenverkehr, nicht als typisch Jugendverfehlung aus (OLG Hamm, NJW 1960, S. 1966; OLG Hamburg, NJW 1963, S. 67). Leichtsinn und Geltungsbedürfnis sind typisch jugendliche Einstellungen. Auch sind jugendtypische Taten nicht auf Bagatellen zu begrenzen; selbst schwere Verbrechen können jugendtypischen Charakter haben (OLG Celle, NJW 1970, S. 341 und BGH, Strafverteidiger 1981, S. 183 im Fall einer Vergewaltigung). Jugendliche lassen sich nicht selten von einer Gruppe mitreißen.

Ebenso ist der Begriff der *sittlichen und geistigen Entwicklungsreife* unbestimmt. Die Entwicklung eines jungen Menschen verläuft durchgehend und ist hierbei höchst individuell, so dass für eine durchschnittliche Entwicklung von 17-jährigen in Abgrenzung zu der Entwicklung eines 18-Jährigen keine überzeugenden Kriterien geliefert werden können. Die Rechtssprechung stellt darauf ab, ob „Entwicklungskräfte noch in größerem Umfang wirksam sind" (BGH, NStZ 1989, S. 575). Eine so abstrahierende Betrachtung von Entwicklungsphasen vermag jedoch kaum zur Konkretisierung beizutragen. Vor allem ist die hierauf fußende Rechtsansicht abzulehnen, nach der unbehebbare Entwicklungsrückstände, die den Heranwachsenden nicht über den Entwicklungsstand eines Jugendlichen hinauskommen lassen, nicht zur Anwendung von Jugendstrafrecht führen sollen (BGHSt 22, 41; BGH, Strafverteidiger 1990, S. 508). Dagegen spricht nicht nur, dass eine Nachreifung wohl nur ausnahmsweise ausgeschlossen werden kann (siehe auch Brunner und Dölling 1996, § 105 Rn. 13; Eisenberg 2002, § 105 Rn. 27). Mit einer solchen Interpretation werden darüber hinaus sowohl Wortlaut als auch Zweck des § 105 Abs. 1 Nr. 1 JGG zum Nachteil des Angeklagten verändert. Eine Möglichkeit zur Weiterentwicklung wird nicht gefordert; ihr Ausschluss, soweit überhaupt feststellbar, sollte erst recht zur Anwendung von Jugendstrafrecht führen.

Da nicht selten Zweifel bleiben, auch für den Gutachter, ist nach der Rechtssprechung des BGH entsprechend dem Grundsatz „in dubio pro reo" die Anwendung des Jugendstrafrechts geboten (BGHSt 12, 116; BGH, NStZ 1989, S. 575). In der Praxis hat sich eine eindeutige Tendenz für die Anwendung des Jugendstrafrechts durchgesetzt. Im Jahr 1999 wurde in 60,3% der Fälle das Jugendstrafrecht angewendet, im Jahr 1954 waren es erst 20,6%. Insbesondere bei den schweren Straftaten (Tötungs- und Sexualdelikte) werden gerade auch unter Beteiligung von Gutachtern bei weit über 80% die Voraussetzungen des § 105 JGG, insbesondere Reifeverzögerungen, angenommen.

Sanktionsentscheidungen gemäß § 10 Abs. 2 JGG und § 17 JGG sowie § 7 JGG

Erziehungsmaßregeln gemäß § 10 Abs. 2 JGG

Schon vor der Anordnung der heilerzieherischen Behandlung durch einen Sachverständigen sollte ein Sachverständiger gehört werden, da er regelmäßig über die Notwendigkeit und Geeignetheit befinden kann. In einem ersten Kontaktgespräch mit dem Jugendlichen kann die von den Therapeuten geforderte Bereitschaft („Leidensdruck") ausfindig gemacht bzw. begründet werden. Häufig fehlt den Drogenabhängigen die Motivation, da sie glauben, ihre Lebenssituation am ehesten mit Drogen meistern zu können. Trotzdem kann richterlicherseits ein Anstoß zur Entziehungskur gegeben werden, insbesondere zur Mitarbeit in einer selbsthelfenden Wohngemeinschaft. Die anschließende Gruppenkontrolle kann einen Teil der zunächst fehlenden Motivation ersetzen.

■ Jugendstrafe gemäß § 17 JGG

Jugendstrafe ist die – eigentliche – Freiheitsstrafe des Jugendstrafrechts (§ 17 Abs. 1). Sie kann verhängt werden,

(1) *„wenn wegen der schädlichen Neigungen des Jugendlichen, die in der Tat hervorgetreten sind, Erziehungsmaßregeln oder Zuchtmittel zur Erziehung nicht ausreichen"* oder

(2) *„wenn wegen der Schwere der Schuld Strafe erforderlich ist"* (§ 17 Abs. 2).

„Schädliche Neigungen" bedeutet, dass eine persönlichkeitsspezifische Gefahr für die Begehung erheblicher Straftaten besteht; die sogenannte gemeinlästige Kriminalität und die Bagatellkriminalität (Hausfriedensbruch, einfacher Diebstahl, Sachbeschädigung, Fahren ohne Fahrerlaubnis, Erschleichen von Leistungen, Besitz von „weichen" Drogen) scheiden für diese schwerste Sanktionsart im Jugendstrafrecht aus (Böhm 1996, S. 203). Spontane Reaktionen zu Straftaten, jugendliche Motivationen wie Abenteuerlust oder falsch verstandene Kameradschaft reichen ebenfalls nicht aus (BGH bei Holtz, MDR 1985, S. 796).
  Der Begriff „Schwere der Schuld" ist vom Gericht zu konkretisieren.

■ Maßregeln zur „Unterbringung in einem psychiatrischen Krankenhaus oder in einer Entziehungsanstalt"

Gemäß § 7 JGG können im Jugendstrafverfahren als Maßregeln der Besserung und Sicherung u. a. die Unterbringung in einem psychiatrischen Krankenhaus oder einer Entziehungsanstalt angeordnet werden. Die Sicherungsverwahrung ist für Jugendliche und Heranwachsende – auch bei Anwendung des Erwachsenenstrafrechts – ausgeschlossen.
  Die Unterbringung in einem psychiatrischen Krankenhaus ist zulässig bei Schuldunfähigkeit gemäß § 20 StGB und bei verminderter Schuldfähigkeit gemäß § 21 StGB, nicht bei allein fehlender Reife gemäß § 3 JGG. Es muss eine krankhafte Sucht bzw. Überempfindlichkeit diagnostiziert werden *„nicht genügen bloße charakterliche oder verstandsmäßige, unter dem Einfluß von Alkohol verstärkte Mängel"* (ständige BGH-Rechtspr., s. BGH NStZ 2000, S. 469). Entscheidend ist die Gefahrenprognose: *„... wenn die Gesamtwürdigung des Täters und seiner Tat ergibt, dass von ihm infolge seines Zustandes erhebliche rechtswidrige Taten zu erwarten sind und er deshalb für die Allgemeinheit gefährlich ist"* (§ 61 Abs. 1 StGB). Insoweit

müssen konkrete Anzeichen über eine Indizwirkung der verurteilten Tat hinaus im Sinne einer hohen Wahrscheinlichkeit vorliegen; Möglichkeiten reichen nicht aus (BVerfG, Strafverteidiger 1986, S. 163). Für die Feststellung ist gemäß § 246a StPO ein Sachverständiger heranzuziehen. Im Hinblick auf die mit der Unterbringung verbundenen Eingriffe in Freiheits- und Persönlichkeitsrechte ist diese Maßregel äußerst zurückhaltend anzuwenden: *„Ähnlich wie bei einem Jugendlichen (BGHSt 37, 373) kommt eine Unterbringung in einem psychiatrischen Krankenhaus auch bei einem Heranwachsenden, der die Schwelle des § 1 Abs. 2 JGG gerade überschritten hat, nur nach sorgfältiger Überprüfung aller Umstände des Einzelfalls in Betracht"* (BGH, Beschluss vom 18. 8. 1992, 4 StR 239/92).

Die Unterbringung in einer Entziehungsanstalt knüpft an den „Hang" zu Rauschmitteln an. Ein jugendliches „Ausprobieren" fällt nicht darunter. Auch hier ist ein Sachverständigengutachten gefordert (§ 246a StPO). In der Praxis wird allerdings z. T. eine oberflächliche Handhabung konstatiert (Schalast, Leygraf 1994, S. 1, von der Haar 1995, S. 145).

Literatur

Böhm A (1996) Einführung in das Jugendstrafrecht, 3. Aufl. Beck, München
Brunner R, Dölling D (1996) Kommentar zum JGG, 10. Aufl. de Gruyter, Berlin/New York
Eisenberg U (2002) Jugendgerichtsgesetz mit Erläuterungen, 9. Aufl. Beck, München
Haar M von der (1995) Zum Zusammenspiel von Justiz und Einrichtungen während der Unterbringung in eine Entziehungsanstalt gemäß § 64 StGB. In: Dessecker A, Egg R (Hrsg) Die strafrechtliche Unterbringung in einer Entziehungsanstalt. Kriminologische Zentralstelle, Wiesbaden, S 145 ff.
Ostendorf H (2000) Kommentar zum Jugendgerichtsgesetz, 5. Aufl. Heymanns, Köln
Schalast N, Leygraf N (1994) Maßregelvollzug gemäß § 64 StGB: Unterbringungsgutachten über alkoholabhängige Patienten. Monatsschrift für Kriminologie und Strafrechtsreform: 1 ff.
Walter M (2001) Jugendkriminalität, 2. Aufl. Boorberg, Stuttgart

4.2 Strafrechtliche Verantwortlichkeit, Strafreife und schädliche Neigungen

Gerd Schütze und Günter Schmitz

4.2.1 Vorbemerkung

Kinder sind gemäß § 19 StGB bis zum 14. Lebensjahr grundsätzlich und ohne Ausnahme schuldunfähig. Schuldfähigkeit im Sinne des Gesetzes ist erst ab dem 14. Lebensjahr gegeben. Doch gilt für die Altersgruppe der 14- bis 17-Jährigen zunächst nur eine bedingte strafrechtliche Verantwortlichkeit, indem in dieser Altersgruppe für jede einzelne Tat und bezogen auf das konkrete Geschehen die entsprechende Reife positiv festzustellen ist. Gelingt dies nicht, haben Jugendliche bis zum Alter von 17 Jahren weiterhin als schuldunfähig zu gelten. Erst ab 18 Jahren wird grundsätzlich und ohne Überprüfung eine Schuldfähigkeit als generell gegeben angenommen. Parallel zur Überprüfung des Entwicklungsstandes ist im Hinblick auf die Schuldfähigkeit sowohl für Jugendliche als auch für Heranwachsende und Erwachsene gemäß der §§ 20 und 21 StGB zu überprüfen, ob ggf. krankhafte Störungen der Geistestätigkeit die Schuldfähigkeit zum Tatzeitpunkt beeinträchtigt hatten (siehe Kap. 4.1, Seite 135 und Kap. 5.1.2, Seite 162).

Die Reifeentwicklung ist bei den 14- bis 17-Jährigen unter dem Aspekt der strafrechtlichen Verantwortlichkeit und bei den Heranwachsenden (den 18- bis 20-Jährigen) unter dem Aspekt der eventuellen Anwendung des Jugendgerichtsgesetzes bedeutsam. Für den Fall, daß ein 18- bis 20-Jähriger infolge einer Entwicklungsverzögerung noch einem Jugendlichen gleichzustellen ist, muss gemäß § 105 JGG das Jugendgerichtsgesetz mit seiner erzieherischen Ausrichtung und seinen besonderen pädagogischen Interventionsmöglichkeiten zur Anwendung kommen. Die Frage, ob die Beurteilung des Entwicklungsstandes bzw. einer krankhaften Störung der Geistestätigkeit durch einen Psychologen oder einen Psychiater zu erfolgen hat, hat auch die höchstrichterliche Rechtsprechung beschäftigt. In der juristischen Bewertung wird hinsichtlich der Reifebeurteilung dem Psychologen, hinsichtlich der krankhaften Störungen dagegen dem Jugendpsychiater die höhere Präferenz zugewiesen (siehe Kap. 4.1, Seite 135). Da bei der Reifebeurteilung differentialdiagnostisch immer zwischen einer Unreife als Folge einer Entwicklungsverzögerung und einer solchen als Folge eines krankhaften Prozesses unterschieden werden muss, erscheint allerdings eine Zuordnung, ob Psychologe oder Psychiater, als wenig sachdienlich. Beide, der klinisch jugendpsychiatrisch erfahrene forensische Psychologe wie auch der fachlich und forensisch versierte Jugendpsychiater, sind für beide Fragenkomplexe aufgrund ihrer Aus- und Weiterbildung grundsätzlich und gleichermaßen als kompetent anzusehen. In der Praxis wird sich der Jurist ohnehin mehr an der persönlichen Kompetenz des Gutachters – bei vorhandener Basiskompetenz – zu orientieren haben.

4.2.2 Überprüfung der strafrechtlichen Verantwortlichkeit gemäß § 3 JGG

Der § 3 JGG Satz 1 lautet:

„Ein Jugendlicher ist strafrechtlich verantwortlich, wenn er zur Zeit der Tat nach seiner sittlichen und geistigen Entwicklung reif genug ist, das Unrecht der Tat einzusehen und nach dieser Einsicht zu handeln."

Die Entwicklung der sittlichen und die der geistigen Reife stehen in einem Abhängigkeitsverhältnis zueinander; dabei wird die Fähigkeit zur abstrahierenden Einsicht als wichtige Grundlage für die Entwicklung der Moral angesehen.

■ *Geistige Reife* spiegelt sich in dem allgemeinen Eindruck sowie in den eigen- und fremdanamnestischen Angaben wider und kann durch gängige Leistungstests zusätzlich präzisiert werden. Bei der Exploration sollte auch auf den Bezugsrahmen in der Freizeitgestaltung geachtet werden. Die Auswahl der Testverfahren richtet sich nach den Erfahrungen des Untersuchers. Neben dem intellektuellen Leistungsniveau kommt es ganz wesentlich auch auf die Erfassung des Leistungsprofils und hier ggf. auf die Aufdeckung von Teilleistungsschwächen an. In jedem Fall sollte aber ein sprachfreier Intelligenztest – beispielsweise der *Standard Progressive Matrices* (*SPM*; Raven 1998) – mit einem sprachgebundenen Test – beispielsweise dem *Hamburg-Wechsler-Intelligenztest* (*HAWIE-R*; Tewes 1994) – kombiniert werden. Die Beurteilung der geistigen Reife sollte sich nicht nur auf die Bestimmung eines Intelligenzquotienten stützen, sondern unbedingt auch die Bewältigungsstrategien der gesamten Lebensumstände miteinbeziehen.

■ Schwieriger als bei der geistigen Reife ist es, die *sittliche Reife* eines Jugendlichen zu erfassen. Gebräuchlich ist die Orientierung an der Entwicklung der Moral, wie sie durch Freud, Piaget und Kohlberg dargestellt wurde. Von besonderer Beurteilungsrelevanz ist es (Hommers 1989), den Übergang von der präkonventionellen zur konventionellen Entwicklungsstufe nach Kohlberg (1997) zu bestimmen. Auf dem präkonventionellen Entwicklungsniveau werden die Antworten auf vorgegebene Dilemmata dominiert durch egozentrische Perspektiven der Gehorsams- und Zweckmäßigkeitsmoral. Demgegenüber wandeln sich die Antworten auf dem konventionellen Niveau hin zu Aspekten von Recht und Ordnung, Erfüllung von Rollenerwartungen anderer („Good boy-Orientierungen") sowie Pflichten gegenüber den gesellschaftlich anerkannten

Tabelle 4.2. Die Entwicklung der Moral. (Nach Kohlberg 1997)

I. Das präkonventionelle Niveau

1. Stufe   – *heteronome Moralität:*
    ▣ egozentrische Einstellung
    ▣ Regeleinhaltung aus Furcht vor Bestrafung

2. Stufe   – *Individualismus:*
    ▣ Einsicht in das Vorhandensein verschiedener individueller Interessen
    ▣ Regeleinhaltung nur, soweit es den eigenen sowie den Interessen anderer dient
    ▣ gerecht ist, was fair ist

II. Das konventionelle Niveau

3. Stufe   – *interpersonelle Konformität:*
    ▣ gemeinsame Interessen erhalten Vorrang vor individuellen Interessen
    ▣ den Erwartungen einer Rolle gerecht werden; vor sich selbst
      und anderen als „guter Kerl" – „good boy" – zu erscheinen

4. Stufe   – *soziales System und Gewissen:*
    ▣ erkennt das System an, das Rollen und Regeln festlegt
    ▣ die Pflicht ist zu erfüllen, Gesetze sind zu befolgen

III. Das postkonventionelle Niveau

5. Stufe   – *sozialer Kontrakt:*
    ▣ allgemeine Werte und Rechte, die der Gesellschaft vorgeordnet sind
    ▣ Regeln im Interesse der Gerechtigkeit einhalten

6. Stufe   – *universale ethische Prinzipien:*
    ▣ Perspektive eines moralischen Standpunktes, von dem sich gesellschaftliche
      Ordnungen herleiten

allgemeingültigen Regeln. Dieser Übergang von dem präkonventionellen zum konventionellen Niveau vollzieht sich im Wesentlichen im Zusammenhang mit der Pubertät (Tabelle 4.2).

Ein Testinstrument zur Erfassung des moralischen Entwicklungsniveaus ist nicht vorhanden, es sei denn, man bemüht veraltete Instrumente wie z. B. den *Gruppentest für soziale Einstellung* (*S-E-T*; Joerger 1973). Ähnlich wie Kohlberg in seinen Untersuchungen Antworten auf vorgegebene Dilemmata erfasste, kann die Entwicklung der Moral mit Hilfe einer erweiterten Anwendung des *Thematischen Apperzeptions-Tests* (*TAT*; Murray 1991) erfasst werden, indem der Untersucher mit dem Probanden zu einem vertiefenden Gespräch über die im Test abgegebenen Schilderungen gelangt. Je nach Neigung und Erfahrung kann auch der *Picture Frustration Test* (*PFS*; Rosenzweig 1957) zur Einschätzung der sittlichen Entwicklung in ähnlicher Weise herangezogen werden. In die endgültige Beurteilung müssen selbstverständlich auch die Untersuchungsergebnisse aus der Exploration und dem allgemeinen Eindruck miteinbezogen werden. Wichtig ist auch, die

Diskrepanzen zwischen Entwicklungsstand und tatsächlicher Umsetzung im konkreten Handeln zu erfassen. Bei der Beurteilung der Voraussetzungen des § 3 JGG kommt es allein auf die Fähigkeiten an, d. h. auf die Beantwortung der Frage: „Wäre es dem Untersuchten möglich gewesen, sich an Normen des konventionellen Niveaus der Stufe 3 und 4 nach Kohlberg (1977) zu orientieren?" Unwesentlich ist, ob im konkreten Fall auch tatsächlich von diesen Möglichkeiten Gebrauch gemacht wurde.

Nicht jede Unreife der Einsichts- und/oder Handlungsmöglichkeit ist jedoch unbesehen unter den § 3 JGG zu subsumieren. Der Gesetzgeber hat nämlich vorgegeben, dass dem § 3 JGG nur solche Unreifezustände zugerechnet werden sollen, die Folge einer verzögerten Entwicklung sind. Handelt es sich demgegenüber um Unreifezustände infolge einer krankhaften Störung, so sind diese Befunde den §§ 20 und 21 StGB zuzuordnen. Erforderlich ist damit eine weitergehende Abklärung der Unreife unter Berücksichtigung psychopathologischer Veränderungen und prognostischer Bewertungen. Handelt es sich ursächlich um eine Entwicklungsverzögerung, muss zumindest potentiell eine angemessene Nachreifung noch möglich sein (siehe Kap. 4.1, Seite 135). Die Bearbeitung des § 3 JGG erfordert ein außerordentlich hohes Maß an fachlicher Kompetenz, da krankhafte Störungen auch mit Entwicklungsverzögerungen kombiniert sein können, wie beispielsweise im Rahmen des hyperkinetischen Syndroms (siehe Kap. 5.2.1, Seite 169). Gelingt es nicht, eine Trennung zwischen Unreife im Rahmen einer psychopathologischen Entwicklung und Unreife infolge einer verzögerten Entwicklung mit ausreichender Sicherheit vorzunehmen, so kann der Jurist die ätiologisch unklare Entwicklungsverzögerung dem § 3 JGG als der weniger einschneidenden Maßnahme zuordnen. Resultiert die Unreife sowohl aus einer Entwicklungsverzögerung als auch aus einer Pathologie, so hat der Richter nach Abwägung der individuellen Gegebenheiten die Wahl, entweder nach § 3 JGG oder nach den §§ 20, 21 StGB zu verfahren (Schreiber 1994).

▪ Ist das Entwicklungsniveau der sittlichen und geistigen Reife festgelegt, so ist auf die Frage einzugehen, ob der jugendliche Täter im Kontext mit dem konkreten Tatablauf reif genug war, das *Unrecht seines Handelns einzusehen*. Es kann durchaus möglich sein, dass im Kontext des Tatvorwurfes eine ausreichende Reife in dem einen Fall bejaht und u. U. im Zusammenhang mit einer später erfolgten Tat verneint wird. Es ist für einen Jugendlichen viel weniger schwierig, den Unrechtsgehalt eines Raubes zu erfassen als den Umstand einer unterlassenen Hilfeleistung, wenn sich eine besonders hohe Verpflichtung hierzu aus dem vorausgegangenen Geschehensablauf ergibt. Die Notwendigkeit der strengen Tatbezogenheit bei der Beurteilung gemäß § 3 JGG wirft große Unsicherheiten infolge des Zeitabstandes zwischen Tatgeschehen und Untersuchungszeitpunkt auf. Gerade in der Adoleszenz mit ihren z. T. stürmischen Entwicklungsphasen ist eine retrospektive Beurteilung oftmals problematisch. Auch muss berücksichtigt werden, dass die Straftat u. U. zu einer besonderen Zäsur in der Entwicklung des Jugendlichen geführt hat, so dass das Bild zum Untersuchungszeitpunkt wesentlich stärker von dem Zustand zur Tatzeit abweichen kann, als es der zeitliche Abstand nahelegt.

■ Da aber nicht nur die Einsichtsfähigkeit in das Unrecht der Tat vorhanden sein muss, sondern darüber hinaus der Jugendliche auch befähigt sein muss, *gemäß dieser Einsicht zu handeln,* sind des Weiteren Einschränkungen bezüglich der Eigensteuerung zu untersuchen. Beeinträchtigungen der Steuerungsfähigkeit sind besonders schwierig einzuschätzen. Gemeint ist eine infolge von Reifungsverzögerungen persistierende, übermäßig affektiv bestimmte Handlungssteuerung. Ferner sind hier gruppendynamische Abhängigkeiten des Jugendlichen von Mittätern zu berücksichtigen. Die Freiheit des menschlichen Handelns wird jedoch in Sonderheit im Zusammenhang mit dem § 20 StGB auch sehr kontrovers diskutiert (Schreiber 1994).

Die Bearbeitung des § 3 JGG stellt an den Juristen wie auch an den Gutachter höchste Anforderungen, denen beide oftmals wegen der Komplexität der Beurteilung kaum genügen können. So nimmt es nicht wunder, dass im alltäglichen Umgang von beiden Professionen der § 3 JGG zumeist nur floskelhaft abgefertigt wird. Häufig besteht auch die Neigung, der Strafjustiz den Zugriff zu ermöglichen, obgleich alternativ in Frage kommende vormundschaftsrichterliche Maßnahmen im pädagogischen Sinne sehr viel effizienter hätten sein können als eine Verurteilung, verbunden mit ihren möglichen stigmatisierenden Auswirkungen.

4.2.3   Beurteilung der Strafreife gemäß § 105 JGG

Der § 105 JGG Abs. 1 lautet:

„Begeht ein Heranwachsender eine Verfehlung, die nach den allgemeinen Vorschriften mit Strafe bedroht ist, so wendet der Richter die für einen Jugendlichen geltenden Vorschriften der §§ 4 bis 8, § 9 Nr. 1, 10–11 und 13–32 entsprechend an, wenn 1. die Gesamtwürdigung der Persönlichkeit des Täters bei Berücksichtigung auch der Umweltbedingungen ergibt, daß er zur Zeit der Tat nach seiner sittlichen und geistigen Entwicklung noch einem Jugendlichen gleichstand oder 2. es sich nach der Art, den Umständen und den Beweggründen der Tat um eine Jugendverfehlung handelt.“

Sinn und Zweck des § 105 JGG ist es, für noch in der Entwicklung befindliche Heranwachsende die besseren Möglichkeiten des Jugendgerichtsgesetzes nutzen zu können, erzieherisch auf Straftäter einzuwirken. Da der Heranwachsende noch einem Jugendlichen gleichzusetzen ist, gestaltet sich die Reifebeurteilung gemäß § 105 JGG grundsätzlich anders als im § 3 JGG. So wird zwar auch auf den Tatzeitpunkt, nicht aber auf den Kontext mit dem Tatgeschehen abgehoben. Die Beurteilung der konkreten Straftat als eventuelle Jugendverfehlung gemäß Satz 2 des § 105 JGG obliegt allein dem

Juristen. Das Dilemma im Umgang mit dem § 105 JGG liegt darin, dass es keine Zäsur um das 18. Lebensjahr hinsichtlich der Reifeentwicklung gibt. So bestehen große Schwierigkeiten, den Jugendlichen zu definieren und den Heranwachsenden klar gegen den Erwachsenen abzugrenzen. Trotz dieser Beurteilungsprobleme wird es allgemein für sinnvoll erachtet, Heranwachsende, die sich noch deutlich in der adoleszenten Weiterentwicklung befinden, dem Jugendgerichtsgesetz zu unterwerfen.

Nach der Einführung des § 105 JGG im Jahr 1953 wurden bereits 1955 die sogenannten Marburger Richtlinien als Leitlinie zur *Reifebeurteilung* entwickelt. In jüngerer Zeit wurden von Esser et al. (1991) diese Kriterien empirisch vor dem Hintergrund einer groß angelegten Vergleichsstudie überprüft. Im Einzelnen wurden dabei folgende *Reifekriterien* herausgearbeitet:

- realistische Lebensplanung vs. Leben im Augenblick,
- Eigenständigkeit gegenüber den Eltern vs. starkes Anlehnungsbedürfnis und Hilflosigkeit,
- Eigenständigkeit gegenüber der Peer-Gruppe und dem Partner vs. starkes Anlehnungsbedürfnis und Hilflosigkeit,
- ernsthafte vs. spielerische Einstellung gegenüber Arbeit und Schule,
- äußerer Eindruck,
- realistische Alltagsbewältigung vs. Tagträume, abenteuerliches Handeln, Hineinleben in selbstwerterhöhende Rollen,
- gleichaltrige oder ältere vs. überwiegend jüngere Freunde,
- Bindungsfähigkeit vs. Labilität in den mitmenschlichen Beziehungen oder Bindungsschwäche,
- Integration von Eros und Sexus,
- konsistente berechenbare Stimmungslage vs. jugendliche Stimmungswechsel ohne adäquaten Anlass (Esser 1991).

Einschätzungen gemäß dieser zehn Kriterien erfolgen auf der Grundlage anamnestischer Daten sowie der Ergebnisse des psychischen Befundes und der Testpsychologie. Eine besondere Bedeutung kommt hier auch den Fremdbeurteilungen zu, in Sonderheit der Bewertung des Lebens in der Peer-Gruppe. Vor einem Abhaken oder gar Verrechnen sei ausdrücklich gewarnt, da die Kriterien unterschiedlich zu gewichten sind und sich nicht gegenseitig ausgleichen können. Nach der höchstrichterlichen Rechtsprechung genügt es, wenn in wesentlichen Teilbereichen Entwicklungsrückstände diagnostizierbar sind, um den Heranwachsenden noch einem Jugendlichen gleichzustellen. Bei der Unreifebeurteilung, orientiert an idealtypischen Vorgaben „des Jugendlichen", ergeben sich in Sonderheit bei der Begutachtung von Mitbürgern ausländischer Herkunft ganz erhebliche Schwierigkeiten. Die Zugehörigkeit zu einer anderen Kultur führt im Vergleich mit den inländischen Reifekriterien möglicherweise zu Verzerrungen, die kulturell bedingte Abweichungen in der Ausgestaltung des Lebensraumes als Reife bzw. Reifeverzögerungen erscheinen lassen.

In diesen Fällen der Unsicherheit bietet es sich an, den zweiten Weg der Beurteilung des § 105 JGG zu beschreiten, indem gemäß eines Urteiles des

BGH vom 06. 12. 1988 derjenige Heranwachsende noch einem Jugendlichen gleichzustellen sei, „bei dem Entwicklungskräfte noch in größerem Umfange wirksam sind" (Walter 1989). Bei dieser Betrachtung wird der eigentliche Grundgedanke des § 105 in den Vordergrund gestellt, indem Heranwachsende immer dann dem Jugendgerichtsgesetz mit seinen pädagogischen Einwirkungsmöglichkeiten unterstellt werden sollten, wenn diese sich noch in einer deutlich erfassbaren *Entwicklung der Persönlichkeit* befinden. Unter dem Aspekt der Entwicklungsdynamik ist lediglich ein intraindividueller Vergleich notwendig. Unter Zugrundelegung der von Esser et al. (1991) herausgearbeiteten Kriterien muss in einem Zwei-Punkte-Vergleich überprüft werden, ob sich der zu beurteilende Heranwachsende noch in einer dynamischen adoleszenten Entwicklung befindet. Da hier keine Unreifezeichen herausgearbeitet werden müssen, können die kulturellen Überlagerungen weitestgehend vernachlässigt werden.

Auch für die Beurteilung des § 105 JGG gilt, wie schon erwähnt, die Beurteilung zum Tatzeitpunkt. Hier muss ebenfalls aus dem Untersuchungsbefund auf den Befund zur Tatzeit zurückgeschlossen werden. Ferner genügt es im Zusammenhang mit dem § 105 JGG nicht, nur eine Unreife zu diagnostizieren, da auch hier nur Entwicklungsverzögerungen gemeint sind und nicht Unreifezustände infolge einer abweichenden bzw. pathologischen Entwicklung. Somit muss immer eine differentialdiagnostische Abgrenzung gegen die §§ 20 und 21 StGB erfolgen. In Zweifelsfällen wird der Jurist die festgestellte Unreife dem § 105 JGG zuordnen. Obgleich der Gesetzgeber mit Einführung des § 105 JGG wohl zunächst davon ausgegangen war, dass es sich hier um die Ausnahme von der Regel handeln würde, ist nicht festgelegt, dass Heranwachsende überwiegend unter das StGB oder das JGG zu stellen sind. Aktuelle Forderungen, alle Heranwachsenden ausschließlich dem Strafgesetzbuch zu unterstellen, konterkarieren den erzieherischen Ansatz im Umgang mit noch adoleszenten Straftätern. Vielmehr wäre im Interesse einer weitestgehend prosozialen Eingliederung möglichst vieler junger Straftäter einer breiten Anwendung des JGG das Wort zu reden. Denkbar wäre daher auch, alle Heranwachsenden grundsätzlich dem JGG zu unterstellen.

4.2.4 Schädliche Neigungen gemäß § 17 Abs. 2 JGG

Im § 17 Abs. 2 JGG heißt es:

„Der Richter verhängt Jugendstrafe, wenn wegen der schädlichen Neigungen des Jugendlichen, die in der Tat hervorgetreten sind, Erziehungsmaßregeln oder Zuchtmittel zur Erziehung nicht ausreichen oder wegen der Schwere der Schuld Strafe erforderlich ist."

In aller Regel nimmt die Jugendgerichtshilfe zur Frage der *schädlichen Neigungen*, einem 1943 aus dem österreichischen Jugendgesetz übernommenen Begriff, Stellung. In Sonderfällen kann aber auch der psychologisch-jugendpsychiatrische Gutachter gefragt sein, da die Zuerkennung schädlicher Neigungen neben einer retrospektiven auch eine prognostische Determinante enthält. Gemeint ist die Differenzierung zwischen einer fixierten bzw. sich fixierenden Fehlentwicklung auf der einen und einer nur vorübergehenden, da an das Jugendalter gebundenen Fehlhaltung auf der anderen Seite.

Für eine ungünstige Entwicklung und somit für schädliche Neigungen sprechen nach Lösel (1995) tendenziell

■ in der Rückschau auf die *Kindheitsentwicklung*: frühe Störungen des Sozialverhaltens, emotionale Vernachlässigungen, aggressiv-überstrenge oder laxe Erziehung, antisoziales Verhalten in der Familie, niedriger sozialer Status, kognitiv-intellektuelle Defizite, Aufmerksamkeitsstörungen, Hyperaktivität und Impulsivität sowie

■ für die Phase der *Adoleszenz*: verschiedenartige Straffälligkeiten und Steigerung des Schweregrades der Verfehlungen, geringe Bindung an das Elternhaus, Schuleschwänzen, Arbeitslosigkeit, frühe körperliche Reifung und ungünstige Sexualbeziehungen, negative Veränderungen von Werthaltungen sowie problematischer Lebensstil wie riskantes Freizeitverhalten und Verkehrsdelinquenz.

Für ein eher vorübergehendes Störungsverhalten und somit gegen schädliche Neigungen sprechen: pflegeleichtes und weniger impulsives, dabei aber flexibles Temperament, gute kognitive und soziale Fertigkeiten, emotional stabile familiäre Bindungen, eigenständige Interessen und Leistungsbereitschaft, wenig Probleme in der schulischen Entwicklung sowie aktives Bewältigungsverhalten in Belastungs- und Problemsituationen (Lösel 1995, siehe auch Kap. 6.1, Seite 241 und Kap. 9.1, Seite 403).

Literatur

Esser G, Fritz A, Schmidt MH (1991) Die Beurteilung der sittlichen Reife Heranwachsender im Sinne des § 105 JGG – Versuch einer Operationalisierung. Mschr Krim 6:356–368

Heller KA, Kratzmeier H, Lengfelder A (1998, deutsche Normen 1994) Standard Progressive Matrices, prepared by Raven JC. Oxford Psychologists Press. Beltz-Test, Göttingen

Hörmann H, Moog W (1957) Rosenzweig P-F-Test. Deutsche Bearbeitung der Rosenzweig „Picture Frustration Study" – Form für Erwachsene. Hogrefe, Göttingen

Hommers W (1989) Die Entwicklung der Einsicht in das Delikt. In: Bäuerle S (Hrsg) Kriminalität bei Schülern. Verlag für angewandte Psychologie, Stuttgart

Joerger K (1973) Gruppentest für soziale Einstellung S-E-T. Hogrefe, Göttingen

Kohlberg L (1997) Die Psychologie der Moralentwicklung. 2. Aufl. Suhrkamp, Frankfurt

Lösel F (1995) Die Prognose antisozialen Verhaltens im Jugendalter – Eine entwicklungsbezogene Perspektive. In: Dölling D (Hrsg) Die Täter-Individualprognose. Kriminalistik Verlag, Heidelberg, S 29–61

Murray HA (1991) Thematic Apperception Test, 3rd ed. Harvard University Press, Cambridge (Mass). Hogrefe, Göttingen

Raven JC (1998) Standard Progressive Matrices SPM. Hogrefe, Göttingen

Rosenzweig S (1957) Der Rosenzweig P-F-Test. Hogrefe, Göttingen

Schreiber HL (1994) Rechtliche Grundlagen der psychiatrischen Begutachtung. In: Venzlaff U, Foerster K (Hrsg) Psychiatrische Begutachtung. Fischer, Stuttgart, Jena, New York

Tewes U (1991) Hamburg-Wechsler-Intelligenztest für Erwachsene, Revision 1994. Huber, Bern

Walter M, Pieplow L (1989) Anwendung von Jugendstrafrecht. NStZ 12:574–578

Haft- und Verhandlungsfähigkeit

GERD SCHÜTZE

Begutachtungen zur Haftfähigkeit (Strafvollzugstauglichkeit), zur Verhandlungsfähigkeit (Strafverfahren) bzw. zur Prozessfähigkeit (Zivilverfahren) werden bei Jugendlichen und Heranwachsenden nur in sehr seltenen Ausnahmen erforderlich. Insoweit soll im Wesentlichen auf Erfahrungen aus der Erwachsenenforensik zurückgegriffen werden (Barbey 1993).

Eine *Haftunfähigkeit* kann nach § 455 StPO eintreten, wenn der Verurteilte
- eine Geisteskrankheit erleidet,
- die Strafvollstreckung zu einer akuten Lebensgefahr führen würde und
- eine Erkrankung im Vollzug nicht diagnostiziert und/oder behandelt werden kann.

Haftreaktionen, auch leichtere psychotische Episoden sowie Suizidalität, führen nicht zur Haftunfähigkeit, wenn sie ambulant durch einen Psychiater oder durch die Verbringung in ein Vollzugskrankenhaus bzw. in den Maßregelvollzug ausreichend betreut werden können. Dabei sind die Anforderungen an die Schwere der Erkrankung bezüglich einer Haftunterbrechung höher als die hinsichtlich des Haftantritts.

Die *Verhandlungsfähigkeit*, d.h. die geistige und körperliche Fähigkeit, der Verhandlung bzw. Vernehmung zu folgen und seinen Standpunkt darzustellen, ist immer im Kontext des jeweiligen Verfahrens zu beurteilen und kann entweder gänzlich oder vorübergehend aufgehoben sein, möglich ist auch eine zeitliche Beschränkung der Dauer eines Verhandlungstages. Übersteigerte psychoreaktive Störungen infolge einer Angst vor dem Verfahren sollten nicht zu einer Verhandlungsunfähigkeit führen. Demgegenüber bedeuten schwere psychische Erkrankungen wie akute Psychosen, organische Psychosyndrome – Intoxikationen und Entzugssyndrome –, aber auch schwere geistige Behinderungen u.U. eine ganz erhebliche bzw. die vollständige, d.h. unbefristete Aufhebung der Verhandlungs- wie auch Vernehmungsfähigkeit. Bei der Beurteilung ist aber stets zu bedenken, dass nur ausgeprägte Krankheitszustände eine solche Relevanz erlangen können, da der Jurist gehalten ist, nach dem Verhältnismäßigkeitsgrundsatz zwischen dem öffentlichen Interesse der Strafverfolgung einerseits und den Interessen des Beschuldigten andererseits abzuwägen.

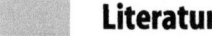 ## Literatur

Barbey I (1993) Terminfähigkeit, Prozeßfähigkeit, Haftfähigkeit. Gesundh-Wes 55:602–606

5 Gutachten zum Strafgesetzbuch (StGB)

5.1 Grundsätzliches zur Beurteilung der Schuldfähigkeit

5.1.1 Zum Krankheitsbegriff

CHRISTIAN EGGERS und BERND RÖPCKE

Die Prüfung einer eingeschränkten Schuldfähigkeit oder einer Schuldunfähigkeit im Sinne der §§ 20 und 21 StGB verläuft bei einem Jugendlichen grundsätzlich nicht anders als bei einem Erwachsenen. Allgemein wird ein zweistufiges Vorgehen für erforderlich gehalten.

Auf der ersten Stufe wird untersucht, ob überhaupt eine psychische Krankheit vorliegt und welche Diagnose gestellt werden muss. Auf der zweiten Stufe wird dann eingeschätzt, ob dieses Krankheitsbild hinsichtlich seiner Ausprägung und seines Schweregrades zu einer Schuldunfähigkeit oder einer Schuldminderung führen kann.

Das Vorliegen einer Krankheit gilt als notwendige, aber nicht hinreichende Voraussetzung für die Anwendung der §§ 20 und 21. Die Diagnose einer Krankheit ist notwendig, weil die Rechtsprechung voraussetzt, dass ein nichtkranker, strafrechtlich verantwortlicher Mensch schuldfähig ist. Das Vorliegen einer Krankheit ist aber nicht hinreichend, weil die Einschränkung der Schuldfähigkeit nicht generell festgestellt wird, sondern nur bezogen auf eine bestimmte Tat und den jeweiligen Tatzeitpunkt. Die Krankheit muss also nach Art und Schweregrad auch tatwirksam sein.

Die im Gesetzestext gebrauchten Formulierungen *„krankhafte seelische Störung, tiefgreifende Bewußtseinsstörung, Schwachsinn"* und *„schwere andere seelische Abartigkeit"* als Voraussetzungen für eine Schuldminderung entsprechen dem juristischen Sprachgebrauch, sind aber als psychiatrische oder psychologische Begriffe nicht definiert. Psychische Störungen werden im europäischen Sprachraum nach der „International Classification of Diseases" (ICD) der Weltgesundheitsbehörde klassifiziert, der wir hier auch folgen. Eine Unterscheidung in krankhafte und nichtkrankhafte Störungen wird dabei nicht vorgenommen, der nur historisch verständliche, aus der Degenerationslehre abgeleitete Begriff der seelischen Abartigkeit ist nur mit einiger Mühe mit ICD-Kategorien in Verbindung zu bringen.

Die Frage der Gerichte an die psychiatrischen und psychologischen Sachverständigen lautet aber letztendlich, ob es krankheitsbedingte Einschränkungen der Einsichts- und Steuerungsfähigkeit in Bezug auf eine bestimmte Tat gegeben hat. Um diese Frage beantworten zu können, muss der Sachverständige seine klinischen Klassifikationen und Begriffe in juristische Kategorien übersetzen.

Letztlich geht es darum, zu prüfen, ob
- eine vorliegende psychische Störung „krankheitswertig" ist oder nicht und
- eine vorliegende krankhafte Störung des seelischen Gefüges i. S. der vier Eingangskriterien der §§ 20 und 21 StGB in einem spezifischen schuldmindernden oder schuldausschließenden Zusammenhang mit der Tat steht.

Dabei ist unter „Störung" ganz allgemein eine Abweichung von der Norm zu verstehen, unabhängig davon, ob es sich um eine angeborene oder später erworbene, um eine vorübergehende oder um eine bleibende Beeinträchtigung seelisch-geistiger Funktionen handelt.

Der Begriff „krankheitswertig" ist an sich diskutabel, da er letztlich von einer organischen Verursachung sowohl von emotionalen Störungen (Neurosen) als auch von Persönlichkeitsabweichungen (andere seelische Abartigkeiten) ausgeht, was ja so nicht stimmt. Letztlich geht es eben doch um eine Beurteilung der Normabweichung.

5.1.2 Zur Struktur der §§ 20 und 21 StGB

Gerd Schütze

Die Schuldfähigkeit kann als Folge einer Störung der Geistestätigkeit gemindert oder aufgehoben sein.

Der § 20 StGB lautet:
„Ohne Schuld handelt, wer bei Begehung der Tat wegen einer krankhaften seelischen Störung, wegen einer tiefgreifenden Bewußtseinsstörung oder wegen Schwachsinn oder einer schweren anderen seelischen Abartigkeit unfähig ist, das Unrecht der Tat einzusehen und nach dieser Einsicht zu handeln."

Der § 21 StGB lautet:
„Ist die Fähigkeit des Täters, das Unrecht der Tat einzusehen oder nach dieser Einsicht zu handeln, aus einem der in § 20 bezeichneten Gründe bei Begehung der Tat erheblich vermindert, so kann die Strafe nach § 49 Abs. 1 gemildert werden."

Wie schon in Kapitel 5.1.1 erwähnt, erfolgt die Beurteilung der Schuldfähigkeit gemäß §§ 20 und 21 StGB in zwei Schritten. Zunächst muss in der sogenannten „biologischen Ebene" oder, nach Streng (1991), im „biologisch-psychologischen Stockwerk" geklärt werden, ob eines der vier Kriterien – eine krankhafte seelische Störung, eine tiefgreifende Bewusstseinsstörung, ein Schwachsinn oder eine schwere andere seelische Abartigkeit – des § 20 StGB als gegeben anzusehen ist. Ist dieses, bezogen auf den Tatzeitpunkt, der Fall, so wird in einem zweiten Beurteilungsschritt, in der sogenannten „psychologischen Ebene", dem „psychologisch-normativen Stockwerk" nach Streng (1991), zu überprüfen sein, ob die Fähigkeit, das Tatunrecht einzusehen und gemäß dieser Einsicht zu handeln, infolge der gestörten Geistestätigkeit beeinträchtigt war. Abschließend erfolgt dann die Bewertung, ob eventuelle Einschränkungen der Schuldfähigkeit infolge der krankhaften Störung der Geistestätigkeit zum Tatzeitpunkt in erheblichem Umfange gemäß § 21 StGB vorgelegen haben oder ob die Schuldfähigkeit gemäß § 20 StGB als aufgehoben anzusehen ist. Anzumerken sei, dass durch den Gutachter lediglich die Grundlagen für die Beurteilung der Schuldfähigkeit erarbeitet werden und dass danach nur der Jurist über das Vorliegen des § 20 oder § 21 StGB zu entscheiden hat.

Die Bearbeitung der Frage der Schuldfähigkeit ist auf das engste mit dem Tatablauf „zum Zeitpunkt der Tat" verknüpft. Ohne Kenntnis des *Tatgeschehens* sind Ausführungen seitens des Gutachters zur Schuldfähigkeit, wenn überhaupt, nur in sehr begrenztem Umfange möglich. Die Informationsgrundlage bei der Erarbeitung des schriftlichen Gutachtens hinsichtlich des Tatablaufes wird zum einen anhand der Aktenlage und zum anderen anhand der Exploration des Beschuldigten zusammengestellt. Der Gutachter muss sich darüber im Klaren sein, dass er mit Fragen zum Tatgeschehen nachhaltig in das Tätigkeitsfeld des Juristen eindringt. Es muss ihm stets bewusst bleiben, dass er hier in besonderem Maße ein Gehilfe des Gerichts ist. Nur zu leicht lässt sich der Anfänger in ermittelnde Befragungen hineinziehen. Der Gutachter ist kein Organ der Strafverfolgung, und insofern ist bei der Exploration zum Tatgeschehen äußerste Zurückhaltung geboten. Der Gutachter hat sich im Wesentlichen auch mit dem zu begnügen, was der Beschuldigte anbietet. Auf eventuelle Ungereimtheiten ist natürlich hinzuweisen. Bleiben sie jedoch bestehen, so hat der Gutachter u. U. wertfrei auch eine in sich unlogische Darstellung oder aber gleichwertig unterschiedliche Tatabläufe seiner gutachterlichen Bearbeitung zugrunde zu legen. In Zweifelsfällen kann der Gutachter auch den Auftraggeber um Hilfestellung bitten, d.h. um weitere Zeugenbefragungen oder ganz allgemein um weitere Anknüpfungstatsachen, eventuell auch um Zusatzgutachten. In schwierigen Situationen kann es durchaus hilfreich sein, wenn der Richter gemeinsam mit dem Gutachter auch unter Einbeziehung der Staatsanwaltschaft sowie des Nebenklägervertreters und der Verteidigung das weitere Vorgehen abstimmt.

Probleme entstehen des Weiteren bei der Erhebung der notwendigen *Fremdanamnese*, d.h. bei der Befragung von Eltern und wichtigen Bezugspersonen. Es handelt sich hier im Rahmen einer forensischen Begutachtung um Befragungen von Zeugen, deren Durchführung den Regularien der StPO unterliegt. Zudem steht engeren Familienangehörigen ein Zeugnisverweigerungsrecht zu. Eine diesbezügliche Belehrung kann rechtswirksam ohnehin nur durch Organe der Strafverfolgung geleistet werden. Bei Erhebung einer Fremdanamnese ist deshalb eine enge Absprache mit dem verantwortlichen Richter bzw. der Staatsanwaltschaft zwingend geboten, eventuell sollte auch mit der Verteidigung eine Absprache gesucht werden.

Ist der Tatablauf anhand von Exploration und Aktenlage detailliert aufgeklärt, unter Umständen auch in mehreren voneinander abweichenden Versionen, so hat eine *Motivationsanalyse* unter Einbeziehung der diagnostischen Erkenntnisse hinsichtlich der Täterpersönlichkeit zu erfolgen. Bei der Motivationsanalyse sind insbesondere die Zusammenhänge zwischen eventuell vorliegenden psychiatrisch-psychologischen Diagnosen und dem Tatablauf möglichst genau einzuschätzen. In der Untersuchung festgestellte Störungen der Geistestätigkeit können nämlich nur dann entsprechend der Voraussetzungen der §§ 20 und 21 StGB Berücksichtigung finden, wenn sie das Tatgeschehen ursächlich entscheidend mitbestimmt und in seinem Ablauf mit ausgestaltet haben. Ein ursächlicher Zusammenhang ist nachzuweisen, zumindest wahrscheinlich zu machen. Soziobiographische Einflüsse sind im Rahmen der Motivationsanalyse zu berücksichtigen. Gerade sie können die Plausibilität eines Tatablaufes bzw. Reaktionen des Täters erhellen und dem nachvollziehenden Verstehen zugänglich machen, was für die juristische Erörterung der Schuldfrage von Bedeutung sein kann. Die Frage der Schuldfähigkeit gemäß den §§ 20 und 21 StGB jedoch wird dadurch nicht berührt. Nur über die Diagnose bzw. über eines der vier im § 20 StGB genannten Kriterien, nicht aber über soziobiographische Daten, so sehr man sich das manchmal auch wünschen mag, ist die Schuldfähigkeit zu erörtern.

▦ Die Beurteilung im „biologisch-psychologischen Stockwerk"

Tatrelevante Störungen der Geistestätigkeit sind den vier Kriterien des § 20 StGB zuzuordnen. Es ist zu beachten, dass es sich hierbei nicht um Krankheitsbezeichnungen handelt, sondern um eine allgemeine Begrifflichkeit, bestimmt zum Gebrauch durch den Juristen. Am besten muss im dialogischen Prozess eine Zuordnung der psychiatrischen Nomenklatur in die juristische Begrifflichkeit vorgenommen werden, etwa:

- Die *krankhafte seelische Störung* entspricht allen somatisch bedingten Störungen der Geistestätigkeit; dazu werden gerechnet: exogene und endogene Psychosen, Folgen von Intoxikationen, Verletzungen sowie entzündliche und nichtentzündliche Erkrankungen des ZNS. Auch Intelligenzminderungen als Folge einer Erkrankung des ZNS sind hier zu subsumieren.
- Die *tiefgreifende Bewusstseinsstörung* entspricht nicht der Bewusstseinsstörung der medizinischen Terminologie. Vielmehr handelt es sich um Zustände höchsten Affektes bei gestörter kognitiver Handlungskontrolle.
- Der *Schwachsinn* umfasst alle nichtorganisch bedingten Störungen der intellektuellen Leistungsfähigkeit von forensischer Relevanz.
- Die *schwere andere seelische Abartigkeit* wurde erst im Rahmen der Strafrechtsreform dem Gesetzestext hinzugefügt und repräsentiert die nicht auf somatische Ursachen zurückzuführenden psychoreaktiven Stö-

rungen der Geistestätigkeit, wie Persönlichkeitsstörungen, Störungen des Sexualverhaltens, Neurosen und abnorme Belastungsreaktionen.

Obgleich die hier vorgenommenen Zuordnungen in mancherlei Hinsicht nach heutigem Verständnis der psychiatrischen Krankheitslehre kaum noch nachvollziehbar erscheinen, muss sich der Gutachter bemühen, die diagnostizierten psychiatrischen und psychologischen Störungen dem Juristen so klar vorzustellen, dass diesem eine Zuordnung zu den vier genannten Kriterien des § 20 StGB möglich ist.

Die Beurteilung im „psychologisch-normativen Stockwerk"

Mit Übertragung der psychiatrisch-psychologischen Diagnose in eines der Kriterien des § 20 StGB ist bereits eine Einschätzung des Schweregrades der Störung verbunden, indem der Zustand als krankhaft, tiefgreifend oder schwer klassifiziert wurde. Eine Einschätzung der Schuldfähigkeit ist damit jedoch noch nicht erfolgt. Überprüft werden muss nun in einem zweiten Bearbeitungsprozess, inwieweit diese Störung die Einsicht in das Unrecht der speziellen Tat bzw. die Fähigkeit, zur Tatzeit gemäß dieser Einsicht handeln zu können, beeinträchtigt hatte. War die Einsichts- und/oder Steuerungsfähigkeit nicht vorhanden, so wird der Jurist die Vorschriften des § 20 StGB zur Anwendung bringen. Waren sie dagegen lediglich erheblich vermindert, so wird der § 21 StGB als gegeben anzusehen sein. Allerdings hat die erheblich verminderte Einsichtsfähigkeit nicht zwingend den § 21 StGB zur Folge, da der Täter ja mit dem Restvermögen an Einsicht das Unrecht eventuell doch hätte einsehen können. Dieses sowie die Einschätzung des Ausmaßes der Beeinträchtigung, in Sonderheit die Beurteilung, ob es sich um ein erhebliches Ausmaß gehandelt hat, obliegt dem Juristen.

Der psychologisch-psychiatrische Gutachter hat seine Untersuchungsergebnisse so darzulegen, dass von den Juristen die entsprechenden Schlussfolgerungen gezogen werden können. Seit langem gibt es eine kontroverse Diskussion darüber, ob der psychiatrische und/oder psychologische Gutachter überhaupt ein wissenschaftlich abgesichertes Rüstzeug besitzt, um Aussagen hinsichtlich der Einsichts- und vor allem der Steuerungsfähigkeit machen zu können. Als wichtiger Anhaltswert gilt die Antwort auf die Frage, ob sich der Täter zum Zeitpunkt der Tat auch hätte anders verhalten können. Bei Beantwortung einer solchen Fragestellung ist aber zu beachten, dass nicht fälschlicherweise soziobiographische Einflüsse in die Bewertung mit einfließen, sondern dass die Entscheidung, ob der Täter sich auch hätte anders verhalten können, stringent auf die festgestellte Störung bezogen bleiben muss. Eine vertiefende Darstellung der Diskussion zwischen Agnostikern und Gnostikern findet sich bei Schreiber (1994).

Zunächst wird der Gutachter sich mit der Frage der Einsichtsfähigkeit zu befassen haben. Sicher ist es schwierig, retrospektiv die kognitive Leistungsfähigkeit beurteilen zu wollen. Dennoch kann und muss der Gutachter anhand seiner allgemeinen Kenntnisse hinsichtlich der festgestellten Störungen und vor dem Hintergrund seiner eigenen klinischen Erfahrungen die allgemeinen Auswirkungen auf die kognitiven Verarbeitungsmöglichkeiten einschätzen. Zusätzlich hat er auch eigene Angaben des Täters zu sich selbst sowie Berichte von Zeugen hinsichtlich des aktuellen psychischen Zustandes des Täters zur Tatzeit mitzuberücksichtigen. Oftmals ergeben sich hier wertvolle Angaben, insbesondere dann, wenn von den vernehmenden Beamten wörtliche Vernehmungsprotokolle aufgenommen wurden. Es ist selbstverständlich, dass auch an dieser Stelle der Gutachter deutlich die Grenzen seiner Erkenntnismöglichkeiten herausstellt und den Sicherheitsgrad der jeweiligen Schlussfolgerung deklariert. Zu beachten ist auch die Abgrenzung zwischen den §§ 20, 21 StGB einerseits und dem Verbotsirrtum gemäß § 17 StGB andererseits, doch obliegt dies allein dem Juristen.

Bei vorhandenem Unrechtsbewusstsein ist die Frage der Steuerungsfähigkeit zu überprüfen. Die Beurteilung, ob ein Täter gemäß seiner Einsicht in das Unrechte der Tat hätte handeln können, hat viel mit dem Hemmungsvermögen zu tun. Auch hierzu wird der Gutachter vor dem Hintergrund seiner klinischen Erfahrung dem Juristen Hinweise geben können. Hinsichtlich der Steuerungsfähigkeit sind zusätzliche Einwirkungen wie beispielsweise leichtgradige Alkoholisierung bzw. die Abhängigkeit von Mittätern oder auch die individuelle Labilität von Eigensteuerungsmechanismen, z. B. im Rahmen eines hyperkinetischen Syndroms, zu berücksichtigen.

Problematisch ist die manchmal gestellte Frage, ob denn sicher ausgeschlossen werden könne, dass zur Tatzeit die Voraussetzungen des § 21 StGB vorgelegen haben. Eine solche Frage ist vom Gutachter nicht zu beantworten. Es wurde schon ausführlich dargelegt, dass es die alleinige Aufgabe des Juristen ist, die Voraussetzungen eines Paragraphen als gegeben oder nicht gegeben anzusehen. Im Übrigen ist es für einen Gutachter ohnehin schwierig, etwas auszuschließen, solange der Bezugspunkt, nämlich „erheblich", in seinen professionellen Erkenntnismöglichkeiten nicht definiert ist.

Bei Vorliegen des § 21 StGB oder gar des § 20 StGB hat der Jurist zu überprüfen, ob Maßregeln gemäß der §§ 63 oder 64 StGB zu verhängen sind (siehe Kap. 5.1.3). Auch diesbezüglich ist die fachkompetente Mithilfe des psychologischen und/oder jugendpsychiatrischen Gutachters erforderlich.

Literatur

Schreiber HL (1994) Rechtliche Grundlagen der psychiatrischen Begutachtung. In: Venzlaff U, Foerster K (Hrsg) Psychiatrische Begutachtung. Fischer, Stuttgart Jena New York
Streng F (1991) Strafrechtliche Sanktionen. Kohlhammer, Stuttgart

5.1.3 Die Maßregeln (§§ 63 und 64 StGB)

GERD SCHÜTZE

Der § 63 StGB lautet:

„Hat jemand eine rechtswidrige Tat im Zustand der Schuldunfähigkeit (§ 20) oder der verminderten Schuldfähigkeit (§ 21) begangen, so ordnet das Gericht die Unterbringung in einem psychiatrischen Krankenhaus an, wenn die Gesamtwürdigung des Täters und seiner Tat ergibt, daß von ihm infolge seines Zustandes erhebliche rechtswidrige Taten zu erwarten sind und er deshalb für die Allgemeinheit gefährlich ist."

Eine Unterbringung in einer ausgewiesenen psychiatrischen Klinik nach § 63 StGB kann nur dann erfolgen, wenn die Voraussetzungen des § 21 bzw. § 20 StGB bei Begehung einer Straftat gegeben waren. Darüber hinaus müssen weitere schwerwiegende Straftaten im Zustand der eingeschränkten oder aufgehobenen Schuldfähigkeit von dem Täter mit hoher Wahrscheinlichkeit erwartet werden, was bedeutet, dass die krankhafte Störung über längere Zeit fortbestehen muss. Neben einer Gefährlichkeitsprognose muss somit auch die weitere Entwicklung der zur Einschränkung der Schuldfähigkeit führenden Störung der Geistestätigkeit eingeschätzt werden. Die prognostische Einschätzung der Störung der Geistestätigkeit orientiert sich an allgemeinen klinischen Erfahrungen und empirisch gewonnenen Beurteilungskriterien (siehe Kap. 10). Die Einschätzung der Gefährlichkeitsprognose gehört nicht zu den originären Arbeitsfeldern des jugendpsychiatrisch-psychologischen Gutachters. Dennoch kann der kriminologisch erfahrene Gutachter auch zu diesem Fragenkomplex auf der Grundlage der Kenntnis der Persönlichkeit und der Lebensumstände erhellendes Material beitragen. Bei Jugendlichen und Heranwachsenden ist zu bedenken, dass die Unterbringung im Maßregelvollzug generell für wenig geeignet angesehen wird.

Der § 64 StGB lautet:

„(1) Hat jemand den Hang, alkoholische Getränke oder andere berauschende Mittel im Übermaß zu sich zu nehmen, und wird er wegen einer rechtswidrigen Tat, die er im Rausch begangen hat oder die auf seinen Hang zurückgeht, verurteilt oder nur deshalb nicht verurteilt, weil seine Schuldunfähigkeit erwiesen oder nicht auszuschließen ist, so ordnet das Gericht die Unterbringung in einer Entziehungsanstalt an, wenn die Gefahr besteht, daß er infolge seines Hanges erhebliche rechtswidrige Taten begehen wird.
(2) Die Anordnung unterbleibt, wenn eine Entziehungskur von vornherein aussichtslos erscheint."

Die Maßregel nach § 64 StGB dient primär nicht der Sicherung und eigentlich auch nicht der Behandlung des Straftäters, sondern alleiniges Ziel ist die Vermeidung zukünftiger Straftaten (Schreiber 1994). Die Drogentherapie ist hier nur insoweit durchzuführen, als diese Behandlung dem Ziel der Legalbewährung dienlich ist. Sie ist Mittel zum Zweck. Aus diesen Gründen dürfen Maßregeln nach § 64 StGB auch nur dann eingeleitet werden, wenn sie in ausreichendem Umfang eine konkrete Aussicht auf Erfolg haben. Ausgangspunkt ist selbstverständlich auch hier die rechtswidrige Handlung, wobei im Gegensatz zum § 63 StGB die Voraussetzungen der § 20 oder § 21 StGB nicht gegeben sein müssen.

Zu klären wäre in den gutachterlichen Ausführungen, ob bei dem einzelnen Straftäter tatsächlich ein Hang besteht, psychotrope Drogen im Übermaß zu sich zu nehmen oder nicht. Diese juristische Terminologie ist nicht deckungsgleich mit den medizinischen Begriffen der Abhängigkeit und des Missbrauchs (siehe Kap. 5.3.4.3, S. 232). Während wir bei einer Abhängigkeit grundsätzlich unterstellen können, dass auch ein Hang besteht, ist dies beim Missbrauch nicht zwangsläufig der Fall. Nur dann, wenn der Missbrauch mit einer sozialen Gefährdung hinsichtlich der Gesundheits- und Leistungsfähigkeit einhergeht, sind die Voraussetzungen erfüllt, auch von einem Hang im juristischen Sinne zu sprechen (Schreiber 1994, S. 55). Die Einschätzung des Abhängigkeitsgrades kann gemäß der Kriterien des ICD-10 (F1x.1 und 2) oder besser des DSM-IV (F1x.2 und 1) durchgeführt werden. Zur Beurteilung der Erfolgsaussichten einer Entziehungskur, speziell im Kontext möglicher weiterer Straftaten, wird des Weiteren eine prognostische Einschätzung der therapeutischen Aussichten erforderlich (siehe Kap. 10).

Literatur

Schreiber HL (1994) Rechtliche Grundlagen der psychiatrischen Begutachtung. In: Venzlaff U, Foerster K (Hrsg) Psychiatrische Begutachtung. Fischer, Stuttgart Jena New York

5.2 Allgemeine Beeinträchtigungen der Schuldfähigkeit

5.2.1 Störung der Impulskontrolle beim hyperkinetischen und Aufmerksamkeitsdefizitsyndrom (ADHS) und bei anderen psychoorganischen Syndromen

REINHART LEMPP und GERD SCHÜTZE

Impulsives und unkontrolliertes Reagieren ist zunächst ein angeborenes Verhalten, das erst im Laufe der psychosozialen Entwicklung durch soziales Lernen einer zunehmenden Kontrolle und Hemmung unterworfen wird. Jeder Affekt beeinträchtigt allerdings die Impulskontrolle lebenslang. Eine Imbalance mit Überwiegen der Impulsivität, d.h. eine *„Störung der Impulskontrolle"* ist, altersabhängig, im Kindesalter ein normales Verhalten. Im Allgemeinen entwickeln sich die angemessenen Hemmungen der Handlungsimpulsivität, also die Steuerungsfähigkeit, im Sinne einer strafrechtlichen Schuldfähigkeit bis zur Reifeentwicklung, so dass die entwicklungsbedingte mangelnde Impulskontrolle forensisch keine Rolle spielt. Die sich erst entwickelnde Kontrollmöglichkeit von Spontaneität und Impulsivität findet in den Vorschriften des § 3 JGG bezüglich der Schuldfähigkeitsüberprüfung bei Jugendlichen ihren Niederschlag.

Die Störung der Impulskontrolle ist im Grunde die Ursache aller Affekttaten, also auch aller strafbaren Handlungen, die einerseits nicht geplant, andererseits aber nicht fahrlässig, d.h. „aus Versehen" begangen werden. Hierzu gehören vor allem solche Taten, die der Täter oder die Täterin „eigentlich nicht" oder zumindest „eigentlich nicht in diesem Ausmaß" begehen wollte. Forensisch relevant wird die Störung der Impulskontrolle allerdings erst als Symptom einer krankhaften seelischen Störung oder einer schweren anderen seelischen Abartigkeit, entsprechend der Vorgaben der §§ 20 und 21 StGB, sie wird in diesem Kontext unter dem Aspekt „nach dieser Einsicht zu handeln" zu erörtern sein.

Es geht hier demnach zunächst nicht um schuldausschließende oder schuldmindernde Faktoren, welche die Annahme einer erheblich verminderten oder gar aufgehobenen Steuerungsfähigkeit im Sinne der §§ 20 und 21 StGB begründen könnten, es sei denn, der tatauslösende Affekt wäre so stark, dass er als „tiefgreifende Bewusstseinsstörung" gewertet werden müsste (siehe Kap. 5.3.2, S. 199).

Für die forensische Kinder- und Jugenspsychiatrie wird eine Störung der Impulskontrolle wohl am häufigsten im Rahmen des *hyperkinetischen Syndroms (HKS)* (ICD-10 F90.1 und DSM-IV 312.8.) (siehe S. 17) beachtenswert sein. Gleiches gilt für die *organischen Psychosyndrome des Kindes- und Jugendalters.* Bis zum Alter der Strafreife klingt die Symptomatik der Impulsivität dieser Syndrome jedoch soweit ab bzw. sie werden in einem solchen Ausmaß kontrollierbar, dass ihre strafrechtliche Bedeutung nur noch gering ist. Wegen der meist geringeren Alkoholtoleranz dieser Jugendlichen können die Folgen organischer Psychosyndrome allerdings schon in Verbindung mit relativ geringen Blutalkoholkonzentrationen bedeutsam werden. Treten dann schließlich noch Gruppenphänomene oder andere konstellative Faktoren wie Schlafdefizit oder besondere anderweitige Belastungen hinzu, so kann ausnahmsweise doch eine Einschränkung der Schuldfähigkeit im Sinne einer erheblichen Minderung der Steuerungsfähigkeit gemäß § 21 StGB allein aus einer solchen Störung – das allerdings nur in schwerster Ausprägung, d. h. in Ausnahmefällen – begründbar sein. Bedeutsamer ist die Komorbidität, die Verknüpfung und Potenzierung anderer psychopathologischer Phänomene bzw. die Bedeutung der erhöhten Ablenkbarkeit und Impulsivität als konstellativer Faktor.

Die Klassifikationsschemata DMS und ICD haben darüber hinaus eigene Kategorien zu den Impulskontrollstörungen unter den Ziffern 312 bzw. F63 mit Störungsbildern wie Kleptomanie, Pyromanie, pathologisches Spielen und Trichotillomanie gebildet. Eine solche diagnostische Zuordnung erscheint für die Kinder- und Jugendpsychiatrie, speziell aber im Bereich der forensischen Jugendpsychiatrie, eher unbefriedigend, so dass diese Störungsbilder auch bei der Begutachtung eher eine unwesentliche Rolle spielen, zumal wir es in dieser Altersphase noch kaum mit Gewohnheiten zu tun haben (siehe Kap. 6.5, S. 283). Anders die *Spielsucht*, die es in zunehmendem Umfang auch schon im Jugendalter gibt, die forensisch allerdings allenfalls als Beschaffungskriminalität im Zusammenhang mit Eigentums-, Einbruchs- oder Raubdelikten von Bedeutung sein wird. Zu bewerten wären diese Zusammenhänge entsprechend der Beschaffungskriminalität bei Drogenabhängigen (siehe Kap. 5.3.4.3, S. 232).

Von Bedeutung sind Störungen der Impulskontrolle im Jugendalter schließlich auch im Kontext beginnender Persönlichkeitsstörungen bzw. Pubertäts- und Adoleszentenkrisen (siehe Kap. 5.3.4.1, S. 205). Rohde-Dachser (1982) betont in diesen Fällen eine Ich-Dystonizität mit dem Ausagieren einer diffusen inneren Spannung, die wiederum charakteristisch für manche spektakuläre Taten Jugendlicher sei. Diese Störungen wären dann unter das Kriterium der schweren anderen seelischen Abartigkeit zu subsumieren.

In der forensischen Bedeutung gewinnen das hyperkinetische Syndrom sowie andere psychoorganische Syndrome bei jugendlichen Täterinnen und Tätern eine Bedeutung auf drei Ebenen:

1) der Impulsivität
2) der Reizverarbeitung und
3) der Beziehungsstörung.

Zu 1:
Die zu diesen Syndromen gehörenden charakteristischen Verhaltensstörungen – mit und ohne Teilleistungsstörungen und -schwächen –, wie erhöhte Reizempfindlichkeit, persistierende unwillkürliche Aufmerksamkeit, beständige motorische Unruhe, Kontakt- und Distanzstörungen, sind regelmäßig begleitet von einer eingeschränkten Impulskontrolle, das heißt: „Sie handeln erst und denken danach." Dies kann Mitursache bei kurzschlüssigen, fahrlässigen Handlungen sowie Affekttaten sein.

Zu 2:
Die Auslöser solcher Taten sind neben momentan stark emotional wirkenden Situationen auch Fehlbeurteilungen des situativen Gesamtkontextes infolge spezieller Teilleistungsstörungen der visuellen und/oder auditiven Reizverarbeitung. Diese jugendlichen Täter sehen typischerweise nachträglich ihre Fehlreaktionen häufig ein und würden sie gerne ungeschehen machen.

Zu 3:
Durch veränderte Reagibilität haben diese Jugendlichen in ihrer Kindheit oftmals erlebt, dass sie in ihrer Umwelt eine Fülle von negativen Reaktionen hervorgerufen haben, denen sie anhaltend ausgesetzt waren. Regelhaft wird nämlich ihr Fehlverhalten von der Umgebung nicht als Krankheitssymptomatik, sondern als Unart bzw. als Ergebnis einer Fehlerziehung fehlgedeutet. Die Entwicklung von zum Teil erheblichen Beziehungsstörungen zu ihrer Umwelt, in Familie und Schule, aber auch in der Peergroup sind die Folge und oftmals die Basis für die Etablierung krimineller Handlungen. Derartige Besonderheiten sind jedoch weniger unter dem Aspekt der Schuldfähigkeit, sondern eher im juristischen Bereich der Schuldzumessung zu gewichten.

Wie bereits gesagt, sind die Auswirkungen des hyperkinetischen Syndroms auf die Impulskontrolle in der Regel bis zur Reifeentwicklung insbesondere bei entsprechender heilpädagogischer Führung und gegebenenfalls medikamentöser Behandlung soweit minimiert, dass der Restsymptomatik im forensischen Kontext keine besondere Bedeutung mehr beizumessen ist. Allerdings kann die Persistenz der Symptomatik auch als Restsymptomatik, als Fortbestehen kleinkindhafter Steuerungsmängel angesehen werden, so dass die Störung der Impulskontrolle im Rahmen des hyperkinetischen Syndroms bzw. anderer organischer Psychosyndrome auch als Verzögerung der Reifeentwicklung einzuordnen ist. Unter diesem Aspekt wird die Schuldfähigkeitsbeurteilung ganz wesentlich auch unter dem Blickwinkel der Entwicklungsverzögerung des § 3 JGG zu betrachten sein. Zwar ist ursächlich eine Beziehung zu pathologischen Prozessen gegeben, da aber eindeutig ein Nachreifungspotential in der Störung enthalten ist, sollten die Einschränkungen der Einsicht und Steuerungsfähigkeit auch wegen der minderschweren Einschnitte unter Umständen eher unter dem § 3 JGG subsumiert werden. Immer dann, wenn die Diagnose bisher nicht gestellt war und keine angemessene Behandlung stattgefunden hat, sollte an eine solche Möglichkeit besonders gedacht werden. Der § 3 JGG und, wenn überhaupt, immer nur der § 21 StGB, stehen dann nebeneinander.

Sollten die Voraussetzungen des § 21 StGB tatsächlich einmal vor dem Hintergrund einer Störung der Impulskontrolle im Rahmen des hyperkinetischen Syndroms zu bejahen sein, sind die Voraussetzungen des § 63 StGB in aller Regel nicht zu rechtfertigen, da die Intensität des Syndroms mit der Alterszunahme weiter abnimmt, eine Behandlung in einem psychiatrischen Krankenhaus nicht sinnvoll und die Gefährlichkeit für die Allgemeinheit in aller Regel in größerem Umfange nicht gegeben ist.

Kommt es zu der Feststellung, dass die jugendliche Täterin oder der jugendliche Täter bei Begehung der Tat gemäß § 3 JGG noch nicht reif genug war, entsprechend einer Einsicht in das Unrecht der Tat zu handeln, bzw. dass gemäß § 21 StGB eine erheblich verminderte Schuldfähigkeit vorgelegen hat, ist auch daran zu denken, was eine solche Zuschreibung für den jungen Täter im pädagogischen Kontext vor allem hinsichtlich seines Selbstwertes bedeutet. An dieser Stelle sei darauf hingewiesen, dass es durchaus im Sinne des Jugendgerichtsgesetzes ist, wenn auch die Folgen einer derartigen Zuschreibung der eingeschränkten Schuldfähigkeit und die dadurch begründete Reaktion im Urteil des Juristen Berücksichtigung findet. Solche in die souveräne Entscheidung des Gerichts eingreifenden Überlegungen müssen selbstverständlich immer als Erörterungen im Sinne einer Gesamtproblematisierung des Sachverhaltes deklariert werden.

▪ Literatur

Rohde-Dachser Chr (1982) Das Borderline-Syndrom, 2. Aufl. Huber, Bern, Stuttgart, Wien
Steinhausen HC (1995) Der Verlauf hyperkinetischer Störungen. In: Steinhausen HC (Hrsg) Hyperkinetische Störungen im Kindes- und Jugendalter. Kohlhammer, Stuttgart, Berlin, Köln, S 225–230

5.2.2 Alkoholwirkung und Bestimmung des Blutalkoholwertes

STEFANOS HOTAMANIDIS

Die Alkoholwirkung

Der Alkohol ruft im menschlichen Organismus sowohl somatische als auch psychische Veränderungen hervor. Er beeinflusst das Zentralnervensystem auf morphologischem, biochemischem, pharmakologischem und elektrophysiologischem Gebiet. Sein Einfluss auf physiologisch-psychologische Funktionen führt zu Störungen der Aufnahme, Übertragung und Verarbeitung von Informationen. Hierbei gibt es erhebliche intra- und interindividuelle Unterschiede. Abstinente Personen, Jugendliche und alte Menschen reagieren empfindlicher als Erwachsene mit gewohnheitsmäßigem Alkoholkonsum. Bei Alkoholikern führen meist höhere Blutalkoholspiegel zu vergleichbaren Wirkungen.

Wie alle Rauschmittel hat auch Alkohol auf das Zentralnervensystem sowohl dämpfende als auch erregende Wirkungen (siehe Kap. 5.3.1.4, S. 205). Beide Wirkungen sind die Folge einer Hemmung der Aktivität von Neuronen.

Für die forensische Beurteilung der alkoholbedingten psychischen Veränderungen ist es von Bedeutung, die Rauschzustände nach dem Grad der Bewusstseinsstörung und nach ihren Verläufen zu unterscheiden. In Anlehnung an die Ausführungen von Rasch (1999, S. 214 f.) können sich die forensischen Überlegungen an folgenden sechs idealtypisch zu verstehenden Rauschformen orientieren:

- *die euphorische Auflockerung:* Darunter wird ein psychischer Zustand verstanden, in dem unter dem Einfluss des Alkohols die Stimmung heiter, der Redefluss munter und die Einstellung anderen gegenüber wohlwollend werden. Es kann aber im Umgang mit anderen auch zu sozialen Komplikationen kommen, wenn aus Distanzlosigkeit unerwünschte (z.B. sexuelle) Annäherungen entstehen.
- *Die depressiv-dysphorische Verstimmung:* Dieser psychische Zustand kann vor allem bei Personen mit einer Alkoholunverträglichkeit vorkommen. Die depressive Verstimmung kann mit einer Gereiztheit einhergehen und „motivlos" zu plötzlichen Streitigkeiten führen.
- *Die akzentuierend katalysierende Reaktion:* Hier wird eine vor dem Rausch entstandene Stimmungslage aggressiv ausgelebt, entweder in direkter Auseinandersetzung mit dem Konfliktpartner oder auch in Streitereien mit Unbekannten und am Ursprungskonflikt Unbeteiligten.

Wie alle psychischen Veränderungen bei Alkoholintoxikationen müssen auch die bisher genannten Rauschzustände unter dem Kriterium der „krankhaften seelischen Störung" im Sinne der §§ 20 und 21 StGB diskutiert werden. Rasch betont allerdings, dass bei den drei oben genannten Rauschzuständen keine schwere Beeinträchtigung des Bewusstseins anzunehmen ist. Dies ist nur bei den folgenden drei Rauschformen der Fall:

■ *Die toxische Reizoffenheit:* Mit diesem Begriff wird eine psychische Beeinträchtigung nach lang anhaltendem Alkoholkonsum erfasst, bei der der Alkoholisierte nicht aus eigenen Impulsen heraus handelt, sondern unkontrolliert auf situative Reize und Provokationen der Umgebung reagiert. Die Auswirkungen dieser Alkoholintoxikation werden oft durch Schlafentzug verstärkt. Dabei ist davon auszugehen, dass eine schwere hirnorganische Beeinträchtigung im Sinne einer Bewusstseinstrübung oder Bewusstseinseinengung vorliegt.

■ *Das ungerichtete Handlungsbedürfnis:* Dieser Rauschzustand unterscheidet sich von dem vorher genannten dadurch, dass der Alkoholisierte aus eigenem Antrieb im Sinne eines „Drangs" agiert. Es besteht das Bedürfnis, aus innerer Spannung heraus aktiv zu werden. Dabei kommt es zu Straftaten wie Sachbeschädigungen, Einbruchsdiebstählen, Brandstiftungen und Autofahren im betrunkenen Zustand. Auch hier muss von einer erheblichen hirnorganischen Beeinträchtigung ausgegangen werden.

■ *Rauschdämmerzustände:* Hier liegt eine psychopathologische Symptomatik wie bei echten Geisteskrankheiten oder sonstigen psychotischen Episoden vor. Es kommt zu hochgradiger Bewusstseinseinengung mit Situationsverkennung, wahnhaften Beziehungssetzungen und Halluzinationen. Aufgrund dieser Zustände kommt es dann aus Angst oder Erregung zu Straftaten.

Diese Rauschzustände sind vorwiegend abhängig vom jeweiligen Alkoholblutspiegel, der immer wieder im Mittelpunkt forensischer Diskussionen steht. Seine quantitative Bestimmung im Blut ist deshalb eine notwendige Voraussetzung forensischer Überlegungen.

■ Bestimmung des Blutalkoholwertes

Die Blutentnahme zur Alkoholkonzentrationsbestimmung kann auch gegen den Willen des Beschuldigten erfolgen, wenn kein gesundheitlicher Nachteil für ihn zu befürchten ist (gemäß § 81a StPO).

Die Berechnung der Blutalkoholkonzentration wird in der Regel vom rechtsmedizinischen Gutachter durchgeführt. Dennoch sollte der psychiatrische Gutachter über das Procedere und die Modalitäten einer solchen Berechnung informiert sein.

Man unterscheidet vor allem zwei Verfahren zur Berechnung der Blutalkoholkonzentration zur Tatzeit:

1. *Rückrechnung (auf die Blutalkoholkonzentration zur Tatzeit) aus der gemessenen Blutalkoholkonzentration durch Blutentnahme (maximale BAK)*

Bei der Rückrechnung auf die Blutalkoholkonzentration zur Tatzeit ist die Eliminierungsgeschwindigkeit des Alkohols aus dem Körper (Elimination durch Atmung, Schweiß, Urin und Abbau in der Leber) zu berücksichtigen. Allgemein werden pro Stunde mindestens 0,10‰, durchschnittlich 0,15‰

und maximal bis 0,24‰ abgebaut. Dabei kann in der Begutachtungspraxis ohne Benachteiligung des Angeklagten von einem maximalen stündlichen Abbauwert von 0,20‰ und einem einmaligen „Sicherheitszuschlag" von 0,20‰ ausgegangen werden (Rasch 1999, S. 222, Schwerd 1992, S. 115).

Bei der Beurteilung der Schuldfähigkeit wird zugunsten des Beschuldigten von der maximalen Blutalkoholkonzentration zum Tatzeitpunkt ausgegangen. Es ist zugunsten des Angeklagten im Strafprozess Folgendes zu berücksichtigen:

▪ Für die Berechnung der maximalen Blutalkoholkonzentration zur Tatzeit werden – ausgehend vom Blutentnahmewert – 0,20‰ pro Stunde als Abbauwert bei der Rückrechnung zugrunde gelegt und zum Blutentnahmewert addiert.

▪ Zugunsten des Angeklagten wird die Resorption des Alkohols (vom Magen-Darm-Kanal in die Blutbahn) zur Tatzeit als abgeschlossen betrachtet, obwohl diese erst 120 Minuten nach Ende des Alkoholkonsums vollständig abgeschlossen sein kann. Für die Maximalberechnung der BAK wird also über die gesamte Zeit zurückgerechnet, ohne die Resorptionszeit auszunehmen.

▪ Außerdem wird aus statistischen Gründen dem Blutentnahmewert einmalig ein „Sicherheitszuschlag" von 0,20‰ hinzugezählt.

Daraus ergibt sich folgende Rückrechnungsformel:

> Maximale BAK zur Tatzeit = Blutentnahmewert + 0,20‰ „Sicherheitszuschlag" + 0,20‰ „Abbauwert pro Stunde" zwischen Tatzeit und dem Zeitpunkt der Blutentnahme

Beispiel:

▪ festgestellter Blutalkoholwert bei Blutentnahme um 22 Uhr   1,5‰

▪ Tatzeit: 18 Uhr

▪ Zeitdifferenz zwischen Blutentnahme und Tatzeit   4 Stunden

▪ Höchster stündlicher Abbauwert   0,20‰

▪ Möglicher höchster Abbauwert in den 4 Stunden (4 × 0,20‰)   0,80‰
  plus einmaliger Zuschlag (aus statistischen Gründen) von
  0,20‰ ergibt einen hinzuzuzählenden Alkoholwert von   1,0‰

⇒ *Möglicher Blutalkoholgehalt zur Tatzeit* (1,5‰ + 1,0‰)   2,5‰

Es ist darauf hinzuweisen, dass die Ergebnisse solcher Berechnungen nicht als absolute, sondern als Schätzwerte zu betrachten sind, da „die Vielzahl der zu berücksichtigenden Einflussgrößen und ihre Varianz eine exakte Rückrechnung unmöglich machen" (Rasch 1999, S. 221).

▦ **Anmerkung:** Im Gegensatz zur Beurteilung der Schuldfähigkeit, bei der von einer Maximalberechnung (Abbau von 0,20‰ pro Stunde) ausgegangen wird, wird bei der Beurteilung der alkoholbedingten Fahrunsicherheit von der minimalen Blutalkoholkonzentration zur Tatzeit ausgegangen (Abbau von 0,10‰ pro Stunde), um eine Minimalblutalkoholkonzentration zu errechnen (=Minimalberechnung), denn bei Verkehrsdelikten liegt es im Interesse des Beschuldigten, auf einen möglichst niedrigen Schätzwert zu kommen (Schwerd 1992, S. 119). Dabei sind die Resorptionszeiten nach der individuellen Alkoholbelastung (g Ethylalkohol/kg Körpergewicht/Stunde Trinkzeit) zu berücksichtigen und von der Rückrechnung auszunehmen.

2. Berechnung der zu erwartenden („wahrscheinlichen") Blutalkoholkonzentration zur Tatzeit aufgrund von Trinkmengenangaben bei fehlender Blutentnahme (maximale BAK)

Wenn keine Blutentnahme zur Messung des Alkoholgehaltes im Blut durchgeführt wurde, kann die mögliche Blutalkoholkonzentration zur Tatzeit theoretisch aus der konsumierten Alkoholmenge nach der Widmark-Formel (annäherungsweise) ermittelt werden. In der Regel werden die (oft unzuverlässigen) Angaben des Beschuldigten oder der Zeugen zugrunde gelegt.

$$\text{Widmark} - \text{Formel}: \quad c = \frac{A}{p \times r}$$

Dabei ist
c: die zu errechnende Blutalkoholkonzentration in Promille (BAK);
A: die getrunkene Alkoholmenge in Gramm. Hier muss man den Alkoholgehalt des jeweiligen Getränkes in Gewichtsprozenten (d. h. in Gramm pro 100 ml) kennen, der am besten Getränketabellen entnommen werden kann (Foerster 2000, S. 166, Rasch 1999, S. 221).
Man kann den Gewichtsanteil an Alkohol eines Getränkes in Gewichtsprozenten auch selbst berechnen, wenn man den Volumenanteil an Alkohol, der von dem Hersteller auf der Flasche eines Getränkes angegeben ist, mit dem spezifischen Gewicht des Alkohols (0,79064) multipliziert (Schütz 1983);
p: das Körpergewicht des Probanden in Kilogramm zur Tatzeit;
r: Verteilungsfaktor = Reduktionsfaktor (dieser bringt die unterschiedliche Verteilung der Alkoholkonzentration im Gesamtkörper zum Ausdruck). Er beträgt bei Männern durchschnittlich 0,7, bei Frauen 0,6 und bei fettleibigen Menschen entsprechend weniger.

Nach dieser Formel erhält man ein Ergebnis der BAK in Promille, von dem der Resorptionsverlust (= Resorptionsdefizit) und der Alkoholabbauwert abgezogen werden müssen, um die maximale Blutalkoholkonzentration zum Tatzeitpunkt zu ermitteln.

Der *Resorptionsverlust* stellt theoretisch den Teil des konsumierten Alkohols dar, der nicht der Erwartung entsprechend als Blutalkoholkonzentration im Blut messbar wird. Es wird angenommen, dass nicht die gesamte aufgenommene Alkoholmenge aus dem Magen-Darm-Trakt in das Blut resorbiert wird (Rasch 1999, S. 223). Der Resorptionsverlust wird zugunsten des Angeklagten mit nur 10% berücksichtigt, obwohl er im Einzelfall mehr beträgt (15% bis 30% oder sogar mehr), und muss von der getrunkenen Alkoholmenge (Ergebnis der Widmarkschen Formel) abgezogen werden.

Der stündliche *Alkoholabbau* für die Zeit ab Trinkbeginn bis zum Tatzeitpunkt wird nur mit 0,10‰ berücksichtigt (= minimaler Abbauwert), um eine Maximalberechnung durchzuführen.

■ **Anmerkung:** Da der Abbau von der Enzymaktivität in der Leber abhängig ist, kann die Abbaurate bei chronischem Alkoholmissbrauch beschleunigt sein, was aber zugunsten der Maximalberechnung bei der Beurteilung der Schuldfähigkeit nicht berücksichtigt wird.

Beide ermittelten Werte (Resorptionsverlust und Alkoholabbau) werden addiert und vom Ergebnis der Widmarkschen Formel abgezogen. Erst dann ist die Blutalkoholkonzentration zum Tatzeitpunkt ermittelt.

Beispiel:

Ein 75 Kilo schwerer Mann hat zwischen 20.00 und 24.00 Uhr, als er einen anderen durch Schläge schwer verletzte, zwei Liter Bier und einen halben Liter Wein getrunken.

■ Aufgenommene Alkoholmenge:
80 g in zwei Liter Bier und 40 g in ½ Liter Wein, also insgesamt 120 g

$$c = \frac{A}{p \times r} = \frac{120}{75 \times 0,7} = 2,28‰$$

■ Dabei muss evtl. der Faktor „r" nach unten korrigiert werden, entsprechend der individuellen Konstitution.
Von diesem Wert (2,28‰) müssen abgezogen werden:
– der Resorptionsverlust von ca. 10%, hier = 0,22‰ und
– der stündliche Abbauwert von durchschnittlich 0,10‰, hier innerhalb von 4 Stunden = 0,4‰ (zusammen: 0,22‰ + 0,4‰ = 0,62‰).

⇒ Damit beträgt die zu erwartende maximale Blutalkoholkonzentration zur Tatzeit 1,66‰. Die „wahrscheinliche" BAK beträgt (bei 0,16‰ stündlichem Abbauwert und 15% Resorptionsdefizit) 1,34‰. Der Mindestwert ist (bei 0,20‰ stündlichem Abbauwert und 30% Resorptionsdefizit) 0,8‰.

Es ist zu betonen, dass sich bei dieser Art der Berechnung nur sehr grobe Schätzwerte ergeben, je nachdem, welcher stündliche Abbauwert und welches Resorptionsdefizit zugrunde gelegt wird. Außerdem basiert die Berechnung auf den durch den Täter und/bzw. die Zeugen angegebenen Trinkmengen von alkoholischen Getränken. Erfahrungsgemäß sind solche Angaben wenig zuverlässig, daher sollte der Gutachter sich vom Gericht die Ausgangsdaten der Trinkmengen vorgeben lassen. Gelegentlich können aufgrund des ausgegebenen Geldbetrages für die konsumierte Alkoholmenge gewisse Schlüsse gezogen werden.

Literatur

Foerster K (2000) Störungen durch psychotrope Substanzen. In: Venzlaff U, Foerster K (Hrsg) Psychiatrische Begutachtung. Urban + Fischer, München Jena, S 164–180
Rasch W (1999) Forensische Psychiatrie. Kohlhammer, Stuttgart
Schütz H (1983) Alkohol im Blut, Nachweis und Bestimmung, Umwandlung, Berechnung. Verlag Chemie, Weinheim Bielefeld
Schwerd W (1992) Rechtsmedizin. Deutscher Ärzte-Verlag, Köln

5.2.3 Amnesien

STEFANOS HOTAMANIDIS

▪ Das Gedächtnis

Störungen von Gedächtnisfunktionen können als Amnesien auftreten. Das Gedächtnis ist unser Informationsspeicher, aus dem wir Informationen über vergangene Ereignisse abrufen können.

Diese Gedächtnisprozesse der Aufnahme, Verarbeitung, Aufbewahrung und bewussten Wiedergabe von Informationen können nur dann erfolgen, wenn die Informationen bestimmte Verarbeitungsschritte durch das Ultrakurzzeit-, das Kurzzeit- und das Langzeitgedächtnis durchlaufen haben.

▪ Das *Ultrakurzzeitgedächtnis*, das das Verweilen von Wahrnehmungen im Gehirn etwa 0,5 Sekunden zulässt und eine Sofortselektion zwischen interessanten und uninteressanten Informationen vornimmt, ist der erste Speicherschritt im Gedächtnis. Uninteressante Informationen werden sofort „abgewimmelt", interessante werden dem nächsten Speicherschritt, dem Kurzzeitgedächtnis, angeboten.

▪ Das *Kurzzeitgedächtnis* ist das Arbeitsgedächtnis und hat eine begrenzte Speicherkapazität, d.h. die Informationen werden bis zu etwa 30 Sekunden gespeichert; in dieser Zeit müssen sie (durch „Kreisen" des Materials) in das Langzeitgedächtnis übergehen, sonst werden sie gelöscht (vergessen).

■ Das *Langzeitgedächtnis* ist gegen Vergessen und Störungen resistenter als das Kurzzeitgedächtnis und dient der langfristigen Speicherung von Informationen (mehr als 30 Sekunden bis zu Jahrzehnten). Die vorhandenen Informationen im Langzeitgedächtnis sind vorerst unbewusst vorhanden; um sie zu reproduzieren, d.h. sich an sie zu erinnern und sie somit bewusst zu machen, müssen sie wieder in das Kurzzeitgedächtnis gelangen. Dieser Vorgang wird als „Ekphorieren" bezeichnet (Niebergall u. Remschmidt 1988, S. 414).

Die volle Funktionsfähigkeit des Gedächtnisses (Speicherung und Erinnerung von Informationen) ist von einer exakten Informationsaufnahme und -weiterverarbeitung, d.h. von einem intakten Zentralnervensystem sowie von regelrechten neurophysiologischen und biologischen Prozessen abhängig. So leiden Personen mit Teilleistungsschwächen aufgrund von hirnorganischen Funktionsstörungen prinzipiell an einer eingeschränkten Wahrnehmungsfähigkeit, insbesondere beim optischen und auditiven Erfassen und Differenzieren von Eindrücken. Ihre Fähigkeit, Informationen der Umwelt situationsadäquat aufzunehmen, zu speichern und wiederzugeben, ist beeinträchtigt. Daher muss man bei solchen Personen auch unter „Normalbedingungen" mit Minderleistungen der Gedächtnisfunktion rechnen; in emotional belastenden Situationen kann es bei diesen Personen leicht zu extremer Ausprägung von Gedächtnisfunktionsstörungen und zu mnestischen Störungen kommen. Alle Störformen der Gedächtnisfunktionen führen zur „quantitativen Reduktion und zur qualitativen Veränderung der Gedächtnisleistungen" (Niebergall u. Remschmidt 1988, S. 415).

Gedächtnisstörungen aus medizinischer Sicht

Aus medizinischer Sicht unterscheiden wir:

■ **Gedächtnisstörungen nach Hirnschädigungen.** Hierzu gehören vor allem im Erwachsenenalter das Korsakow-Syndrom, das amnestische Syndrom, Gedächtnisstörungen im Rahmen einer Demenz und nach epileptischen Anfällen, transitorische amnestische Ausfälle, Gedächtnisstörungen nach Schädel-Hirn-Traumen, im Rahmen aphasischer Syndrome sowie Drogen- und Alkoholmissbrauch.

■ **Gedächtnisstörungen bei psychotischen Erkrankungen.** Bei psychotischen Patienten werden aufgrund der veränderten Affektivität die Erinnerungen gefälscht, umgedeutet und umgewertet, obwohl die eigentliche Informationsspeicherung nicht gestört ist.

■ **Psychogene Gedächtnisstörungen.** Gedächtnisinhalte werden permanent durch Vorgaben der persönlichen Befindlichkeiten sowie neu hinzukommende Informationen überarbeitet. So werden z. B. schmerzliche, angst-auslösende oder peinliche Erinnerungen aus dem Gedächtnis ferngehalten. Aus diesem Grunde blockiert oder verfälscht die Affektivität die Erinnerung (Foerster/Venzlaff S. 186). Zu den psychogen bedingten Gedächtnisstörungen führen Vorgänge wie die Verdrängung, der hysterische Anfall mit Einengung des Bewusstseins und die „Pseudologia phantastica" (Niebergall u. Remschmidt 1988, S. 415–419). Psychogene Gedächtnisstörungen sind revidierbar, wenn die Person eine affektive Entlastung erfährt.

Mnestische Störungen

Für die Forensik sind nicht alle Funktionsstörungen des Gedächtnisses von gleicher Bedeutung. Im Mittelpunkt des Interesses steht das gestörte Erinnerungsvermögen, die Amnesie.

Der Begriff „Amnesie" stammt aus dem Griechischen und bedeutet so viel wie vorübergehender oder ständiger Verlust des Gedächtnisses. Mnestische Störungen sind damit Störungen, die das Gedächtnis (die Erinnerung) betreffen. Die Gedächtnislücke kann hierbei zeitlich oder inhaltlich begrenzt sein.

Sie tritt entweder als Folge von Bewusstseinsstörungen, z. B. im Zusammenhang mit symptomatischen (exogenen) Psychosen, oder funktional, z. B. bei psychogenen Erschütterungen in schweren Affekthandlungen, oder nachträglich als unbewusster Verdrängungsmechanismus auf.

Darüber hinaus werden nach Ursache und zeitlichem Verhältnis zu einem schädigenden Ereignis noch zahlreiche weitere Formen von Amnesien unterschieden (Peters 1984).

Für die forensisch-psychiatrische Begutachtung sind folgende zwei Gruppen von mnestischen Störungen von Bedeutung:

▪ Die *hirnorganisch bedingten mnestischen Störungen* sind unter dem Kriterium „krankhafte seelische Störung" im Rahmen der §§ 20/21 StGB zu diskutieren.
▪ Die *psychogen-affektiv begründbaren Gedächtnisstörungen* sind unter dem Kriterium der „tiefgreifenden Bewusstseinsstörung" zu überprüfen.

Diese schlichte Einteilung darf nicht darüber hinwegtäuschen, dass in der Begutachtungspraxis erhebliche Schwierigkeiten bei der Differenzierung von ätiologischen Faktoren bestehen.

▪ Begutachtungsaufgabe

Bei der Exploration zur Begutachtung geben Angeklagte insbesondere bei Kapitaldelikten oft an, dass sie sich an das Tatgeschehen überhaupt nicht, bruchstückhaft, inselförmig oder nur vage (verschwommen) erinnern können. Die angegebenen Erinnerungsausfälle reichen von Sekunden bis zu Stunden.

Der psychiatrische Gutachter bekommt in solchen Fällen vom Gericht die schwer zu lösende Aufgabe, Aussagen darüber zu machen, ob die angegebene Erinnerungslücke „echt", d. h. tatsächlich vorliegend, oder „unecht", d. h. eine Schutzbehauptung ist. Die Beantwortung der Frage in dieser Alternativform würde allerdings seine Kompetenzgrenzen überschreiten, zumal es dem Beschuldigten zugebilligt wird, gewisse Angaben nicht zu machen.

Der Gutachter wird jedoch versuchen, für die angegebene Amnesie psychopathologische Faktoren aufzuzeigen, die dem Gericht zu einer strafrechtlichen Würdigung verhelfen können. Er wird unter Berücksichtigung der Persönlichkeit des Beschuldigten, der Tatvorgeschichte, der Täter-Opfer-Beziehung sowie körperlich begründeter Beeinträchtigungen, z. B. der Erfahrungen im Umgang mit Alkohol und der spezifischen Alkoholwirkung, Merkmale zu finden versuchen, die eine hirnorganisch oder affektiv bedingte Erinnerungsstörung begründen.

Zu den *hirnorganisch bedingten mnestischen Störungen* gehören diejenigen, die als direkte Folge eines medizinischen Krankheitsfaktors oder als anhaltende Wirkung einer Substanz (d. h. einer Droge oder eines Medikaments) anzusehen sind.

Den akuten Beginn einer Amnesie können ein Schädel-Hirn-Trauma, ein Schlaganfall, andere zerebrovaskuläre Ereignisse oder bestimmte Formen einer neurotoxischen Einwirkung (z. B. Kohlenmonoxidvergiftung) verursachen.

Zu einem schleichenden Beginn einer mnestischen Störung können länger andauernder Substanzmissbrauch, chronische neurotoxische Einwirkung oder chronischer Ernährungsmangel führen.

Eine zerebrovaskulär bedingte, vorübergehende Amnesie kann wiederkehrend auftreten und jeweils mehrere Stunden bis mehrere Tage andauern. Dauerhafte mnestische Beeinträchtigungen können durch Zerstörung von Hirnstrukturen im mittleren Temporallappen z. B. durch Infarkt, chirurgische Eingriffe oder Mangelernährung bei Alkoholabhängigkeit entstehen (DSM-IV, S. 200).

Dem forensisch tätigen Kinder- und Jugendpsychiater begegnen solche körperlich begründbaren mnestischen Störungen selten. Vorwiegend sind es alkoholtoxische Amnesien, die ihn beschäftigen. Hier kommt es selten zu kompletten und mehrstündigen Erinnerungsausfällen, und das nur dann, wenn Hinweise für einen hochgradigen Rausch oder eine abnorme Alkoholreaktion zum Tatzeitpunkt nachweisbar sind, die den Verdacht auf eine abgelaufene, körperlich begründbare Psychose bestätigen können (Horn 1995, S. 326).

Die Erinnerungsstörung für die Zeit des Alkoholrausches weist im Gegensatz zu den Erinnerungsstörungen nach einer Commotio cerebri Übergänge und Abstufungen zum vollen Erinnern auf. Es kommt zuerst zum Verlust der zeitlichen Ordnung (Zeitgitterstörung), die Erinnerung an das Tatgeschehen wird als unscharf, undeutlich, unklar, verschwommen beschrieben. Weiterhin wird berichtet, dass in der postalkoholischen Phase aufgrund gedanklicher Rückschlüsse, Erinnerungsbemühungen, Erzählungen und Vermutungen die Erinnerungslücken zunehmend kleiner werden. Bei alkoholtoxischen Amnesien kann auf den Zeitraum, für den eine Amnesie angegeben wird, Schlaf folgen, und die Betroffenen können sich nicht mehr daran erinnern, was sie in den Stunden vor dem Schlaf getan haben. Ein solcher alkoholischer „Blackout" tritt eher ein, wenn der Alkoholgenuss schnell und auf nüchternen Magen erfolgt ist. Auch wenn der Mechanismus noch nicht geklärt ist, lässt sich sagen, dass der alkoholische „Blackout" häufiger bei Personen auftritt, die regelmäßig größere Mengen Alkohol zu sich nehmen, als bei solchen, die mäßig trinken.

Die zweite große Gruppe mnestischer Störungen bilden die *psychogen bedingten Amnesien*. Ihre forensische Bedeutung wird in der Literatur im Rahmen der Erörterung von Affekttaten unterschiedlich bewertet. Psychologisch argumentierende Autoren betrachten Erinnerungsstörungen als Kernkriterium von Affekthandlungen und nehmen deshalb gegebenenfalls das Vorliegen einer „tiefgreifenden Bewusstseinsstörung" im Sinne der §§ 20/21 StGB zum Tatzeitpunkt an (Horn 1995, S. 331, Saß 1983, S. 562).

Diese Tendenz hat auch die Entscheidung des Bundesgerichtshofes von 1988 (4 StR 207/87). Darin wird eine „nachgewiesene" Erinnerungslosigkeit an die Tat als ein Anzeichen für eine auf einem Affekt beruhende Bewusstseinsstörung gesehen und bedarf der gutachterlichen Abklärung (Horn 1995, S. 331).

In einem weiteren Urteil vom 28. 02. 1989 (1 StR 32/89) weist der Bundesgerichtshof darauf hin, dass gerade „zeitlich eng auf das eigentliche Tatgeschehen begrenzte totale Erinnerungslücken" als Anzeichen für eine auf einem Affekt beruhende Bewusstseinsstörung gelten können.

Andere Autoren dagegen sind der Meinung, dass psychogen bedingte Erinnerungsstörungen keinen verlässlichen Hinweis auf eine Affekttat geben. Der wichtigste Einwand gegen die forensische Bewertung der Amnesie zur Diagnose von Bewusstseinsstörungen im Rahmen einer Affekttat ist darin zu sehen, dass die angegebene Erinnerungsstörung „ein postdeliktisches Phänomen darstellt" und keine Rückschlüsse auf das Bewusstsein zur Tatzeit erlaubt (Rasch 1966, S. 61, Saß 1983, S. 565). Rasch geht sogar einen Schritt weiter und bezeichnet die vom Untersuchten angegebenen Erinnerungsstörungen als „ein völlig unbrauchbares Kriterium" für die Beurteilung der Schuldfähigkeit bei Affekttaten (Rasch 1999, S. 366).

Ein solches „postdeliktisches" Geschehen ist z. B. der Prozess der Verdrängung, der das Wiedererkennen einer fatalen, ungeplanten Gewalttätigkeit gegen jemanden, zu dem eine tiefe emotionale Beziehung bestand, verhindert. Die Verdrängung dient der intrapsychischen Entlastung, der inneren und äußeren Rechtfertigung des eigenen aggressiven Handelns und letztlich der Stabilisierung des labilisierten Selbstwertgleichgewichtes (Horn 1995, S. 333). Im Gegensatz zu den hirnorganisch bedingten Bewusstseinsstörungen verläuft der Verdrängungsprozess allmählich.

Neben den bisher erörterten hirnorganisch und psychogen begründeten Erinnerungsstörungen können auch *wahrnehmungspsychologische Bedingungen* zur Tatzeit zu Teilamnesien führen. Voraussetzung dafür, sich Erlebtes einzuprägen und es zu erinnern, sind die gezielte Aufmerksamkeit, das Interesse am Erlebten und die emotionale Beteiligung.

Wenn wir davon ausgehen, dass im Mittelpunkt der affektbedingten Bewusstseinsänderung nicht eine Trübung, sondern eine Einengung des Bewusstseins steht, so sind die Angaben mancher Täter von Affektdelikten, dass sie periphere Geschehnisse und Abläufe gar nicht oder nur unvollständig wahrgenommen haben, mit wahrnehmungspsychologischen Prozessen durchaus vereinbar. Diese Einengung des Bewusstseins erschwert die Einprägung von Erlebtem und bildet einen Teilaspekt der Amnesie.

Eine besondere Form der Erinnerungsstörung ist die sogenannte *retardierte Amnesie*, die auf der spezifischen emotionalen Gestimmtheit des Betroffenen zum Tatzeitpunkt basiert. Hierbei ist das Tatgeschehen voll präsent, solange der Rausch und die mit ihm einhergehende Gestimmtheit anhalten. Eine Unterbrechung des Erlebniskontinuums durch den Schlaf oder das Abklingen des Erregungszustandes reichen aus, um die Erinnerungen an die vorhergehenden Ereignisse zu löschen. Man geht davon aus, dass eine Person, die sich während eines Ereignisses in einer bestimmten Stimmungslage befand, eher fähig sein wird, sich daran zu erinnern, wenn sie sich wieder in einer ähnlichen Stimmung befindet. Für Personen, die eine schwere Gewalttat begangen haben und sich zur Tatzeit in einem Zustand hoher emotionaler Erregung befanden, wird das Abrufen der verlorenen Erinnerung möglich sein, wenn ein derartiger Zustand wieder hervorgerufen werden kann (Horn 1995, S. 327). Dies aber kann nur experimentell geschehen werden, was jedoch forensisch unzulässig ist.

Die bisherigen Ausführungen haben schon gezeigt, wie problematisch die Beurteilung von angegebenen Erinnerungsstörungen beim Strafprozess ist und wie zahlreich die Gründe für eine Amnesie sein können. Die Ursachen angegebener Erinnerungslücken können wie folgt zusammengefasst werden:

- Es können hirnorganisch (durch Intoxikationen oder Traumata) bedingte mnestische Störungen vorliegen.
- Die Amnesie kann psychogene Ursachen haben (Verdrängung).
- Erinnerungslücken können auftreten, weil die Aufmerksamkeit und die Fähigkeit zum Einprägen zum Tatzeitpunkt beeinträchtigt waren.
- Die Erinnerungseindrücke wurden im Laufe der Zeit durch neue Erlebnisse überlagert und können nicht mehr abgerufen werden.

Erinnerungsstörungen können auch durch eine Kombination der genannten Gründe verursacht sein.

Es muss natürlich auch daran gedacht werden, dass ein Angeklagter im Strafverfahren eine Erinnerungslücke bewusst wahrheitswidrig als „Schutzbehauptung" angibt, um auf diese Weise seine Chancen für den positiven Ausgang des Verfahrens zu vergrößern. Dies herauszufinden, kann aber nicht Aufgabe des Gutachters sein, sondern obliegt der juristischen Bewertung.

▪ **Strafrechtliche Überlegungen**

Da es für den Gutachter keine verlässlichen Kriterien zur Feststellung der vielfältigen Amnesieformen gibt, die eine strafrechtliche Relevanz haben können, wird von vielen Autoren empfohlen, angegebene Erinnerungslosigkeit zur Tatzeit nur bedingt, im Sinne eines einzigen Mosaiksteines im Gesamtkontext der strafrechtlichen Beurteilung heranzuziehen oder sogar als wertlos zu betrachten (Horn 1995, Rasch 1999, Saß 1983).

Auch wenn hirnorganisch bedingte Amnesien, wie z. B. durch Alkoholintoxikationen, diagnostisch leichter abgeklärt werden können als solche, die psychogen bedingt sind, haben sie keine größere forensische Bedeutung.

Auch eine durch Gehirnerschütterung hervorgerufene und nachgewiesene retrograde Amnesie ist kein zuverlässiges Beurteilungskriterium für die Schuldfähigkeit des Betroffenen, da die Erinnerungslosigkeit sowohl für die Zeit der Bewusstlosigkeit, die durch die Gehirnerschütterung hervorgerufen wurde, als auch für einen gewissen Zeitraum vor Eintritt der Schädigung besteht und für diese Zeiten meist keine strafbare Handlung registriert wird.

Wenn eine psychogen bedingte mnestische Störung vorliegt, lässt das nicht zwingend auf eine Bewusstseinsstörung im Zusammenhang mit einer Affekttat schließen. Wenn man Amnesien nicht prinzipiell als Hinweis auf Bewusstseinsstörungen zur Tatzeit ablehnt, wie es Rasch empfiehlt, muss deshalb mit besonderer Sorgfalt geprüft werden, ob die angegebene Erinnerungslücke mit den sonstigen Kriterien einer Affekttat einhergeht (Saß 1983, S. 562).

So empfiehlt Saß, bei der Beurteilung der Schuldfähigkeit bei Affektdelikten das Hauptaugenmerk auf die vorhandenen Informationen über die Bewusstseinstätigkeit unmittelbar vor und während der Tat zu richten, um eine mögliche Beeinträchtigung der Bewusstseinslage zur Tatzeit zu erfassen (Saß 1983, S. 566).

▪ **Literatur**

Horn HJ (1995) Amnesie. In: Rösler M (Hrsg) Psychopathologie. Beltz, Weinheim, S 325–335

Niebergall G, Remschmidt H (1988) Störungen der Gedächtnisfunktionen. In: Remschmidt H, Schmidt M-H (Hrsg) Kinder- und Jugendpsychiatrie in Klinik und Praxis, Bd I. Thieme, Stuttgart, S 414–422

Peters UH (1984) Wörterbuch der Psychiatrie und medizinischen Psychologie. Urban & Schwarzenberg, München

Rasch W (1966) Das Amnesie-Problem in der forensischen Psychiatrie. In: Gerchow J (Hrsg) An den Grenzen von Medizin und Recht. Enke, Stuttgart, S 57–67

Rasch W (1999) Forensische Psychiatrie. Kohlhammer, Stuttgart

Saß H (1983) Affektdelikte. Der Nervenarzt 54:557–572

Foerster K, Venzlaff U (2000) Affektive Ausnahmezustände. In: Venzlaff U, Foerster K (Hrsg) Psychiatrische Begutachtung. Urban + Fischer, München Jena, S 182–190

5.3 Die spezifischen Kriterien der §§ 20 und 21 StGB

5.3.1 Die krankhafte seelische Störung

Die krankhaften Störungen der Geistestätigkeit, die als „krankhafte seelische Störungen" im Sinne der §§ 20 und 21 StGB gelten können, sollen in drei Abschnitten darstellt werden:

- psychotische Störungen
- organische Psychosyndrome
- drogeninduzierte Störungen.

5.3.1.1 Psychotische Störungen

CHRISTIAN EGGERS und BERND RÖPCKE

- Schizophrenie, schizotype und wahnhafte Störungen

In diesem Abschnitt finden sich die psychotischen Störungen, für die es keine erkennbaren organischen Ursachen gibt, die aber auch nicht als psychoreaktiv gelten. Die Ursache dieser Störungen ist bisher nicht bekannt, eine organische Genese gilt jedoch als wahrscheinlich. Das wichtigste Krankheitsbild in diesem Abschnitt ist die Schizophrenie. Sie ist gekennzeichnet durch eine tiefgreifende Störung des Realitätsbezuges. Markante Symptome sind formale Denkstörungen wie Gedankenlautwerden, Gedankeneingebung oder Gedankenentzug, Stimmen, die in der dritten Person den Patienten kommentieren oder über ihn sprechen, und Wahnwahrnehmungen. Die Patienten glauben zum Beispiel, dass sie durch Strahlen oder telepathische Kräfte kontrolliert oder ihre Bewegungen und Gedanken von außen gesteuert werden. Das Bewusstsein bleibt klar, die intellektuellen Leistungen sind in der Regel nicht beeinträchtigt. Es können sich jedoch im Verlauf kognitive Defizite ausbilden.

Die ersten Symptome einer schizophrenen Störung treten meist zwischen zwischen 15 und 30 Jahren auf, gelegentlich auch früher. Sie können sich akut innerhalb weniger Tage bei prämorbid völlig unauffälligen jungen Menschen einstellen oder schleichend über einen Zeitraum von vielen Monaten entwickeln. Der Verlauf der Störung ist entweder episodisch mit zunehmenden oder stabilen Defiziten oder chronisch. In einigen Fällen treten nur einzelne Episoden auf, nach denen es zu einer vollständigen oder nahezu vollständigen Remission kommt.

Allgemein gilt: Je kürzer die Krankheitsepisoden und je akuter der Beginn der Symptomatik, desto günstiger ist der Verlauf. Das gilt vor allem für prämorbid unauffällige Menschen. Bei prämorbid schlechter sozialer Anpassung und einer schleichend einsetzenden Negativsymptomatik mit sozialer Isolation, Antriebsverlust und psychomotorischer Verlangsamung oder katatoner Bewegungsstörung ist der Verlauf meist ungünstig. Untergliedert werden die schizophrenen Störungen nach ihrer vorherrschenden Symptomatik.

▪ Bei der *paranoiden Schizophrenie* (F 20.0) stehen anhaltende Wahnvorstellungen im Vordergrund, meist begleitet von akustischen Halluzinationen. Die Patienten fühlen sich bedroht oder verfolgt, glauben, dass sich andere gegen sie verschworen haben und sie vergiften oder sonstwie umbringen wollen.

▪ Die *hebephrene Schizophrenie* (F 20.1) tritt vor allem bei Jugendlichen und jungen Erwachsenen auf. Die Störung ist gekennzeichnet durch flache oder inadäquate Affekte, eine alberne, teilweise läppische Stimmung, Antriebsverlust, soziale Isolation und eine desorganisierte Sprache. Produktive Symptome wie Wahn und Halluzinationen sind von untergeordneter Bedeutung. Das Verhalten ist oft unvorhersehbar und verantwortungslos. Die Symptomatik setzt meist schleichend ein und verläuft dann chronisch. Die Prognose ist dementsprechend ungünstig.

▪ Bei der *katatonen Schizophrenie* (F 20.2) sind Störungen der Psychomotorik vorherrschend. Es kann zu episodenhaften schweren Erregungszuständen kommen, aber auch zu einem Stupor mit Steifigkeit oder wächserner Biegsamkeit der Gliedmaße. Mitunter werden bestimmte Stellungen oder Körperhaltungen über längere Zeit zwanghaft beibehalten.

▪ In den Fällen, in denen eine Schizophrenie diagnostiziert werden kann, ohne dass eine bestimmte Symptomatik vorherrschend ist, wird die Störung als *undifferenzierte Schizophrenie* (F 20.3) eingestuft.

▪ Nach dem Abklingen einer Krankheitsepisode bleibt meist eine Restsymptomatik, die ebenfalls nach der ICD-10 klassifiziert wird. Depressive Symptome, die nach einer schizophrenen Episode auftreten, werden nicht als eigenständige affektive Erkrankung klassifiziert, sondern als *postschizophrene Depression* (F 20.4). Die Symptomatik kann längere Zeit anhalten und wird meist begleitet von Restsymptomen der Schizophrenie. In dieser Zeit besteht ein erhöhtes Suizidrisiko.

▪ Nach einer akuten Erkrankungsphase mit einer floriden Symptomatik bildet sich häufig eine lang andauernde, aber nicht unbedingt irreversible Residualphase aus, ein *schizophrenes Residuum* (F 20.5). Im Vordergrund stehen meist „negative" Symptome mit Antriebsverlust, Affektverflachung, Sprachverarmung und nachlassender sozialer Leistungsfähigkeit.

▪ Die letzte Kategorie schizophrener Störungen ist die *Schizophrenia sim-plex* (F 20.6). Bei dieser Störung bilden sich die oben beschriebenen Ne-gativsymptome ohne eine erkennbare vorhergehende Krankheitsphase mit produktiver Symptomatik aus. Die allgemeine Leistungsfähigkeit nimmt schleichend ab, es tritt ein merkwürdiges Verhalten auf unter Einschränkung der kommunikativen und sozialen Fähigkeiten.

In der forensischen Jugendpsychiatrie spielt die Schizophrenie zwar eine relativ geringe Rolle, sie gilt aber als Bezugsgröße für die *forensische Be-wertung* anderer psychischer Störungen. Schizophrene Menschen werden nur unwesentlich häufiger straffällig als andere, das gilt auch für Gewalt- und Tötungsdelikte. Vor allem bei den häufigen chronischen Verläufen und in den lang andauernden Residualphasen überwiegt die Negativsymptoma-tik mit Antriebsschwäche, Affektverflachung, sozialem Rückzug und Inte-ressenverlust, die in aller Regel zu einer starken Einschränkung sozialer Aktivitäten führt. In diesen Fällen ist die Disponibilität zu erheblichen Straftaten eher gering. Wenn es allerdings während einer akuten paranoid-halluzinatorischen Episode oder im Rahmen einer hebephrenen Schizo-phrenie oder eines katatonen Erregungszustandes zu einer Straftat kommt, wird dies zweifellos zur Schuldunfähigkeit, zumindest jedoch zu einer Schuldminderung im Sinne der §§ 20 und 21 StGB führen. Voraussetzung dafür ist jedoch, dass die schizophrene Symptomatik auch tatwirksam ge-wesen ist. Zu Beginn der Erkrankung kommt es nach den Krankheitsepiso-den in 25–30% der Fälle zu vollständigen Remissionen, in denen keine Re-sidualsymptomatik nachweisbar ist und auch keine Wesensänderungen be-obachtet werden können. In diesen symptomfreien Phasen ist die Tatsache, dass irgendwann in der Vergangenheit des Täters eine schizophrene Episo-de aufgetreten ist, keine hinreichende Voraussetzung für eine Schuldmin-derung oder gar Schuldunfähigkeit. Auch die Schuldfähigkeit ist eine Fä-higkeit, die durch eine schizophrene Erkrankung nicht generell und auf Dauer vermindert oder zerstört wird.

Das gilt auch und vor allem für die weiteren im Abschnitt F 2 zusam-mengefassten schizotypen und wahnhaften Störungen (siehe auch Kap. 5.3.4.1, Seite 205). Kennzeichnend für die *akute vorübergehende psycho-tische Störung* (F 23) ist der akute Beginn einer psychotischen Symptomatik mit Wahnideen und Halluzinationen, die sich innerhalb von 14 Tagen aus-bilden. Häufig sind die Kranken emotional aufgewühlt mit intensiven Glücksgefühlen und Ekstase oder auch starken Angstgefühlen. Sie sind ver-wirrt und ratlos, ohne dass die Desorientiertheit die Kriterien eines Delirs erfüllt und ohne dass eine organische Ursache erkennbar ist. Oft lässt sich jedoch eine akute Belastung unmittelbar vor dem Beginn der Symptomatik nachweisen. Die Kriterien für eine Schizophrenie können vorübergehend erfüllt sein oder auch nicht. Eine vollständige Besserung erfolgt in der Re-gel nach wenigen Monaten oder Wochen.

Die schizoaffektiven Störungen

In dieser Kategorie sind die Störungen zusammengefasst, die im Grenzbereich liegen zwischen den Abschnitten F20 „Schizophrenie" und F3 „Affektive Störungen". Dabei handelt es sich um Krankheitsepisoden, in denen gleichzeitig schizophrene und affektive Symptome auftreten, die Kriterien für eine Schizophrenie oder für eine affektive Störung aber nicht erfüllt werden. Die schizophrenen Symptome können mit manischen oder mit depressiven Symptomen gemeinsam auftreten. Entsprechend wird die Episode als schizomanisch oder schizodepressiv verschlüsselt.

Für die als F21 bis F25 klassifizierten psychischen Störungen gilt im besonderen Maße, was bereits für die Schizophrenie beschrieben wurde. Diese Störungen gelten als „krankhafte seelische Störungen" im Sinne der §§ 20 und 21 StGB. Die schizoaffektive Störung führt zumindest in der Anfangszeit der Krankheit nur selten zu bleibenden Residuen. Eine krankheitsbedingte Schuldminderung ist auch bei dieser Störung in der Regel nur während einer Krankheitsepisode anzunehmen. Allerdings muss in jedem Einzelfall geprüft werden, ob eventuelle Wesensänderungen oder Restsymptome erkennbar sind, die mit dem Tatgeschehen in einem Zusammenhang stehen.

Eine etwas andere Problematik ergibt sich bei der schizotypen und der anhaltenden wahnhaften Störung. Diese Krankheitsbilder weisen kaum voneinander abgrenzbare Episoden auf. Der Verlauf ist mehr oder weniger kontinuierlich. Eine krankheitsbedingte Schuldminderung ist aber auch hier nicht generell anzunehmen, sondern für jeden Einzelfall nachzuweisen. Dazu ist es erforderlich, den Schweregrad der Störung zu bestimmen – wobei sich als Referenzkategorie die schizophrene Psychose anbietet – und den zeitlichen und inhaltlichen Zusammenhang mit der zu beurteilenden Tat herzustellen. In der Regel ist beides schwieriger als die Klassifizierung der Störung.

Die affektiven Störungen

In diesem Abschnitt finden sich vor allem krankheitsbedingte Veränderungen der Stimmung und der Affekte, wobei in der Regel auch der Antrieb betroffen ist. Bei den depressiven Störungen ist der Antrieb vermindert, bei den manischen Störungen verstärkt. Alle anderen Symptome sind meist sekundär und als Folge der affektiven Störungen erkennbar. Dazu gehören auch Wahnideen und Halluzinationen, die jedoch, anders als bei den schizophrenen Störungen, affektkongruent und von untergeordneter Bedeutung sind. Affektive Störungen verlaufen episodisch und führen in der Regel nicht zu bleibenden Residuen. Sie können monopolar als manische oder depressive Episode auftreten, bipolar mit wiederholten manischen und depressiven Episoden oder als anhaltende instabile Stimmungsstörungen im Sinne einer Zyklothymie.

In einer *manischen Episode* (F30) ist die Stimmung unangemessen gehoben, von sorgloser Heiterkeit bis hin zu unkontrollierter Erregung. Der Antrieb ist gesteigert, was häufig zu Rededrang, Überaktivität, Ideenflucht und vermindertem Schlafbedürfnis führt. Meist besteht eine erhebliche Selbstüberschätzung, die sich bis zu Größenideen steigern kann. Strafrechtlich relevant ist oft ein Verlust sozialer Hemmungen und ein leichtsinniges oder rücksichtsloses Verhalten.

- Die Untergruppen werden nach dem Schweregrad der Störung gebildet. Bei der *Hypomanie* (F 30.0) bleibt die soziale Anpassungsfähigkeit meist soweit erhalten, dass die Berufstätigkeit und die meisten sozialen Beziehungen nicht abgebrochen werden. Es können allerdings erhebliche Spannungen entstehen durch erhöhte Reizbarkeit oder flegelhaftes Verhalten.

- Bei der *Manie ohne psychotische Symptome* (F 30.1) kann in einer manischen Episode die Aufmerksamkeit nicht mehr aufrechterhalten werden. Es kommt zu Erregungszuständen und dem Verlust des sozialen und beruflichen Kontextes.

- Treten zusätzlich zu den beschriebenen Störungen psychotische Symptome – meist Größenwahn oder affektkongruente akustische Halluzinationen – auf, sprechen wir von einer *Manie mit psychotischen Symptomen* (F 30.2). Die Erregung und die Ideenflucht lassen eine normale soziale Interaktion nicht mehr zu.

Diese Klassifizierungen gelten nur für einzelne Episoden. Sobald eine zweite oder weitere Krankheitsphase auftritt, werden diese als bipolare affektive Störungen kategorisiert, und zwar unabhängig davon, ob es sich erneut um manische Episoden handelt oder um andere affektive Störungen.

▪ Wenn mindestens zwei Episoden mit deutlich gestörten Affekten auftreten, wird eine *bipolare affektive Störung* (F 31) diagnostiziert. Bei dieser Störung können sich Phasen mit gehobener Stimmung, vermehrtem Antrieb und erhöhter Aktivität abwechseln mit Phasen, in den eine gedrückte Stimmung, verminderter Antrieb und verringerte Aktivität vorherrschen. Diese Störung wird jedoch auch dann klassifiziert, wenn wiederholt manische Phasen auftreten. Die Differenzierung der Störung erfolgt nach Art und Intensität der Symptomatik.

▪ Die *depressive Episode* (F 32) reicht von einer leicht gedrückten Stimmung mit einem verminderten Antrieb und geringer Aktivität bis zu einem vollständigen Verlust der Lebensfreude und des Selbstwertgefühls mit Schuldgefühlen und Suizidideen oder -handlungen. Der Schlaf ist meist gestört, die Kranken erwachen sehr früh, Appetit und Libido sind vermindert, das Selbstvertrauen beeinträchtigt. Die Symptomatik ist morgens meist stärker als abends, reagiert jedoch nicht auf Lebensumstände. Die Störung wird untergliedert nach ihrem Schweregrad. Sie reicht von einer leichten depressiven Episode bis zur schweren depressiven Episode mit psychotischen Symptomen. In Extremfällen kann es dabei auch zu psychomotorischen Hemmungen bis hin zu einem lebensgefährlichen Stupor kommen. Wie bei der Manie wird auch diese Kategorie immer nur für eine einzelne Episode herangezogen.

∎ Treten zwei oder mehr depressive Episoden auf, wird dies verschlüsselt als *rezidivierende depressive Störung* (F 33). Diese Kategorie entspricht noch am ehesten der früheren endogenen Depression. Hypomanische oder manische Episoden finden sich im Verlauf nicht oder nur als Phasen mit leicht erhöhter Stimmung oder Überaktivität. Auch die rezidivierenden depressiven Störungen werden nach ihrem Schweregrad von leicht über mittelgradig bis schwer mit psychotischen Symptomen unterteilt.

∎ Bei der *anhaltenden affektiven Störung* (F 34) handelt es sich um eine andauernde Instabilität der Affekte. Es treten zahlreiche depressive oder hypomanische Stimmungsschwankungen auf, von denen aber jede für sich nicht anhaltend oder schwer genug ist, um als manische oder depressive Episode verschlüsselt zu werden. Wechseln sich subdepressive und hypomanische Phasen ab, wird dies kategorisiert als *Zyklothymia* (F 34.0). Treten über mehrere Jahre hinweg immer wieder depressive Verstimmungen auf, gilt dies als *Dysthymia* (F 34.1; entspricht der neurotischen Depression nach ICD-9).

Vor allem die zuletzt erwähnten Kategorien der anhaltenden affektiven Störungen, aber auch die leichten Formen der manischen, bipolaren oder depressiven Störungen machen noch einmal deutlich, dass die ICD-10-Diagnose einer psychischen Störung nicht ausreichend sein kann für die Begründung einer verminderten *Schuldfähigkeit*. Leichte Ausprägungen von Stimmungsschwankungen, sei es im Sinne einer Hypomanie oder einer Depression, führen in aller Regel nicht zu einer so starken Verringerung der Einsichts- und Steuerungsfähigkeit, dass davon die Frage der Schuldfähigkeit berührt wird. Depressive Störungen spielen ohnehin nur eine untergeordnete Rolle bei der Diskussion der Schuldfähigkeit. Für sie gilt in noch stärkerem Maße, was bereits für die Schizophrenie beschrieben wurde. Antriebs- und Interessenverlust eines depressiv Erkrankten führt in der Regel zu sozialem Rückzug und zu einer Verringerung sozialer Aktivitäten. Strafbare Handlungen werden in den Krankheitsphasen kaum begangen. Insbesondere ist wohl nur in seltenen Ausnahmefällen davon auszugehen, dass die depressive Symptomatik direkt oder indirekt tatwirksam geworden ist.

Ein anderes Bild ergibt sich für die manischen Störungen, vor allem dann, wenn es sich um eine ausgeprägte Manie mit psychotischen Symptomen handelt. Sowohl die manische Erregtheit als auch die maßlose Selbstüberschätzung mit Größenideen und eventuell Größenwahn sind geeignet, die Einsichts- und Steuerungsfähigkeit erheblich zu beeinträchtigen, so dass eine Schuldminderung, eventuell auch eine Schuldunfähigkeit angenommen werden muss. Eine besondere Problematik liegt oft darin, dass während der Krankheitsepisoden keine Krankheitseinsicht besteht und nach einer solchen Episode, etwa bei einer Begutachtung, das Ausmaß der Störung nur retrospektiv erschlossen werden kann. Für die forensische Jugendpsychiatrie kommt hinzu, dass manische Störungen im Jugendalter wegen der verschiedenen Mischformen und den entwicklungsbedingten Besonderheiten mitunter schwer von anderen psychischen Störungen zu unterscheiden sind.

Generell gilt, dass schuldmindernde krankhafte seelische Störungen im Sinne der §§ 20 und 21 StGB im Jugendalter eine untergeordnete Rolle spielen. Die organisch bedingten Störungen treten meist erst im höheren Alter auf, auch der Häufigkeitsgipfel für den Beginn der Schizophrenie liegt für Männer erst bei 25 Jahren und für Frauen sogar bei 28 Jahren. Wenn es im Jugendalter zu psychischen Störungen kommt, die als krankhafte seelische Störungen anzusehen sind, führt das eher zu einer Abnahme sozialer Aktivitäten und damit auch zu einem geringeren Risiko strafbarer Handlungen.

5.3.1.2 Organische und symptomatische psychische Störungen

CHRISTIAN EGGERS und BERND RÖPCKE

Dieser Abschnitt umfasst psychische Störungen, die nachweisbar auf eine organische Hirnfunktionsstörung zurückzuführen sind. Früher wurden diese Störungen als exogene Psychosen bezeichnet und in die Untergruppen Alkoholpsychosen, Drogenpsychosen, vorübergehende organische Psychosen und andere (chronische) organische Psychosen eingeteilt. Mit der ICD-10 wurde die Unterscheidung in „Psychose" und „Neurose" aufgegeben und dafür der übergeordnete Begriff der „Störung" eingeführt. Damit entfiel auch die Unterscheidung in exogene und endogene Psychose.

Die Kategorie der anderen psychischen Störungen aufgrund einer Schädigung oder Funktionsstörung des Gehirns oder einer körperlichen Krankheit umfasst spezifische psychische Störungen, die als Folge von zerebralen Krankheiten, endokrinen Störungen oder anderen körperlichen Krankheiten auftreten.

▓ Zu den *Störungen mit psychotischer Symptombildung* gehören: *organische Halluzinose* (F 06.0), *organische katatone Störung* (F 06.1), *organische wahnhafte (schizophreniforme) Störung* (F 06.2) und *organische affektive Störung* (F 06.3). Halluzinationen, Wahn, katatone Bewegungsstörungen und affektive Störungen treten nicht nur als Symptome einer schizophrenen oder sonstigen psychotischen Störung auf, sie können auch durch körperliche Krankheiten ausgelöst werden. Bei den Halluzinationen handelt es sich meist um lebhafte optische oder akustische, mitunter auch szenische Halluzinationen, die ständig oder rezidivierend bei klarer Bewusstseinslage auftreten und von den Patienten auch als Halluzinationen erkannt werden können. Diese Halluzinationen werden mitunter auch wahnhaft verarbeitet, die Krankheitseinsicht bleibt jedoch meist bestehen. Die differentialdiagnostische Abgrenzung der organisch bedingten Halluzinationen, der katatonen und der wahnhaften Störungen von substanzinduzierten oder nicht organisch bedingten psychotischen Störungen ist meist nur möglich durch den sicheren Nachweis einer zugrundeliegenden körperlichen Krankheit. Vor allem bei der organischen wahnhaften Störung, bei der die Wahnideen von bizarren Halluzinationen und Denkstörungen begleitet sein können, ist eine Abgrenzung von der Schizophrenie nur durch die Kenntnis einer relevanten zerebralen oder sonstigen körperlichen Krankheit möglich.

▓ Zu den *Störungen mit neurotischer Symptombildung* gehören: *organische Angststörung* (F06.4), *organische dissoziative Störung* (F06.5) und *organische emotional labile (asthenische) Störung* (F06.6). Die wesentlichen Symptome einer organischen Angststörung wie Zittern, Schwitzen, Herzklopfen oder Schwindelgefühl unterscheiden sich nicht von denen einer sonstigen Panik- oder generalisierten Angststörung. Nur die Ätiologie dieser Symptomatik ist eine andere.

Die organische dissoziative Störung ist gekennzeichnet durch einen Verlust an normaler Integration von Erinnerungen, des Identitätsbewusstseins und der unmittelbaren Wahrnehmung sowie der Kontrolle der Körperbewegungen. Solche Dissoziationen sind auch als Konversionsstörungen bekannt und dann oft die Folge eines traumatisierenden Erlebnisses. Die Dissoziationen können zu einer partiellen Amnesie führen. Wichtige aktuelle oder auch traumatisierende Ereignisse werden dann nicht mehr erinnert. Es können Trancezustände und massive Bewegungsstörungen auftreten bis hin zu Lähmungen. Als „krankhafte seelische Störung" im Sinne der §§ 20 und 21 StGB gelten diese Dissoziationen nur dann, wenn eine somatische Verursachung erkennbar ist.

▓ Die letzte Kategorie des Abschnittes F 0 umfasst Persönlichkeits- oder anhaltende Verhaltensstörungen, die auf *hirnorganische Erkrankungen* zurückzuführen sind. Die Persönlichkeits- und Verhaltensstörungen aufgrund einer Krankheit, Schädigung oder Funktionsstörung des Gehirns sind durch eine auffällige Veränderung des gewohnten prämorbiden Verhaltensmusters charakterisiert. Bei einer Verletzung oder Funktionsstörung des Frontalhirnbereiches sind vor allem der Antrieb, die Affekte sowie die allgemeinen kognitiven Fähigkeiten beeinträchtigt (Frontalhirnsyndrom); dies wird als *organische Persönlichkeitsstörung* (F07.0) klassifiziert.

Ähnliche Veränderungen der Persönlichkeit oder des Verhaltens können auch im Verlauf einer Enzephalitis auftreten. Sie sind dann jedoch im Unterschied zu den organischen Persönlichkeitsstörungen reversibel – *postenzephalitisches Syndrom* (F07.1). Nach einem schweren Schädelhirntrauma bleiben häufig verschiedenartige Symptome wie Kopfschmerzen, Erschöpfung, Konzentratiosschwäche und Gedächtnisstörungen – *organisches Psychosyndrom nach Schädelhirntrauma* (F07.2). Ein solches organisches Psychosyndrom kann auch zu erhöhter Reizbarkeit und verminderter Belastungsfähigkeit gegenüber Stress führen und damit als krankhafte seelische Störung im Sinne der §§ 20 und 21 StGB angesehen werden.

5.3.1.3 Drogeninduzierte Störungen

Stefanos Hotamanidis

■ Alkohol und andere Drogen

Die akute übermäßige Zufuhr von psychotropen Substanzen, wie z. B. Alkohol und sonstige Drogen, zeigt sich oft in Form eines *Rausches* (Intoxikation). Dieser ist eine temporäre, körperlich begründete psychische Störung. Psychopathologisch gehört ein solcher Zustand zu den „exogenen Psychosen" – d. h. Störungen mit einer hirnorganischen Ursache – und ist forensisch bei der Überprüfung der Voraussetzungen der §§ 20 und 21 StGB unter der Merkmalskategorie „krankhafte seelische Störung" einzuordnen (Foerster 2000, S. 176). Aber erst die konkreten Auswirkungen der Substanz(en) im Einzelfall erlauben Schlussfolgerungen über eine mögliche Beeinträchtigung der Einsichts- und/oder Steuerungsfähigkeit des Betroffenen.

Um die Frage der Schuldfähigkeit bei Alkohol- und Drogenintoxikierten in der forensisch-psychiatrischen Begutachtung beantworten zu können, ist vorerst eine Abklärung der konsumierten Substanz(en) erforderlich. Danach werden deren Wirkungsweise (auf Psyche und Körper) und die Umstände des Einzelfalles zueinander in Beziehung gesetzt. Darüber hinaus sind Wechselwirkungen von Einzelsubstanzen untereinander zu berücksichtigen, denn viele Drogenabhängige konsumieren mehr als eine Droge. So verwenden Kokainabhängige z. B. oft zusätzlich Alkohol, Anxiolytika oder Opiate, um kokaininduzierten Angstsymptomen entgegenzuwirken. Personen mit Opiat- oder Cannabisabhängigkeit nehmen oft zusätzlich Alkohol, Anxiolytika, Amphetamine oder Kokain (DSM-IV, S. 232).

Charakteristisch für eine *Substanzintoxikation* (Rausch) ist die Entwicklung eines reversiblen substanzspezifischen Syndroms. Durch die unmittelbare Wirkung der Substanz auf das Zentralnervensystem entstehen relevante fehlangepasste Verhaltensänderungen oder psychische Veränderungen (z. B. Streitsucht, Affektlabilität, kognitive Beeinträchtigungen, beeinträchtigte Urteilsfähigkeit, Beeinträchtigung der sozialen oder beruflichen Rollenerfüllung). Diese entwickeln sich während des Gebrauchs der Substanz oder kurz danach (DSM-IV, S. 229).

Substanzintoxikationen führen je nach Persönlichkeitsstruktur des Konsumenten zu sehr unterschiedlichen klinischen Bildern und sind außerdem von der Substanz, der Dosis, der individuellen Toleranz für die Substanz, der Zeitspanne seit Einnahme der letzten Dosis, den Erwartungen der Person hinsichtlich des Substanzeffektes und der Umgebung abhängig, in der die Substanz eingenommen wurde. Aus schriftlichen oder mündlichen Informationen über den bisherigen Drogenmissbrauch des zu Begutachtenden, der körperlichen Untersuchung (z. B. Alkoholgeruch in der Atemluft) oder einer toxikologischen Analyse von Blut oder Urin können Hinweise auf eine vor kurzem eingenommene Substanz gewonnen werden (DSM-IV, S. 230). Wertvolle Informationen können auch durch den ärztlichen Untersuchungsbericht, der bei der Blutentnahme erstellt wurde, gewonnen werden. Dieser sollte allerdings kritisch geprüft und mit den sonstigen Erkenntnissen der Tatanalyse verglichen werden.

Die am häufigsten – auch von Jugendlichen – eingenommene Rauschdroge ist der Alkohol, der bei einem beträchtlichen Teil von Straftaten eine Rolle spielt. Dann folgen andere Drogen wie Cannabis, Heroin, Kokain und zuletzt der Missbrauch von Medikamenten (eine ausführliche Darstellung findet sich bei Nedopil 1996 und bei van Treeck 1997).

▪ Akute Alkoholisierung

Alkohol wirkt auf das Zentralnervensystem in niedrigen Konzentrationen vorübergehend anregend, in hohen dagegen dämpfend; bei Überdosen kann es zur Atemdepression kommen.

In der forensisch-psychiatrischen Literatur hat sich die Einteilung in einen „leichten", einen „mittelgradigen" und einen „schweren" Rausch durchgesetzt, wenn auch noch kein allgemeiner Konsens darüber besteht. Diese Rauschzustände werden unter dem Begriff „gewöhnlicher" oder „einfacher" Rausch zusammengefasst. Als Sonderformen gelten die „abnorme Alkoholreaktion" und der „pathologische Rausch" (Nedopil 1996, S. 83).

Betont werden muss allerdings, dass für die o.g. Einteilung nicht bestimmte Blutalkoholwerte entscheidend sind, sondern die psychischen Veränderungen. Eine solche Zuordnung zu bestimmten Blutalkoholkonzentrationen kann nur als sehr grobe Orientierung dienen.

▪ Bei Feuerlein et al. (1998) z.B. wird das oben erwähnte dreistufige Modell des *gewöhnlichen Rausches* unter Berücksichtigung der psychischen Veränderungen und einer entsprechenden Zuordnung zu bestimmten Blutalkoholwerten dargestellt:

1. *Leichter Rausch (0,5–1,5‰):* allgemeine Enthemmung, Antriebssteigerung (aber auch Müdigkeit oder Schläfrigkeit), Verminderung der Kritikfähigkeit und der Selbstkontrolle bei subjektivem Gefühl der erhöhten Leistungsfähigkeit, erhöhte Bereitschaft zu sozialen Kontakten, Stimulation, Rede- und Tätigkeitsdrang. Als neurologische Auffälligkeiten treten Gang- und Standunsicherheit, verwaschene Sprache sowie Beeinträchtigung komplexerer motorischer Funktionen auf. Typisch ist eine Gesichtsrötung.

2. *Mittelgradiger Rausch (1,5–2,5‰):* Hier finden sich die beim „leichten" Rausch erwähnten neurologischen und motorischen Störungen häufig in verstärkter Form. Auch höhere psychische Funktionen können betroffen sein, wobei das Denken noch geordnet und die Orientierung erhalten ist.

   Obwohl die Umweltfaktoren und deren soziale Bedeutung meistens noch richtig erkannt werden, wird die eigene Rolle in der gegenwärtigen Situation unkritisch betrachtet. Es kommt zur affektiven Enthemmung, zur gehobenen Stimmungslage bis hin zur Euphorie (aber auch zur Benommenheit und psychomotorischen Unruhe). Es liegt eine erhöhte Neigung vor, triebhafte Bedürfnisse zu befriedigen, ein schneller Wechsel der Intentionen, das Fehlen zielgerichteter Konstanz im Verhalten (Sprunghaftigkeit) und eine erhöhte Bereitschaft zu primitiven, explosiven Reaktionsweisen.

3. *Schwerer Rausch (über 2,5‰):* Die beim leichten und mittelgradigen Rausch aufgeführten neurologischen Symptome treten hier verstärkt auf. Außerdem sind Bewusstseins- und Orientierungsstörungen, illusionäre Verkennung, motivlose Angst oder Erregung zu beobachten. Gleichgewichtsstörungen sind obligat; es können aber auch Ataxie, Dysarthrie und Schwindel vorkommen (Feuerlein et al. 1998, S. 126 ff.).

Bei diesem Drei-Stufen-Modell findet der Anstieg der vitalen Erregung (im Gegensatz zum komplizierten oder pathologischen Rausch) allmählich statt.

- Bei der *abnormen Alkoholreaktion (komplizierter Rausch)* finden sich Erregungszustände, inadäquater Affekt, Überreaktionen auf Reize, Situationsverkennungen und ausgeprägte affektive Labilität, die bis zur schweren Depression mit Suizidalität reichen kann. Meist folgt eine Erinnerungsstörung. Das Verhalten des Betroffenen steht in einem krassen Gegensatz zu seiner Persönlichkeit (Nedopil, S. 84). Schwerd geht davon aus, dass der komplizierte Rausch lediglich einen quantitativen Unterschied in den einzelnen Erscheinungen des einfachen (gewöhnlichen) Rausches darstellt, indem diese nur verstärkt auftreten (Schwerd 1992, S. 232).

- Der *pathologische Rausch* kommt nicht so häufig vor wie die oben beschriebene abnorme Alkoholreaktion und tritt schlagartig („anfallsartig") auf. Er unterscheidet sich in der Qualität seiner Symptome erheblich vom einfachen Vollrausch und fällt als Ausnahmezustand auf. Dabei nehmen Laien den Betroffenen weniger als „Betrunkenen", sondern eher als einen „schwer geistesgestörten" Menschen wahr.

  Im pathologischen Rausch ist die Erlebniskontinuität wie im psychotischen Zustand unterbrochen. Es besteht kein Bezug zur realen Situation (Realitätsverlust), die Umgebung wird nur noch bruchstückhaft erfasst (Verwirrtheit), es kommt zur Desorientiertheit, Situationsverkennung, Angst, Gereiztheit, Aggressivität und zu wahnhaften Einfällen. Eine hohe Blutalkoholkonzentration ist nicht zwingend (Schwerd 1992, S. 232 f).

  Personen im pathologischen Rausch können sehr impulsiv, gewalttätig, aber auch suizidal reagieren. Dieser Zustand kann Stunden dauern und endet oft in einem längeren Schlaf. Die Ätiologie des pathologischen Rausches ist nicht bekannt, man geht davon aus, dass Hirnschädigungen und eine daraus resultierende Alkoholunverträglichkeit sowie Übermüdung oder andere Drogen ursächlich eine Rolle spielen (Nedopil 1996, S. 84).

Rasch (1999) steht der Unterscheidung von gewöhnlichem, kompliziertem und pathologischem Rausch skeptisch gegenüber. Er schlägt vor, auf den Begriff „pathologischer Rausch" zu verzichten, da dieser weder phänomenologisch noch ätiopathogenetisch von anderen Rauschzuständen abzugrenzen sei (Rasch 1999, S. 214). Auch Foerster empfiehlt, diesen Begriff wegen der definitorischen und begrifflichen Unschärfe nicht zu verwenden und diesen Zustand statt dessen als „alkoholischen Dämmerzustand" zu bezeichnen (Foerster 1994, S. 235).

Für die Klassifizierung der alkoholischen Rauschzustände bietet Rasch (1999) ein mehrstufiges Modell an, das eine feinere Differenzierung und eine bessere Einsicht in die jeweils aktuelle Dynamik erlaubt als das dreistufige Modell von Feuerlein (Rasch 1999, S. 214 f.):

▦ euphorische Auflockerung,
▦ depressiv-dysphorische Verstimmung,
▦ akzentuierend katalytische Reaktion,
▦ toxische Reizoffenheit,
▦ ungerichtetes Handlungsbedürfnis,
▦ Rauschdämmerzustände.

▦ Kriterien der Beurteilung

Die akute Alkoholbeeinträchtigung eines Menschen ist von der Alkoholkonzentration im Blut (Trinkmenge) und der Trinkgeschwindigkeit (Anflutungsphänomen) abhängig. Die psychopathologischen Auswirkungen des Alkohols sind in der Anflutungsphase ausgeprägter als in der Abbauphase.

Zusätzlich zu diesen allgemeinen, überindividuellen Bedingungen spielen folgende individuelle Faktoren eine Rolle, die sich auf die Alkoholverträglichkeit auswirken und bei der forensischen Beurteilung auf jeden Fall zu berücksichtigen sind:

▦ Lebensalter (Jugendliche und ältere Menschen vertragen Alkohol schlechter);
▦ gesundheitlicher Zustand (akute und chronische körperliche Erkrankungen, Krampfleiden, Vorerkrankungen, aber auch Hirntraumafolgen können zu verminderter Alkoholverträglichkeit führen);
▦ aktuelle psychische Befindlichkeit (depressive Verstimmungen aufgrund von Konflikten, sexuelle Erregung und emotional belastende Situationen können eine Herabsetzung der Alkoholverträglichkeit verursachen);
▦ aktuelle situative Faktoren (Übermüdung, Schlafmangel, hohe Temperaturen und geringe Nahrungsaufnahme vor dem Alkoholgenuss können die Alkoholwirkung verstärken);
▦ Alkoholgewöhnung und -toleranz (Personen, die an Alkoholkonsum nicht gewöhnt sind, werden schneller und intensiver durch Alkohol in ihren Funktionen beeinträchtigt, bis eine Alkoholtoleranz eintritt);

- chronischer Alkoholismus (hierbei nimmt die Alkoholtoleranz infolge der inzwischen eingetretenen zerebralen Schädigung wieder ab; Rasch 1999, S. 212);
- Primärpersönlichkeit (antisoziale, labile und aggressive Persönlichkeitsstrukturen neigen durch die enthemmende Wirkung des Alkohols eher zu sozialen Entgleisungen);
- Ernährungszustand (bei Untergewichtigen ist die Wirkung des Alkohols stärker);
- die Einnahme von weiteren Drogen oder Medikamenten kann die Wirkung von Alkohol erhöhen, sogar potenzieren (Nedopil 1996, S. 84, Barbey 1994, S. 707).

Nichtalkoholische Rauschmittel (Drogen im engeren Sinne)

Während aus alkoholischen Rauschzuständen Handlungen von kriminogener Bedeutung unmittelbar hervorgehen können, gibt es zwischen der akuten toxischen Wirkung nichtalkoholischer Rauschmittel und der Kriminalität keinen direkten Zusammenhang. Bei diesen führt die akute Wirkung nur in Ausnahmefällen zu kriminellen Handlungen.

Die Sucht führt oft aber in indirekter Weise (durch Rauschgifthandel oder Beschaffungskriminalität) zu Straftaten (Schwerd 1992, S. 233). Eine spezifische Wirkung auf Gewalt- oder Sexualdelikte haben die bekannten Drogen (wie Opiumalkaloide, synthetische Analgetika oder Weckamine u. a.) nicht. Es sind zwar Gewaltdelikte im Heroin-, Haschisch- oder Kokainrausch beobachtet worden, diese sind jedoch nicht der spezifischen Wirkung dieser Drogen zuzurechnen.

Die Überprüfung der Schuldfähigkeit erfolgt bei nichtalkoholischen Rauschmitteln ähnlich wie bei Alkoholintoxikationen; von Bedeutung sind auch hier die psychopathologischen Veränderungen, die das Verhalten des Täters situativ beeinträchtigen.

Es ist darauf hinzuweisen, dass bei fast allen Suchtmitteln und zentral wirksamen Medikamenten Rauschzustände mit psychotischer Symptombildung auftreten können.

LSD und Haschisch können auch nach länger zurückliegender Einnahme zu einem „Flash-back-Effekt" führen, d. h. Symptome des akuten Rausches treten erneut auf, und zwar zu einem Zeitpunkt, zu dem eine akute Wirkung der Droge nicht mehr in Betracht kommt (Schwerd 1992, S. 234).

Strafrechtliche Überlegungen

Die Feststellung einer Alkoholisierung bzw. Drogenintoxikation allein reicht nicht aus, um eine Beeinträchtigung der Einsicht und/oder Steuerungsfähigkeit und eine daraus resultierende verminderte Schuldfähigkeit oder Schuldunfähigkeit anzunehmen, da die Aufnahme derselben Alkohol- oder Drogenmenge in Abhängigkeit von den o. g. individuellen Faktoren zu unterschiedlichen psychopathologischen Symptomen führt. Genauso unzureichend ist es, wenn der Gutachter sich nur auf psychodiagnostische Kriterien stützt.

Die Streitfrage der Gewichtung von Blutalkoholwerten und psychodiagnostischen Kriterien wurde von unterschiedlichen Senaten des Bundesgerichtshofes unterschiedlich beantwortet. Während der 4. Senat des BGH dem Blutalkoholwert größere Bedeutung zugemessen hat als den psychopathologischen Kriterien (BGH, Urteil vom 22. 11. 1990 – 4 StR 117/90), haben der 1. und 2. Senat dessen Wertigkeit geringer eingeschätzt (Nedopil, S. 89, vgl. auch BGH, Beschluss vom 09. 07. 1996 – 1 StR 511/95 [NStZ 1996, Heft 12, S. 592], und BGH, Urteil vom 29. 04. 1997 – 1 StR 511/95).

Für die forensisch-psychiatrische Praxis gilt der Grundsatz, dass für die Beurteilung der Beeinträchtigung der Einsichts- und/oder Steuerungsfähigkeit nicht allein der Blutalkoholwert, sondern vor allem die aus der Alkoholisierung resultierenden psychopathologischen Auffälligkeiten entscheidend sind. Der Blutalkoholwert ist nur einer von vielen der oben dargestellten Beurteilungsfaktoren.

Für die forensische Beurteilung des Rauschzustandes sind drei Grobdifferenzierungen zu beachten:

▪ Von einer schweren psychischen Beeinträchtigung, einer Aufhebung der Einsichts- und/oder Steuerungsfähigkeit im Sinne des § 20 StGB kann man in der Regel ausgehen, wenn Orientierungsstörungen, Personenverkennungen und Hinweise auf wahnhafte Realitätsverkennungen festzustellen sind.

▪ Für eine erhebliche Beeinträchtigung der Steuerungsfähigkeit im Sinne des § 21 StGB spricht eher, wenn ausschließlich Stimmungsänderungen, verminderte Reaktionsfähigkeit auf Außenreize, Unruhe und Hyperaktivität, aber auch Perseveration vorliegen (Nedopil 1996, S. 90).

▪ Gegen eine Alkoholbeeinträchtigung sprechen z. B. detailreiche Erinnerungen an die Tatabläufe oder Erinnerungslücken, die sich lediglich auf Tat- und Nachtatverhalten beziehen, komplexe Handlungsabläufe, Reaktionen auf periphere Reize, Reflexion des eigenen Handelns und der eigenen Motive. Hierbei ist eine Intaktheit der psychischen Funktionen und ein Erhalt der Einsichts- und/oder Steuerungsfähigkeit anzunehmen. Bei der Analyse von Handlungsabläufen zur Beurteilung der Beeinträchtigungsgrades muss allerdings berücksichtigt werden, ob der zu beurteilenden Handlung ein „eingeschliffenes" Verhaltensmuster zugrunde liegt (wie z. B. Autofahren), dessen Ablauf grundsätzlich keine besondere Steuerungsfähigkeit erfordert. Solche eingeschliffenen Verhaltensmuster haben kaum Aussagekraft für eine intakte Steuerungsfähigkeit.

Literatur

Barbey I (1994) Verkehrspsychiatrie. In: Venzlaff U, Foerster K (Hrsg) Psychiatrische Begutachtung. Fischer, Stuttgart, S 691–716

Feuerlein W, Küfner H, Soyka M (1998) Alkoholismus – Mißbrauch und Abhängigkeit. Thieme, Stuttgart

Foerster K (2000) Störungen durch psychotrope Substanzen. In: Venzlaff U, Foerster K (Hrsg) Psychiatrische Begutachtung. Urban & Fischer, München Jena, S 164–180

Nedopil N (1996) Forensische Psychiatrie. Klinik, Begutachtung und Behandlung zwischen Psychiatrie und Recht. Thieme, Stuttgart

Rasch W (1999) Forensische Psychiatrie. Kohlhammer, Stuttgart

Schreiber HL (1994) Rechtliche Grundlagen der psychiatrischen Begutachtung. In: Venzlaff U, Foerster K (Hrsg) Psychiatrische Begutachtung. Urban & Fischer, München Jena, S 2–54

Schwerd W (1992) (Hrsg) Rechtsmedizin. Lehrbuch für Mediziner und Juristen. Deutscher Ärzte-Verlag, Köln

Treeck B van (1997) Party-Drogen. Schwarzkopf & Schwarzkopf, Berlin

5.3.2 Die tiefgreifende Bewusstseinsstörung

GERD SCHÜTZE

In der Medizin versteht man unter Bewusstseinsstörung eine Abnahme der Wachheit – der Vigilanz –, die von Benommenheit bis zu Bewusstlosigkeit – dem Koma – reicht. Des Weiteren subsummiert die medizinische Terminologie hier auch Dämmerzustände sowie Zustände der Verwirrtheit im Rahmen psychiatrischer Erkrankungen. Dem juristischen Begriff einer Bewusstseinsstörung entsprechen Zustände, in denen die Klarheit des Bewusstseins verlorengegangen ist bzw. es zu einer Einengung der Wahrnehmung, d.h. einer Veränderung der Verhaltenssteuerung und Selbstbestimmung gekommen ist (Wegener 1992). Es handelt sich dabei nach herrschender Meinung nicht um krankhafte Prozesse, sondern vielmehr um eine „normalpsychologische" Störung (Wolfslast 1981). Nicht zu übersehen ist, dass auch im juristischen Schrifttum von einer Störung – und das heißt: „nicht normal" – des Bewusstseins gesprochen wird. Affektive Durchbrüche von archaisch anmutenden Destruktionen kennzeichnen die Bewusstseinsstörungen, die, zeitlich eng begrenzt, bei vordergründig psychisch gesund erscheinenden Tätern auftreten können. In einem begrenzten Zeitkorridor ist das Selbst- und Außenweltbewusstsein getrübt bzw. ausgeschaltet, ist die Fähigkeit zur Vergegenwärtigung des intellektuellen und emotionalen Erlebens beeinträchtigt (Lenckner 1972). Damit kommt die Bewusstseinsstörung im juristischen Sinne am ehesten den Verwirrtheitszuständen der medizinischen Terminologie nahe.

Die tiefgreifende Bewusstseinsstörung entwickelt sich im Zusammenhang mit Affekttaten, wobei aber darauf zu verweisen ist, dass nicht jeder Affekt im Rahmen einer Gewalttat auch bereits mit einer Bewusstseinsstörung gleichzusetzen ist. Solange neben dem hochgradigen Affekt potenziell die Fähigkeit zur rationalen Einsicht und Verhaltenssteuerung erhalten bleibt, kann nicht von einer tiefgreifenden Bewusstseinsstörung gesprochen werden. Erst die Kombination aus beidem, dem hochgradigen Affekt einerseits und der aufgehobenen bzw. stark beeinträchtigten kognitiven Handlungskontrolle andererseits, führt zur tiefgreifenden Bewusstseinsstörung gemäß § 20 StGB. In diesen Zuständen von hochgradiger Erregtheit kann es entweder zum völligen Zusammenbruch der rationalen Verarbeitung oder auch zur tunnelförmigen Einengung mit Zentrierung der Wahrnehmungsprozesse auf den Kernbereich des destruktiven konflikthaften Geschehens kommen. Der Prozess der zugrunde liegenden Störung besteht somit aus zwei eng miteinander verflochtenen Wirkkomponenten. Auf der einen Seite steht die Steigerung des Affektes und auf der anderen Seite die Abnahme bzw. Einengung kognitiver Verarbeitungsmöglichkeiten. Beides miteinander verbunden, ergibt als Resultante die Art der aktuellen Eigensteuerung. Als ursächlich sind Einwirkungen auf die Affektsteigerung bedeutsam, wodurch unmittelbar im Gegenzug auch die rationale Verhaltenssteuerung geschwächt wird. Letzteres ist immer dann von hoher Effektivität, wenn zusätzlich anderweitige Einflüsse, sogenannte konstellative Faktoren, schon vorher ebenfalls zu einer Einschränkung kognitiver Verarbeitungsmöglichkeiten geführt haben. Art und Ausmaß der Affektsteigerung in Verbindung mit der jeweiligen Einschränkung der Möglichkeit zur vernunftgeleiteten Verhaltenssteuerung bestimmen die jeweiligen Modalitäten der tiefgreifenden Bewusstseinsstörung.

Die *Affektsteigerung* kann zum einen durch aktuelle Einflüsse der Täter-Opfer-Interaktion im Rahmen des Tatgeschehens verursacht sein oder auch aus langanhaltenden Konfliktspannungen hervorgehen. Zum anderen sind es bei länger andauernden Prozessen häufig die wechselhaften Beziehungsgestaltungen des „Auf und Ab" in Kombination mit einer Affektretention bzw. aggressiven Gehemmtheit, die die Ausgangsbedingungen für eine Affektsteigerung schaffen. Für diese Form der Affektentladung wird häufig auch das Bild des Dammbruches gebraucht, wobei es sich nach Foerster (1994) um eine Erschöpfung der den affektiven Durchbruch verhütenden Schutzfunktionen handelt.

Bis heute ist es nicht gelungen, ein einheitliches *Täterprofil*, geschweige denn eine Verbindung zu einer wie auch immer gelagerten psychiatrischen Störung, herzustellen. Die Verbindung zwischen der tiefgreifenden Bewusstseinsstörung und Persönlichkeitsstörungen, in Sonderheit den narzisstischen Strukturen, wird allerdings vielfach erörtert. In diesem Zusammenhang sei darauf hingewiesen, dass die Psychiatrie sehr wohl Verwirrtheitszustände mit affektiver Destruktivität auch als passagere Phänomene kennt. Gemeint sind hier nicht expansive oder aggressive Persönlichkeiten, sondern eher die zwanghaft-depressiven, sozial überangepassten sowie die narzisstisch gestörten Personen mit raptusartigen Entladungen in besonderen Belastungssituationen. Bei der Analyse eines Affektdurchbruchs ist neben der Erfassung der Täterpersönlichkeit auch die Affektgenese zu erarbeiten, wobei auch die sogenannten Vorgestalten der Tat, d.h. die vorauseilenden Entladungen in der Phantasie, hinweisenden Charakter haben (siehe hierzu Hoff, 1993). Im Rahmen der Diskussion, ob es sich um bestimmte Täterpersönlichkeiten handelt, ist auch zu vermerken, dass bei jugendlichen und heranwachsenden Tätern das Vorliegen einer tiefgreifenden Bewusstseinsstörung offensichtlich nur in selteneren Ausnahmen bejaht wird und das, obgleich in der Adoleszenz emotional bestimmtes Handeln als für dieses Alter geradezu charakteristisch angesehen wird. Zu überlegen wäre, ob es gerade diese Bereitschaft zu Affektentladungen ist, die einen Affektstau und damit eine tiefgreifende Bewusstseinsstörung eher verhindert. Denkbar wäre ferner, dass wir bei jüngeren Menschen affektiv bestimmtes Handeln eher als „normal" zu tolerieren bereit sind. Ob die tiefgreifende Bewusstseinsstörung in dieser Altersgruppe aber tatsächlich eher seltener vorkommt oder nicht, wurde bis heute mit wissenschaftlichen Untersuchungen noch nicht hinterfragt.

Schwächende Einflüsse auf die rationale Verhaltenssteuerung, die so genannten *konstellativen Faktoren* wie beispielsweise Übermüdung, Erschöpfung, zusätzliche Belastung im sozialen Umfeld, Erkrankung oder auch Drogeneinflüsse, sind ebenfalls zu erfassen. Zu untersuchen ist auch, wie es zur Auslösung der aggressiven Handlungsreaktion gekommen war und wie sich das Täterverhalten hinsichtlich der Bewusstseinslage verändert hat. Besonderes Augenmerk ist zu richten auf die Reaktionsfähigkeit des Täters auf unvorhergesehene situative Änderungen sowie auf Zeichen allgemeiner Verwirrtheit und scheinbarer Zusammenhangslosigkeit in der Verhaltenssteuerung. Die auftretende Amnesie resultiert aus der Aufhebung der rationalen Kontrollmöglichkeiten. Werden Erinnerungslücken beschrieben, so sind Art und Ausmaß der Amnesie zu rekonstruieren (siehe Kap. 5.2.3, S. 178). Eine Amnesie ist aber weder obligatorisch noch repräsentiert sie den Schweregrad der Bewusstseinsstörung. Charakteristischerweise zeigt die tiefgreifende Bewusstseinsstörung einen ausgestanzten Verlauf mit plötzlichem Verlust und Wiedergewinnung der rationalen Handlungskontrolle. Der Zeitpunkt des Verlustes bzw. der Wiedergewinnung ist soweit wie möglich exakt zu bestimmen, da die relevante Tathandlung u. U. auch vor oder nach einem Zustand der tiefgreifenden Bewusstseinsstörung liegen kann, was für die Anwendbarkeit der §§ 20, 21 StGB sehr bedeutsam wäre.

Auch aus dem *Nachtatverhalten* sind eventuell Hinweise auf eine tiefgreifende Bewusstseinsstörung abzuleiten. Teilweise kommt es nämlich zu einer schweren seelischen Erschütterung und Unverständnis des Täters in Anbetracht seines destruktiven Handelns, ohne dabei die eigene Täterschaft zu realisieren. Andererseits sehen wir aber mit der Wiedergewinnung einer vernunftgeleiteten Eigensteuerung durchaus auch die Ausführung von Schutzmaßnahmen zur Verdeckung der eigenen Täterschaft.

Saß (1983) hat zur Bestimmung einer tiefgreifenden Bewusstseinsstörung die Vielfalt der Merkmale in einem Kriterienkatalog als Positiv- und Negativkriterien zusammengestellt. In der Folge haben sich allerdings nur die Positivkriterien als geeignet erwiesen, zwischen einer Affekttat mit und einer Affekttat ohne Bewusstseinsstörung einigermaßen verlässlich zu differenzieren (Rösler 1993). Auch bei Anwendung der Positivkriterien ist eine gewisse Zurückhaltung geboten, da die Gewichtung der einzelnen Merkmale nicht bestimmt ist, sondern sich nur aus dem jeweiligen Tatgeschehen und der Täterpersönlichkeit ableiten lässt. Auf die Unzulässigkeit des Abhakens und Aufsummierens hat der Autor selbst von Anfang an mit Nachdruck hingewiesen (Saß 1983). Für eine Affekttat mit tiefgreifender Bewusstseinsstörung sprechen nach Saß (1983):

- eine spezifische Vorgeschichte (Affektgenese),
- eine Tatbereitschaft (Vorgestalten),
- eine Persönlichkeitsdisposition (Affektstau),
- das Missverhältnis von Tatanstoß und Reaktion,
- konstellative Faktoren (Übermüdung, Drogen),
- ein elementarer Tatablauf (archaische Destruktion),
- die Einengung des Erlebens (tunnelförmige Wahrnehmung),
- Erinnerungsstörungen,
- ein charakteristischer Affektverlauf (plötzlich beginnend und endend),
- ein typisches Folgeverhalten (Erstaunen, Hilfeleistung),
- eine Persönlichkeitsfremdheit sowie
- eine Störung der Sinn- und Erlebniskontinuität.

Kann eine tiefgreifende Bewusstseinsstörung zur Tatzeit nachgewiesen werden, so ist damit in jedem Fall eine *erhebliche* Beeinträchtigung der Einsichts- und Handlungsfähigkeit gegeben, da der Schweregrad ja bereits in dem Eingangskriterium als „tiefgreifend" enthalten ist. Die Voraussetzungen des § 21 StGB sind im Falle der Bejahung einer tiefgreifenden Bewusstseinsstörung jedoch nicht automatisch als vorliegend anzusehen, da die Rechtssprechung beim Affekt eine normative Wertung vornimmt. Falls dem Täter vorzuhalten ist, dass er mehr gegen die Entstehung des Affektes hätte unternehmen können, ist auch bei Vorliegen einer tiefgreifenden Bewusstseinsstörung u. U. nicht von einer Einschränkung der Schuldfähigkeit auszugehen. Zur Annahme einer Schuldunfähigkeit gemäß § 20 StGB schließlich muss ein äußerst kurzfristig, steil ansteigender Affekt mit gleichsam rechtwinkligem Verlauf vorgelegen haben, der dem Täter keine Möglichkeit zur Affektvermeidung gelassen hat (Salger 1989).

■ Literatur

Foerster K, Venzlaff U (1994) Die tiefgreifende Bewußtseinsstörung. In: Venzlaff U, Foerster K (Hrsg) Psychiatrische Begutachtung. Fischer, Stuttgart Jena New York, S 245–255

Hoff P (1993) Vorgestalten. In: Saß H (Hrsg) Affektdelikte. Springer, Berlin Heidelberg, S 95–113

Lenckner Th (1972) Strafe, Schuld und Schuldfähigkeit. In: Göppinger, Witter (Hrsg) Handbuch der forensischen Psychiatrie, Bd 1. Springer, Berlin Heidelberg New York, S 3–286

Rösler M, Hoffmann W, Klasen J, Hengesch G (1993) Tiefgreifende Bewußtseinsstörung – Reliabilität diagnostischer Merkmale, Validität syndromatologischer Muster. In: Saß H (Hrsg) Affektdelikte. Springer, Berlin Heidelberg, S 114–131
Saß H (1983) Affektdelikte. Nervenarzt 54:557–572
Salger H (1989) Zur forensischen Beurteilung der Affekttat im Hinblick auf eine erheblich verminderte Schuldfähigkeit. In: Jescheck HH, Vogler T (Hrsg) Festschrift
für Herbert Tröndle. Walter de Gruyter, Berlin New York, S 201–218
Wegener H (1992) Einführung in die forensische Psychologie. Wissenschaftliche Buch-
gesellschaft, Darmstadt
Wolfslast G (1981) Die Regelung der Schuldfähigkeit im StGB. Juristische Arbeitsblät-
ter, S 464

5.3.3 Der Schwachsinn

CHRISTIAN EGGERS und BERND RÖPCKE

Der im Gesetz gebrauchte Begriff des Schwachsinns bezieht sich nach allgemeiner Auffassung auf die Intelligenzbereiche der leichten, mäßigen und
schweren intellektuellen Behinderung. Testpsychologisch wird die obere
Grenze des Schwachsinns im Sinne der §§ 20 und 21 StGB bei etwa IQ=70
gezogen, liegt also zwei Standardabweichungen unterhalb des Normwertes
von IQ=100, wobei eine Standardabweichung 15 IQ-Punkten entspricht.
Als niedrige Intelligenz gilt der Bereich IQ=70–84, als leichte intellektuelle
Behinderung oder Debilität der Bereich IQ=50–69. Die Imbezillität ist definiert mit den Grenzwerten von IQ=35–49, als ausgeprägte Imbezillität gilt
der Bereich IQ=20–34 und als schwerste Intelligenzminderung oder Idiotie
gilt ein Wert unterhalb von IQ=20.

Diese Intelligenzwerte werden durch geeignete Intelligenztests ermittelt,
wobei die herkömmlichen Verfahren des *Hamburg-Wechsler Intelligenztests
für Kinder* (HAWIK-R) und des *Hamburg-Wechsler Intelligenztests für
Erwachsene – Revision 1991* (HAWIE-R) sowie die sprachunabhängigen
Matrizentests *Coloured Pogressive Matrices Tests* (CPM; 1980) und *Standard
Progressive Matrices* (SPM; 1987) oder der *Grundintelligenztest Skala 2
CFT-20* (1997) gerade in den niedrigen Intelligenzbereichen nicht sehr zu-
verlässig sind.

Die testpsychologische Untersuchung muss in der Regel ergänzt werden
durch die biographische Anamnese sowie durch die systematische Erhebung von erworbenen Fertigkeiten. Dazu bietet sich für den forensischen
Gutachter zum Beispiel die *Vineland-Social-Maturity-Scale* (VSMS) aus der
Testbatterie für geistig behinderte Kinder (TBGB) an. Es handelt sich dabei
um einen Fragebogen, mit dem von Angehörigen oder Betreuern die le-
benspraktischen Fertigkeiten des Behinderten erfragt werden können. Alle
diese Tests sind im Handel erhältlich, zum Beispiel in der Testzentrale des
Hogrefe-Verlages.

Schwachsinn im Sinne der §§ 20 und 21 ist immer dann anzunehmen, wenn die allgemeinen kognitiven Fähigkeiten keine hinreichende Einsichtsfähigkeit in das Tatgeschehen mehr zulassen. Das ist im Bereich der Imbezillität wohl generell anzunehmen. Im Falle einer leichten intellektuellen Behinderung oder Debilität sollte die tatspezifische Einsichtsfähigkeit geprüft werden.

Ergibt sich aus der biographischen Anamnese, dass eine Sonderschule für Lernbehinderte erfolgreich durchlaufen wurde, dass der Betreffende lesen, schreiben und rechnen kann, dann liegt erfahrungsgemäß kein Schwachsinn im Sinne des Gesetzes vor. Maßgeblich ist auch hier nicht die allgemeine kognitive Leistungsfähigkeit, sondern die tatspezifische Einsichts- und Steuerungsfähigkeit. Auch bei ausgeprägter Debilität reicht die Einsichts- und Steuerungsfähigkeit in der Regel aus, um das Verbotene eines einfachen Diebstahls zu erkennen und das Verhalten dementsprechend zu steuern. Andererseits kann ein komplexeres Tatgeschehen, etwa in einem unübersichtlichen sozialen Kontext, die Einsichtsfähigkeit auch bei einer leichten intellektuellen Behinderung durchaus überschreiten.

Die Idiotie stellt eine so starke Beeinträchtigung dar, dass in der Regel ständige Betreuung erforderlich ist. Mit strafbaren Handlungen ist bei einer solch ausgeprägten Behinderung nicht zu rechnen.

5.3.4   Die schwere andere seelische Abartigkeit

GERD SCHÜTZE

Mit der Strafrechtsreform von 1975 wurde als viertes Kriterium die schwere andere seelische Abartigkeit in den Gesetzestext des § 20 StGB mit aufgenommen. Es war die Absicht des Gesetzgebers, auch nichtorganisch bedingte Störungen des Gefühlslebens, des Willens und des Antriebes als mögliche Basis für eine Einschränkung der Schuldfähigkeit zuzulassen (Schreiber 1994). In der vorbereitenden Expertendiskussion habe es, so Schreiber (1994), eine Auseinandersetzung zwischen den Befürwortern der differenzierenden Lösung – Zugang begrenzt auf den § 21 StGB – und den Vertretern der Einheitslösung – Zugang auch für den § 20 StGB – gegeben. Die Einheitslösung wurde realisiert, und der seinerzeit befürchtete Dammbruch einer inflatorischen Exkulpation blieb aus. In der praktischen Umsetzung zeigte sich seither, dass es nur in wenigen Fällen infolge einer schweren anderen seelischen Abartigkeit zur Anwendung des § 20 StGB und seltener als befürchtet zur Anwendung des § 21 StGB gekommen ist (Streng 1991).

Subsummiert werden als nichtorganisch bedingte Störungen unter dem Begriff der anderen seelischen Abartigkeit:

■ Persönlichkeitsstörungen, Reifestörungen sowie abnorme Erlebnisreaktionen bzw. Störungen der Erlebnisverarbeitung (früher Neurosen),
■ sexuelle Verhaltensabweichungen,
■ chronischer Drogenmissbrauch.

5.3.4.1 Persönlichkeitsstörungen, Adoleszentenkrisen und abnorme Erlebnisreaktionen

GERD SCHÜTZE

■ *Persönlichkeitsstörungen* werden durch die Akzentuierung bestimmter Persönlichkeitszüge definiert, infolge derer es zu ernsthaften Leidenszuständen und/oder Konflikten kommt (Tölle 1996). Nach Saß (1986) liegt dann eine Persönlichkeitsstörung vor, wenn durch Ausprägungsgrad und Konstellation relevanter Persönlichkeitszüge erhebliche Beschwerden und/oder Beeinträchtigungen der sozialen Anpassung bestehen. Die Diagnostik einer Persönlichkeitsstörung erfordert somit zunächst den Nachweis solcher, als charakteristisch erachteter Persönlichkeitszüge. Im DSM-IV – ähnlich auch in der ICD-10 – finden sich entsprechende Merkmalskataloge. Im Cluster A des DSM-IV sind die paranoiden, schizoiden sowie schizotypischen, in Cluster B die antisozialen, Borderline-, histrionischen sowie narzisstischen und in Cluster C die vermeidenden, selbstunsicheren, dependenten und zwanghaften Persönlichkeitsstörungen aufgeführt. Für forensische Fragestellungen kommt dem Cluster B, in Sonderheit den narzisstischen Störungen, die größte Bedeutung zu (Nedopil 1996). Nach Tölle (1996) besteht „die Abweichung vom gesunden Seelenleben ... weniger in dem Merkmal an sich, als in dessen Prägnanz und Dominanz". So sind solche Persönlichkeitszüge auch anderen Menschen nicht ganz fremd und machen sich erst in extremer Ausprägung und spezieller Zusammensetzung als hinderlich und störend bemerkbar.

Da die diagnostischen Kriteriensammlungen kaum Quantifizierungshinweise enthalten, bedarf es der klinischen Erfahrung des Untersuchers, die Quantität eines Merkmales als genügend stark ausgeprägt und somit als gegeben einzustufen. Ist die kategoriale Einordnung erfolgt, kann von einer entsprechenden Persönlichkeitsorganisation ausgegangen werden. Die Klassifikation als Persönlichkeitsstörung erfordert zusätzlich noch ein Mindestmaß an Persistenz und allgemeiner Beeinträchtigung der Lebensgestaltung der Betroffenen. Nach den Vorgaben des DSM-IV ist erst dann von einer Persönlichkeitsstörung auszugehen, wenn die Persönlichkeitszüge überdauernde Muster des inneren Erlebens und Verhaltens darstellen und im Bereich der Kognitionen, der Affektivität, der zwischenmenschlichen Beziehungen und der Impulskontrolle als störende Komponenten Eingang finden. Des Weiteren müssen diese Persönlichkeitszüge nicht nur zeitüberdauernd, sondern auch unflexibel sein sowie tiefgreifend in den Bereich persönlicher und sozialer Situationen und Bezüge einwirken, so dass es zum Leiden und/oder zu Beeinträchtigungen in sozialen, beruflichen und anderen wichtigen Funktionen kommt. Ferner wird gefordert, dass die stabilen und lang dauernden Muster der in ihrer Intensität abweichenden Persönlichkeitszüge mindestens bis in die Adoleszenz oder das frühe Erwachsenenalter zurückverfolgt werden können (DSM-IV).

Persönlichkeitsstörungen werden nach übereinstimmender Ansicht auf genetische Vorgaben und spezielle Lebensumstände in Kindheit und Jugend zurückgeführt. Die Probleme der konkreten Lebensgestaltung resultieren aus einer verminderten Belastungs- und Anpassungsfähigkeit, die jedoch erst in der Adoleszenz bzw. dem frühen Erwachsenenalter infolge der pubertären Reife und einer autonomeren Lebensgestaltung deutlicher hervortreten. Nicht so sehr das „Sosein", sondern vielmehr die geringere Anpassungsfähigkeit und -bereitschaft begründen das Leiden dieser Menschen an ihrer Umgebung und ihrer Umgebung an ihnen. Notwendige Anpassungen gelingen oft nur durch Einengung der Umweltbezüge, d.h. durch Rückzug und Verlust an Vitalität, was in Lebensphasen mit abnehmender Aktivität, wie beispielsweise im Alter, besser gelingt als in Phasen mit höherer Aktivität, wie beispielsweise in der Adoleszenz oder im frühen Erwachsenenalter. Die Entwicklung notwendiger kommunikativer zwischenmenschlicher Beziehungen zur Realisierung der Vita sexualis bereitet oftmals besondere Schwierigkeiten.

Das größte Problem von Menschen mit einer Persönlichkeitsstörung ist die geringe Umstellungs- und Anpassungsfähigkeit innerhalb sozialer Beziehungsstrukturen. Die unzureichenden Bewältigungsmechanismen führen teilweise schon in alltäglichen Belastungssituationen zu Überforderungen. Solche Dekompensationen sind gekennzeichnet durch Störungen des Affektes und der Emotionen. Sie äußern sich als Depressivität, Angst, Wut und in allgemeinen Verstimmungszuständen, ferner auch durch vegetative und psychosomatische Reaktionen sowie Phasen der ungerichteten Erregung oder Hemmung (Venzlaff 1994). Schwere Belastungen führen schließlich zu Veränderungen der kognitiven Informationsverarbeitung, wie beispielsweise dem Verwischen der Realität im Rahmen der narzisstischen Störungen, oder auch zu paranoiden Entwicklungen sowie zu anderen passageren psychotischen Symptombildungen, wie sie beispielsweise im Rahmen einer Borderlinestörung zu beobachten sind. Infolge solcher Veränderungen kann es ferner zur Ausbildung von psychosomatischen Störungsbildern, dissoziativen Symptomen sowie zu Selbstverletzungen in Form suizidaler Handlungen wie auch zu Fremdverletzungen im Rahmen aggressiver Durchbrüche kommen. Es handelt sich dann um die Ausbildung psychiatrischer Krankheitsbilder, d.h. um Übergänge zum Störungskomplex der abnormen Erlebnisreaktionen bzw. länger andauernder Gestörtheiten infolge erlebnisreaktiver Entwicklungen.

Krisenbildungen im Rahmen von Persönlichkeitsstörungen resultieren aus spezifischen Belastungen, die wie der sprichwörtliche Schlüssel zum Schloss zu der individuellen Vulnerabilität passen müssen. Aufschluss über diese Prozesse kann nur eine ganzheitliche Betrachtung erbringen; d.h. neben der Erfassung und Bewertung des aktuellen psychopathologischen Bildes und der genauen Erforschung der aktuellen Lebensumstände muss eine sorgfältige Aufbereitung der biographischen Anamnese als sinngebende

Matrix im Hintergrund stehen. Ob und in welchem Ausmaß Umweltereignisse als belastend erlebt werden, hängt ganz wesentlich von den subjektiven Verarbeitungsmodalitäten ab. Als Beispiel einer solchermaßen krisenhaften Entwicklung gilt der Fall des Oberlehrers Wagner (Gaupp 1914). Kretschmer (1927) beschrieb in diesem Kontext den sensitiven Beziehungswahn, dessen Zustandekommen aus dem Zusammenwirken von Charakter, Erlebnis und Milieu abzuleiten ist.

Trotz aller Verletzbarkeit und Probleme der Beziehungsgestaltung gelingt es entgegen weit verbreiteter Meinung den meisten Menschen mit einer Persönlichkeitsstörung, ein zwar zurückgezogenes, aber durchaus erträgliches und ausgefülltes Leben zu realisieren (Tölle 1996). Deshalb werden therapeutische Bemühungen auch weniger auf die ohnehin schwierige Minimierung störender Persönlichkeitszüge ausgerichtet sein als vielmehr auf die Realisierung eines Modus vivendi, auf das Auffinden eines „Nischendaseins".

Die Diagnose einer Persönlichkeitsstörung wird im Jugendalter kaum und bei Heranwachsenden nur mit äußerster Zurückhaltung gestellt. Sorge bereitet zum einen der Mechanismus der Stigmatisierung; zum anderen resultieren diagnostische Schwierigkeiten aus dem kaum genügend zu sichernden Nachweis von Stabilität und Unflexibilität sowie dem Merkmal des Zeitüberdauernden der Persönlichkeitszüge. So gelingt es allenfalls, die momentane Qualität der Merkmale einzuschätzen und vor diesem Hintergrund von einer Persönlichkeitsorganisation im Sinne einer sich anbahnenden Abnormität zu sprechen.

▪ Vergleichbare Zustände beschrieb Kretschmer (1949) für das Jugendalter unter dem Begriff der Pubertätskrise in Form raptusartig verlaufender aggressiver Durchbruchshandlungen. Tatsächlich kommt es im Rahmen der adoleszenten Persönlichkeitsentwicklung gehäuft zu sogenannten *Adoleszentenkrisen*. Hierbei handelt es sich um Interferenzen disharmonisch verlaufender Reifungsprozesse, die sich in aller Regel während einer Phase der Unruhe – einer Krisis – spontan wieder resynchronisieren, also nicht zu dauerhaften Fehlhaltungen führen. Im ursprünglichen Sinne bedeutet Krise einen Vorgang des Trennens von Zusammengehörendem, beinhaltet ferner einen Prozess des Säuberns durch Sieben, Sichten und Scheiden, stellt aber auch eine Zeit der Gefahr dar (Kahre 1998). Schon Kretschmer (1949) betont, dass der Ausgang einer Pubertätskrise ungewiss sei. Neben der Rückkehr zur Normalität kommt es, wenn auch seltener, zu anhaltenden Fehlentwicklungen, zur Begünstigung von Neurosen, Persönlichkeitsstörungen oder auch dauerhaften psychotischen Dekompensationen (Remschmidt 1992). Erikson (1973), ein profunder Kenner der adoleszenten Entwicklung, führt die Entstehung einer Adoleszentenkrise zurück auf

1. den Verlust des/der „bedeutsamen anderen",
2. eine permanente Unterdrückung eigener Anteile im Rahmen zwischenmenschlicher Interaktionen sowie
3. eine mangelhafte Fähigkeit, in ungewohnten Interaktionen von außen herangetragene divergierende Erwartungen ausgleichen zu können.

Im weiteren Verlauf komme es dann infolge einer Identitätsdiffusion mit Zersplitterung des Selbstbildes zum Verlust der eigenen Mitte und dem Gefühl der Verwirrung. Durch Aufsuchen einer sogenannten negativen Identität (Erikson 1973) kann die aktuelle Krise zwar überwunden werden, führt aber durch Einsatz von Gewalt, durch Selbst- und Fremdgefährdungen unter Umständen zu Verletzungen der gesellschaftlichen Ordnung und zu Verstößen gegen die Rechtsnorm. Unter dem Begriff der Adoleszentenkrise beschreibt Remschmidt (1992) Zustände der Identitäts- und Autoritätskrisen, Prozesse der Depersonalisation und Derealisation sowie ferner Selbstwertkonflikte und narzisstische Krisen. So kommt krisenhaften Zuspitzungen innerhalb der adoleszenten Entwicklung eine Wertigkeit zu, die den Krisen im Rahmen einer Persönlichkeitsstörung entsprechen können.

Adoleszentenkrisen resultieren, ähnlich wie die Dekompensationen persönlichkeitsgestörter Menschen, aus aktuellen Belastungen. Der Zusammenbruch ergibt sich aus der Verbindung von Reifungsdisharmonien mit besonderen Persönlichkeitszügen, die phasentypisch auch nur als passagere Akzentuierung auftreten können, im Zusammenspiel mit einem speziellen Umfeld der Jugendlichen (Charakter, Erlebnis, Milieu). In aller Regel resultiert daraus, wie bereits dargelegt, eine Phase der Turbulenzen mit nachfolgender Konsolidierung durch Beruhigung der Gesamtsituation, d.h. die Adoleszentenkrise geht über in einen Zustand der Resynchronisation auf reiferem Niveau. Positiv aufgelöst, beinhaltet eine solche Krisis einen Entwicklungsschub und ist damit nicht eigentlich als pathologisch anzusehen. Eine günstige Weiterentwicklung gelingt allerdings nicht immer. In Einzelfällen kann sich aus diesem Prozess auch der Ausgangspunkt für verschiedenste, zum Teil anhaltend schwere psychiatrische Störungsbilder ergeben. Nicht das Ausmaß der aktuellen Turbulenzen, sondern die sie bedingenden Faktoren und Möglichkeiten für eine positive Auflösung determinieren die Weiterentwicklung und bestimmen damit den Malignitätsgrad der einzelnen Krise.

▪ Während unter forensischen Aspekten das aktuelle Ausmaß der Dekompensation von Bedeutung ist, sind für den Krankheitsverlauf eher die fortdauernden, sich zunehmend pathologischer gestaltenden Prozesse von Relevanz, wozu neben psychotischen Entgleisungen auch alle reaktiven psychiatrischen Krankheitszustände wie die krankhaften Störungen der Erlebnisverarbeitung – die Neurosen (F4) – sowie die Verhaltensauffälligkeiten mit körperlicher Störung (F5), die Persönlichkeits- und Verhaltensstörungen (F6) einschließlich der Impulsstörungen oder auch die Störungen des Verhaltens und der Emotionen (F9) gehören. Auf die Darstellung einzelner Störungsbilder aus den letztgenannten Gruppen wird in diesem Rahmen verzichtet, da es sich um pathologische Entwicklungen mit nur marginaler Bedeutung im Kontext forensischer Betrachtungen handelt.

Forensische Bewertung

Die forensische Bewertung von Persönlichkeitsstörungen, Adoleszentenkrisen und anderen abnormen Erlebnisreaktionen unter dem Aspekt der Schuldfähigkeit ist schwierig, da klare Bewertungsrichtlinien weitestgehend fehlen. In einem Beschluss vom 06. 02. 1997 (StV 6/97) führt der Bundesgerichtshof aus: *„Hinzu kommt, daß die Diagnose einer schweren Persönlichkeitsstörung nicht gleichbedeutend ist mit derjenigen einer schweren seelischen Abartigkeit im Sinne der §§ 20 und 21 StGB, sondern immer auch als eine – wenn auch möglicherweise extreme – Spielart menschlichen Wesens einzuordnen sein kann."* Wie sich aber eine Spielart von einer schweren Störung unterscheidet, bleibt in den weiteren Ausführungen völlig offen. Auch die kritische Stellungnahme von Kröber (1998) zu diesem Urteil lässt die entscheidenden Fragen zur Differenzierung unbeantwortet.

Nachdem der Gesetzgeber aber nur die *schweren* anderen seelischen Abartigkeiten zur Schuldfähigkeitsprüfung gemäß der §§ 20 und 21 StGB zugelassen hat, muss der Gutachter eine Schweregradbewertung vornehmen. Das Dilemma liegt in der Natur der Persönlichkeitsstörung, die nach Tölle (1996) keine psychiatrische Krankheitsgruppe sui generis darstellen. Die Abgrenzung von der normalen Vielfalt ist schwierig und die kategoriale Abgrenzung einzelner Störungsformen nicht einheitlich geregelt. Schließlich entsprechen sich in Teilbereichen die Merkmalslisten der verschiedenen Persönlichkeitsstörungen, und die Reliabilität der *Persönlichkeitsdiagnostik* ist auch unter Hinzuziehung operationalisierter Klassifikationssysteme deutlich geringer als bei anderen psychischen Störungen (Saß 1985). Schließlich sind Menschen mit Persönlichkeitsstörungen fast nur wegen einer Komorbidität mit anderweitigen psychischen Erkrankungen und Symptombildungen als Patienten in stationärer Betreuung anzutreffen, so dass die klinischen Erfahrungen im Umgang mit diesen Kranken oftmals begrenzt sind. Die gängigen, phänomenologisch orientierten Klassifikationssysteme enthalten ohnehin nur bedingt Hinweise auf die Schweregradeinschätzung. Es handelt sich hier eher um die Definition von Schwellenwerten, d. h. um eine Vereinbarung von Mindestforderungen, die erfüllt sein müssen, um eine entsprechende Klassifikation vornehmen zu können. Hinsichtlich der Schweregradeinschätzung einer Persönlichkeitsstörung ist der psychiatrisch-psychologische Gutachter auf seine persönliche Erfahrung angewiesen, was zu höchst unterschiedlichen Beurteilungen führen kann.

Noch schwieriger gestaltet sich die Diagnostik bei den *Adoleszentenkrisen*. Auch diese stellen keine psychiatrischen Erkrankungen im engeren Sinne dar. Eine klare definitorische Abgrenzung dieser oftmals nur passageren Labilisierungsphasen als Störung fehlt bis dato völlig. Auch Adoleszentenkrisen begegnen dem klinisch Tätigen erst in Verbindung mit anderweitigen Erkrankungen bzw. Symptombildungen. Dabei sind die Prozesse der Überlagerung und Verstärkung einzelner Störungskomponenten nicht geklärt. Erschwerend kommt noch der oftmals nur passagere Charakter der Störung hinzu, indem Persönlichkeitszüge nur vorübergehend akzentuiert werden. Insofern kommt es dann lediglich zu einer flüchtigen Abnormität der Persönlichkeitsorganisation, was verständlicherweise viel persönliche Erfahrung erfordert, um eine solche Adoleszentenkrise zu diagostizieren und hinsichtlich ihres Schweregrades einzuschätzen.

Etwas klarer gestaltet sich dagegen die Diagnostik von *abnormen Erlebnisreaktionen*, sind diese doch exakter gegen die Normalität abgrenzbar. Auch hinsichtlich der Schweregradseinschätzung kann sich der klinisch erfahrene Gutachter auf einen breiteren Erfahrungshintergrund stützen. Im Vergleich zu Persönlichkeitsstörungen bzw. Adoleszentenkrisen kommt diesen psychiatrischen Erkrankungen im Rahmen forensischer Beurteilung jedoch nur eine eher nachgeordnete Bedeutung zu.

▪ **Die Schuldfähigkeitsbeurteilung im sogenannten biologisch-psychologischen Stockwerk** erfordert, wie schon an anderer Stellte gesagt, eine qualitative und quantitative Einschätzung, um die Frage der Gleichstellung mit der schweren anderen seelischen Abartigkeit überprüfen zu können. Empfehlungen, den Schweregrad der Erkrankung mit Umschreibungen wie „krankhaft", „von Krankheitswert" oder gar von „therapeutischer Bedürftigkeit" zu bestimmen, erwiesen sich als wenig hilfreich, da auch diese Begriffe nur ungenau definierbar sind. Es bleibt somit letztendlich bei der persönlichen, im ständigen klinischen Alltag geschulten Erfahrung des Gutachters, eine Schweregradeinschätzung vorzunehmen. Zu fragen ist an dieser Stelle allerdings, ob es nicht genügen könnte, die psychiatrische Diagnose einer Persönlichkeitsstörung, Adoleszentenkrise oder einer abnormen Erlebnisreaktion im Sinne einer Schwellenwertbestimmung gestellt zu haben. Würden diese Zustände einer schweren anderen seelischen Abartigkeit gleichgestellt, so ist damit ja lediglich die Schuldfähigkeitsprüfung im psychologisch-normativen Stockwerk der §§ 20 und 21 StGB ermöglicht. Überlegungen von Saß (1985) zu einem psychopathologischen Referenzsystem der Schweregraderfassung bei Persönlichkeitsstörungen haben auch mehr mit der Desintegration psychischer Funktionen und damit mehr mit dem zweiten Stockwerk der Schuldfähigkeitsbeurteilung zu tun. Genannt werden die Verminderung der sozialen Handlungskompetenz, Einengung der Lebensführung, Stereotypisierungen des Verhaltens und Häufungen von Konflikten sowie Deformationen der Abwehr und Realitätsprüfungsmechanismen, ferner das Ausgeliefertsein an das Symptom. Deutlicher auf die Steuerungsfähigkeit bezogen, nennt Foerster (1989) die Bewertung von Realitätsprüfung und Wirklichkeitssinn, Urteilskraft, Regulierung und Kontrolle von Trieben, Affekten und Impulsen sowie Objektbeziehungen und Reizschutz als relevante Beurteilungsgrundlagen.

▪ **Die Schuldfähigkeitsprüfung im normativ-psychologischen Stockwerk** der §§ 20 und 21 StGB hat sich sehr eng an das konkrete Tatgeschehen zu halten, da Einsichts- und Steuerungsfähigkeit auf den engeren Tatzeitpunkt zu beziehen sind. Ferner sei daran erinnert, dass es immer um die Beurteilung der Fähigkeit, nicht aber um die der tatsächlich genutzten Einsicht und Steuerung geht. Einschränkende Einflüsse sind außerdem stringent auf die zuvor im biologischen Stockwerk bestimmte psychiatrische Störung zu beziehen. So sind psychodynamische Betrachtungen zwar notwendig und wertvoll hinsichtlich des Verstehens der Handlungsabläufe, nicht aber immer deckungsgleich mit der krankhaften Störung. Um eine Aussage zur Kausalbeziehung möglich zu machen, ist immer eine sorgfältige Analyse des Vortatverhaltens, des Tatgeschehens und des Nachtatverhaltens sowie der Interaktion zwischen Täter und Opfer und mit anderen Kontaktpersonen unerlässlich. Ähnlich wie bei der tiefgreifenden Bewusstseinsstörung ist auch hier die Affektgenese zu erarbeiten. Ferner sind konstellative Faktoren sowie Tatvorgestalten zu analysieren und zu berücksichtigen (siehe Kap. 5.3.2, S. 178).

Typischerweise kommt es im Rahmen von Persönlichkeitsstörungen und Adoleszentenkrisen zu Phänomenen gestörter *Realitätskontrolle* wie Derealisation und Depersonalisation. Dabei handelt es sich nicht nur um quantitative Veränderungen wie Überidealisierungen und Abwertungen, beispielsweise im Rahmen von narzisstischen Kränkungen und narzisstischer Rachsucht. Zu den Veränderungen der Realitätskontrolle kommen noch zusätzlich die z. T. äußerst schweren Beeinträchtigungen der Affekt- und Impulssteuerung. So können sich im Tatablauf verhängnisvolle Aufschaukelungsprozesse entwickeln, die im Rahmen einer sich verselbständigenden Dekompensation zu weiteren Einbußen hinsichtlich der Realitätskontrolle bis hin zu psychotischen Episoden führen können. Die genaue Kenntnis der biographischen Anamnese liefert hier die Grundlage dafür, das aktuelle Tatgeschehen interpretierend zu verstehen, das heißt: Erst die Synthese aus psychodynamischer Betrachtung und eingehender Aufklärung der aktuellen psychopathologischen Prozesse ermöglicht die gutachterliche Einschätzung von Einsichts- und Steuerungsfähigkeit.

Allerdings ist zu beachten, dass es im Rahmen von Persönlichkeitsstörungen und Adoleszentenkrisen eher zu einem passageren Unvermögen und nicht zu einem Verlust der angemessenen Realitätskontrolle kommt. Nach dem Prinzip, dass nicht sein kann, was nicht sein darf, wird die divergierende und damit belastende realitätsgerechte Informationsverarbeitung passager unterdrückt. Zu bewerten ist forensisch aber nur die krankheitsbedingte Einschränkung der Einsichtsfähigkeit, was in aller Regel auf die psychoseähnlichen Zustände zu begrenzen sein wird. Auch von einem Persönlichkeitsgestörten wird erwartet, dass er alle ihm verfügbaren Kräfte zur angemessenen Realitätskontrolle mobilisiert und einsetzt.

Überwiegend ist jedoch nicht die Einsichtsfähigkeit, sondern die Steuerungsfähigkeit im Kontext der Schuldunfähigkeit von Bedeutung. Das Ausmaß der Beeinträchtigungen wird unter beiden Aspekten jedoch kaum einmal die Wertigkeit des § 20 StGB erreichen. Die selteneren psychoseähnlichen bzw. psychotischen Episoden im Rahmen einer Persönlichkeitsstörung bzw. einer Adoleszentenkrise können ausnahmsweise einmal auch zu solchen Beeinträchtigungen führen, dass die Schuldfähigkeit tatsächlich als aufgehoben zu betrachten sein wird.

Lag zur Tatzeit mindestens eine erhebliche Einschränkung im Sinne des § 21 StGB vor, so sind die *Voraussetzungen des § 63 StGB* zu überprüfen (siehe Kap. 5.1.3, S. 167). Hier ist zu beachten, dass Dekompensationen, die auf situative Überforderungen zurückzuführen sind, eine weitaus bessere Prognose aufweisen als solche, die sich schwerpunktmäßig aus der Abnormität der Persönlichkeitsstörung herleiten lassen. So ist nicht in jedem Fall einer herabgesetzten Schuldfähigkeit im Rahmen einer Persönlichkeitsstörung automatisch das Risiko weiterer strafbarer Handlungen als hoch einzuschätzen. Im Zusammenhang mit Adoleszentenkrisen ist wegen der Flüchtigkeit der Phänomene ohnehin die prognostische Einschätzung als eher günstig anzusehen. In diesen Fällen wird man sehr viel seltener dazu kommen, eine Unterbringung im Maßregelvollzug für erforderlich zu halten. Bei diesen jugendlichen bzw. heranwachsenden Straftätern ist vielmehr eine begleitende pädagogische und psychotherapeutische Betreuung nach der strafbaren Handlung, ggf. auch im Rahmen des Strafvollzuges, notwendig, um der Adoleszentenkrise nach Möglichkeit eine positive Weiterentwicklungsrichtung zu verschaffen. Im Hinblick auf eine Unterbringung im Maßregelvollzug ist gerade bei Jugendlichen und Heranwachsenden große Zurückhaltung geboten (siehe Kap. 5.1.3, S. 167).

Literatur

Erikson EH (1973) Identität und Lebenszyklus. Suhrkamp, Frankfurt

Foerster K (1989) Gedanken zur psychiatrischen Beurteilung neurotischer und persönlichkeitsgestörter Menschen bei strafrechtlichen Fragen. Mschr Krim 2:83-87

Gaupp R (1914) Die wissenschaftliche Bedeutung des Falles Wagner. MMW 61: 633-637

Kahre O (1998) Krise in Kultur und Medizin. Suizidprophylaxe 4:153-163

Kretschmer E (1927) Der sensitive Bziehungswahn. Springer, Berlin Götting Heidelberg

Kretschmer E (1949) Psychotherapeutisches Studium. Thieme, Stuttgart

Kröber HL (1998) Unterbringungsanordnung bei Borderline-Persönlichkeitsstörung. NStZ 2:80-81

Nedopil N (1996) Forensische Psychiatrie. Thieme, Stuttgart

Remschmidt HR (1992) Adoleszenz. Entwicklung und Entwicklungskrisen im Jugendalter. Thieme, Stuttgart New York

Saß H (1986) Psychopathie - Soziopathie - Dissozialität. Zur Differentialtypologie der Persönlichkeitsstörungen. Springer, Berlin Heidelberg New York

Saß H (1985) Ein psychopathologisches Referenzsystem für die Beurteilung der Schuldfähigkeit. Forensia 6:33-43

Schreiber HL (1994) Rechtliche Grundlagen der psychiatrischen Begutachtung. In: Venzlaff U, Foerster K (Hrsg) Psychiatrische Begutachtung. Fischer, Stuttgart Jena New York, S 3-81

Streng F (1991) Strafrechtliche Sanktionen. Kohlhammer, Stuttgart

Tölle R (1996) Psychiatrie. Springer, Berlin Heidelberg New York

Venzlaff U (1944) Konfliktreaktionen, Neurosen und Persönlichkeitsstörungen im Erwachsenenalter. In: Venzlaff U, Foerster K (Hrsg) Psychiatrische Begutachtung. Fischer, Stuttgart Jena New York, S 285-322

5.3.4.2 Sexuelle Verhaltensabweichungen

Klaus M. Beier

Aus sexualmedizinischer Sicht ist Sexualität eine bei jedem Menschen zunächst im Biologischen verankerte Dimension des Erlebens, die im Rahmen der Persönlichkeitsentwicklung ihre ganz spezifische Ausformung erfährt durch Gefühle, Wünsche, Sehnsüchte, Hoffnungen und Konflikte, die in der jeweiligen Biographie des Einzelnen ihre Wurzeln haben. Zudem aber ist Sexualität ein Erlebnisbereich, in dem der Mensch am intensivsten mit anderen Menschen in Beziehungen tritt: Sie ist durch ihre – wie auch immer gerichtete – grundsätzliche Partnerbezogenheit gekennzeichnet und auf ‚Wir-Bildung' hin angelegt (Beier et al. 2001). Mit dieser sozialen Funktion von Sexualität ist aber auch das Risiko ihrer dysfunktionalen Gestaltung verbunden, was sich in *strafbaren* Handlungen ausdrücken kann, aber nicht muss. In der Begutachtungspraxis der forensischen Sexualmedizin ist es allerdings ein eher häufig erhobener Befund, dass die Vorgeschichte des Betreffenden nicht *strafverfolgte* (aber strafbare) sexuelle Übergriffe aufweist.

▪ **Zur Begriffsvielfalt: Sexuelle Deviation, Sexualdelinquenz,**
Störung der sexuellen Präferenz, Paraphilie, Perversion, Dissexualität

Es gibt eine Vielzahl von Begriffen, die zur Bezeichnung sexueller Übergriffe – mehr oder weniger korrekt – Verwendung finden. Grundsätzlich wird man sagen können, dass sexuell übergriffiges Verhalten zunächst eine gestörte soziale Dimension von Sexualität zum Ausdruck bringt. Erst vor kurzem ist der Versuch unternommen worden, gerade diesen zentralen Aspekt auch sprachlich zu kennzeichnen: Der hierfür vorgeschlagene Begriff *Dissexualität* wurde definiert als ein „sich im Sexuellen ausdrückendes Sozialversagen", welches verstanden wird als Verfehlen der (zeit- und soziokulturell bedingten) durchschnittlich erwartbaren Partnerinteressen (Beier 1995). Die sprachliche Analogie zum Begriff der *Dissozialität* – hier verstanden als ein „fortgesetztes und allgemeines Sozialversagen" (Hartmann 1970, Rauchfleisch 1981) – war angestrebt: Dissexualität und Dissozialität können sich überlappen (indem dissexuelle Verhaltensweisen Teil der Dissozialität sind), können aber auch für sich alleine stehen.

Während der Begriff *Sexualdelinquenz* eingeengt ist auf die juristische Perspektive (zum Delinquent wird man eigentlich erst durch einen juristischen ‚Zuweisungsprozess'), gehen die im psychowissenschaftlichen Sprachgebrauch sehr verbreiteten Begriffe *Devianz* (oder *Deviation*) und *Perversion* (nicht alle perversen Symptombildungen sind zugleich auch deviant – z.B. beim Don Juanismus) über das zu Bezeichnende weit hinaus: Sowohl der auf eine äußere Beschreibung des Verhaltens zielende Devianz- als auch der neurosenpsychologischen Gesichtspunkten verpflichtete Perversionsbegriff umfassen nämlich sexuelles Verhalten, das kein Sozialversagen ist (z.B. bei Einverständnis des Partners oder bei autoerotischen Praktiken).

Dies gilt auch für die Bezeichnungen in den internationalen Klassifikations-systemen, die sich im Übrigen inhaltlich weitgehend decken: Im ICD-10 (WHO 1993) lautet der Oberbegriff *Störung der sexuellen Präferenz* und im DSM-IV (APA 1994) *Paraphilie* – ein alter Begriff aus der Anfangsphase der Sexualwissenschaft, der von dem Ethnologen S. Krauss Anfang des Jahrhunderts geprägt und von J. Money Mitte der 70er Jahre dann für das DSM aktiviert wurde (Money 1989). Unter die Paraphilien fallen nach Kriterium A des DSM-IV „über einen Zeitraum von mindestens 6 Monaten wiederkehrende intensive sexuell erregende Phantasien, sexuell dranghafte Bedürfnisse oder Verhaltensweisen, die sich beziehen können auf

1. nichtmenschliche Objekte (Fetischismus),
2. das Leiden oder die Demütigung seines Partners oder seiner selbst (Masochismus, Sadismus),
3. Kinder (Pädophilie) oder nicht einwilligende oder nicht einwilligungsfähige Personen".

Zum einen sind viele Paraphilien nicht mit einem Sozialversagen verbunden (z. B. die Kopro- oder Urophilie – sexuelle Erregung in Verbindung mit Urin oder Kot), zum anderen aber bleibt bei den tatsächlich *dissexuellen Paraphilien* das Ausmaß der sozialen Dysfunktionalität unbestimmt: Phantasien und Impulse gelten – wie bereits ausgeführt – dann als paraphil, wenn unübliche sexuelle Aktivierungsmuster im Erleben soviel Raum einnehmen, dass die Person entsprechend handelt oder unter ihnen leidet – das Leid der anderen ist hierin nicht enthalten. Nach Kriterium B (für die Diagnose „Paraphilie" entsprechend DSM-IV) wird lediglich gefordert, dass „das Verhalten, die sexuell dranghaften Bedürfnisse oder Phantasien in klinisch bedeutsamer Weise zu Leiden oder Beeinträchtigungen in sozialen, beruflichen oder anderen wichtigen Funktionsbereichen" führen müssen (Abb. 5.1).

Mit dem Begriff Dissexualität hingegen sind gerade diejenigen Handlungen gemeint, welche durch den sexuellen Übergriff auf einen anderen Menschen dessen Integrität und Individualität direkt betreffen (verletzen) – Handlungen überdies, für die keine Zustimmung des Betroffenen vom Täter vorausgesetzt werden kann, weshalb sie (und das ist die soziale Bedeutung) ein Verfehlen der durchschnittlich erwartbaren (und damit immer soziokulturell mitbedingten) Partnerinteressen zum Ausdruck bringen.

Wie Abb. 5.2 zeigt, ist die Okkupierung des Partners (aus Sicht des Täters ist das Opfer ein Partner) bei der jeweiligen dissexuellen Erscheinungsform unterschiedlich stark ausgeprägt: Beim Voyeurismus ist sie am geringsten und beim Inzest in spezifischen familiären Konstellationen so enorm, dass die gesamte Lebenswelt des Opfers meist über Jahre betroffen ist. Darüber hinaus gilt grundsätzlich, dass alle diese dissexuellen Verhaltensweisen auch Kinder betreffen können – von den voyeuristischen bis zu den inzestuösen Handlungen. Allerdings lässt sich sagen, dass sowohl beim Inzest als auch bei exhibitionistischen Handlungen (weibliche) Jugendliche überwiegend Opfer sind. Dies gilt nicht für die Deliktgruppen Vergewaltigung/sexuelle Nötigung und sexueller Missbrauch von Kindern, bei denen

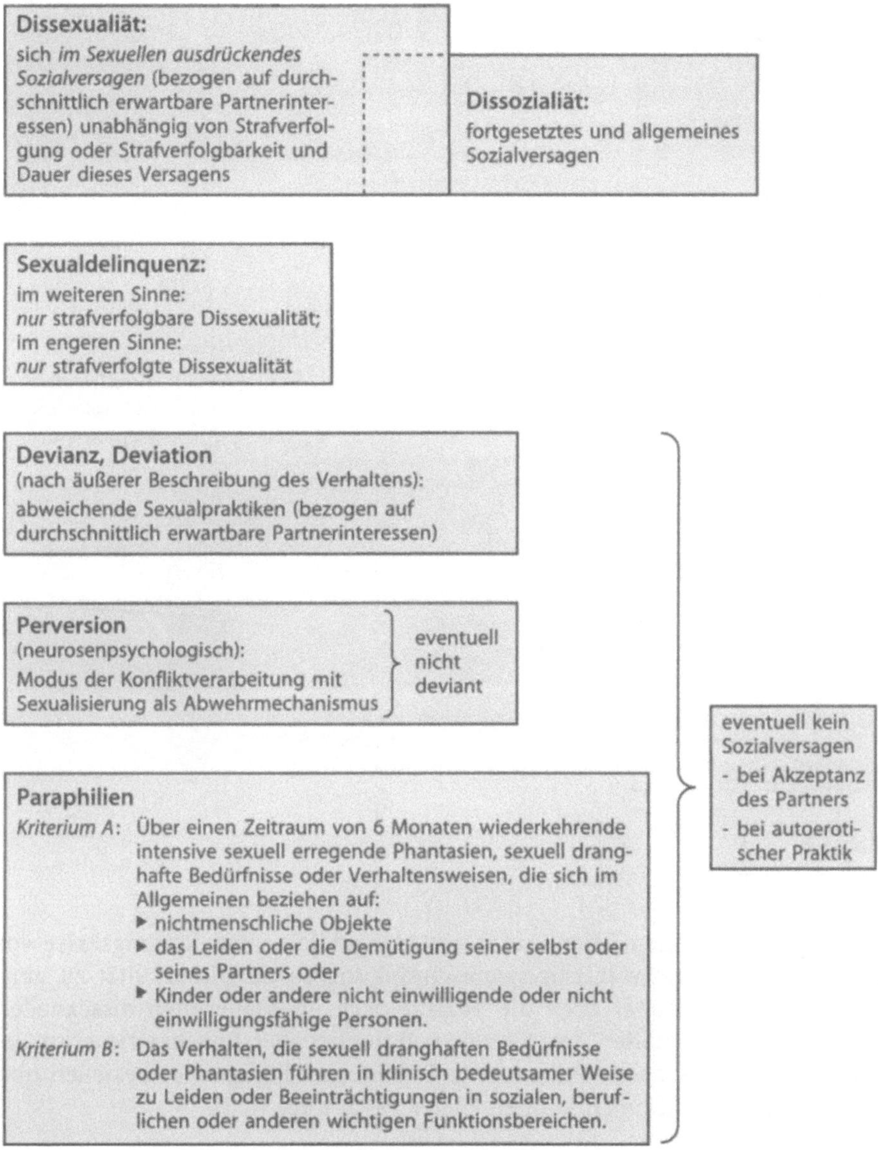

Dissexualiät:

sich *im Sexuellen ausdrückendes Sozialversagen* (bezogen auf durchschnittlich erwartbare Partnerinteressen) unabhängig von Strafverfolgung oder Strafverfolgbarkeit und Dauer dieses Versagens

Dissozialiät:

fortgesetztes und allgemeines Sozialversagen

Sexualdelinquenz:

im weiteren Sinne:
nur strafverfolgbare Dissexualität;
im engeren Sinne:
nur strafverfolgte Dissexualität

Devianz, Deviation
(nach äußerer Beschreibung des Verhaltens):
abweichende Sexualpraktiken (bezogen auf durchschnittlich erwartbare Partnerinteressen)

Perversion
(neurosenpsychologisch):
Modus der Konfliktverarbeitung mit Sexualisierung als Abwehrmechanismus
} eventuell nicht deviant

Paraphilien

Kriterium A: Über einen Zeitraum von 6 Monaten wiederkehrende intensive sexuell erregende Phantasien, sexuell dranghafte Bedürfnisse oder Verhaltensweisen, die sich im Allgemeinen beziehen auf:
  ▶ nichtmenschliche Objekte
  ▶ das Leiden oder die Demütigung seiner selbst oder seines Partners oder
  ▶ Kinder oder andere nicht einwilligende oder nicht einwilligungsfähige Personen.

Kriterium B: Das Verhalten, die sexuell dranghaften Bedürfnisse oder Phantasien führen in klinisch bedeutsamer Weise zu Leiden oder Beeinträchtigungen in sozialen, beruflichen oder anderen wichtigen Funktionsbereichen.

eventuell kein Sozialversagen
- bei Akzeptanz des Partners
- bei autoerotischer Praktik

Abb. 5.1

sexuell unerfahrene (männliche) Jugendliche etwa 10–20% der Täter ausmachen und eine eigene tätertypologische Beschreibung rechtfertigen.

Neueren Daten zufolge wird man innerhalb der einzelnen Deliktgruppen ohnehin verschiedene tätertypologische Beschreibungen annehmen müssen, die nicht nur eine unterschiedliche Prognose aufweisen, sondern durch einen gemeinsamen (im Vordergrund stehenden) Störungsaspekt gekenn-

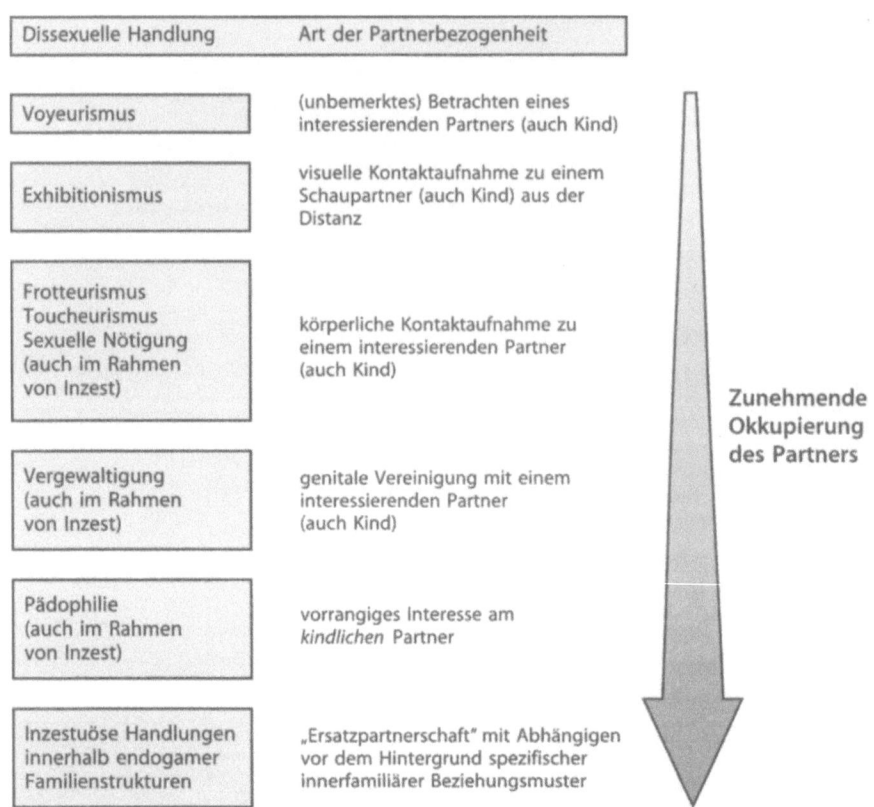

Dissexuelle Handlung	Art der Partnerbezogenheit
Voyeurismus	(unbemerktes) Betrachten eines interessierenden Partners (auch Kind)
Exhibitionismus	visuelle Kontaktaufnahme zu einem Schaupartner (auch Kind) aus der Distanz
Frotteurismus Toucheurismus Sexuelle Nötigung (auch im Rahmen von Inzest)	körperliche Kontaktaufnahme zu einem interessierenden Partner (auch Kind)
Vergewaltigung (auch im Rahmen von Inzest)	genitale Vereinigung mit einem interessierenden Partner (auch Kind)
Pädophilie (auch im Rahmen von Inzest)	vorrangiges Interesse am *kindlichen* Partner
Inzestuöse Handlungen innerhalb endogamer Familienstrukturen	„Ersatzpartnerschaft" mit Abhängigen vor dem Hintergrund spezifischer innerfamiliärer Beziehungsmuster

Zunehmende Okkupierung des Partners

Abb. 5.2

zeichnet sein können. Hier sind neben der adoleszenten Reifungskrise vor allem eine erhebliche Intelligenzeinschränkung sowie Dissozialität zu nennen – schließlich aber auch die biographisch überdauernden dissexuellen Verhaltensbereitschaften im Sinne struktureller Persönlichkeitsmerkmale, die sich auf die sexuelle Präferenz (z. B. bei einer Pädophilie) beziehen und das Verhalten bestimmen können (Beier 1995; Kap. 10.3).

Differentialtypologie dissexuellen Verhaltens für die einzelnen Deliktgruppen

■ 1. Vergewaltigung/sexuelle Nötigung

Diese beiden Delikte stehen in der öffentlichen Diskussion stellvertretend für ein zentrales gesellschaftliches Thema unserer Zeit: die Aggression in der Geschlechterbegegnung. Nach der neuen Strafrechtsreform sind Vergewaltigung und sexuelle Nötigung im § 177 StGB jetzt zusammengefasst;

darüber hinaus wurde das Tatbestandsmerkmal „außerehelich" gestrichen. Unter sexueller Nötigung (§ 177 Abs. 1 StGB) versteht der Gesetzgeber alle sexuellen Handlungen, die einem anderen durch Gewalt oder Drohung mit Gewalt abgenötigt oder deren Duldung so erzwungen wurde – strafrechtsdogmatisch also der Grundtatbestand, der durch den erzwungenen Koitus (Vergewaltigung nach § 177 Absatz 2 StGB) dann qualifiziert wird. Lassen sich die von der Rechtsprechung detailfreudig entwickelten tatbestandlichen Voraussetzungen des Koitus (achsengerechte Einführung der Gliedspitze über den Vorhof hinaus etc.) nicht mit der forensisch notwendigen Sicherheit nachweisen und bestreitet der Angeklagte die Koitusabsicht, so fällt eine revisionssichere Unterscheidung zwischen versuchter Vergewaltigung und vollendeter sexueller Nötigung schwer, so dass das Gericht im Zweifel auf den Grundtatbestand des § 177 Abs. 1 StGB ausweichen wird.

Zur Täterpersönlichkeit
Es gibt eine Reihe von Typologien aggressiver Sexualstraftäter, wobei übereinstimmend die Autoren von einer hohen Variabilität hinsichtlich der kindlichen und jugendlichen Entwicklung, der psychiatrischen Diagnosen, der kriminellen Vorgeschichte und der Tatcharakteristika der Täter ausgehen – und damit eine Heterogenität innerhalb dieser Gruppe annehmen, die sich auch durch hochdifferenzierte Typologien (z. B. Knight u. Prentky 1990) nicht abbilden lassen. Für derartige klassifikatorische Versuche sind drei unterschiedliche Bezugssysteme auszumachen: klinisch orientierte Einteilungsversuche, clusteranalytische Verfahren und Fokussierung diskriminierender Dimensionen im Rahmen multivariater Modelle.

Aufgrund der beobachteten Unterschiedlichkeit haben klinische Forscher Typologien entwickelt, die ihre Entscheidungen für Diagnostik, Prognose und Therapie erleichtern sollten (Übersicht bei Rehder 1990). Diese klinischen Typologien zeigen Unterscheidungsdimensionen auf, denen es aber weitgehend an empirischer Fundierung hinsichtlich Reliabilität und Validität mangelt.

Die über clusteranalytische Verfahren erstellten Klassifikationen erfüllen zwar testtheoretische Gütekriterien, sind aber wiederum für die klinische Arbeit recht starr und im Einzelfall wenig hilfreich.

Eine vor allem im Massachusetts Treatment Center verfolgte Forschungsstrategie war es hingegen, diskriminierende Dimensionen zu identifizieren, um anhand dieser Dimensionen dann Täter zu klassifizieren. So wurden hypothetisch wichtige Variablen in multivariate Methoden (z. B. Pfadanalyse etc.) integriert, um sexuell aggressive Männer von nichtkriminellen oder aber von nicht sexuell aggressiven Männern unterscheiden zu können. Die Arbeitsgruppe des Massachusetts Treatment Center kommt schließlich auf 9 Vergewaltigertypen (Knight et al. 1998), die wiederum Obergruppen aufweisen, in denen unterschieden werden soll, ob Vergewaltigung eine sexualisierte Aggression ist oder aber eine aggressive Sexualität zum Ausdruck bringt.

Eine Verbindung zwischen klinisch orientierten Einteilungen und empirisch fundierten Taxonomien stellen Versuche dar, klinische Typologien an

großen Fallzahlen zu überprüfen und vor allem durch Längsschnittuntersuchungen mit Blick auf einzelne Merkmale (z. B. weitere sexuelle Übergriffigkeit) unterscheidbar zu machen. Im deutschen Sprachraum sind derartige klinische Typologien an großen Fallzahlen von Wille (1968), Schorsch
(1971) und Beier (1995) vorgelegt worden, wobei die Untersuchung von
Beier als katamnestische Studie konzipiert war und den weiteren Verlauf
von Tätern unterschiedlicher typologischer Beschreibung zu ermitteln
suchte. Hiernach lassen sich folgende Tätertypen voneinander abgrenzen:

Jugendliche, sexuell unerfahrene Täter:
▨ intakter familiärer Hintergrund,
▨ Auffälligkeiten erst im Rahmen der Pubertätsentwicklung,
▨ erschwerte Verarbeitung neuer Körpererfahrungen in der Adoleszenz,
   nicht selten Bild des schüchternen Einzelgängers.

Dissoziale Täter:
▨ frühe soziale Randständigkeit,
▨ niedriges Bildungsniveau, unstete Arbeitsanamnese,
▨ viele, wenig dauerhafte Intimbeziehungen,
▨ Dissexualität ist Teil der Dissozialität, die auch durch Eigentums- und/
   oder andere (nichtsexuelle) Aggressionsdelikte (nicht selten unter Alkohol) zum Ausdruck kommt.

„Symbolisch agierende" Täter:
▨ sozial gut integriert,
▨ keine groben Auffälligkeiten in der frühen kindlichen und pubertären
   Entwicklung,
▨ stets vorhandene Partnerschaftserfahrungen sind emotional höchst am-
   bivalent besetzt,
▨ langfristige projektive Verkennung des eigenen Anteils an einer (als sehr
   unbefriedigend erlebten) Beziehungskonstellation mit starker Feindseligkeit gegenüber der aktuellen oder einer ehemaligen Partnerin,
▨ Tat ist sexueller Ausdruck von Aggressionen gegenüber „der" (symbolisch gemeinten) Frau.

Stark intelligenzgeminderte (schwachsinnige) Täter:
▨ Intelligenzeinschränkung von erheblichem Ausprägungsgrad (mindestens
   Debilität),
▨ eingeschränkte psychosoziale Kompetenz.

Die typologischen Beschreibungen des dissozialen und des stark intelligenzgeminderten Täters spielen für Jugendliche und Heranwachsende eine
gewisse Rolle (wobei insbesondere dissoziale Entwicklungsverläufe bei Jugendlichen zunehmen), während „symbolisch agierende" Täter nur unter
Erwachsenen zu finden sind.

Eine sehr kleine Gruppe (max. 5%) umfasst den *psychisch und psychosexuell abnormen Gewalttäter* (also den unheimlichen und gefährlichen „Triebtäter") mit sadistischen Strebungen. Gerade seine nach außen unauffälligen Persönlichkeitszüge, deren Risse lange Zeit sogar vor dem familiären Umfeld überspielt werden können, führen Ermittler und Ärzte oft in die Irre. Die Serientaten zeichnen sich durch eine zunehmende Gefährlichkeit aus, weil die ritualisierte Gewalt immer mehr den Vorrang gegenüber den mehr und mehr ausbleibenden sexuellen Satisfaktionen erhält. Nur bei wenigen dieser Täter allerdings kommt es zu einer progredienten Entwicklung der Symptomatik, die soweit führt, dass sogar der Tod des Opfers in Kauf genommen wird. Um so wichtiger aber ist es, schon ganz frühzeitig – nämlich in der Adoleszenz – tatphänomenologische Besonderheiten bei aggressiven Sexualdelikten (Beißen, Brennen, Stechen, Schneiden, quälende Probierschnitte, angedrohte Amputationen usw.) als höchste Alarmzeichen wahrzunehmen, um ein engmaschiges forensisch-sexualmedizinisches Vorgehen sicherzustellen.

2. Pädophilie

In der Bundesrepublik Deutschland wird sexueller Kindesmissbrauch nach § 176 StGB strafverfolgt: Sexuelle Handlungen an unter 14-Jährigen (Kind), die Duldung sexueller Handlungen durch Kinder, die Bestimmung eines Kindes dazu, sexuelle Handlungen an einem Dritten oder von einem Dritten an sich vornehmen zu lassen, die sexuelle Handlung vor einem Kind sowie das Einwirken auf das Kind, um dieses sexuell zu erregen. In der letzten Reform des Sexualstrafrechts hat der Deutsche Bundestag 1997 eine Reihe von Gesetzesänderungen *„zur Bekämpfung von Sexualdelikten und anderen gefährlichen Straftaten"* beschlossen, in denen unter anderem auch die Strafverschärfungsgründe bei sexuellem Kindesmissbrauch ausgeweitet und in neue Strafrechtsparagraphen (§§ 176a, 176b) gefasst wurden. Dadurch ergibt sich bei Veränderung der qualifizierenden Tatbestandsmerkmale (neben dem vollzogenen Beischlaf nun auch die Penetration von Körperöffnungen, die gemeinschaftliche Tatbegehung durch mehrere Täter, die schwere Gesundheitsschädigung des Kindes, die Tatbegehung zum Zwecke der Herstellung pornographischer Schriften) eine Mindeststrafe von einem Jahr, bei gleichzeitiger schwerer körperlicher Misshandlung oder Todesgefährdung eine Mindeststrafe von 5 Jahren (§ 176a), bei leichtfertiger Tötung des Kindes die lebenslange Freiheitsstrafe oder die Mindeststrafe von 10 Jahren (§ 176b).

Differentialtypologisch lassen sich die wegen sexuellen Missbrauchs von Kindern begutachteten Täter zunächst in zwei große Gruppen einteilen, welche sich durch die Art der Beziehung zum Opfer (die „Partnerbezogenheit") unterscheiden: zum einen Täter, bei denen der sexuelle Übergriff auf das Kind eine „Ersatzhandlung" für die eigentlich gewünschte sexuelle Beziehung zu einem altersentsprechenden Partner ist, zum anderen Täter, bei denen eben kein „ersatzweises" Interesse am Kind, sondern ein primäres (genuines) als einem spezifischen sexuell-erotischen Stimulus besteht, wobei der sexuelle Kontakt zum Kind oft nur ein Aspekt des Wunsches ist, mit Kindern in partnerschaftlicher Weise (quasi auf gleicher Ebene) verbunden zu sein:

A. Differentialtypologie der Täter, die sexuelle „Ersatzhandlungen" an Kindern begehen

Jugendliche, sexuell unerfahrene Täter:

- meist aus unauffälligen familiären Verhältnissen stammend,
- in die Gleichaltrigengruppe wenig integrierte Einzelgänger,
- ohne ausreichende Kontaktmöglichkeiten bei starken Kontaktwünschen und in der Regel intellektuell ausreichender Ausstattung für die Beziehungsaufnahme zum weiblichen Geschlecht,
- gehen in der psychosexuellen Erfahrungsbildung den Weg des geringsten Widerstandes, indem mit Kindern sexuelle Kontakte versucht werden,
- die dissexuellen Kontakte mit Kindern sind Ersatz für ersehnte sexuelle Beziehungen mit gleichaltrigen Mädchen.

Dissoziale Täter:

- sozial randständig und in der Lebensführung unstet,
- häufig niedrige Schul- und fehlende Berufsausbildung,
- verfügen über sexuelle Vorerfahrung und zeigen in der Lebensgestaltung ein Muster instabiler Beziehungen (zu Partnerinnen im Erwachsenenalter),
- dissexuelle Handlungen an Kindern sind Teil der Dissozialität und Ersatzhandlungen für eigentlich gewünschte, aber aktuell nicht erreichbare sexuelle Vollzüge mit einer altersentsprechenden Frau.

Stark intelligenzgeminderte Täter:

- intellektuelle Schwachbegabung von erheblichem Ausprägungsgrad (mindestens Debilität),
- entsprechend geringe psychosoziale Kompetenz,
- dissexuelle Handlungen an Kindern sind „Ersatzhandlungen" für (gewünschte, aber nur schwer erreichbare) sexuelle Vollzüge mit erwachsenen Partnern.

B. Differentialtypologie der Täter, bei denen ein genuines (und eben kein „ersatzweises") sexuelles Interesse am Kind besteht

Täter mit pädophiler Nebenströmung:

- stammen aus einem unauffälligen sozialen Milieu mit ausreichender Schul- und Berufsausbildung,
- in allen Lebensbereichen gut integriert, z. T. verheiratet,
- genuines (kein ersatzweises) Interesse am Kind; neben den pädophilen (personalen und sexuellen) Wünschen aber auch befriedigendes sexuelles Erleben mit erwachsenen Partnern möglich.

Täter mit pädophiler Hauptströmung
(häufig sexuelle Orientierung auf Jungen):
- nach den Grunddaten (Familie, Elternhaus, Kindheit, sozialer Werdegang, Intelligenz usw.) sehr heterogene Gruppe,
- sexualanamnestisch keine oder nur brüchige Beziehungen zu erwachsenen Sexualpartnern,
- personale und sexuelle Interessen sind ausschließlich auf Partner kindlichen Alters gerichtet.

Die pädophile Hauptströmung kommt besonders häufig in homosexueller Ausrichtung vor, d. h. die (männlichen) Täter sind an sexuellen Kontakten mit Jungen interessiert. Auch bemühen sie sich um eine gewaltfreie, möglichst sogar personal getragene Beziehung zu den oft idealisierten Jungen, mit denen sie sich in altersentsprechende Spiele vertiefen und diese ihrerseits durch die eigene kindlich-naive Verhaltensunbefangenheit für sich einnehmen. Dabei suchen sie die Nähe des kindlichen Körpers, von dem für sie ein ganz spezifischer Reiz ausgeht. Vom Tatgeschehen her überwiegen genitale Berührungen und der Wunsch nach Oralstimulierung des kindlichen Genitales bzw. umgekehrt die Aufforderung, vom Kind manuell oder oral stimuliert zu werden. Versuchter oder vollendeter Koitus (bzw. Analverkehr) werden zwar mitunter auch bei sehr jungen Opfern beobachtet, sind aber eher Ausnahmen und deuten darauf hin, dass gerade eine Ersatzhandlung vorgelegen haben könnte, weil dies nicht zu der pädophilen „gewaltfreien Inszenierung" passen würde.

Durch die pädophile Neigung kann bei den Betroffenen bereits die Berufswahl beeinflusst werden: Berufe, die sie in die Nähe von Kindern oder Jugendlichen bringen und in denen ganz arglos oder sogar scheinbar objektiv geboten auch die körperliche Nähe zu den Kindern positiv bewertet wird („Lehrer mit Leib und Seele", Sozialarbeiter, Chorleiter, Jugendpfarrer, Sporttrainer etc.).

3. Inzest

Inzest (von lat. „incestus": unrein, frevelhaft) meint sexuelle Beziehungen (insbesondere Geschlechtsverkehr) zwischen Eltern und Kindern oder zwischen Geschwistern (in Kulturen mit anderern Verwandtschaftssystemen auch zwischen Personen, die nicht mehr zur Kernfamilie gehören, wie etwa Angehörige desselben Totems). Inzest und Inzestverbot sind nur mit einem biopsychosozialen Verständnis menschlicher Sexualität erfassbar: Es gibt eine biologisch bedingte Inzestvermeidung beim Menschen, die vermutlich als ein entwicklungsphysiologisches und -psychologisches Geschehen aufgefasst werden muss. Empirische Befunde zeigen, dass sich diese Inzesthemmung unabhängig von der genetischen Herkunft – quasi im Sinne einer Gewöhnung – auf Personen bezieht, mit denen man eng gemeinsam aufwächst. So untersuchten mehrere Autoren (Schepher 1983), wie häufig Eheschließungen zwischen Personen vorkamen, die derselben Erziehungsgruppe im israelischen Kibbuzim angehört hatten, wo ja die Kinder von klein auf in Gruppen von je 6–8 in Gemeinschaftsräumen getrennt von ihren Eltern aufwachsen. Von 2797 Ehen, die im Kibbuz aufgewachsene Personen geschlossen hatten, gab es keine einzige, bei der die Partner eine kontinuierliche gemeinsame Kindheit verbracht hatten (Schepher 1983).

Psychologisch kommt hinzu, dass der Mensch ein Verhalten, das er für sich selbst ablehnt, auch bei anderen nicht toleriert, weil es bei gruppenbildenden Spezies immer die Tendenz gibt, sich mit den Artgenossen zu identifizieren. Daraus resultiert eine Abscheu vor Abweichlern, deren fremd wirkende Verhaltens- und Erlebnisweise Angst macht und aggressive Abwehr hervorruft. Dies verknüpft sich wiederum mit den Aufgaben und Funktionen von sozialen Bindungen, die für die Individuen gerade angstreduzierend wirken und über aggressionsmindernde Bündnispolitik mit anderen Gruppen eine Überlebenssicherheit für möglichst viele Individuen garantieren (Klein 1991). Aufgrund dieser Verbindung von natürlicher Inzestscheu (biologische Ebene; Bischof 1972), Angst und Abwehr gegenüber fremden Verhaltensweisen, die für einen selbst nicht in Betracht kommen (psychologische Ebene), sowie dem Konformitäts- und Bindungsbedürfnis der menschlichen Spezies (soziale Ebene) ist das Inzestverbot ein Musterbeispiel für die biopsychosoziale Fundierung einer sexuellen Norm.

Inzesttäter verstoßen gegen das Inzestverbot und unterliegen informellen oder formellen Sanktionen der Gesellschaft. Der § 173 StGB (Beischlaf zwischen Verwandten) erfasst nur koitale, nicht aber andere sexuell-erotische Handlungen, die nach § 174 StGB (sexueller Missbrauch von Schutzbefohlenen) belangt werden. Geht man von sexuellen Handlungen aus, die sich auf nahe Verwandte richten, etwa auf die Tochter oder auf die Nichte oder, wenn nach Qualität der Beziehung ein familiäres Abhängigkeitsverhältnis zwischen Täter und Opfer besteht (Stiefvater – Stieftochter), dann sind die Täter zumeist Väter oder Stiefväter; Bruder-Schwester- oder Stiefbruder-Stiefschwester-Inzest bilden Ausnahmen. Die Opfer sind in über der Hälfte der Fälle zwischen 12 und 17 Jahre alt und zu 90% Mädchen.

Eher selten sind jüngere Kinder betroffen, was zugleich einen Hinweis gibt auf eine spezifische tätertypologische Beschreibung beim Inzest, die sich auch in der nachfolgenden – an Weinberg (1955) orientierten – Einteilung findet:

Konstellationstäter:
- sozial gut integriert innerhalb einer spezifischen familiären Konstellation (kaum Außenbeziehungen, sogenannte „endogame" Familienstruktur),
- Beginn inzestuöser Handlungen in der Regel schleichend,
- ohne Anwendung physischer Gewalt oft lange Missbrauchszeiträume.

Promiske Täter:
- innerhalb sehr offener Familienstrukturen (viele Außenbeziehungen),
- geringschätziges Frauenbild (Frau als „Gebrauchsgegenstand"),
- allgemeine Promiskuität.

Pädophil motivierte Täter:
- primäres Interesse an der erotischen Ausstrahlung des kindlichen Körpers (auch eigener Kinder),
- Beginn der Inzesthandlungen im vorpubertären Alter der Opfer.

Bei dieser sehr heterogenen Gruppe der Inzesttäter lässt sich kein deliktspezifisches Charakteristikum aufzeigen. Den klassischen Tätertyp stellen ohne Zweifel die Konstellationstäter mit eingeschränkten Außenbeziehungen und stark „familienbezogener" Interessenbefriedigung. Hier beginnen die inzestuösen Handlungen meist schleichend ohne Anwendung physischer Gewalt und ziehen sich über Jahre hin. Dies vermag vielleicht auch den überraschenden Befund zu erklären, dass mehr als die Hälfte der verheirateten Täter ihre väterliche Autorität innerhalb der Familie aufrechterhalten können. Oft fällt allerdings eine intensive familiär-zwischenmenschliche Psychodynamik mit latenten Parteinahmen auf sowie zum Teil auch ein als „Wegschauen" anmutendes Verhalten der Mütter, die dann durch die Offenlegung der Töchter überrascht werden. So werden vorherige Andeutungen übergangen und nicht ernst genommen, was das System von Schuldgefühlen und -zuweisung in derartigen Inzestfamilien besonders plastisch zum Ausdruck bringt. Im Gegensatz zu den pädophil motivierten und den promisken Inzesttätern überdauern die Familienstrukturen der Konstellationstäter erstaunlich häufig die Belastung durch Tatgeschehen, Strafprozess und Strafverbüßung. Auch werden die Kontakte zu den missbrauchten Töchtern oder Stieftöchtern keineswegs abgebrochen, sondern es besteht weiterhin ein enger Familienverband, was nach einem meist lang hingezogenen Martyrium der betroffenen Mädchen verwundert. Verlaufsuntersuchungen zeigen aber die hohe Stabilität der (wohl sehr tiefliegenden) Vernetzungen zwischen den geschädigten Töchtern und ihren Eltern (siehe Kap. 10.3). All das mahnt zur Vorsicht bei Aussagen über innerfamiliären sexuellen Missbrauch; nicht nur die rechtliche Situation, sondern Täter- wie Opferseite und letztlich die besondere Familiendynamik sind wissenschaftlich derzeit kaum aufgearbeitet.

4. Exhibitionismus

Exhibitionismus ist genitales Präsentieren als sexueller Endzweck. Mit der phallischen Demonstration will der Täter auf seine „Männlichkeit" aufmerksam machen. Charakteristisch für das Tatgeschehen ist die Distanz zu den Schaupartnern, denen das oftmals gar nicht vollständig erigierte Glied gezeigt wird. Für den Täter ist vor allem die Reaktion der unfreiwilligen Zuschauerin von Bedeutung, wobei verdutzte Überraschung, aversive Entrüstung oder auch verbalisierter Widerwillen eher erwartet und gewünscht werden als mitleidiges Übersehen. In etwa der Hälfte der Fälle wird durch masturbatorische Bewegung die Erektion unterstützt, nur selten aber eine Ejakulation erreicht. § 183 StGB stellt genau diese Handlungen unter Strafe (bis zu einem Jahr Freiheitsstrafe oder Geldstrafe), wobei der Gesetzgeber die Therapie vor Strafe gestellt hat: Das Gericht kann die Vollstreckung einer Freiheitsstrafe auch dann zur Bewährung aussetzen, wenn zu erwarten ist, dass der Täter erst nach einer längeren Heilbehandlung keine exhibitionistischen Handlungen mehr vornehmen wird (§ 183 Abs. 3 StGB). Zur Tatphänomenologie gehört eher nicht, dass der Täter versucht, den Tathergang sprachlich zu begleiten und die Opfer anredet oder sogar die körperliche Distanz aufhebt. Einige Exhibitionisten zeigen sich überwiegend oder ausschließlich vor Kindern (meist Mädchen, Jungen nur in Begleitung von Mädchen); diese lassen sich sonst aber zwanglos den Merkmalen des „typischen" Exhibitionisten zuordnen und passen nicht in das Bild der „atypischen" Exhibitionisten:

„Typische" Exhibitionisten:
▦ stammen aus geordneten und sozial integrierten Familien ohne erkennbare Auffälligkeiten,
▦ als Kind angepasst, eher zurückgezogen und isoliert,
▦ soziale und berufliche Entwicklung unscheinbar und unauffällig,
▦ Beginn des dissexuellen Verhaltens häufig erst in der dritten Lebensdekade.

„Atypische" Exhibitionisten:
▦ aus sozial ungünstigem Milieu,
▦ frühe Außenseiterposition, z. T. belastet durch auffallende Körpermängel,
▦ nicht selten hirnorganisch bedingte Defizite, entweder posttraumatischer oder alkoholischer Genese,
▦ häufig zusätzlich Dissozialität feststellbar.

Für beide typologische Beschreibungen ist die Unfähigkeit dieser Männer hervorzuheben, unbefangen zu ihren Schwierigkeiten in der Sexualität oder aber in einer Partnerschaft (wesentlich mehr „typische" als „atypische" Exhibitionisten sind partnerschaftlich gebunden) Stellung zu nehmen. Aufkommende erotische Gestimmtheiten werden mit negativen Gefühlen verbunden und wenn möglich beiseite geschoben. Partnerinnen werden die sexuellen Vorlieben nicht mitgeteilt, so dass eine gegenseitige Harmonisierung sexueller Wünsche und Bedürfnisse fehlt. Diese Unfähigkeit zur intimen Kommunikation und der Verbalisierung eigener Vorstellungen wird im Tatgeschehen wie in einem Ausbruch gewissermaßen übersprungen, wobei den Tätern die Sinnlosigkeit ihrer diesbezüglichen Bemühungen oftmals sehr bewusst ist und es ihnen dennoch entweder lebensphasisch („typische" Exhibitionisten) oder lebenslang („atypische" Exhibitionisten) eher nicht gelingt, sich von diesen Verhaltensmustern zu distanzieren.

Die intrapsychische Dimension sexueller Übergriffe

Die Sexualwissenschaft hat Anfang des Jahrhunderts – deutlich vor Freud – die „sexuellen Abirrungen" oder „Perversionen" in den größeren Zusammenhang der psychosexuellen Entwicklung des Menschen gestellt (Ellis 1903) bzw. ihr Augenmerk auf die Normalität der kindlichen Sexualentwicklung gerichtet (Moll 1896). So geht der Begriff „Libido sexualis" auf die gleichnamige Veröffentlichung Albert Molls aus dem Jahre 1896 zurück – später wurde er sehr erfolgreich von Freud verwendet. Freud hat unter Übernahme dieser Konzepte jedoch ein psychologisches Erklärungsmodell vorgelegt, mit dem er das Auftreten von Perversionen verstehbarer machen wollte: Für ihn war die Perversion ein seelisches Problem, das er verstand als eine radikale Betonung oder Hervorhebung von sexuellen Wünschen, die *prinzipiell in der Entwicklung eines jeden Menschen* vorkommen und im Regelfall symptomfrei verarbeitet werden, während sie bei der Perversion als nichtintegrierbares Sexualverhalten imponieren. Das perverse Symptom ist dann nur ein abgewandeltes „Normales". Es entsteht aus einer verfehlten Verarbeitung normaler, obligatorisch (bei jedem) vorkommender Entwicklungskonflikte (Freud 1905). Nach dem frühen Konzept Freuds dient die Neurose der Abwehr eines persistierenden perversen (Partial-)Triebes (Neurose als Negativ der Perversion).

Ein über den Ansatz Freuds hinausreichendes modernes und in der klinischen Arbeit sehr verbreitetes Konzept ist das Konstrukt der „perversen Plombe" von Morgenthaler (1987), der die Perversion vor allem unter funktionalen Aspekten als eine Art Reparaturmechanismus verstand: Wenn – aus welchen Gründen auch immer – in der psychischen Entwicklung das Selbstsystem des Betreffenden strukturelle Mängel aufweist, dann lassen sich die damit verbundenen Ängste der brüchigen Identität über eine forcierte Sexualisierung erfolgreich abwehren (Abb. 5.3). Dieser Abwehrmechanismus der forcierten Genitalbesetzung ist aber lediglich die Übersteigerung einer normalen Funktion und eines normalen Vorgangs. Denn es gilt grundsätzlich: Genitale Erregung und sexuelle Befriedigung sind selbst-stabilisierend, stärken die Geschlechtsidentität und fördern die Autonomie (Mentzos 1990, S. 207).

Leitgesichtspunkte einer klinisch orientierten Einteilung

Für die klinische Arbeit sind drei Aspekte von Bedeutung, die getrennt voneinander betrachtet werden sollten, obschon sie eng miteinander zusammenhängen:
(1)   die unterschiedliche Intensität und Häufigkeit der Symptombildung,
(2)   ihr Stellenwert in der psychischen Organisation des Betroffenen und
(3)   die unterschiedliche Ich-Nähe der Symtomatik (Schorsch et al. 1985).

„Perversionen sind - metapsychologisch gesehen - in allererster Linie
Funktion. Diese Funktion läßt sich am besten als Plombe, als Pfropf,
als ein heterogenes Gebilde beschreiben, das die Lücke schließt, die
eine fehlgeschlagene narzißtische Entwicklung geschaffen hat. Dank
dieser Plombe wird die Homöostase im narzißtischen Bereich ermöglicht und aufrecht erhalten".
Diese „Plombenbildung" betrifft bei Männern in erster Linie den
Bereich der Sexualität - *perverser Verarbeitungsmodus*:

Defizitäre psychische Entwicklung des Selbstsystems mit
strukturellen Mängeln

↓

Störung des Selbsterlebens:
brüchige (männliche) Identität mit damit verbundenen Ängsten

↓

angstbesetzte reife genitale Sexualität - Aggressionsproblematik -
Beziehungsproblematik

↓

Forcierung *sexueller Impulse* als Abwehrmechanismus: einseitige
Betonung (nichtintegrationsfähiger) sexueller Wünsche

↓

Kompensation des psychischen Haushaltes und Stabilisierung des
Selbstsystems; die Konflikte sind in der *Sexualität thematisiert* und dort
ausreichend gebunden

Abb. 5.3 (In Anlehnung an das Konstrukt der „perversen Plombe" nach Morgenthaler 1987)

ad 1: Die Intensität der Symptomatik

▪ Es gibt ein *einmaliges oder sporadisches Auftauchen eines dissexuellen Impulses*, der gebunden ist an einen aktuellen Konflikt oder an eine besonders kritische Lebenssituation (hierher gehören die sexuellen Übergriffe im Rahmen einer adoleszenten Reifungskrise).

▪ Die Symptomatik kann als reaktives Muster zu einem *immer wiederkehrenden habituellen Konfliktlösungsmuster* werden, das bei inneren Belastungen und in Krisensituationen als Impuls aktuell werden und durchbrechen kann, ohne dass es sonst die sexuellen Wünsche bestimmt (in diese Gruppe gehören viele sexuell übergriffige dissoziale Jugendliche).

▪ Die dissexuelle Symptomatik kann im Sinne einer verhängnisvollen *stabilen Orientierung* bestehen und die sexuellen Wünsche und Phantasien bestimmen. Ein Bezug zu auslösenden Krisen ist dann nicht mehr erkennbar. Unter Verlaufsaspekten im biographischen Längsschnitt kann die Intensität der Symptomatik noch zunehmen oder aber ab dem frühen Erwachsenenalter ein stabiles Niveau beibehalten. Eine derartige stabile Orientierung liegt vor bei den primären (also nicht ersatzweisen) pädophilen Erlebensformen sowie auch bei den sadistisch-masochistischen Symptombildungen.

ad 2: Der Stellenwert der dissexuellen Verhaltensbereitschaft in der Persönlichkeitsstruktur kann sich unterscheiden:

▪ Er kann ganz *umschrieben* sein und möglicherweise sogar im Kontrast zur übrigen „sozialen Persönlichkeit" stehen (wie bei den sexuell unerfahrenen Jugendlichen).

▪ Er kann sich *diffus* über weite Teile der Persönlichkeit erstrecken, insbesondere im Zusammenhang mit einer geringen Impulskontrolle, die unter Umständen auch in sexualisierter Form durchbrechen kann (z.B. bei sexuellen Aggressionsdelikten von dissozialen Jugendlichen).

▪ Er kann die *gesamte Persönlichkeit umfassen* wie eine stabilisierende Klammer, d.h. ohne die perverse Symptomatik ist ein Leben nicht mehr vorstellbar (wie z.B. bei der pädophilen Hauptströmung).

ad 3: Schließlich gibt es Unterschiede in der Ich-Nähe der dissexuellen Symptomatik:

▪ *Ich-nah* (ich-synton), d.h. die Symptome werden vom Betroffenen als zu sich gehörig voll akzeptiert und im Selbstkonzept positiv integriert.

▪ *Ich-fremd* (ich-dyston), d.h. mit dem Selbstbild nicht in Einklang zu bringen; das negativ bewertete Symptom wird als etwas Fremdes, nicht zur Persönlichkeit gehöriges erlebt.

Aus diesen verschiedenen Aspekten perverser Symptombildung lassen sich wiederum unterschiedliche Störungsaspekte der Persönlichkeit ableiten, die mehr oder weniger stark miteinander verbunden sind:

▪ *Störung der männlichen Identität,* was sowohl Selbstkategorisierungsprozesse und die innere Einstellung zur männlichen Geschlechtsrolle (mit den aktuellen kulturellen Implikationen und auch geschlechtsstereotypen Vorstellungen) einschließt wie das Vertrauen in die (sexuell-)funktionale Vollwertigkeit als Mann;

▪ *Störungen im Umgang mit Aggressionen* (insbesondere feindselige Impulsdurchbrüchigkeit bei dissozialen Jugendlichen);

▪ *narzisstische Störungen,* also eine gestörte Einschätzung des Selbsterlebens und des Selbstbildes;

▪ *Störungen der Beziehungsfähigkeit,* d.h. die starke Begrenzung innerer Möglichkeiten bis hin zur gänzlichen Unfähigkeit, emotional reife Partnerschaften einzugehen (d.h. Beziehungen, die auf einer egalitär-komplementären Rollenverteilung fußen).

Forensische Beurteilung

Im Zusammenhang mit Begutachtungen von Jugendlichen, die sexuell übergriffige Handlungen begangen haben, betreffen die Fragen an den Sachverständigen die strafrechtliche Verantwortungsreife (§ 3 JGG, siehe Kap. 4.2), die Anwendung des Jugendstrafrechts auf Heranwachsende (§ 105 JGG, siehe Kap. 4.3), die Schuldfähigkeit (§§ 20, 21 StGB, siehe Kap. 5.1.2) sowie ggf. die Unterbringung in einem psychiatrischen Krankenhaus (§ 63 StGB, siehe Kap. 5.1.3), aber implizit auch immer die Prognose und Behandlung der zugrundeliegenden Störung. Die Untersuchung wird daher die lebensgeschichtliche Entwicklung genau so erfassen müssen wie mögliche konstitutionelle (Intelligenzminderung) oder konstellative (Alkohol, Drogen) Bedingungen, die zu den dissexuellen Handlungen geführt haben könnten. Dabei sind allerdings entwicklungsphasische Besonderheiten unbedingt zu beachten (siehe Kap. 6.4), die letztlich auch Auswirkungen auf die Prognose (siehe Kap. 10.3) bzw. die Behandlung (siehe Kap. 9.4) haben werden.

Im Jugendalter muss die sich ausbildende körperlich-sexuelle Reife einschließlich der neu hinzugekommenen Funktionen der Genitalorgane (Orgasmus mit Samenerguss) auch psychisch integriert werden. Daher kommt der sozialen Vernetzung der Jugendlichen in dieser Lebensphase – ihren Möglichkeiten zur Kommunikation über Sexualität innerfamiliär (Geschwister, Eltern) und außerfamiliär (Schule, Gleichaltrigengruppe) – eine herausgehobene Bedeutung zu, weil sonst die Gefahr groß ist, dass ein „sexuelles Weltbild" konstruiert wird, das weitgehend ohne Korrekturmöglichkeiten eine Vielzahl von Fehlvorstellungen enthält, die einer Beziehungsaufnahme mit ersehnten Sexualpartnern gerade hinderlich ist. Hierzu zählen nicht nur nach wie vor in unserer Gesellschaft lebendige Mythen über Männlichkeit, sondern auch Fehlverarbeitungen eigener Körpererfahrung einschließlich der Entwicklung von Angst- und Schuldgefühlen bei der Erkundung des eigenen Körpers und der Selbstherbeiführung sexueller Erregung bis zum Orgasmus. Dies macht schon deutlich, dass bei den Explorationen sexuell übergriffiger Jugendlicher die Rekonstruktion der bisherigen psychosexuellen Entwicklung besonders differenziert erfolgen sollte, damit im Gutachten Aufschluss gegeben werden kann über die konkreten sexuellen Erfahrungen von Beginn der Kindheit (Umgang mit Nacktheit in der Primärfamilie, präpubertäre Sexualerfahrungen) bis hin zu der psychischen Verarbeitung der körperlichen Sexualentwicklung in den verschiedenen Stadien der Pubertät (Präadoleszenz, frühe und späte Adoleszenz), den dabei bestehenden sozialen Bindungssystemen (bester Freund, gegenseitige Onanie etc.), des Bestandes an Wissen über sexuelle Aktivitäten, Fortpflanzung und Verhütung sowie Partnerschaft einschließlich der ersten soziosexuellen Erfahrungen über Kuss- und Pettingfreundinnen (aktives, passives, Brust-, Genitalpetting) und der dabei entstandenen Phantasiewelten.

Viele sexuelle Übergriffe Jugendlicher lassen sich dann verstehen als verfehlte psychische Verarbeitung von „normalen" körperlichen Entwicklungsvorgängen während der altersgerecht eingetretenen Pubertät und sind noch im Rahmen einer adoleszenten Reifungskrise erklärbar, was sogar eine eigene typologische Beschreibung bei den Deliktgruppen „Vergewaltigung/sexuelle Nötigung" und „Sexueller Missbrauch von Kindern" rechtfertigt (s.o.). Es handelt sich dann aber nicht um einen dauerhaften Zustand, sondern um eine entwicklungsphasisch auftretende Störung; die alternative Betrachtungsweise, welche die dissexuellen Handlungen als Ergebnis einer fixierten und statischen Struktur betrachtet (etwa im Sinne einer pädophilen Bedürfnisstruktur), wäre besonders kritisch zu prüfen und ggf. die Manifestation im frühen Erwachsenenalter abzuwarten.

Aus forensisch-sexualmedizinischer Sicht bedeutsam sind dabei vor allem strukturelle Abweichungen in der sexuellen Präferenz oder der sexuellen Praktik wie bei der Pädophilie oder dem sexuellen Sadismus bzw. auch früh auftretende Störungen des Sozialverhaltens, die befürchten lassen müssen, dass die sexuellen Übergriffe Teil einer sich ausbildenden Dissozialität sind (vor diesem Hintergrund verdienen die hyperkinetischen Störungen als mögliche Vulnerabilitätsfaktoren besondere Beachtung, obschon empirisch gesicherte Daten über die Koinzidenz mit dissexuellen Verhaltensbereitschaften derzeit noch fehlen).

Sowohl die Störungen der sexuellen Präferenz als auch dissoziale Entwicklungsverläufe wären gegebenenfalls unter der „schweren anderen seelischen Abartigkeit" im Sinne der §§ 20/21 StGB subsumierbar, während eine starke Intelligenzminderung das Eingangsmerkmal des „Schwachsinns" im Sinne der §§ 20/21 StGB rechtfertigen würde (siehe Kap. 5.3.3). Eine starke Alkoholisierung oder auch psychische Veränderungen durch anderweitigen Substanzmissbrauch könnten hingegen die Annahme einer akuten „krankhaften seelischen Störung" im Sinne der §§ 20/21 StGB diskutieren lassen (siehe Kap. 5.3.1).

In der Regel aber dürfte die Bejahung eines der Eingangsmerkmale nach § 20/21 StGB bei Jugendlichen und Heranwachsenden – ja sogar bei jungen Erwachsenen – eher den Ausnahmefall darstellen. Ob bereits eine pädophile Haupt- oder Nebenströmung (bei der ja stets auch die Frage der Intensität des pädophilen Erlebens zu diskutieren ist) vorliegt oder ob die sexuelle Übergriffigkeit Teil einer Dissozialität ist, die bereits ein solches Ausmaß erreicht, dass man von einer (schweren!) antisozialen Persönlichkeitsstörung sprechen kann, wird für die jungen Täter meist erst der Verlauf zeigen können. Andererseits darf man sich in Einzelfällen auch nicht scheuen – insbesondere bei dem Aufbrechen einer sadistisch-perversen Symptombildung bereits im Jugendalter – trotz des immer zu berücksichtigenden Entwicklungsaspektes die Voraussetzungen der §§ 20/21 StGB sicher zu bejahen und auch zur Wiederholungsgefahr eindeutig Stellung zu nehmen. Meist jedoch werden sich Überlegungen zur Einsichts- und Steuerungsfähigkeit zum Zeitpunkt der Tat deshalb erübrigen, weil diese ja bereits daran gekoppelt sind, dass eine der Eingangsvoraussetzungen der §§ 20/21 StGB – wie etwa die „schwere andere seelische Abartigkeit" – sicher vorliegt. Der umgekehrte Fall, dass eine solche Eingangsvoraussetzung angenommen wird, aber Unsicherheit besteht, ob diese tatsächlich zu einer erheblichen Verminderung der Einsichts- oder Steuerungsfähigkeit nach § 21 StGB geführt haben könnte, dürfte noch seltener sein, weil lebensaltersbedingt bei Jugendlichen und Heranwachsenden wiederum die Kontrollmechanismen noch nicht so ausgebildet sein können wie in der Phase des Erwachsenenalters (vgl. hierzu auch Beier et al. 2001).

Exkurs: Forensisch bedeutsame Störungsbilder bei weiblichen Jugendlichen und Frauen

Aus forensisch-sexualmedizinischer Sicht unterliegt es keinem Zweifel, dass sexuelle Übergriffe bei Frauen wesentlich seltener vorkommen als bei Männern. Im klinischen Alltag fehlen weibliche Analogien zu den verschiedensten Erscheinungsformen dissexuellen Verhaltens fast gänzlich, und auch im DSM-IV wird davon ausgegangen, dass paraphile Erlebensmuster bei Frauen nur in Ausnahmefällen aufzufinden wären – einzig beim Masochismus wird von einem Geschlechterverhältnis von 20 (Männer) zu 1 (Frauen) ausgegangen (APA 1994). Dies ist sehr verwunderlich, denn man würde auch bei Frauen prinzipiell mit der Möglichkeit einer defizitär verlaufenden Geschlechtsidentitäts- und Persönlichkeitsentwicklung rechnen müssen, die dann entsprechend mit Störungen der weiblichen Identität und des weiblichen Selbsterlebens verbunden wären. Es gäbe dann keinen einleuchtenden Grund, warum Störungen des weiblichen Selbsterlebens nicht auch einer „Reparatur" durch eine Plombe im Sinne Morgenthalers (s.o.) bedürfen sollten.

Eine innerpsychische Bewältigungsstrategie jedoch, welche sich über die Geschlechtlichkeit vermittelt, kann nur da ihre Wirkung entfalten, wo sie mit einem plausiblen „Ort" des Körpers, mit den biologischen Vorgegebenheiten korrespondiert. Zu bedenken sind insofern zum einen die biologischen Geschlechtsunterschiede als solche sowie zum anderen die Tatsache, dass im Rahmen der Geschlechtsidentitätsentwicklung die Geschlechtsorgane und ihre Funktionen auch psychisch integriert werden müssen – eine Entwicklungsaufgabe, die gelingen, aber ebenso fehlgehen kann – und für die Frau in weit stärkerem Maße die Integration von Funktionen im reproduktiven Bereich beinhaltet – entsprechend wäre es naheliegender, eine „Plombe" bei Frauen auch im reproduktiven Bereich zu vermuten.

Tatsächlich ist die These aufgestellt worden, dass es einen der Perversion vergleichbaren innerpsychischen Modus der Konfliktverarbeitung bei Frauen gibt: Während beim Mann das Thema aus dem sexuellen Bereich (und verknüpft mit den äußeren Genitalien) stammt, kommt es bei der Frau aus dem reproduktiven Bereich (verknüpft mit den inneren Genitalien). Es wurde vorgeschlagen, entsprechend von einer *Reproversion* zu sprechen (Beier 1994, Beier 2000), weil die „Plombenbildung" im Sinne von Morgenthaler bei Frauen in erster Linie den Bereich der Reproduktion und nicht den der Sexualität (wie bei Männern) betrifft – darum ist dieser Verarbeitungsmodus auch nicht pervers, sondern *reprovers*.

Erste empirische Daten liegen in diesem Zusammenhang für eine möglicherweise reproverse, in jedem Fall aber forensisch relevante Symptombildung vor: Es handelt sich um die Kindestötungen unter der Geburt, welche Endpunkt einer „negierten" (manche Autoren sprechen auch von der „verdrängten" Schwangerschaft) sein können (näheres hierzu siehe Wille u. Beier 1994). In etwa der Hälfte der Fälle sind jugendliche oder heranwachsende Frauen die Täterinnen. Für die forensische Beurteilung ist mit dem Konzept der reproversen Symptombildung ein psychodynamisches Erklärungsmodell gegeben, das beispielsweise bei einer negierten Schwangerschaft die Anwendung einer verminderten Schuldfähigkeit nach § 21 StGB (unter dem Eingangsmerkmal der „schweren anderen seelischen Abartigkeit") plausibel machen könnte. Nachdem der § 217 StGB (Kindestötung unter der Geburt) gestrichen worden ist, entfällt die explizite Privilegierung des Deliktes (nach dem ehemaligen § 217 StGB auch nur bei der Tötung des nichtehelichen Kindes!), so dass nun vielmehr geprüft werden muss, ob ein „minder schwerer Fall des Totschlages" vorliegt (§ 213 StGB), wofür der peripartale Ausnahmezustand Anknüpfungspunkte liefern dürfte. Der Aufweis einer Überforderungssituation während der Geburt entfällt aber als Begründung für die Anwendung des § 21 StGB, sofern dies bereits für die Privilegierung nach § 213 StGB herangezogen wurde. Im Übrigen ist ja davon auszugehen, dass der psychische Ausnahmezustand der Frau sich gerade nicht nur auf die Geburt, sondern eben auf die gesamte Schwangerschaft bezieht, so dass eine tieferliegende Hintergrundproblematik – möglicherweise im Sinne einer reproversen Symptombildung – immer zu diskutieren wäre. Auch in Fällen der negierten Schwangerschaft wird man sich aber – wie bei den dissexuellen Verhaltensbereitschaften des Mannes – vermehrt mit therapeutischen Fragen befassen müssen und erst über vertieftere Kenntnisse aus Behandlungsverläufen diese – wie andere Störungen der weiblichen Reproduktion – besser verstehen können.

Literatur

American Psychiatric Association (APA) (1994) Diagnostic and Statistical Manual of Mental Disorders. Fourth edition (DSM-IV). APA-Press, Washington DC
Beier KM (1994) Weiblichkeit und Perversion – Von der Reproduktion zur Reproversion. Fischer, Stuttgart Jena
Beier KM (1995) Sexualität im Lebenslängsschnitt. Theoretische und empirische Untersuchungen zu Phänomenologie und Prognose begutachteter Sexualstraftäter. Monographien aus dem Gesamtgebiete der Psychiatrie, Bd 78. Springer, Berlin Heidelberg New York
Bischof N (1972) Inzuchtbarrieren in Säugetiersozietäten. Homo 23:330–351
Brezinka Ch, Biebel W, Kinzl J, Huter O (1991) Spät erkannte und negierte Schwangerschaft – Psychopathologie der Verdrängungsmechanismen und Auswirkungen auf die Geburt. Archives of Gynecology and Obstetrics 250:1039–1041
Brych Ch (1992) Verdrängte Schwangerschaft. Die Hebamme 5:124–125
Beier KM (2000) Female Analogics to Perversion. J Sex Mar Ther 26:79–93

Beier KM, Bosinski HAG, Hartmann V, Loenit K (2001) Sexualmedizin. Grundlagen und Praxis. Urban & Fischer, München

Ellis H (1903) Das Geschlechtsgefühl. Kabitzsch, Leipzig

Freud S (1905) Drei Abhandlungen zur Sexualtheorie. Deuticke, Leipzig Wien

Hartmann K (1970) Theoretische und empirische Beiträge zur Verwahrlosungsforschung. Springer, Berlin

Klein J (1991) Inzest: Kulturelles Verbot und natürliche Scheu. Wiesbaden

Mentzos St (1990) Neurotische Konfliktverarbeitung. Einführung in die psychoanalytische Neurosenlehre unter Berücksichtigung neuer Perspektiven. Fischer, Frankfurt

Moll A (1896) Untersuchungen über die Libido sexualis. Fischer, Berlin

Money J (1989) Vandalized Lovemaps. Prometheus Books, New York

Morgenthaler F (1987) Homosexualität – Heterosexualität – Perversion. Fischer, Frankfurt

Rauchfleisch U (1981) Dissozial. Entwicklung, Struktur und Psychodynamik dissozialer Persönlichkeiten. Vandenhoeck & Ruprecht, Göttingen

Schepher J (1983) Incest. A biosocial view. New York

Schorsch E (1971) Sexualstraftäter. Enke, Stuttgart

Schorsch E, Galedary G, Haag A, Hauch M, Lohse H (1985) Perversion als Straftat. Dynamik und Psychotherapie. Springer, Berlin

Weinberg S (1955) Incest Behavior. Citadel press, New York

Weltgesundheitsorganisation (WHO) (1993) Internationale Klassifikation psychischer Störungen: ICD-10, Kapitel V(F); Klinisch-diagnostische Leitlinien. Huber, Bern

Wessel J, Dudenhausen J, Schönegg W, Schmidt-Gollwitzer K (1990) Abgewehrte Schwangerschaftswahrnehmung. Zum Bild der Schwangerschaftsverdrängung. Münch Med Wschr 132:376–380

Wille R (1968) Die forensisch-psychopathologische Beurteilung der Exhibitionisten, Pädophilen, Inzest und Notzuchttäter. Medizinische Habilitationsschrift, Universität Kiel

Wille R, Beier KM (1994): „Verdrängte" Schwangerschaft und Kindestötung: Theorie-Forensik-Klinik. Sexuologie 2:75–100

5.3.4.3 Chronischer Drogenmissbrauch

Stefanos Hotamanidis

Die Akzeptanz von Drogen als Mittel der Bewusstseinsänderung und die leichte Verfügbarkeit von Drogen sind in modernen Gesellschaften so gestiegen, dass die Hemmungen hinsichtlich des Drogenkonsums zunehmend geringer und die Konsumenten immer jünger werden. Es gibt keine Zuordnung von bestimmten Drogen zu bestimmten Persönlichkeitsmerkmalen. Gerade bei Jugendlichen kann Drogenkonsum zu einer Art Lebensstil werden.

So gibt es inzwischen viele Jugendliche und Heranwachsende, die chronisch Drogenmissbrauch betreiben, in Drogenabhängigkeit leben und in diesem Zusammenhang strafrechtlich immer wieder in Erscheinung treten – ein gesellschaftliches Phänomen, das vor Jahren fast nur bei Erwachsenen anzutreffen war.

In der Praxis wird sich der forensisch tätige Kinder- und Jugendpsychiater deshalb nicht selten mit Problemen des chronischen Drogenmissbrauchs im Sinne einer Drogenabhängigkeit beschäftigen müssen, besonders im Kontext von Beschaffungsdelikten (d. h. Beschaffung der Drogensubstanz für den Eigenbedarf durch Apothekeneinbrüche und Rezeptfälschungen sowie Beschaffung finanzieller Mittel zum Erwerb von Rauschgift durch Raub und Diebstahl). Dies ist vor allem dann wichtig, wenn drogenbedingte Persönlichkeitsveränderungen (-störungen) oder persistierende substanzinduzierte psychische Störungen zum Tatzeitpunkt bei den zu Begutachtenden zu diagnostizieren sind. In diesen Fällen sind in Strafverfahren die Voraussetzungen der § 20 bzw. 21 StGB, insbesondere unter dem Eingangskriterium der „anderen schweren seelischen Abartigkeit", zu diskutieren.

Dagegen sind körperlich begründete und vorübergehende drogenbedingte psychische Beeinträchtigungen entsprechend einer Persönlichkeitsnivellierung aufgrund von hirnatrophischen Prozessen bei der Begutachtung unter dem Kriterium „krankhafte seelische Störung" der §§ 20 bzw. 21 StGB zu behandeln, auch wenn dies aufgrund des jugendlichen Alters forensisch selten relevant wird (siehe Abschnitt 5.3.1.2, S. 191).

Für die forensische Begutachtung ist es wichtig, zunächst festzustellen, ob der zu Begutachtende einen *Substanzmissbrauch* ohne Beeinträchtigung der Persönlichkeit betreibt oder ob bei ihm inzwischen eine *Substanzabhängigkeit* mit ihren Auswirkungen auf die Persönlichkeit vorliegt.

Substanzinduzierte psychische Störungen können sich im Zusammenhang mit akuter Substanzintoxikation oder akutem Substanzentzug entwickeln und sind leichter zu erkennen als solche, die fortbestehen, nachdem die Substanz lange zuvor (als Richtlinie gilt: mindestens vier Wochen davor) vom Körper ausgeschieden wurde. Letztere werden als *persistierende substanzinduzierte Störungen* beschrieben und können z. B. sein

- die „persistierende substanzinduzierte Demenz", die in Verbindung mit Alkohol, Inhalanzien, Sedativa, Hypnotika, Anxiolytika, Antikonvulsiva u. a. Substanzen auftreten kann;
- die „persistierende substanzinduzierte amnestische Störung", die in Verbindung mit Alkohol, Sedativa, Hypnotika, Anxiolytika u. a. Substanzen vorkommen kann, und
- die „persistierende Wahrnehmungsstörung im Zusammenhang mit Halluzinogenen (Flashbacks)", wie z. B. bei LSD, Ecstasy, Psilocybin u. a. Substanzen (DMS-IV, S. 240).

Die Diagnose des *Substanzmissbrauchs* ist für solche Personen gedacht, die erst vor kurzem begonnen haben, eine psychotrope Substanz einzunehmen; sie gilt aber auch für Personen, die über einen längeren Zeitraum durchgehend eine Substanz einnehmen und in Verbindung damit negative soziale Konsequenzen erfahren, ohne dass bei ihnen eine Substanzabhängigkeit besteht (DSM-IV, S. 228).

Die Kriterien des DSM-IV erlauben die beste Differenzierung zwischen Substanzmissbrauch und Substanzabhängigkeit:

Danach wird Substanzmissbrauch als ein fehlangepasstes Muster von Substanzgebrauch verstanden, das zu wiederholten und nachteiligen Konsequenzen führt. Diese Diagnose ist zu stellen, wenn mindestens eines der

folgenden Kriterien innerhalb von 12 Monaten im Zusammenhang mit
Substanzgebrauch wiederholt auftritt:

- wiederholtes Versagen bei wichtigen Verpflichtungen,
- wiederholter Gebrauch auch in Situationen, in denen es zu körperlicher
  Gefährdung kommen kann,
- wiederkehrende Probleme mit dem Gesetz,
- immer wieder auftretende soziale oder zwischenmenschliche Probleme.

Im Gegensatz zur Substanzabhängigkeit umfassen die Kriterien für Substanzmissbrauch keine Toleranzentwicklung, keine Entzugssymptome und
keine Muster zwanghaften Substanzgebrauchs.

Der Substanzmissbrauch kann beim Zusammenwirken von bestimmten
pharmakologischen Eigenschaften der eingenommenen Droge, dispositio-
nellen Faktoren und sozialen Einflüssen zur Entwicklung einer Abhängigkeit führen.

Für das Vorliegen einer *Substanzabhängigkeit* werden im DSM-IV folgende
diagnostische Kriterien genannt:

- Toleranzentwicklung (Dosissteigerung, um einen Intoxikationszustand
  bzw. erwünschten Effekt zu erreichen; bei Einnahme derselben Dosis
  verminderte Wirkung),
- Entzugssymptome (charakteristische Entzugssymptome für die jeweilige
  Substanz; Einnahme derselben Substanz oder eines Substanzersatzes zur
  Vermeidung von Entzugssymptomen),
- Einnahme von größeren Mengen der Substanz oder für längere Zeit als
  anfänglich vorgesehen,
- anhaltender Wunsch oder vergebliche Versuche, die Einnahme zu verringern oder zu kontrollieren,
- hoher Zeitaufwand für die Beschaffung, die Einnahme der Substanz und
  die Erholung von ihren Wirkungen,
- Aufgabe bzw. Einschränkung von sozialen, beruflichen oder Freizeitakti-
  vitäten wegen Substanzmissbrauchs,
- fortgesetzter Substanzmissbrauch trotz Kenntnis der negativen Konsequenzen im körperlichen oder psychischen Bereich.

Der medizinische Begriff „Abhängigkeit" wird im juristischen Sprachgebrauch mit dem Begriff „Hang" im Sinne des § 64 StGB umschrieben. Darunter versteht man *„eine eingewurzelte, aufgrund psychischer Disposition
bestehende oder erworbene, den Täter treibende und beherrschende Neigung, immer wieder Alkohol oder andere Rauschmittel im Übermaß zu sich
zu nehmen"*. Den „Hang" im juristischen Sprachgebrauch charakterisiert
ferner eine „soziale Gefährdung hinsichtlich Gesundheit und Leistungsfähigkeit", so wie sie auch beim „Drogenmissbrauch" gelegentlich zu beobachten ist (Schreiber 2000, S. 36 f.).

Zur detaillierten Darstellung von einzelnen Abhängigkeitstypen, den Folgen chronischen Missbrauchs und der jeweiligen Entzugssymptomatik wird

auf die Ausführungen von Nedopil (1996) und van Treeck (1997) verwiesen.

Der Substanzkonsum kann psychische und/oder physische Folgen haben:

▪ Als *psychische Abhängigkeit* wird das starke (schwer bezwingbare) Verlangen nach periodischer oder kontinuierlicher Einnahme einer Substanz (Droge) zur Erzielung eines angenehmen oder zur Vermeidung eines unangenehmen Zustands (Erlebnisses) bezeichnet.

▪ Bei der *physischen Abhängigkeit* liegt eine durch wiederholte Drogeneinnahme bedingte körperliche Umstellung des Organismus vor, so dass bei ersatzloser Absetzung oder Dosisverminderung erhebliche physiologische Entzugserscheinungen auftreten. Je nach Substanz sind diverse körperliche und vegetative Symptome wie Zittern, Frieren, Schwitzen, Tachykardie, Blutdruckveränderungen, Körperschmerzen, Durchfall, Erbrechen, Schwindel oder Schlafstörungen anzutreffen. Um solche unangenehmen Symptome zu vermeiden, wird erneut zur Droge gegriffen.

Bei anhaltender ausgeprägter Abhängigkeit tritt oft eine Persönlichkeitsveränderung auf. Diese Persönlichkeitsveränderungen können bei jungen Menschen aber vielfältig ausfallen. In der Frühphase kommt es zu entwicklungsspezifischer Blockierung und dann zu erheblicher Beeinträchtigung der Gestaltung des Lebensstils und des Alltags. Erfasst die Verschlechterung die gesamte innere Grundhaltung, spricht man von einer Depravation. Solche Veränderungen können die Nivellierung des Persönlichkeitsgefüges und der Verlust individueller persönlicher Akzente sein. Damit sind oft auch ein Abbau sozialer Verantwortung, Unzuverlässigkeit, ein nachlassendes Interesse an Bezugspersonen, eine Vernachlässigung der Körperpflege, eine Reduzierung intellektueller Leistungsbereitschaft sowie ein zunehmender Verlust an Kritik- und Urteilsfähigkeit verbunden (Nedopil 1996, S. 80). Es ist besonders darauf zu achten, ob infolge der Abhängigkeit eine Einschränkung des Denkens und des Handelns des Probanden eingetreten ist. Die Gedanken kreisen dann vorwiegend um die Suchtmittel und deren Beschaffung, die vorhandene personelle Identität geht verloren, es kommt zum Verlust der Individualität und damit zu einer alle Lebensbereiche erfassenden Depravation.

▪ Diagnostische Abklärung

Zuerst ist die Drogenanamnese des zu Begutachtenden zu erstellen. Es soll nach Art, Dosierung und Applikationsform der konsumierten Drogen sowie nach Dauer und Schwankungen der Drogeneinnahme gefragt werden. Hierbei ist der Gutachter in der Regel auf die subjektiven Angaben des Betroffenen angewiesen, was eine geringe Objektivierbarkeit zur Folge hat.

Aufgabe des Gutachters ist es, aus der biographischen Entwicklung der Person, durch eigen- und fremdanamnestische Daten, aus den Aktenberichten, den Testergebnissen und dem persönlichen Eindruck ein Gesamtbild der Persönlichkeitsstruktur des zu Begutachtenden zu gewinnen. Es ist vor allem auf plötzliche Entwicklungsabbrüche (wie z.B. zeitlich genau feststellbarer Leistungsabfall, Schulversagen, soziale Isolierung oder Neigung zur Randständigkeit) zu achten. Diese können Hinweise auf den Beginn einer Drogenkarriere geben.

Die Hauptaufgabe der diagnostischen Abklärung ist es, solche Persönlichkeitsmerkmale, die zur Primärpersönlichkeit gehören würden (wie z.B. emotionale Labilität oder Bindungslosigkeit) und bereits vor der drogeninduzierten Persönlichkeitsveränderung vorhanden waren, von denen zu unterscheiden, die als Folge des chronischen Drogenmissbrauchs im Sinne einer Abhängigkeit einzustufen sind. Diese Unterscheidung ist für die forensisch-psychiatrische Beurteilung von Bedeutung. Es sei darauf hingewiesen, dass mancher Drogenmissbrauch als Fehlreaktion auf eine bereits vorhandene psychische Störung zurückzuführen ist, als eine Art „unglückliche Selbstmedikation" des Betroffenen. Deshalb bedarf es immer einer psychiatrischen Abklärung, ob eine psychische Primärstörung dem Drogenmissbrauch zugrunde liegt. Die Abhängigkeitssymptomatik kann vor allem bei längerem Verlauf sich als so dominierend erweisen, dass die zugrunde liegende psychische Erkrankung kaum noch erkennbar ist, so dass die vollständige Diagnostik erheblich erschwert wird. Genauso schwierig ist es in der Praxis festzustellen, ob die Wirksamkeit von Persönlichkeitsveränderungen bei der Straftat größer ist als die einer akuten Intoxikation.

Häufig begegnen dem Gutachter alkoholbedingte Persönlichkeitsveränderungen. Langjähriger Alkoholmissbrauch führt im Bereich des Denkens zu einer Verminderung der Konzentrations-, der Merk-, der Kritik- und der Urteilsfähigkeit. Die Verluste beim Sozialverhalten zeigen sich als generelles Misstrauen, aber auch als Distanzlosigkeit gegenüber der Umgebung, in der Zerstörung familiärer Bindungen und als Scheitern im Bereich des Ausbildungs- und Arbeitsplatzes mit der daraus folgenden sozialen Ausgliederung. Im affektiven Bereich sind mürrische Gereiztheit und depressive Verstimmungen, mangelnde Impulskontrolle sowie plötzliche und situationsunangemessene Aggressionsausbrüche zu beobachten.

▪ Strafrechtliche Überlegungen

Zur Beurteilung der Schuldfähigkeit bei Drogenabhängigkeit ist der Drogenmissbrauch zunächst zu objektivieren, dann zu quantifizieren, und zuletzt ist seine Auswirkung auf die Persönlichkeit zu erfassen.

Zur Objektivierung gehören organische Folgeschäden, der Nachweis der Substanz im Blut, im Urin oder in den Haaren der Betroffenen, die Entzugserscheinungen und die Psychopathologie des chronisch Abhängigen (zunehmende Unzuverlässigkeit, Nachlassen von Aktivität und Spontaneität, Motivationsverlust, Libidostörungen und Verlust der Genussfähigkeit).

Zur Quantifizierung der Abhängigkeit gehören die Feststellung der Art und Menge der missbrauchten Substanz sowie der Dauer der Abhängigkeitsentwicklung und des Grades der Abhängigkeit.

Zuletzt muss das Ausmaß der Persönlichkeitsveränderung, die als Folge der Abhängigkeit entstanden ist, berücksichtigt und – wie bereits erwähnt – von den Störungen der Primärpersönlichkeit abgegrenzt werden (Nedopil 1996, S. 102).

Die Feststellung einer abhängigkeitsbedingten Persönlichkeitsveränderung ist entscheidend dafür, ob die Voraussetzungen der §§ 20 bzw. 21 StGB bezüglich einer „anderen schweren seelischen Abartigkeit" im Zusammenhang mit chronischem Drogenmissbrauch anzunehmen sind. Das Vorliegen einer Drogenabhängigkeit allein ist kein Grund, bei der forensischen Beurteilung einer Straftat schuldausschließende oder schuldmindernde Gründe anzunehmen. Der Schweregrad der Persönlichkeitsstörung ist unter forensischem Gesichtspunkt umso höher zu bewerten, je mehr Lebensbereiche des zu Begutachtenden durch die Abhängigkeit betroffen sind.

Bei der forensischen Abklärung der Beschaffungskriminalität wird unterschieden, ob die Tat der unmittelbaren (z. B. durch Einbruch in eine Apotheke) oder der mittelbaren Drogenbeschaffung (z. B. Wohnungseinbruch oder Raub) dient. Diese Unterscheidung kann relevant werden, wenn die unmittelbare Drogenbeschaffung in offensichtlicher Weise die Vermeidung drohender oder vorliegender Entzugssymptome zum Ziel hat. In diesem Falle würde man die Straftat unter dem Kriterium „krankhafte seelische Störung" der §§ 20 bzw. 21 StGB diskutieren. Dient aber die Handlung der mittelbaren Beschaffung von Drogen, wäre dies unter dem Merkmal „andere schwere seelische Abartigkeit" zu erörtern.

Problematischer wird die Beurteilung, wenn zur Tatzeit zusätzlich ein akuter Drogenkonsum vorgelegen hat. Falls der Einfluss des akuten Drogenkonsums überwiegt, wäre die Straftat im Rahmen einer „krankhaften seelischen Störung", und zwar vergleichbar einer „exogenen Psychose" zu diskutieren. Ähnlich ist zu verfahren, wenn eine Drogenintoxikation ohne abhängigkeitsbedingte Persönlichkeitsveränderung anzunehmen ist.

Besonders schwierig wird die Klärung der Frage sein, ob eine abhängigkeitsbedingte Persönlichkeitsveränderung oder andere Gründe zur Straftat führten, wenn die Tatzeit lange zurückliegt.

Literatur

Nedopil N (1996) Forensische Psychiatrie. Klinik, Begutachtung und Behandlung zwischen Psychiatrie und Recht. Thieme, Stuttgart
Treeck B van (1997) Party-Drogen. Schwarzkopf & Schwarzkopf, Berlin
Schreiber HL (2000) Rechtliche Grundlagen der psychiatrischen Begutachtung. In: Venzlaff U, Foerster K (Hrsg) Psychiatrische Begutachtung. Urban & Fischer, München Jena, S 2–54

6

Erscheinungsformen der Kriminalität im Kindes- und Jugendalter

Delinquenzentwicklung in der Kindheit und Jugend

FRIEDRICH LÖSEL

6.1.1 Vorbemerkung

In der Forschung über delinquentes Verhalten junger Menschen sind in den 80er und 90er Jahren durch prospektive Längsschnittstudien erhebliche Fortschritte erzielt worden. Im Rahmen der stark expandierenden Entwicklungspsychopathologie haben sie zu einer multidisziplinären Entwicklungskriminologie beigetragen (Le Blanc u. Loeber 1993). Sie befasst sich nicht nur mit der Kriminalität im strafrechtlichen Sinn und den offiziell bekanntgewordenen Delikten, sondern betrachtet diese im allgemeineren Zusammenhang der Entwicklung devianten Sozialverhaltens. Dabei zeigt sich unter anderem:

- Gestörtes Sozialverhalten ist ein komplexes Phänomen, das hinsichtlich Art, Häufigkeit, Schweregrad, Stabilität und Veränderung unterschiedliche Formen hat.
- Einfache monokausale Hypothesen aus einzelnen Disziplinen reichen zur Erklärung nicht aus, sondern es ist eine multifaktorielle biopsychosoziale Perspektive erforderlich.
- Neben den Risiken für die Entstehung, Zunahme oder Verfestigung delinquenter Verhaltensweisen sind auch protektive Mechanismen zu berücksichtigen, die zu positiven Wendungen in der Entwicklung führen.

Im Folgenden werden die Ergebnisse zu diesen drei Bereichen zusammengefasst.

6.1.2 Phänomene und Entwicklungsverläufe

Zu den einschlägigen Verhaltensproblemen von Kindern und Jugendlichen gehören
- direkt gegen Opfer gerichtete, aggressive Verhaltensweisen wie Schlagen, Treten, Kämpfen, Belästigen, Tierquälen sowie im späteren Alter Körperverletzung, Vergewaltigung oder bewaffneter Angriff (*„overt antisociality"*; Loeber und Hay 1994),

- nicht direkt gegen Opfer gerichtetes antisoziales Verhalten wie häufiges Lügen, Stehlen, Vandalismus, Feuerlegen sowie später Einbrüche oder Betrügereien („*covert antisociality*") und
- häufiger Ungehorsam wie Trotzen, Halsstarrigkeit, Wutausbrüche sowie später Streunen, unerlaubt über Nacht wegbleiben oder Schulschwänzen („*authority conflict*").

Bei einem sich wiederholenden, über 6 Monate anhaltenden und alterstypisch deutlich abweichenden Verhaltensmuster in mehreren Bereichen werden die Auffälligkeiten nach ICD-10 als Störungen des Sozialverhaltens diagnostiziert. In verschiedenen Unterklassen unterscheidet man danach, ob sich die Verhaltensprobleme auf den familiären Bereich beschränken, ob soziale Bindungen vorhanden sind oder nicht und inwieweit (vor allem bei jüngeren Kindern) oppositionell-aufsässiges Verhalten ohne Delinquenz oder schwerere Aggressivität auftritt. Im DSM-IV (1996) werden Störungen des Sozialverhaltens („*conduct disorders*") ähnlich diagnostiziert, jedoch unterscheidet man nach der Symptomzahl und der Schädigung anderer Menschen drei Schweregrade sowie einen in der Kindheit und einen in der Adoleszenz beginnenden Typus.

Klinische und epidemiologische Studien legen nahe, dass etwa 7–16% aller Kinder und Jugendlichen zeitweise Störungen des Sozialverhaltens zeigen (Remschmidt u. Walter 1990). Jungen werden wesentlich häufiger auffällig als Mädchen. Die Geschlechtsunterschiede sind bei den körperlichen Aggressionen größer als bei den verbalen und nichtaggressiven Formen der Delinquenz (z. B. Lösel u. Bliesener 1999). Auch bei den meisten Straftaten und insbesondere der Gewaltkriminalität sind männliche Täter deutlich überrepäsentiert. Dass die verschiedenen antisozialen Verhaltensweisen in einem Syndrom zusammengefasst werden, lässt sich durch die empirischen Korrelationen zwischen ihnen begründen (z. B. Lösel et al. 1997). Aufgrund weiterer Korrelationen zum Substanzenmissbrauch oder gesundheitsbezogenen Risikoverhalten sprechen Jessor et al. (1991) und andere Autoren von einem allgemeinen Syndrom des jugendlichen Problemverhaltens. Gestörtes Sozialverhalten hängt oft auch mit hyperkinetischen Störungen und Aufmerksamkeitsstörungen sowie teilweise sogar mit internalisierenden Problemen wie Ängstlichkeit, Depressivität und sozialem Rückzug zusammen (Loeber et al. 1998). Es sollte aber selbst innerhalb der externalisierenden Probleme nicht zu sehr generalisiert werden. Es gibt auch eine beträchtliche Zahl von Jugendlichen, die zwar gravierende Delinquenzprobleme haben, aber keinen Substanzenmissbrauch zeigen und umgekehrt (z. B. Lösel u. Bliesener 1998). Ähnlich ist es mit der Beziehung zwischen Störungen des Sozialverhaltens und Hyperaktivitätsaufmerksamkeitsstörungen im Kindesalter (Loeber et al. 1998).

Auch hinsichtlich des Entwicklungsverlaufs ist einerseits eine integrative und andererseits eine differenzierende Perspektive möglich: Wenngleich sich die Formen gestörten Sozialverhaltens mit dem Alter ändern (heterotypische Kontinuität), wird teilweise ein einheitlicher Entwicklungspfad der Dissozialität postuliert. Patterson et al. (1992) beobachteten z. B. eine regelmäßige Abfolge von (a) starkem Ungehorsam, (b) Wutausbrüchen, (c) Kämpfen und (d) Stehlen. Die Prävalenz nimmt über die vier Manifestationen hinweg ab. Jene Kinder, die bis zum Alter von 10 Jahren gravierende Störungen des Sozialverhaltens aufweisen und außerdem in der frühen Jugend offiziell straffällig werden, scheinen aber mit 18 Jahren besonders häufig „chronic offenders" zu sein (Patterson et al. 1998). Andere Autoren fanden dagegen multiple Entwicklungspfade für verschiedene antisoziale Verhaltensweisen (z. B. Nagin u. Tremblay 1999). Empirisch relativ gut fundiert ist das Modell von Loeber und Hay (1994), das nach den bereits genannten Verhaltensformen drei Pfade unterscheidet: „overt", „covert" und „authority conflict pathway". Die beiden erstgenannten Pfade zeichnen sich in der Entwicklung später ab als der dritte. Bei allen dreien nimmt die Zahl der Jungen, die das jeweilige Problemverhalten beibehalten, im Lauf der Entwicklung ab. Der Schweregrad im Sinne der Straffälligkeit steigt dagegen an.

Auch nach den Ergebnissen zu multiplen Pfaden gibt es Kinder und Jugendliche, die in allen drei Bereichen ausgeprägtes Problemverhalten entwickeln („versatile antisociality"; Lahey u. Loeber 1994). Bei frühem Beginn manifestiert sich dieses besonders häufig in langfristiger und gravierender Delinquenz. Die meisten Kinder und Jugendlichen verhalten sich aber nur zeitweise und minderschwer abweichend (Kreuzer 1993).

Die Prävalenz der strafrechtlich relevanten Formen von Delinquenz und Aggressivität steigt im Jugendalter an, erreicht zwischen dem 18. und 20. Lebensjahr ihren Höhepunkt und fällt dann wieder kontinuierlich ab. Dieser Verlauf spiegelt sich auch in den offiziellen Kriminalstatistiken wider. Dementsprechend gilt Jugendkriminalität in der Kriminologie als ein mehr oder weniger „normales" episodisches Phänomen, das in den meisten Fällen ohne massive Intervention wieder verschwindet (z. B. Kreuzer 1993). Allerdings existiert neben der Flexibilität auch eine Stabilität des Problemverhaltens. Bei etwa der Hälfte der Kinder, bei denen klinisch relevante Störungen des Sozialverhaltens festgestellt werden, zeigt sich dieses Problem über mehrere Jahre. Über 40 Prozent werden im Erwachsenenalter als antisoziale Persönlichkeit beschrieben (Robins 1966). Korrelationsstudien an mehr oder weniger ausgelesenen Stichproben legen nahe, dass insbesondere das aggressive Verhalten relativ stabil ist (Olweus 1979).

Korrelationen berücksichtigen aber nur die relative Konstanz in den Rangreihen der Individuen. Die absolute Prävalenz, Häufigkeit und Schwere des Problemverhaltens kann sich trotz hoher Korrelation durchaus ändern (Loeber u. Stouthamer-Loeber 1998).

Zum Beispiel stellten Moffitt et al. (1996) fest, dass nur etwa die Hälfte der Kinder mit schwerwiegenden Verhaltensstörungen auch später ernsthafte Delinquenz entwickelten. In der bereits genannten Studie von Patterson et al. (1998) wurden etwa 50% der stark auffälligen Kinder nicht frühzeitig „arrested". Nagin und Tremblay (1999) beobachteten noch häufiger, dass sich antisoziales Verhalten von Kindern nicht weiter fortsetzte.

Die hohen Stabilitätskoeffizienten scheinen vor allem durch eine Subgruppe von langfristig auffälligen Kindern und Jugendlichen bedingt zu sein (Moffitt 1993). So fanden z. B. Bergman und Magnusson (1997), dass die Aggressivität und Hyperaktivität im Alter von 13 Jahren nicht mehr signifikant mit der Kriminalität im Alter von 18–23 Jahren korrelierten, wenn die Jugendlichen mit einem Multiproblemsyndrom aus der Gesamtstichprobe herausgenommen wurden. Diese Gruppe von etwa 10 Prozent der Jugendlichen war jedoch unter den straffälligen oder anderweitig auffälligen Erwachsenen deutlich überrepräsentiert.

Aufgrund solcher Befunde hat Moffitt (1993) vorgeschlagen, zwischen einer kleinen Gruppe von langfristig antisozialen Personen („life-course-persistent antisociality") und der wesentlich häufigeren jugendtypischen Form („adolescence-limited antisociality") zu unterscheiden (Abb. 6.1).

Um beide Formen voneinander abzugrenzen, kann man nicht nur die offizielle Straffälligkeit und das Jugendalter betrachten, sondern muss die verschiedenen Manifestationsformen antisozialen Verhaltens im Lebenslauf berücksichtigen. Die persistente Form hat oft einen frühen Beginn im Vorschul- und Grundschulalter und setzt sich in das Erwachsenenalter fort. Wie die oben genannten Ergebnisse zeigen, darf man jedoch aus frühem delinquenten Verhalten nicht vorschnell auf Stabilität im Jugendalter schließen (Kreuzer 1993). Zwar wird von den langfristig und schwerwiegend delinquenten Personen ein Großteil bereits im Kindesalter auffällig, jedoch lässt sich nicht umgekehrt aus den kindlichen Verhaltensstörungen zuverlässig die langfristige Auffälligkeit vorhersagen. Allerdings ist die Wahrscheinlichkeit andauernder Delinquenzprobleme umso größer, je öfter das antisoziale Verhalten gezeigt wird, je vielfältiger es ist, je mehr sich die Kontexte unterscheiden und je jünger die Täter bei den ersten offiziellen Delikten sind (Loeber u. Dishion 1983). Die kleine Gruppe der früh und

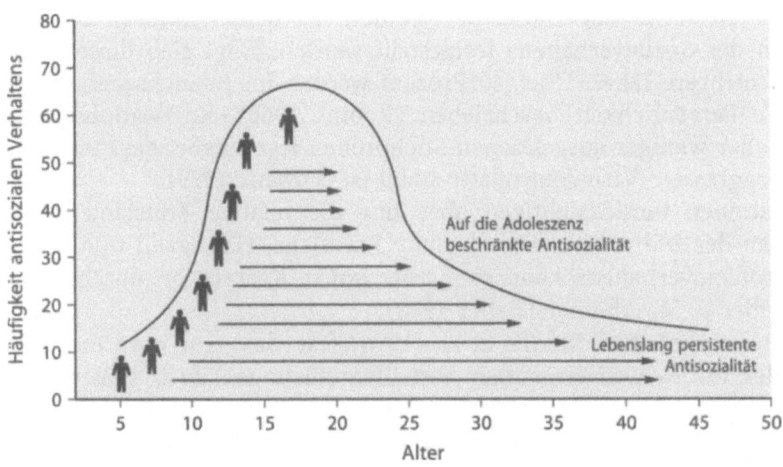

Abb. 6.1. Typen der antisozialen Entwicklung. (Nach Moffitt 1993)

langfristig auffälligen Jugendlichen erfordert nicht zuletzt deshalb besondere Aufmerksamkeit, weil sich darunter ein großer Teil jener ca. 5% der Männer befindet, auf die etwa die Hälfte der registrierten Kriminalität entfällt (Farrington 1992, Wolfgang et al. 1987).

6.1.3 Entwicklungsbedingungen

Für die Erklärung und Vorhersage der *früh einsetzenden, vielfältigen, schwerwiegenden und relativ dauerhaften Delinquenz* ist ein multifaktorieller, biopsychosozialer Ansatz erforderlich. Dabei ist nicht so sehr ein einzelner Einfluss bedeutsam, sondern vielmehr eine Kettenreaktion, in der verschiedene Risiken kumulieren und sich wechselseitig verstärken (z. B. Tremblay u. Craig 1995). In Abb. 6.2 sind wichtige Faktoren in einer solchen Entwicklung zusammengefasst.

In dem Modell wird davon ausgegangen, dass sich durch die Kumulation biologischer, psychologischer und sozialer Risiken Dispositionen herausbilden, die zu einem abweichenden Lebensstil führen. Dabei verringern sich schrittweise die normalen, nondevianten Faktoren. Die jungen Menschen sind nicht nur passives Objekt von sozialen Einflüssen, sondern gestalten zugleich (und mit zunehmendem Alter stärker) aktiv ihre Entwicklung und sozialen Kontexte mit. Einige Teile des Modells beziehen sich primär auf das aggressive Verhalten und weniger auf andere Formen der Delinquenz (z. B. manche biologische Faktoren oder die soziale Informationsverarbei-

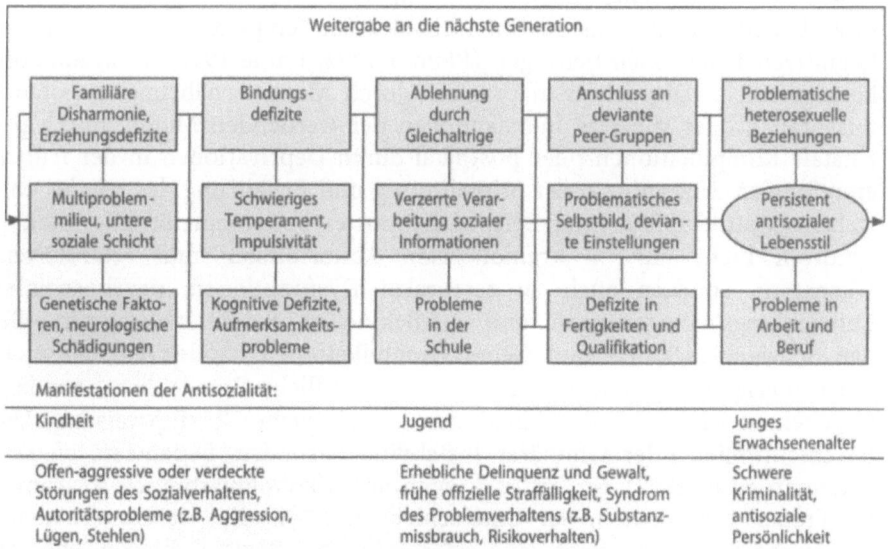

Abb. 6.2. Modell kumulierender Risiken in der Entwicklung längerfristig antisozialen Verhaltens

tung). Spezifische Konfliktkonstellationen, wie sie z.B. bei Tötungsdelikten junger Menschen eine wichtige Rolle spielen, können in einem solchen allgemeinen Modell allerdings nicht abgebildet werden. Die einzelnen Faktoren sind keine notwendigen Bedingungen, mit ihrer Kumulation steigt jedoch das Delinquenzrisiko deutlich an (Hawkins et al. 1998). Im Sinne von Wendepunkten der Entwicklung kann die Kettenreaktion auch unterbrochen werden. Hierbei spielen zum einen natürliche Schutzprozesse durch personale oder soziale Ressourcen eine Rolle (siehe unten). Zum andern können erfolgreiche Präventions- und Interventionsmaßnahmen vorliegen (Lösel 1996, siehe auch Kap. 9). Im Folgenden werden die einzelnen Glieder der Kette kurz erläutert:

Familiäre Risiken liegen vor, wenn in der Familie gravierende Konflikte und Disharmonie bestehen und wenn die Eltern das Kind uneinfühlsam und aggressiv sowie lax und inkonsistent erziehen (Farrington 1992, Lösel 1994). Solche Beziehungs- und Erziehungsmerkmale hängen teilweise mit Unterschichtzugehörigkeit, finanziellem Abstieg, Abhängigkeit von Sozialhilfe, Familienauflösung, Alkoholismus oder Kriminalität bei den Eltern zusammen. Auch hier sind weniger einzelne Faktoren, sondern deren Kumulation im Sinne eines Multiproblemmilieus besonders bedeutsam. Soziale Risiken des Umfelds wie eine starke Konzentration von Problemfamilien und eine verwahrloste, gewalttätige Nachbarschaft gehören ebenfalls zu milieubedingten Risiken. Deren von individuellen und familiären Merkmalen unabhängiger Einfluss ist aber methodisch schwer nachzuweisen (Lösel u. Bender 2000). Nach Wilkström und Loeber (2000) erhöht eine deprivierende Nachbarschaft vor allem das Risiko für die im Jugendalter beginnende Delinquenz von Jungen mit ansonsten geringen Belastungen.

Auf der biologischen Ebene sind zum einen verhaltensgenetische Faktoren bedeutsam, die u.a. zu Unterschieden im Temperament oder bei den kognitiven Funktionen beitragen (Plomin 1994, Raine 1997). Zum anderen können solche Dispositionen pränatal durch Mangelernährung, Substanzmissbrauch oder sonstige Intoxikationen der werdenden Mutter, durch perinatale Komplikationen oder postnatal durch Deprivationen in der frühen emotionalen Zuwendung, der Stimulierung und Ernährung des Kindes entstehen (Moffitt 1993). Zum Beispiel kommt es bei einem fötalen Alkoholsyndrom nicht nur zu kraniofazialen Abnormitäten und retardiertem Wachstum, sondern auch zu zerebralen Dysfunktionen, psychosozialen Entwicklungsverzögerungen und intellektuellen Beeinträchtigungen. Bei den Schwangerschafts- und Geburtskomplikationen handelt es sich nicht um isolierte biologische Einflüsse auf die kindliche Entwicklung, sondern es scheinen wiederum Kombinationen mit elterlicher Zurückweisung, Unterschichtmilieu oder familiärer Instabilität besonders bedeutsam zu sein (Brennan et al. 1997). So tritt z.B. auch der Alkoholmissbrauch schwangerer Frauen vor allem in der Unterschicht auf. Wie die neuere verhaltensgenetische Forschung zeigt, sind selbst typische „soziale" Risiken eng mit biologischen Einflüssen verflochten.

Zum Beispiel zeigen sich bei der elterlichen Zuwendung, dem Erziehungsstil, der sozialen Unterstützung oder kritischen Lebensereignissen deutliche genetische Komponenten (Plomin 1994). Eine deprivierende und instabile Beziehung zur Mutter oder einer anderen Versorgungsperson wirkt sich nicht nur negativ auf das Bindungsverhalten aus, sondern kann die Hirnentwicklung des Kleinkindes beeinträchtigen (Kraemer 1997). Wahrscheinlich sind auch biologische Faktoren dafür bedeutsam, dass später aus negativen Erfahrungen schlechter gelernt wird. Gegenüber Vergleichsgruppen hat man bei antisozialen Kindern und Jugendlichen ein im Durchschnitt geringeres Erregungsniveau des zentralen und autonomen Nervensystems festgestellt (Raine et al. 1997).

Auf der Verhaltensebene manifestiert sich dies in einem erhöhten Stimulationsbedürfnis („sensation-seeking"), weniger Angst vor Strafe und schlechterem Vermeidungslernen (Raine 1997). Manche Studien fanden bei antisozialen Jugendlichen auch niedrigere Serotoninwerte, die ein Anzeichen für geringe Verhaltenshemmung sein können. Auf Ergebnisse zu Neurotransmittern und Hormonen wird im Beitrag über Gewaltdelikte kurz eingegangen (siehe Kap. 6.2).

Infolge ihrer biologischen und sozialen Ausgangsbedingungen sind die Risikokinder in ihrem Temperament oft „schwierig", z. B. hyperaktiv, impulsiv und unaufmerksam. Während kompetente Eltern auch Kindern mit einem schwierigen Temperament gerecht werden, kommt es im Multiproblemmilieu zu negativen Kreisläufen. Die Eltern stehen unter Stress und haben wenig Erziehungskompetenz, so dass sie leicht ablehnend, ungeduldig, aggressiv und inkonsistent reagieren. Sie geben zugleich gegenüber einem oppositionellen, wütenden oder aggressiven Verhalten des Kindes nach und bekräftigen es so. In ähnlicher Weise reagiert das Kind auf das negative Elternverhalten, so dass sich die von Patterson et al. (1992) beschriebenen Zwangsinteraktionen im Entwicklungsverlauf aufbauen. Die Kinder erfahren, dass aggressive Verhaltensweisen zum Erfolg führen können. Uneinfühlsame und das Kind vernachlässigende Eltern tragen außerdem dazu bei, dass die Kinder ein unsicheres oder vermeidendes Bindungsverhalten entwickeln. Die häuslichen Vorbilder an Aggressivität führen zu kognitiven Schemata der sozialen Informationsverarbeitung (Crick u. Dodge 1994), in denen das Verhalten anderer eher als feindselig wahrgenommen und entsprechend „reagiert" wird. Diese Muster werden in soziale Interaktionen mit Gleichaltrigen eingebracht und können sich hierbei nach Art eines Kreislaufs verstärken. Impulsivität, Labilität und Defizite in den exekutiven kognitiven Funktionen machen es den Kindern schwer, Konflikte auf sozial angemessenere Weise zu lösen. Die kognitiven Defizite führen auch zu schulischen Leistungsproblemen, und diese tragen zu einer geringen Bindung an die Schule bei (Hawkins et al. 1998). Durch das eigene dissoziale Verhalten und ein unsicheres Bindungsverhalten kann es zur Ablehnung seitens anderer Kinder kommen, was wiederum zum Anschluss an delinquente Peer-Gruppen beiträgt (Tremblay et al. 1995). Derartige Gruppen oder Banden bekräftigen deviante Einstellungen und einen auf unmittelbare Bedürfnisbefriedigung ausgerichteten Lebensstil (Jessor et al. 1991). Die Jugendlichen neigen gehäuft zu Diebstählen, Gewaltdelikten, Vandalismus, Alkohol- und Drogenkonsum, riskantem Verhalten im Straßenverkehr sowie anderen selbst- und fremdgefährdenden Aktionen (Lösel u. Bliesener 1998). Frühe heterosexuelle Beziehungen können ebenfalls das Delinquenzrisiko erhöhen, was insbesondere für Mädchen zuzutreffen scheint (Stattin u. Magnusson 1990).

Die kognitiven Kompetenzdefizite, schulischen Probleme und subkulturellen Einflüsse delinquenter Peer-Gruppen tragen dazu bei, dass Lehren abgebrochen oder längerfristige berufliche Anstrengungen vermieden werden. Deviante Einstellungen, externale Ursachenzuschreibungen und ein teilweise unrealistisches Selbstkonzept verhindern selbstkritische Einsichten, die zu Verhaltensänderungen motivieren könnten (Jessor et al. 1991, Averbeck u. Lösel 1994). Mit fortschreitender Delinquenz und offizieller Straffälligkeit kommen Ausgrenzungsprozesse durch die Gesellschaft und formelle Sanktionen hinzu. Diese können soziale Chancen verringern, abweichende Identitäten verstärken und zur Eigendynamik der Rückfälligkeit beitragen (Hermann u. Kerner 1988).

Bei vielen langfristig delinquenten Jugendlichen setzt sich das Problemverhalten im Erwachsenenalter fort. Teilweise sind dann antisoziale Persönlichkeitsstörungen oder die enger definierte „psychopathy" zu diagnostizieren (Lynam 1996). Das abweichende Verhalten ist in diesen Fällen besonders stabil und durch Interventionen sehr schwer zu ändern (Lösel 1998). Zwar laufen auch bei antisozialen Persönlichkeitsstörungen viele kriminelle Karrieren mit der Zeit aus, nicht selten bestehen aber andere Probleme weiter, z. B. psychiatrische Störungen, Alkoholismus, gescheiterte Partnerschaften, Gewalt in der Familie und chronische Arbeitslosigkeit (Farrington 1989). Durch solche Lebensstile, Milieubedingungen und die genetische Informationsübertragung werden die Entwicklungsrisiken für delinquentes Verhalten mit erhöhter Wahrscheinlichkeit an die nächste Generation weitergegeben, ohne dass allerdings der Kreislauf der Gewalt geschlossen ist (Bender u. Lösel 1997a).

Im Gegensatz zur stabil antisozialen Gruppe liegen die Bedingungen der *jugendtypischen Delinquenz* weniger in langfristigen und persönlichkeitsbedingten Faktoren, sondern sind mehr ein Ausdruck von Statuspassagen. Nach Moffitt (1993) verhalten sich diese Jugendlichen temporär delinquent, weil es sich für sie auszahlt. Sie geben dies aber wieder auf, wenn ihnen konformes Verhalten lohnenswerter erscheint. Eine wesentliche Ursache für den Beginn des Problemverhaltens im Jugendalter ist darin zu sehen, dass in den Industrieländern eine große Diskrepanz zwischen der biologischen Reife und dem sozialen Status sowie der geringen Verantwortung der Jugendlichen besteht. Trotz dieser „Reifungslücke" wollen Jugendliche ihre eigenen Entscheidungen treffen, heterosexuelle Beziehungen aufnehmen und materielle Ressourcen haben. Sie können die Lücke zumindest teilweise dadurch schließen, dass sie sich Peer-Gruppen anschließen, deren Lebensstil solche Möglichkeiten bietet. Moffitt interpretiert dies als „soziale Mimikry" des Verhaltens der persistent antisozialen Jugendlichen.

Die große Bedeutung der Peers für abweichendes Verhalten ist empirisch gut bestätigt (siehe Kap. 6.7). Für die nur in der Jugend Delinquenten hat das abweichende Verhalten dann eine positive Funktion, wenn es dazu beiträgt, sich von den Eltern und anderen Autoritäten zu lösen, den Selbstwert zu bestätigen oder jugendtypische Ziele zu erreichen. Selbst wenn es zeitweise zu schwerwiegender Delinquenz kommt, bleibt diese überwiegend auf die Adoleszenz beschränkt (Moffitt et al. 1996). Diversion und wenig eingreifende staatliche Reaktionen sowie die informellen Kontrollen in dem oft weniger deprivierten Milieu reichen in diesen Fällen aus. Das antisoziale Verhalten verliert seinen Wert, weil sich vermehrt andere Bekräftigungsmöglichkeiten ergeben (Schulabschluss, Beruf, feste Partnerbeziehungen, regelmäßiges Einkommen). Jugendliche, die sich nicht delinquent verhalten, haben nach Moffitt oft

- eine verzögerte Pubertät,
- bereits von Erwachsenen anerkannte Rollen,
- ein familiäres oder schulisches Umfeld, das wenig Lernmöglichkeiten für Delinquenz bietet,
- persönliche Merkmale, die den Zugang zu Peer-Gruppen erschweren oder
- mehrere dieser Charakteristika. Hierbei können auch frühe Temperamentsmerkmale eine Rolle spielen (Moffitt et al. 1996).

Die Unterscheidung von langfristiger und jugendtypischer Delinquenz ist stark vereinfachend. Wie oben skizziert, gibt es auch Mischformen und mehr oder weniger kontinuierliche Verläufe. Wichtig ist jedoch, dass nicht pauschal von *den* Delinquenzursachen gesprochen wird, sondern die unterschiedlichen Konstellationen beachtet werden. Dazu gehört auch, dass zwischen Faktoren unterschieden wird, die das Problemverhalten auslösen und solchen, die es aufrechterhalten oder verstärken (LeBlanc u. Loeber 1993, Lösel 1994). Zum Beispiel verlagert sich im Lauf der Entwicklung der soziale Einfluss von der Familie mehr auf Peer-Gruppen. Zu betonen ist auch, dass keineswegs alle gravierenden und langfristigen Delinquenzentwicklungen in der Kindheit beginnen, sondern Teilgruppen erst in der späten Jugend oder im Erwachsenenalter „starten" (Loeber u. Stouthamer-Loeber 1998).

6.1.4 Protektive Faktoren

Wenn sich trotz vorhandener Risiken nur ein Teil der Kinder und Jugendlichen abweichend entwickelt und andere ihr delinquentes Verhalten wieder aufgeben, stellt sich die Frage nach den protektiven Faktoren und Prozessen (Lösel u. Bliesener 1994, Rutter 1985, Werner u. Smith 1992). In dieser relativ neuen Forschungsrichtung werden Gruppen mit vergleichbar hohem Delinquenzrisiko verglichen, von denen sich die eine negativ und die andere positiv bzw. „resilient" entwickelt. Personale oder soziale Merkmale, die zu diesen unterschiedlichen Entwicklungen führen, gelten als „protektive"

Faktoren (Rutter 1985). Allerdings ist bei den meisten dieser Merkmale der negative Pol zugleich ein Risikofaktor für delinquente Entwicklungen (Farrington 1994, Stouthamer-Loeber et al. 1993). Beispielsweise hat sich niedrige Intelligenz als ein Delinquenzrisiko erwiesen, gute Intelligenz scheint dagegen eine Schutzfunktion zu haben (Kandel et al. 1988). Man kann deshalb nicht generell von protektiven Faktoren sprechen, sondern immer nur in Bezug auf bestimmte Risiken und Merkmalsausprägungen.

Die Annahme einer protektiven Funktion ist vor allem dann berechtigt, wenn ein beträchtliches Risiko für eine Fehlentwicklung abgepuffert wird: So haben z. B. Werner und Smith (1992) Kinder einer Geburtskohorte untersucht, die trotz vier oder mehr frühkindlicher Entwicklungsrisiken zu sozial kompetenten Individuen herangewachsen sind. Diese Resilienten verglichen sie mit jenen jungen Menschen, die risikogemäß erhebliche Verhaltensprobleme zeigten. Außerdem prüften sie, welche Faktoren dazu beitrugen, dass es bei bereits delinquent gewordenen Jugendlichen zu positiven Wendepunkten in der Entwicklung kam. Lösel und Bliesener (1994) verglichen Hochrisikogruppen jugendlicher Heimzöglinge, die sich psychosozial relativ gesund entwickelt hatten mit solchen, bei denen gravierende Verhaltensprobleme aufgetreten waren. Auch in diesem kurzen Längsschnitt kam es teilweise zu positiven oder negativen Veränderungen. Andere einschlägige Studien befassten sich mit Kindern oder Jugendlichen, die in ihrer Familie misshandelt und vernachlässigt wurden (Cicchetti u. Rogosch 1997), die kriminelle oder psychisch gestörte Eltern hatten (Kandel et al. 1988) oder die kumulierte personale oder familiäre Risiken aufwiesen (Stattin et al. 1997).

Trotz der großen Unterschiede in den untersuchten Risiken, Altersstufen, sozialen Kontexten, Erhebungsmethoden und Kriterien für Resilienz zeichnen sich etliche konsistente Ergebnisse ab. Eine protektive Funktion gegen die Entwicklung oder Verfestigung delinquenten Verhaltens können insbesondere folgende Merkmale haben (Lösel u. Bender 2000):

- genetische Dispositionen und eine erhöhte autonome Erregung;
- ein einfaches oder gehemmtes Temperament;
- eine flexible Anpassung der Ich-Grenzen anstelle rigider Über- oder Unterkontrolle („ego resiliency"; Block u. Block 1980);
- überdurchschnittliche Intelligenz und ein gutes Planungsverhalten;
- eine sichere Bindung an die Mutter oder eine andere Bezugsperson in oder außerhalb der Familie;
- emotionale Zuwendung, Kontrolle und Konsistenz in der Erziehung zuhause, in der Schule oder gegebenfalls in Wohlfahrtseinrichtungen;
- Eltern oder andere Erwachsene, die Vorbilder für Resilienz unter widrigen Umständen sind;
- ein mehr aktives und weniger vermeidendes Bewältigungsverhalten;
- soziale Unterstützung durch nichtdelinquente Freunde oder Partner;
- Erfolg in der Schule und eine Bindung an schulische Werte und Normen;
- soziale Beziehungen zu nichtdelinquenten Peer-Gruppen oder eine gewisse soziale Isolation;

■ Erfahrungen der Selbstwirksamkeit in nichtdelinquenten Aktivitäten und ein positives, aber nicht unrealistisch überhöhtes Selbstbild;

■ kognitive Schemata, Überzeugungen und soziale Informationsverarbeitungsprozesse, die nicht aggressionsfördernd sind;

■ Erfahrungen der Struktur und Sinnhaftigkeit im eigenen Leben (z. B. Kohärenzgefühl; Antonovsky 1987);

■ eine sozial integrierte, nicht gewalttätige Nachbarschaft.

Die protektive Wirkung solcher personalen oder sozialen Ressourcen dürfte darin liegen, dass die in Abb. 6.2 beschriebenen Kettenreaktionen delinquenter Entwicklungen unterbrochen werden. Ähnlich wie bei den Risikofaktoren scheint auch bei protektiven Einflüssen die Kumulation mehrerer Faktoren besonders effektiv zu sein (Lösel et al. 1992, Stattin et al. 1997). Die zugrundeliegenden Prozesse und Mechanismen sind aber erst ansatzweise geklärt (Rutter et al. 1998).

Wie die obige Zusammenstellung zeigt, kommt es auch sehr auf die spezifische Konstellation und Dosierung bestimmter Einflüsse an. Wenn z. B. delinquente Jugendliche mit ihren Peer-Beziehungen und ihrer sozialen Unterstützung zufrieden sind, so hat dies keinen Schutz-, sondern einen Risikoeffekt (Bender u. Lösel 1997b). Bei weniger devianten Jugendlichen ist es dagegen umgekehrt. Ein positives Selbstkonzept scheint ebenfalls nur teilweise eine protektive Funktion zu haben und bei aggressiven Personen das Risiko weiterer Devianz sogar noch zu erhöhen (Baumeister et al. 1996). Man sollte deshalb nicht generell von Risiko- oder Schutzfaktoren sprechen, sondern immer fragen: „Risiko wofür?" und: „Schutz wogegen?". Manche Merkmale, die dazu beitragen, dass sich gefährdete Jugendliche nicht delinquent entwickeln oder ihr abweichendes Verhalten wieder aufgeben, können unter Umständen ein Risiko für internalisierende Störungen darstellen (Lösel u. Bender 2003). So haben z. B. Werner und Smith (1992) gefunden, dass viele Resiliente keine festen Partnerbeziehungen hatten oder über gesundheitliche Beschwerden klagten. Solche Probleme könnten ein Preis dafür sein, dass sie sich trotz widriger Umstände sozial gut angepasst und erfolgreich entwickelt haben.

Die vergleichende Erforschung des Zusammenwirkens von Risiko-, Vulnerabilitäts- und Schutzmechanismen für verschiedene Verhaltensstörungen im Kindes- und Jugendalter steht erst am Anfang. Noch viel zu wenig wissen wir auch darüber, wie die Entwicklungsprozesse auf der individuellen und mikrosozialen Ebene mit makrosozialen Einflüssen zusammenhängen. Zu den für Jugenddelinquenz bedeutsamen gesellschaftlichen Entwicklungen gehören wahrscheinlich:

■ die zunehmende Zahl von Kindern, die unter instabilen Familienverhältnissen in einem multipel belasteten Milieu aufwachsen,

■ die Unsicherheit von Lebensentwürfen in der modernen Arbeitsgesellschaft,

■ die zunehmende Einkommensschere zwischen Armen und Reichen,

■ die Verbreitung von Gewalt und Rollenklischees in den Massenmedien,

▪ die Relativierung von Wertfragen in vielen Lebensbereichen,
▪ die verminderte Bindung an prosoziale Institutionen wie Kirchen oder Vereine,
▪ die Folgen der psychosozialen Entwurzelung bei Teilgruppen von Migranten,
▪ der zunehmend in die Kindheit verlagerte Beginn einer konsumorientierten Jugendkultur und zugleich der spätere Übergang in eine verantwortliche Erwachsenenrolle.

Wie diese und andere gesellschaftlichen Veränderungen mit der in vielen Ländern angestiegenen Jugendkriminalität zusammenhängen, lässt sich noch kaum methodisch stichhaltig sagen.

Literatur

Antonovsky A (1987) Unraveling the mystery of health: How people manage stress and stay well. Jossey-Bass, San Francisco

Averbeck M, Lösel F (1994) Subjektive Theorien über Jugendkriminalität. In: Steller M, Dahle K-P, Basqué M (Hrsg) Straftäterbehandlung. Centaurus, Pfaffenweiler S 213–226

Baumeister RF, Smart L, Boden JM (1996) Relation of threatened egotism to violence and aggression: the dark side of high self-esteem. Psychological Bulletin, 103:5–33

Bender D, Lösel F (1997a) Risiko- und Schutzfaktoren in der Genese und Bewältigung von Mißhandlung und Vernachlässigung. In: Egle UT, Hoffmann SO, Joraschky P (Hrsg) Sexueller Mißbrauch, Mißhandlung und Vernachlässigung. Schattauer, Stuttgart S 35–53

Bender D, Lösel F (1997b) Protective and risk effects of peer relations and social support on antisocial behaviour in adolescents from multi-problem milieus. Journal of Adolescence 20:661-678

Bergman LR, Magnusson D (1997) A person-oriented approach in research on developmental psychopathology. Development and Psychopathology 9:291–319

Block JH, Block J (1980) The Role of ego-control and ego-resiliency in the organization of behavior. In: Collins WA (ed) The Minnesota Symposia on Child Psychology, Vol 13. Development of cognition, affect, and social relationships. Erlbaum, Hillsdale, NJ, pp 39–101

Brennan PA, Mednick SA, Raine A (1997) Biosocial interactions and violence: A focus on perinatal factors. In: Raine A, Brennan PA, Farrington DP, Mednick SA (eds) Biosocial bases of violence. Plenum Press, New York, pp 163-174

Cicchetti D, Rogosch FA (1997) The role of self-organization in the promotion of resilience in maltreated children. Development and Psychopathology 9:797–815

Crick NR, Dodge KA (1994) A review and reformulation of social information-processing mechanisms in children's social adjustment. Psychological Bulletin 115:74–101

Farrington DP (1989) Later adult life outcomes of offenders and nonoffenders. In: Brambring M, Lösel F, Skowronek H (eds) Children at risk: Assessment, longitudinal research, and intervention. De Gruyter, Berlin, pp 220–244

Farrington DP (1992) Psychological contributions to the explanation, prevention, and treatment of offending. In: Lösel F, Bender D, Bliesener T (eds) Psychology and law: International perspectives. De Gruyter, Berlin, pp 35–51

Farrington DP (1994) Protective factors in the development of juvenile delinquency and adult crime. Invited lecture at the 6th Scientific Meeting of the Society for Research in Child and Adolescent Psychopathology. London, June 1994

Hawkins JD, Herrenkohl T, Farrington DP, Brewer D, Catalano RF, Harachi TW (1998) A review of predictors of youth violence. In: Loeber R, Farrington DP (eds) Serious and violent juvenile offenders. Sage, Thousand Oaks, pp 106-146

Hermann D, Kerner HJ (1988) Die Eigendynamik der Rückfallkriminalität. Kölner Zeitschrift für Soziologie und Sozialpsychologie 40:485-504

Jessor R, Donovan JE, Costa FM (1991) Beyond adolescence: Problem behavior and young adult development. University Press, Cambridge

Kandel E, Mednick SA, Kirkegaard-Sorensen L, Hutchings B, Knop J, Rosenberg R, Schulsinger F (1988) IQ as a protective factor for subjects at high risk for antisocial behavior. Journal of Consulting and Clinical Psychology 56:224-226

Kraemer GW (1997) Social attachment, brain function, aggression, and violence. In: Raine A, Brennan PA, Farrington DP, Mednick SA (eds) Biosocial bases of violence. Plenum Press, New York, pp 207-229

Kreuzer A (1993) Jugendkriminalität. In: Kaiser G, Kerner H-J, Sack F, Schellhoss H (Hrsg) Kleines Kriminologisches Wörterbuch, 3. Aufl. CF Müller, Heidelberg, S 182-191

Lahey BB, Loeber R (1994) Framework for a developmental model of oppositional defiant disorder and conduct disorder. In: Routh DK (ed) Disruptive behavior disorders in childhood. Plenum Press, New York, pp 139-180

Lahey BB, Loeber R, Hart E, Frick P (1995) Four-year longitudinal study of conduct disorder in boys: Patterns and predictors of persistence. Journal of Abnormal Psychology 104:83-93

LeBlanc M, Loeber R (1993) Precursors, causes and the development of criminal offending. In: Hay DF, Angold A (eds) Precursors and causes in development and psychopathology. Wiley, New York, pp 233-264

Loeber R, Dishion TJ (1983) Early predictors of male delinquency: A review. Psychological Bulletin 94:68-99

Loeber R, Hay DF (1994) Developmental approaches to aggression and conduct problems. In: Rutter M, Hay DF (eds) Development through life: A handbook for clinicians. Blackwell, Oxford, pp 488-516

Loeber R, Stouthamer-Loeber M (1998) Development of juvenile aggression and violence: Some common misconceptions and controversies. American Psychologist, 53:242-259

Lösel F (1994) Deviancy, crime and disorder among young people. Criminal Behaviour and Mental Health 4:1-23

Lösel F (1996) Working with young offenders: The impact of meta-analysis. In: Hollin CR, Howells K (eds) Clinical approaches to working with young offenders. Wiley, Chichester, pp 57-82

Lösel F (1998) Treatment and management of psychopaths. In: Cooke DJ, Forth AE, Hare RB (eds) Psychopathy: Theory, research, and implications for society. Kluwer, Dordrecht, pp 303-354

Lösel F, Bender D (2003) Protective factors and resilience. In: Farrington DP, Coid J (eds) Prevention of adult antisocial behaviour. Cambridge University Press, Cambridge

Lösel F, Bender D (2000) Protektive Faktoren gegen Delinquenzentwicklungen. In: Jehle J-H (Hrsg) Täterbehandlung und neue Sanktionsformen – kriminalpolitische Konzepte in Europa, S 117-153

Lösel F, Bliesener T (1994) Some high-risk adolescents do not develop conduct problems: A study of protective factors. International Journal of Behavioral Development 17:753-777

Lösel F, Bliesener T (1998) Zum Einfluß des Familienklimas und der Gleichaltrigen-gruppe auf den Zusammenhang zwischen Substanzengebrauch und antisozialem Verhalten von Jugendlichen. Kindheit und Entwicklung 7:208–220

Lösel F, Bliesener T (1999) School bullying in Germany. In: Smith PK, Morita Y, Jun-ger-Tas J, Olweus D, Catalano R, Slee P (eds) The nature of school bullying: A cross-national perspective. Routledge, London, pp 224–249

Lösel F, Averbeck M, Bliesener T (1997) Gewalt zwischen Schülern der Sekundarstufe: Eine Untersuchung zur Prävalenz und Beziehung zu allgemeiner Aggressivität und Delinquenz. Empirische Pädagogik 11:327–349

Lösel F, Bliesener T, Averbeck M (1999) Hat die Delinquenz von Schülern zugenom-men? Ein Vergleich im Dunkelfeld nach 22 Jahren. In: Schäfer M, Frey D (Hrsg) Aggression und Gewalt unter Kindern und Jugendlichen. Hogrefe, Göttingen, S 65–87

Lösel F, Kolip P, Bender D (1992) Streß-Resistenz im Multiproblem-Milieu. Sind see-lisch widerstandsfähige Jugendliche „Superkids"? Zeitschrift für Klinische Psycho-logie 21:48–63

Lynam DR (1996) Early identification of chronic offenders: Who is the fledgling psy-chopath? Psychological Bulletin 120:209–234

Moffitt TE (1993) Adolescence-limited and life-course-persistent antisocial behavior: A developmental taxonomy. Psychological Review 4:674–701

Moffitt TE, Caspi A, Dickson N, Silva P, Stanton W (1996) Childhood-onset versus adolescent-onset antisocial conduct problems in males: natural history from ages 3 to 18 years. Development and Psychopathology 8:399–424

Nagin D, Tremblay RE (1999) Trajectories of boys' physical aggression, opposition, and hyperactivity on the path to physically violent and nonviolent juvenile delin-quency. Child Development 70:1181–1196

Olweus D (1979) Stability of aggressive reaction patterns in males: A review. Psychol-goical Bulletin 86:852–875

Patterson GR, Reid JB, Dishion TJ (1992) Antisocial boys. Castalia, Eugene, OR

Patterson GR, Forgatch MS, Yoerger KL, Stoolmiller M (1998) Variables that initiate and maintain an early-onset trajectory for juvenile offending. Development and Psychopathology 10:531–547

Plomin R (1994) Genetics and experience. Sage, Newbury Park, CA

Raine A (1997) Antisocial behavior and psychophysiology: A biosocial perspective and a prefrontal dysfunction hypothesis. In: Stoff DM, Breiling J, Maser JD (eds) Hand-book of antisocial behavior. Wiley, New York, pp 289–304

Raine A, Farrington DP, Brennan P, Mednick SA (eds) (1997) Biosocial bases of vio-lence. Plenum Press, New York

Remschmidt H, Walter R (1990) Psychische Auffälligkeiten bei Schulkindern. Hogrefe, Göttingen

Robins LN (1966) Deviant children grown up. Williams & Wilkins, Baltimore

Rutter M (1985) Resilience in the face of adversity. Protective factors and resistance to psychiatric disorder. British Journal of Psychiatry 147:598–611

Rutter M, Giller H, Hagell A (1998) Antisocial behavior by young people. Cambridge University Press, Cambridge

Stattin H, Magnusson D (1990) Pubertal maturation in female development. Erlbaum, Hillsdale, NJ

Stattin H, Romelsjö A, Stenbacka M (1997) Personal resources as modifiers of the risk for future criminality. British Journal of Criminology 37:198–223

Stouthamer-Loeber M, Loeber R, Farrington DP, Zhang Q, van Kammen W, Maguin E (1993) The double edge of protective and risk factors for delinquency: Interrela-tions and developmental patterns. Development and Psychopathology 5:683–701

Traulsen M (1994) Die Entwicklung der Jugendkriminalität. Kriminalistik 48:101–105

Tremblay RE, Craig WM (1995) Building a safer society. In: Tonry M, Farrington D (eds) Crime and justice, vol 19. University of Chicago Press, Chicago, pp 151–236

Werner EE, Smith RS (1992) Overcoming the odds. Cornell University Press, Ithaca, London

Wilkström P-O, Loeber R (2000) Do disadvantaged neighborhoods cause well-adjusted children to become adolescent delinquents? A study of male serious offending, individual risk and protective factors, and neighborhood context. Criminology 38: 1109–1142

Wolfgang ME, Thornberry TP, Figlio RM (1987) From boy to man, form delinquency to crime. University of Chicago Press, Chicago

6.2 Gewaltdelikte

Friedrich Lösel

6.2.1 Begriff und Verbreitung

Gewalt ist ein sehr komplexer, auch im kriminologischen Zusammenhang uneinheitlich gebrauchter Begriff. Überwiegend werden darunter schwere Formen der Aggression verstanden (Lösel et al. 1990), vor allem die absichtliche physische Schädigung anderer oder ein vergleichbar schwerer psychischer Zwang (Schwind et al. 1990). In der polizeilichen Kriminalstatistik (PKS) wird die Gewaltkriminalität wesentlich enger gefasst. Zu ihr gehören insbesondere Mord und Totschlag, Vergewaltigung, Raub und räuberische Erpressung, Körperverletzung mit Todesfolge, gefährliche und schwere Körperverletzung sowie Vergiftung, erpresserischer Menschenraub und Geiselnahme. Sachbeschädigung, Brandstiftung, einfache Körperverletzung u.a. werden dagegen nicht darunter subsummiert.

Der Anteil der Gewaltkriminalität an der Gesamtheit polizeilich bekannt gewordener Straftaten beträgt ca. 3%. Von den im Jahre 2001 in der PKS erfassten 188 413 Fällen waren 120 345 gefährliche/schwere Körperverletzungen, 57 108 Raubdelikte, 7 891 Vergewaltigungen/sexuelle Nötigungen und 2 641 vorsätzliche Tötungsdelikte (Mord und Totschlag einschließlich Versuche). Gewaltdelikte werden laut PKS zu etwa 90% von männlichen Tätern begangen. Bezogen auf ihren Bevölkerungsanteil sind Jugendliche und Heranwachsende bei der Gewaltkriminalität stark überrepräsentiert. Kinder sind bei den meisten Gewaltdelikten unterrepräsentiert, nicht jedoch bei den Raubdelikten. Beim Raub sind ca. 60% der Tatverdächtigen jünger als 21 Jahre und ca. 40% jünger als 18. Junge Menschen sind aber nicht nur unter den Tätern relativ häufig, sondern auch unter den Gewaltopfern. Hier sind allerdings die Unterschiede zwischen den Geschlechtern geringer (Pfeiffer et al. 1998). Ähnliches gilt, wenn nicht nur polizeilich bekannt gewordene, sondern selbstberichtete Gewaltdelikte erfasst werden (Lösel et al. 1997).

Während die Gewaltkriminalität in Deutschland bei den Erwachsenen seit den 80er Jahren ziemlich konstant geblieben ist, besteht bei jungen Menschen laut PKS ein deutlicher Anstieg. Dies gilt speziell für Raubdelikte und schwere Körperverletzungen. Die Tatverdächtigenbelastungsziffer TVBZ (pro 100 000 der altersgleichen Bevölkerung) der Jugendlichen ist von 1984–1997 bei den Raubdelikten um 342% und bei der gefährlichen/ schweren Körperverletzung um 204% gestiegen (Pfeiffer et al. 1998). Der

Anstieg hat vor allem in den 90er Jahren eingesetzt, in den letzten Jahren hat er sich jedoch nicht mehr fortgesetzt (BMI u. BMJ 2001). Auch unter den insgesamt deutlich seltener delinquenten Kindern besteht eine ähnliche Tendenz, wobei allerdings der Wert des geraubten Gutes oft gering ist. Die Gewaltkriminalität junger Menschen liegt gemäß PKS in den neuen Bundesländern etwas höher als in den alten. Zum Beispiel betrug 1997 die TVBZ für männliche deutsche Jugendliche in den alten versus neuen Bundesländern bei den Tötungsdelikten 6:13, bei Vergewaltigungen 15:31, bei Raubdelikten 450:647 und bei gefährlichen/schweren Körperverletzungen 778:1098. Nichtdeutsche junge Menschen sind bei Gewaltdelikten ebenfalls überrepräsentiert, doch ist hier der Anteil in der Bevölkerung nicht exakt erfassbar. Besondere Probleme bereiten Jugendliche aus der Türkei, Ex-Jugoslawien und manche Aussiedlergruppen (BMI u. BMJ).

Aufgrund des großen Dunkelfelds nicht angezeigter Delikte, der Abhängigkeit von der Anzeigebereitschaft in der Bevölkerung, selektiver polizeilicher Aktivitäten und anderer methodischer Probleme der PKS wird der Anstieg der Gewalt junger Menschen teilweise in Frage gestellt (z. B. Heinz 1997). Eine in jeder Hinsicht aussagekräftige Datenquelle gibt es nicht. Auch Täter- und Opferbefragungen haben Mängel und werden zudem in Deutschland nicht regelmäßig durchgeführt. Zu beachten ist u.a. Folgendes: Die gravierendsten Gewaltdelikte unter Kindern und Jugendlichen sind nach wie vor sehr selten (z. B. waren 2001 10 Kinder bzw. 178 Jugendliche wegen Tötungsdelikten tatverdächtig und 96 bzw. 617 wegen Vergewaltigung und sexueller Nötigung).

Die Strafverfolgungsstatistiken bestätigen, dass junge Menschen heute häufiger Gewaltdelikte begehen als in den 80er Jahren (Pfeiffer et al. 1998). Längsschnittvergleiche von Täterbefragungen weisen ebenfalls auf einen Anstieg der Gewalt junger Menschen hin, der allerdings geringer ausfällt als in der PKS (Lösel et al. 1998, Mansel u. Hurrelmann 1998). Neben einem echten Zuwachs der Gewaltdelikte junger Menschen müssen Mechanismen berücksichtigt werden, durch die sie in der PKS besonders sichtbar werden (z. B. vermehrte Anzeige bei Schlägereien zwischen Deutschen und Nichtdeutschen; Pfeiffer et al. 1998). Es scheint nicht die Jugend allgemein gewalttätiger geworden zu sein, vielmehr bereitet vor allem eine kleine Gruppe multipel belasteter Jugendlicher Probleme (Lösel et al. 1998).

6.2.2 Ursachen der Gewalt

Die Delinquenz von Kindern und Jugendlichen ist zumeist nicht auf bestimmte Deliktformen spezialisiert. Dementsprechend haben junge Gewalttäter oft auch andere Delikte begangen, und es bestehen ähnliche Risikofaktoren wie bei der sonstigen schweren Delinquenz. Allerdings lässt sich, wie in Kapitel 6.1 dargestellt, auch ein relativ spezifischer Entwicklungspfad der „overt antisociality" bzw. primär aggressiver junger Menschen be-

Tabelle 6.1. Ein Modell aggressiven Verhaltens auf sozial-lerntheoretischer Grundlage

Makrosoziale Rahmenbedingungen ↙ ↓ ↘		
Individuelle und mikro-soziale Bedingungen	**Situative, interaktive Bedingungen konkreter Gewaltakte**	**Bedingungen der Verfestigung der Gewaltbereitschaft**
– Biologische Faktoren – Persönlichkeitsmerkmale – Familie – Schule – Peer-Gruppe – Medien – Schemata der sozialen Informationsverarbeitung	– Soziale Informationsverarbeitung – Wahrgenommene Schädigung – Motivierende Anreize – Modellwirkung anderer – Alkohol u.a. Drogen – Befehle/Anweisungen – Bizarre Denkweisen	– Externe Bekräftigung – Probleme der Bestrafung – Stellvertretende Bekräftigung – Selbstbekräftigung, Neutralisierung der Selbstkritik, rationalisierende Denkweisen

obachten. Dessen Hintergründe unterscheiden sich tendenziell von jenen der nichtaggressiven schweren Delinquenzformen. Zum Beispiel scheinen innerfamiliäre Zwangsprozesse und Aggressionen, Defizite in der Impulskontrolle und Informationsverarbeitung, hormonelle und genetische Faktoren für die Gewaltkriminalität eine größere Rolle zu spielen. Ausschließlich gewalttätige jugendliche Delinquente sind allerdings selten, und selbst bei Tötungsdelikten ähnelt der Entwicklungshintergrund oft dem auch ansonsten schwerwiegend Auffälliger (Lempp 1977).

Die Ursachen von Gewaltdelikten junger Menschen sind vielfältig. In der Regel ist eine multifaktorielle Erklärung erforderlich. Auf der Basis der kognitiv-sozialen Lerntheorie von Bandura (1979) haben wir ein Modell vorgeschlagen, das ein breites Spektrum von Faktoren zusammenfasst (Lösel et al. 1990, Lösel 1995). Dabei werden folgende Ebenen unterschieden (Tabelle 6.1):

▪ längerfristige Einflüsse, durch die aggressive Verhaltensmuster und eine erhöhte Gewaltbereitschaft entstehen;
▪ situative Bedingungen, durch die Gewaltdelikte ausgelöst werden;
▪ Faktoren, welche die weitere Gewaltbereitschaft verstärken oder vermindern;
▪ soziale Rahmenbedingungen, die sich auf den anderen drei Ebenen niederschlagen.

Für die Begutachtung, Behandlung und Rückfallprävention ist es sehr wichtig, das Zusammenwirken individueller Merkmale und Sozialisationsbedingungen mit Merkmalen der Tatsituationen herauszuarbeiten. Denn insbesondere die schweren Gewaltdelikte junger Menschen sind meistens nicht von langer Hand geplant, sondern ergeben sich wie ein „sozialer Unfall" (Lempp 1977) in eskalierenden, affektgeladenen Konfliktsituationen.

Biologische Faktoren

Nach den Erkenntnissen der Verhaltensforschung ist Aggressivität ein gemeinsamer Ausdruck verschiedener biologischer Reaktionsbereitschaften (Eibl-Eibesfeldt 1997). Insbesondere dient sie der Selbstverteidigung oder der Verteidigung gegenüber dem Gruppenfeind, erfolgt aus Angst und Ausweglosigkeit, als Angriff auf den sexuellen Rivalen, als soziale Exploration (der Rangfolge) oder zur Revierverteidigung. Solche verhaltensbiologischen Grundmuster können zum Verständnis von typischen Erscheinungsformen der Gewalt beitragen. Sie erklären aber weniger die beträchtlichen interindividuellen Unterschiede in der Gewaltneigung. Hierfür spielen u.a. spezifische genetische und konstitutionelle, neurologische und endokrine Einflüsse eine Rolle.

Studien an Zwillingen, Adoptivkindern und verschiedenen Verwandtschaftsgraden legen nahe, dass Unterschiede in der Aggressivität teilweise erblich sind (Rowe 1994). Auf den Einfluss von Schwangerschafts- und Geburtskomplikationen wurde bereits im Kapitel 6.1 hingewiesen. Vererbte und angeborene Dispositionen können sich u.a. in einem geringeren Erregungsniveau des zentralen und autonomen Nervensystems niederschlagen (Raine 1993). Wahrscheinlich ist bei aggressiven Menschen das „behavior inhibition system" (BIS) gegenüber dem „behavior activation system" (BAS) unterentwickelt (Quay 1993). Raine (1997) hat Befunde zu niedrigeren Pulsraten, zu verlangsamten Elektroenzephalogrammen und zur geringeren Hautleitfähigkeit bei aggressiven jungen Menschen in einer „prefrontal deficit hypothesis" integriert. Während die Zusammenhänge zwischen Aggressivität und niedrigem Ruhepuls relativ gut bestätigt sind, ist die Empirie bei anderen physiologischen Parametern weniger klar. Dies gilt z.B. für Gewaltkorrelate im Bereich der Neurotransmitter und Hormone. Teilweise zeigt sich, dass aggressive junge Männer erniedrigte Serotoninwerte (im Gehirn) und erhöhte Testosteronwerte (im Speichel) aufweisen (Moffitt et al. 1997). Die Zusammenhänge sind allerdings noch weniger konsistent als im Erwachsenenalter (z.B. Booth u. Osgood 1993): Nicht nur biologische Moderatorvariablen sind von Bedeutung, sondern auch die familiäre Belastung, die Schichtzugehörigkeit und andere soziale Faktoren (Moffitt et al. 1997, Susman u. Ponirakis 1997).

Persönlichkeitsmerkmale

Relativ konsistent zeigt sich, dass Hyperaktivität, Impulsivität, Aufmerksamkeitsprobleme, niedrige Intelligenz und erhöhte Risikobereitschaft langfristige Prädiktoren der Gewaltdelinquenz sind (Hawkins et al. 1998, Lipsey u. Derzon 1998). Diese Ergebnisse sprechen für Defizite junger Gewalttäter in den exekutiven Hirnfunktionen, die u.a. für abstraktes Denken, Planen, zielbewusstes Handeln, Sprachentwicklung, Konzentration, Selbstaufmerksamkeit und Selbstkontrolle bedeutsam sind (Moffitt u. Henry 1991). Die Defizite in exekutiven neuropsychologischen Funktionen scheinen bei aggressiven Jugendlichen größer zu sein als bei anderweitig delinquenten (Seguin et al. 1995). Es muss allerdings betont werden, dass die neuropsychologischen Auffälligkeiten selbst bei Tätern mit schweren Gewaltdelikten oft nur gradueller Natur sind und keine Geisteskrankheiten vorliegen.

Gewalttäter mit Defiziten in der Verhaltenshemmung sind eher wenig ängstlich und neurotisch. Sie neigen proaktiv zur Gewalt und zeigen auch ansonsten in ihrem Erleben und Verhalten Tendenzen, wie sie im Erwachsenenalter bei antisozialen Persönlichkeitsstörungen oder Soziopathien beschrieben werden (Lynam 1996). Andere junge Gewalttäter sind dagegen mehr gehemmt und ängstlich und können ihre feindseligen Impulse überwiegend kontrollieren (Blackburn 1993, Megargee 1966). Bei solchen überkontrolliert Aggressiven kommt es erst dann zu Gewalttaten, wenn sie massiv provoziert werden und Konflikte unter starken Affekten eskalieren. Dabei stellt sich nicht selten die Frage der (verminderten) Schuldfähigkeit (siehe Kap. 5).

▦ Familie

Wichtige Bedingungen der Gewaltbereitschaft junger Menschen sind die Sozialisationserfahrungen in der Familie. Wie allgemein bei Delinquenzentwicklungen handelt es oft um ein Unterschichtenmilieu, in dem es an emotionaler Zuwendung mangelt, die Erziehung nachlässig, inkonsistent oder übermäßig streng ist (siehe Kap. 6.1). In den Familien gewalttätiger Kinder und Jugendlicher wird besonders häufig geschlagen, mit Zwang interagiert und anderweitig aggressiv miteinander umgegangen. Nicht selten sind die Eltern selbst straffällig geworden (Lipsey u. Derzon 1998). Durch solche familiären Erfahrungen werden aggressive Interaktionsmuster am Modell gelernt und bekräftigt. Wenngleich Misshandlung und Vernachlässigung in der Familie die Wahrscheinlichkeit späterer Gewalttaten junger Menschen erhöhen (z. B. Maxfield u. Widom 1996), ist der „Kreislauf der Gewalt" keineswegs geschlossen: Nur ein Teil der Kinder aus einem solchen Herkunftsmilieu wird später gewalttätig, und ein Teil der Gewalttäter wiederum ist unter relativ unauffälligen Umständen aufgewachsen. Für die unterschiedlichen Entwicklungen spielen zum einen protektive Faktoren eine Rolle, welche die familiären Erfahrungen abpuffern (Lösel u. Bender 2003). Zum andern haben die Erfahrungen in anderen Sozialisationsinstanzen einen Effekt auf die Gewaltbereitschaft.

▦ Schule und Peer-Gruppe

Die Schule wird in jüngster Zeit vor allem als Ort der Gewalt junger Menschen diskutiert. Ähnlich wie in den USA ist es nun auch in Deutschland zu amokartigen Tötungsdelikten gekommen. Solch gravierende Fälle, wie jener in Erfurt, sind letztlich nicht stichhaltig erklärbar, sondern lediglich im Nachhinein verstehbar. Wesentlich häufiger wird über alltägliche Misshandlungen und regelmäßige Quälereien von Mitschülern berichtet (Lösel u. Bliesener 1999). Die Ursachen dieser Aggressionen (Bullying, Mobbing) liegen nicht primär in der Schule, sondern in der Persönlichkeit, der Familie und anderen Einflüssen (Olweus 1995). Allerdings spielt auch das schulische Umfeld selbst eine Rolle: Ein positives Schulklima und gezielte erzieherische Maßnahmen können dazu beitragen, dass Schulen nicht zu einem Ort gehäufter Gewalt werden (Olweus 1995).

Teilweise innerhalb und teilweise außerhalb der Schule spielt die Gleichaltrigengruppe eine wesentliche Rolle für die Gewaltbereitschaft (Elliott 1994). Aggressive Peers haben einen modellhaften und bekräftigenden Einfluss auf gewalttätiges Verhalten. In manchen Subkulturen werden bestimmte Formen der Gewalt verherrlicht (z. B. bei Hooligans, Skinheads, Rechtsradikalen, Autonomen). Zwar liegen bei solchen Jugendlichen nicht selten auch ungünstige Familienverhältnisse vor, doch hat die Peer-Gruppe einen eigenständigen Effekt auf die Gewaltbereitschaft (Lösel u. Bliesener im Druck). Ähnliches gilt für die Gewaltdarstellung in den Massenmedien.

Gewalt in den Massenmedien

Der Nachweis, dass ein gehäufter Konsum von realen oder fiktiven Gewaltdarstellungen in Film, Fernsehen und Videos die Gewaltbereitschaft fördert, ist methodisch schwer zu führen. Das Gros der zahlreichen Studien spricht aber für einen solchen Effekt (Huesman u. Miller 1994). Er ist allerdings quantitativ nicht sehr ausgeprägt und hängt u.a. von der bereits vorhandenen Gewaltneigung und anderen Merkmalen der Konsumenten ab (Paik u. Comstock 1994).

Gewaltdarstellungen in den Massenmedien können sich zum einen so auswirken, dass Kinder und Jugendliche sie in Delikten direkt nachahmen (Glogauer 1993). Beispiele hierfür sind die beiden Jungen in Liverpool, die einen kleinen Jungen getötet haben, oder ein bayerischer Junge, der sich mit dem Helden eines Horrorvideos identifizierte und dementsprechend auf Verwandte mit der Axt einschlug.

Die häufigere Auswirkung von Mediendarstellungen scheint indirekt zu sein: Die Konsumenten erwerben aggressive Handlungsschemata, gewöhnen sich an Gewalt, stumpfen emotional dagegen ab, lernen Feindbilder und entpersonalisiernde Stereotype. Indem gerade aggressive Kinder und Jugendliche besonders häufig gewalthaltige Filme konsumieren, besteht bei ihnen ein erhöhtes Risiko, dass sich kognitive Schemata und Überzeugungen verfestigen, die zur Gewalt beitragen (Huesman u. Miller 1994).

Soziale Informationsverarbeitung

Die kognitiven Schemata und Überzeugungen sind einerseits das Ergebnis sozialer Erfahrungen und tragen andererseits dazu bei, dass in konkreten Situationen aggressiv reagiert wird. Im Vergleich mit sozial unauffälligen Kindern und Jugendlichen finden sich bei aggressiven folgende Tendenzen der Informationsverabeitung (Crick u. Dodge 1994, Huesman 1997):

- In der Wahrnehmung mehrdeutiger Situationen sind sie sensibler für aggressionsrelevante Reize.

- Sie interpretieren die Absichten ihrer Interaktionspartner öfter als feindselig und haben Schwierigkeiten, sich in die Motive und Gefühle anderer hineinzuversetzen.
- Bei der Setzung eigener Ziele sind sie egozentrischer und weniger an Kompromissen orientiert.
- Die Suche nach geeigneten Reaktionsweisen erfolgt undifferenzierter und impulsiver, wobei vor allem aggressive Alternativen kognitiv repräsentiert sind.
- Bei der Handlungsauswahl werden die Konsequenzen aggressiver Alternativen relativ positiv eingeschätzt.
- Hinsichtlich nichtaggressiver Alternativen betrachtet man sich dagegen als weniger kompetent und verfügt auch über geringere Fertigkeiten für prosoziale Interaktionen (z. B. Sprache, Kontaktnahme).

Durch derartige Tendenzen zur Verarbeitung sozialer Informationen sind Aggressionen gleichsam die folgerichtige Reaktion auf das Verhalten anderer (Bliesener u. Lösel 2001). Der junge Täter befindet sich dabei in einem Kreislauf subjektiver Realität, der Gewalt provoziert und rechtfertigt. Therapeutische und pädagogische Maßnahmen zielen deshalb auf eine differenziertere Situationswahrnehmung, die Übernahme der Perspektive von Opfern, eine stärkere Selbstkontrolle eigener Emotionen, realistischere Handlungsbewertungen und verbesserte soziale Kompetenzen (Lösel 1996).

■ Faktoren der Tatsituation

Die Schemata der Verarbeitung sozialer Informationen tragen wesentlich dazu bei, dass sich die Gewaltbereitschaft in einer konkreten Situation manifestiert. Wie die Analyse von Gewalttaten zeigt, existieren typische örtliche und interaktive Merkmale (Sampson u. Lauritsen 1994). Häufig eskalieren dabei relativ triviale Konflikte (Farrington 1993). Bei Tötungsdelikten im familiären oder nachbarschaftlichen Bereich gehen z. B. verbale Auseinandersetzungen voran, bei schweren Schlägereien zwischen Jugendlichen Provokationen (Farrington 1993). Typische Auslöser für Gewalttaten sind von den Tätern wahrgenommene Schädigungen oder Behinderungen durch andere. Zum Beispiel werden eigene Ziele und Wünsche versagt, Herabsetzungen der eigenen Person oder Eifersucht erlebt. Dabei ist es nicht entscheidend, ob die Blockaden real oder gravierend sind. Die kognitiv-emotionale Gewaltbereitschaft kann bereits durch „falsche" Blicke oder Worte anderer (z. B. bei Schlägereien), das Aussehen (z. B. bei fremdenfeindlichen Taten) oder ein Verbot (z. B. bei innerfamiliären Gewalttaten) verhaltenswirksam werden. Wenn aus scheinbar nichtigen Anlässen heraus Tötungsdelikte entstehen, liegen allerdings nicht selten langfristige Konflikte vor, durch die „das Fass zum Überlaufen kommt". Gleichwohl wollen die meisten dieser jungen Täter das Opfer eigentlich nicht töten, sondern zeitweise ausschalten (Lempp 1977).

Neben Auslösern im Sinne der Frustrations-Aggressions-Hypothese können spezifische situative Anreize eine Rolle spielen. Im Sinne der instrumentellen Aggression zahlt sich Gewalt nicht selten aus. Die Täter können z. B. dadurch materielle Ziele erreichen (wie beim Raub) oder in der Gruppe Anerkennung gewinnen (wie beim Hooliganismus). Günstige Tatgelegenheiten oder die Verfügbarkeit von Waffen sind weitere mögliche Anreize. Bei Gruppendelikten (siehe Kap. 6.7) ist das Modellverhalten anderer ein wichtiger Auslöser. Gruppendynamische Prozesse und Anweisungen durch andere können ebenfalls eine Rolle spielen, z. B. bei Gewalttaten in Banden, Ausschreitungen oder fremdenfeindlicher Gewalt. Gewaltdelikte stehen auch oft im Zusammenhang mit erhöhtem Alkohol- oder anderem Drogenkonsum, der ansonsten vorhandene Selbstkontrollen reduziert. Seltener sind Fälle, in denen bizarre Denkweisen zu einer Situationsinterpretation führen, die Gewaltdelikte auslöst (z. B. im Rahmen paranoider Zustände oder sektiererischer Ideologien).

▨ Faktoren nach der Tat

Ob junge Menschen wiederholt Gewaltdelikte begehen, hängt auch von den Folgen der Taten ab. Wenn in einer Situation die Aggression zum Ziel führt, wird sie bekräftigt. Zum Beispiel wird nur etwa die Hälfte der polizeilich bekannt gewordenen Raubtaten aufgeklärt, und es besteht ein weiteres Dunkelfeld nicht angezeigter Delikte. Bekräftigungswirkungen können nicht nur materiell oder sozial sein, sondern z. B. auch in der Angst oder dem Leid von Opfern liegen (Bandura 1979). Sie können sogar bestehen, wenn es zur Bestrafung durch die Justiz kommt, indem sich ein gewalttätiger Jugendlicher Achtung in der Bande oder Subkultur erwirbt. Es ist auch von Bedeutung, welche Konsequenzen bei anderen Gewalttätern beobachtet werden. So kann z. B. in der Darstellung von Ausschreitungen in den Massenmedien eine stellvertretende Bekräftigung und Modellfunktion liegen. Bei den fremdenfeindlichen Gewalttaten scheinen die besonders spektakulären Fälle auf andere anregend gewirkt zu haben (Lüdemann 1992). Die Bestrafung erfolgt zumeist stark verzögert und wird in ihrer Wirkung durch Neutralisationstechniken und Rationalisierungen reduziert (Lösel 1995). Diese tragen dazu bei, dass wenig Schuld empfunden wird. Neutralisationen bestehen u.a. darin, dass die Täter den Tathergang beschönigen, die Folgen bagatellisieren, dem Opfer Schuld zuweisen und es abwerten, die eigene Beteiligung herunterspielen oder die Verantwortung der Gruppe zuschreiben. Durch solche Mechanismen der Selbstregulation werden jene kognitiven Schemata beibehalten, welche zur erhöhten Gewaltbereitschaft beitragen.

▨ Makrosoziale Rahmenbedingungen

In der kriminalpolitischen Diskussion führt man Gewaltdelikte junger Menschen oft pauschal auf gesellschaftliche Faktoren zurück. Solche Erklärungsmuster vereinfachen den komplexen Entstehungshintergrund von Gewalthandlungen zu sehr. Zusammenhänge auf der Ebene der Aggregatdaten lassen sich nicht einfach auf die individuelle Ebene übertragen. Gleichwohl dürfen auch in der forensischen Psychiatrie und Psychologie gesellschaftliche Faktoren nicht außer Acht gelassen werden. Rahmenbedingungen, die hinsichtlich der Gewaltbereitschaft und der konkreten Taten einen förderlichen oder hemmenden Einfluss haben können, sind z. B.:

- gravierende soziale Umbrüche wie in den neuen Bundesländern,
- kulturelle Konflikte und Integrationsprobleme bei Migranten,
- ghettoartige Wohngebiete mit hoher Gewalt- und Kriminalitätsdichte,
- ausufernde Gewaltdarstellung in den Massenmedien,
- ein leichter Zugang zu Waffen,
- die latente Bekräftigung von Aggressivität in weiten Teilen der Gesellschaft.

Dabei scheinen solche sozialen Rahmenbedingungen insbesondere für jene Kinder und Jugendlichen das Gewaltrisiko zu erhöhen, die bereits in einem anderweitig multipel belasteten Milieu heranwachsen (Kupersmidt et al. 1995). Dagegen können intakte Familien auch Gewaltrisiken des Umfelds einigermaßen abpuffern (Richters u. Martinez 1993).

Die Verknüpfung der verschiedenen Bedingungsebenen ist erst ansatzweise erforscht. Sie ist auch für die Prävention sehr wesentlich. Denn Maßnahmen sind umso erfolgversprechender, je konsistenter sie über verschiedene Ebenen hinweg ansetzen.

Literatur

Bandura A (1979) Sozial-kognitive Lerntheorie. Klett, Stuttgart
Blackburn, R. (1993) The psychology of criminal conduct: Theory, research, and practice. Wiley, Chichester
Bliesener T, Lösel F (2001) Social information processing in bullies, victims, and competent adolescents. In: Traverso G, Bagnoli L (eds) Psychology and law in a changing world. Routledge, London, pp 65–85
BMI, BMJ (Hrsg) (2001) Erster periodischer Sicherheitsbericht. Bundesregierung, Berlin
Booth A, Osgood DW (1993) The influence of testosterone on deviance in adulthood: assessing and explaining the relationship. Criminology 31:93–117
Crick NR, Dodge KA (1994) A review and reformulation of social information-processing mechanisms in children's social adjustment. Psychological Bulletin 115:74–101
Eibl-Eibesfeldt I (1995) Die Biologie des menschlichen Verhaltens, 3. Aufl. Piper, München
Elliott DS (1994) Serious violent offenders: Onset, developmental course, and termination. Criminology 32:1–21
Farrington DP (1993) Motivations for conduct disorder and delinquency. Development and Psychopathology 5:225–241
Farrington DP (1998) Predictors, causes, and correlates of youth violence. In: Tonry M, Moore MH (eds) Youth violence. Crime and Justice, vol 24. University of Chicago Press, Chicago, pp 421–475
Glogauer W (1993) Kriminalisierung von Kindern und Jugendlichen durch Medien. Nomos, Baden-Baden

Hawkins JD, Herrenkohl T, Farrington DP, Brewer D, Catalano RF, Harachi TW (1998) A review of predictors of youth violence. In: Loeber R, Farrington DP (eds) Serious & violent juvenile offenders. Sage, Thousand Oaks, pp 106–146

Heinz W (1997) Jugendkriminalität zwischen Verharmlosung und Dramatisierung oder: (Jugend-)Kriminalpolitik auf lückenhafter und unzulänglicher Datengrundlage. DVJJ-Journal 8:270–293

Huesmann LR (1997) Observational learning of violent behavior: Social and biosocial processes. In: Raine A, Brennan PA, Farrington DP, Mednick SA (eds) Biosocial bases of violence. Plenum Press, New York, pp 69–88

Huesmann LR, Miller LS (1994) Long-term effects of repeated exposure to media violence in childhood. In: Huesmann LR (ed) Aggressive behavior: Current perspectives. Plenum Press, New York, pp 153–186

Kupersmidt JB, Griesler PC, DeRosier ME, Patterson CJ, Davis PW (1995) Childhood aggression and peer relations in the context of family and neighborhood factors. Child Development 66:360–375

Lempp R (1977) Jugendliche Mörder. Huber, Bern

Lipsey MW, Derzon JH (1998) Predictors of violent or serious delinquency in adolescence and early adulthood: A synthesis of longitudinal research. In: Loeber R, Farrington DP (eds) Serious & violent juvenile offenders. Sage, Thousand Oaks, CA, pp 86–105

Lösel F (1995) Entwicklung und Ursachen der Gewalt in unserer Gesellschaft. Gruppendynamik 26:5–22

Lösel F (1996) Working with young offenders: The impact of meta-analysis. In: Hollin CR, Howells K (eds) Clinical approaches to working with young offenders. Wiley, Chichester, pp 57–82

Lösel F, Bender D (2003) Protective factors and resilience. In: Farrington DP, Coid J (eds) Prevention of adult antisocial behaviour. Cambridge University Press, Cambridge

Lösel F, Bliesener T (im Druck) Aggression und Delinquenz unter Jugendlichen. Luchterhand, Neuwied

Lösel F, Bliesener T (1999) School bullying in Germany. In: Smith PK, Morita Y, Junger-Tas J, Olweus D, Catalano R, Slee P (eds) The nature of school bullying: A cross-national perspective. Routledge, London, pp 224–249

Lösel F, Bliesener T, Averbeck M (1997) Erlebens- und Verhaltensprobleme von Tätern und Opfern. In: Holtappels HG, Heitmeyer W, Melzer W, Tillmann K-J (Hrsg) Forschung über Gewalt an Schulen. Beltz, Weinheim, S 137–153

Lösel F, Bliesener T, Averbeck M (1998) Hat die Delinquenz von Schülern zugenommen? Ein Vergleich im Dunkelfeld nach 22 Jahren. DVJJ-Journal 9:115–125

Lösel F, Bliesener T, Fischer T, Pabst MA (2001) Hooliganismus in Deutschland: Ursachen, Entwicklung, Prävention und Intervention. Bundesministerium des Inneren, Berlin

Lösel F, Selg H, Schneider U, Müller-Luckmann E (1990) Ursachen, Prävention und Kontrolle von Gewalt aus psychologischer Sicht. In: Schwind H-D, Baumann J, Lösel F, Remschmidt H, Eckert R, Kerner H-J, Stümper A, Wassermann R, Otto H, Rudolf W, Berckhauer F, Steinhilper M, Kube E, Steffen W (Hrsg) Ursachen, Prävention und Kontrolle von Gewalt. Analysen und Vorschläge der Unabhängigen Regierungskommission zur Verhinderung und Bekämpfung von Gewalt, Bd 2. Duncker & Humblot, Berlin, S 1–156

Lüdemann C (1992) Zur „Ansteckwirkung" von Gewalt gegenüber Ausländern. Soziale Probleme 3:137–153

Lynam DR (1996) Early identification of chronic offenders: Who is the fledgling psychopath? Psychological Bulletin 120:209–234

Maxfield MG, Widom CS (1996) The cycle of violence revisited 6 years later. Archives of Pediatrics and Adolescent Medicine 150:390–195

Mansel J, Hurrelmann K (1998) Aggression und delinquentes Verhalten Jugendlicher im Zeitvergleich. Kölner Zeitschrift für Soziologie und Sozialpsychologie 50:78–109

Megargee EI (1966) Undercontrolled and overcontrolled personality types in extreme antisocial aggression. Psychological Monographs 80:whole No. 611

Moffitt TE (1993) Adolescence-limited and life-course-persistent antisocial behavior: A developmental taxonomy. Psychological Review 100:674–701

Moffitt TE, Henry B (1991) Neuropsychological studies of juvenile delinquency and violence. In: Milner JS (ed) The Neurospsychology of aggression. Kluwer, Norwell, MA, pp 67–91

Moffitt TE, Caspi A, Fawcett P, Brammer GL, Raleigh M, Yuwiler A, Silva P (1997) Whole blood serotonin and family background relate to male violence. In: Raine A, Brennan PA, Farrington DP, Mednick SA (eds) Biosocial bases of violence. Plenum Press, New York, pp 231–249

Nagin D, Tremblay RE (1999) Trajectories of boys' physical aggression, opposition, and hyperactivity on the path to physically violent and nonviolent juvenile delinquency. Child Development 70:1181–1196

Olweus, D. (1995) Gewalt in der Schule. Huber, Bern

Paik H, Comstock G (1994) The effects of television violence on antisocial behavior: A meta-analysis. Communication Research 21:516–546

Pfeiffer C, Delzer I., Enzmann D, Wetzels P (1998) Ausgrenzung, Gewalt und Kriminalität im Leben junger Menschen. DVJJ, Hannover

Plomin R (1994) Genetics and experience. Sage, Newbury Park, CA

Quay HC (1993) The psychobiology of undersocialized aggressive conduct disorder: A theoretical perspective. Development and Psychopathology 51:65–180

Raine A (1993) The psychopathology of crime. Academic Press, San Diego

Raine A (1997) Antisocial behavior and psychophysiology: A biosocial perspective and a prefrontal dysfunction hypothesis. In: Stoff DM, Breiling J, Maser JD (eds) Handbook of antisocial behavior. Wiley, New York, pp 289–304

Richters JE, Martinez PE (1993) Violent communities, family choices, and children's chances: An algorithm for improving the odds. Development and Psychopathology 5:609–627

Rowe DC (1994) The limits of family influence: Genes, experience, and behavior. Guilford, New York

Schwind H-D, Baumann J, Lösel F, Remschmidt H, Ekert R, Kerner H-J, Stümper A, Wassermann R, Otto H, Rudolf W, Berckhauer F, Steinhilper M, Kube E, Steffen W (Hrsg) (1990) Ursachen, Prävention und Kontrolle von Gewalt. Analysen und Vorschläge der Unabhängigen Regierungskommission zur Verhinderung und Bekämpfung von Gewalt, Bd 1. Duncker & Humblot, Berlin

Séguin J, Pihl R-O, Harden PH, Tremblay RE, Boulerice B (1995) Cognitive and neurospsychological characteristics of physically aggressive boys. Journal of Abnormal Psychology 104:614–624

Sampson R, Lauritsen J (1994) Violent victimization and offending: Individual-, situational-, and community-level risk factors. In: Reiss AJ, Roth JA (eds) Understanding and preventing violence, vol. 3: Social influences. National Academy Press, Washington, DC, pp 1–115

Susman EJ, Ponirakis A (1997) Hormones-context interactions and antisocial behavior in youth. In: Raine A, Brennan PA, Farrington DP, Mednick SA (eds) Biosocial bases of violence. Plenum Press New York, pp 251–269

6.3 Eigentumsdelikte

FRIEDRICH LÖSEL und DORIS BENDER

6.3.1 Phänomene und Prävalenz

Bei Eigentumsdelikten wird einem Eigentümer eine Sache entzogen, beschädigt oder zerstört. In nicht ganz scharfer Abgrenzung unterscheiden sich von ihnen Vermögensdelikte dadurch, dass der Täter nicht unmittelbar die Sache angreift, sondern die vermögensrechtliche Lage des Opfers verschlechtert (Kürzinger 1993). Die wichtigsten Eigentumsdelikte sind einfacher Diebstahl und Diebstahl unter erschwerenden Umständen („schwerer" Diebstahl), Unterschlagung, Sachbeschädigung, Brandstiftung und unbefugter Gebrauch von Kraftfahrzeugen, während unter Vermögensdelikten vor allem Betrug, Untreue, Hehlerei, Wucher, Wilderei und Ausbeutung Minderjähriger subsummiert werden. Psychologische Aspekte machen allerdings die Grenzen juristischer Deliktklassen fließend. So ist z.B. der Raub partiell als Eigentumsdelikt und die Erpressung als Vermögensdelikt zu verstehen, wenngleich sie wegen des angewandten Zwangs der Gewaltkriminalität zugerechnet werden. Gerade bei Raubdelikten unter Jugendlichen, wenn z.B. Baseballkappen unter Drohung weggenommen oder weggerissen werden, sind die phänomenalen Unterschiede zur Eigentumsdelinquenz teilweise gering. Umgekehrt können Sachbeschädigung und Brandstiftung eine stark aggressive Komponente enthalten, ohne dass sie als Gewaltdelikte i.e.S. bezeichnet werden. Ein nicht unerheblicher Teil der Eigentumsdelinquenz muss als Beschaffungskriminalität auch im Zusammenhang mit Drogendelikten gesehen werden.

Diebstähle bilden in allen modernen Ländern den mit Abstand größten Teil der Kriminalität. In Deutschland sind 2001 laut polizeilicher Kriminalstatistik (PKS) 2971727 Diebstähle bekanntgeworden, davon ca. 24% schwere und ca. 23% einfache (Bundeskriminalamt 1998). Dies ist knapp die Hälfte der registrierten Gesamtkriminalität. Die häufigsten Diebstähle sind laut PKS Diebstähle in/aus/an Kraftfahrzeugen (ca. 21%), weiterhin Ladendiebstähle (19%), Fahrraddiebstähle (14%), Diebstähle von Kraftwagen (3%) und Taschendiebstähle (3%). Der große Anteil von Diebstahlsdelikten an der Gesamtkriminalität gilt auch und in besonderem Maße für Kinder und Jugendliche. Von den 118276 Straftaten im Jahr 2001 mit tatverdächtigen Kindern sind rund 48% Ladendiebstähle. Auch bei den Jugendlichen bildet mit ca. 27% von 245746 Tatverdächtigen der Ladendiebstahl den größten Deliktanteil, während er bei den Heranwachsenden auf 13% sinkt. Schwere

Diebstähle machen laut PKS bei den tatverdächtigen Kindern ca. 8% der Delikte aus, bei den Jugendlichen und Heranwachsenden liegt dieser Anteil mit
ca. 12% und 10% höher. Umgekehrt ist die Altersstruktur bei den Sachbeschädigungen, die mit ca. 12% bei den 18- bis 21-Jährigen anteilsmäßig
seltener sind als bei den Jugendlichen (18%) und Kindern (19%). Pro 100 000
der altersgleichen Bevölkerung haben beim einfachen Diebstahl die 14- bis
16-Jährigen die höchste Tatverdächtigenbelastungzahl (TVBZ), gefolgt von
den 16- bis 18-Jährigen, den 18- bis 21-Jährigen und den 8- bis 14-Jährigen.
Beim schweren Diebstahl insgesamt sowie bei Wohnungseinbrüchen und
beim Kraftwagendiebstahl liegt dagegen der Gipfel der Kriminalitätsbelastung zwischen 16 und 18 Jahren. Es folgen die Heranwachsenden vor den
14- bis 16-Jährigen und mit deutlichem Abstand vor den Kindern. Ein weiteres typisches Delikt von jungen Menschen ist der Fahrraddiebstahl, bei
dem 14% aller Tatverdächtigen Kinder und 35% Jugendliche sind. Bei den
Diebstählen von Mopeds und Krafträdern handelt es sich in 12% der Fälle
um Tatverdächtige unter 14 Jahren und in 57% um Jugendliche. Jugendliche
sind auch beim Kraftwagendiebstahl mit etwa 25% Tatverdächtigenanteil
deutlich überrepräsentiert. Dabei dürfte aber häufig „nur" eine Gebrauchs-
entwendung stattfinden (sog. Spritztour als Freizeitvergnügen) und bei Erwachsenen ein viel größeres Dunkelfeld bestehen. Einen relativ hohen Anteil
haben mit ca. 14% die unter 14-Jährigen bei den Taschendiebstählen. Hier
sind auch Ausländer mit illegalem Aufenthalt überrepräsentiert, die teilweise
Kinder zu den Straftaten anleiten.

Bei den für junge Täter besonders charakteristischen einfachen Diebstählen sind die Geschlechtsunterschiede wesentlich geringer als bei den schweren Diebstählen oder gar den Gewaltdelikten. Einfacher Ladendiebstahl
gehört zu den Delikten mit dem höchsten Anteil weiblicher Tatverdächtiger,
und bei den 8- bis 16-Jährigen erreicht die Tatverdächtigenbelastung der
Mädchen etwa drei Viertel derjenigen bei Jungen. Beim schweren Diebstahl
(insbesondere Wohnungseinbruch, Diebstahl aus Kraftfahrzeugen) sind valide Aussagen über die Täterpopulation aber besonders schwierig, weil die
Aufklärungsraten hier sehr niedrig sind. Während bei ca. 48% der angezeigten einfachen Diebstähle ein Tatverdächtiger ermittelt werden kann, ist dies
nur bei ca. 14% der schweren Diebstähle der Fall, wobei zudem in der PKS
erhebliche regionale Unterschiede bestehen. Die hohe Aufklärungsrate beim
einfachen Diebstahl ist nicht zuletzt dadurch mitbedingt, dass bei den angezeigten Ladendiebstählen der Täter gleich „mitgeliefert" wird. Neben diesen
zu 94% aufgeklärten Taten besteht aber ein immenses Dunkelfeld.

Laut PKS liegt in etwa der Hälfte der Fälle beim einfachen Diebstahl die
Schadenssumme unter 100 DM, beim Ladendiebstahl unter 25 DM. Bei Kindern haben Ladendiebstähle mit geringem Schaden sogar einen Anteil von
über 60% (Pfeiffer et al. 1998). Insofern ist es gerade bei den Eigentumsdelikten berechtigt, wenn Kriminologen von einer überwiegend bagatellhaften, ju-
gendspezifischen Delinquenz sprechen. Im Dunkelfeld wird die statistische
„Normalität" von Eigentumsdelikten noch deutlicher. In einer Untersuchung
an über 1 100 Schülerinnen und Schülern der 7. und 8. Klassen gaben z. B. fast

34% der Jungen und 29% der Mädchen an, allein im letzten Jahr mindestens einmal etwas aus einem Laden oder Kaufhaus gestohlen zu haben (Lösel u. Bliesener, im Druck). Ungefähr 51% der Jungen (34% der Mädchen) hatten versucht, etwas ohne Bezahlung aus einem Automaten herauszuholen, ca. 17% (8%) hatten ein Fahrrad gestohlen oder unerlaubt benutzt, ca. 26% (5%) hatten etwas von einer Baustelle gestohlen, ca. 26% (17%) hatten etwas Gestohlenes angenommen oder weiterverkauft, je ca. 30% (15%) hatten absichtlich Fenster, Straßenlaternen, Zäune oder Ähnliches beschädigt und ca. 79% (80%) waren in öffentlichen Verkehrsmitteln „schwarz" gefahren (Erschleichen von Leistungen). Die große Verbreitung geringfügiger Eigentums- und Vermögensdelikte macht es für junge Menschen recht wahrscheinlich, irgendwann auch offiziell mit dem Gesetz in Konflikt zu kommen. Dementsprechend ist Ende des 24. Lebensjahres etwa ein Drittel der gesamten männlichen Bevölkerung mindestens einmal sanktioniert worden (Kaiser 1996).

Die Eigentumsdelinquenz junger Menschen ist laut PKS in Deutschland – wie in vielen anderen Ländern – seit den 60er und 70er Jahren angestiegen (Kaiser 1996). Nach einer gewissen Stabilisierung in den 80er Jahren zeigt die PKS hier in der ersten Hälfte der 90er Jahre einen deutlichen Zuwachs. Dies gilt insbesondere für einfache Diebstähle (bei den Kindern primär Ladendiebstähle), für Sachbeschädigungen und Betrugsdelikte, nicht jedoch für schwere Diebstähle (Pfeiffer et al. 1998). Wie Opferbefragungen nahe legen, ist dieser Anstieg nicht dadurch erklärbar, dass seitens der Bevölkerung vermehrt Kleinkriminalität angezeigt wird (Kaiser 1996). Wenngleich die Tatverdächtigenbelastungszahlen bei der jugendlichen Eigentumskriminalität nach wie vor am höchsten liegen, fielen die Steigerungsraten auch deutlich geringer aus als bei der Gewaltkriminalität. In jüngster Zeit ist die Eigentumsdelinquenz junger Menschen nicht mehr angestiegen (BMI u. BMJ). In der staatsanwaltschaftlichen Erledigungsstatistik und der Strafverfolgungsstatistik zeigt sich, dass auf einfache Diebstähle und andere eher leichte Delikte besonders häufig mit Einstellungen oder Ermahnungen nach §§ 45 oder 2 JGG reagiert wird. Dies zeigt einerseits an, dass die Justiz bei der leichteren Delinquenz inzwischen von der Angemessenheit der Diversionspraxis überzeugt ist. Andererseits scheinen sich in diesen Entscheidungen auch verfahrensökonomische Zwänge niederzuschlagen, die sich dadurch ergeben, dass Anklageerhebung und Aburteilung vor allem für die stark angewachsenen Gewaltdelikte von Jugendlichen vorbehalten werden (Pfeiffer et al. 1998).

6.3.2 Ursachen und Korrelate

Eigentumsdelikte sind das bevorzugte Phänomen soziologischer und sozialstruktureller Erklärungen von Kriminalität. Ein „klassisches" Beispiel ist die Anomietheorie von Merton (1968). Aufbauend auf Durkheim betrachtet Merton Anomie (Normenlosigkeit) als Ergebnis einer Diskrepanz zwischen dem Anspruch der Egalität und der faktischen Sozialstruktur demokratischer Gesellschaften (Sack 1993). Insbesondere für die unteren Schichten sei es schwer oder nicht möglich, kulturell verbindliche Ziele (z. B. Wohlstand, soziales Ansehen, Einfluss) durch legitime Mittel (z. B. Leistung, Aktivität, Sparsamkeit) zu erreichen. Dadurch entstehe ein Druck, anstelle konformer Mittel zur Zielerreichung deviante zu wählen (z. B. Diebstahl, Betrug). Die Anomietheorie ist jedoch vielfach kritisiert worden (z. B. Dillig 1983).

Unter anderem lässt sich einwenden:

- Es wird eigentlich nicht erklärt, warum Individuen deviante Mittel anstatt anderer Anpassungsmodi wie z. B. Rückzug wählen.
- Die meisten Unterschichtenangehörigen neigen trotz ihres strukturellen Nachteils nicht zu illegitimen, sondern zu konformen Mitteln.
- Die Konstrukte der Anomietheorie werden ursprünglich nur als Alternativen aufgefasst und nicht – wie von Opp (1974) modifiziert – als abgestufte Dimensionen.
- Die Annahme allgemein verbindlicher kultureller Ziele bzw. gesellschaftlicher Integration durch normativen Konsens ist stark generalisierend und angesichts vielfältiger Subkulturen fragwürdig.

Das letztgenannte Problem wurde in der Subkulturtheorie von Cohen (1955) aufgegriffen, indem er vor allem für jugendliche Banden eigene, subkulturelle Ziele postulierte (siehe Kap. 6.7). Andere soziologische Theorien betonten, dass durch den Kontakt mit kriminellen Personen und Milieus (differentielle Assoziation) Diebstahl und andere Deliktformen erlernt werden (Sutherland 1944). Cloward und Ohlin (1966) verknüpften in ihrer Chancenstrukturtheorie die Anomietheorie und die Theorie der differentiellen Assoziation, indem sie annahmen, dass nicht nur der erschwerte Zugang zu institutionalisierten Mitteln des Erfolgs, sondern auch derjenige zu illegalen Mitteln eine Rolle spielt.

Diese und andere sozialstrukturelle Theorien betrachten Kriminalität und insbesondere Eigentumsdelikte als mehr oder weniger konsequente Folge sozialer Benachteiligung der unteren Schichten. Tatsächlich ist allerdings nach zahlreichen Studien der Zusammmenhang zwischen Kriminalität und Schichtzugehörigkeit nur mäßig (Tittle et al. 1978). Gerade bei Eigentumsdelikten ist auch die Hypothese naheliegend, dass die Tat eine weitgehend rationale Entscheidung darstellt, in der Erfolgschancen bzw. Risiken des Erwischtwerdens sowie subjektiver Nutzen (Gewinn) und mögliche Folgen (Sanktionen) abgewogen werden (Cornish u. Clarke 1989). Eigentumsdelikte ermöglichen einen unmittelbaren materiellen Gewinn und eventuell indirekt soziale Anerkennung (z. B. bei Diebstählen als Mutproben oder zur Erlangung von Statussymbolen). Oft ist das Risiko gering, erwischt und angezeigt zu werden, wodurch ebenfalls ein Deliktanreiz besteht. Allerdings zeigt sich, dass die entscheidungstheoretischen Parameter der subjektiven Wahrscheinlichkeit des Tatausgangs und des erwarteten Kosten-Nutzen-Verhältnisses nur begrenzten Erklärungswert haben (Lösel

1993). Gerade jugendliche Eigentumsdelinquenz geschieht oft spontan, aus
Abenteuerlust und anderen hedonistischen Motiven. Darüber hinaus ist es
erforderlich, zwischen verschiedenen Verlaufsformen zu unterscheiden:

■ Soweit junge Menschen nur selten und wenig schwerwiegende Eigentumsdelikte begehen, sind deren Ursachen wohl zumeist der passageren,
jugendtypischen Antisozialität im Sinne von Moffitt (1993) zuzurechnen
(siehe Kap. 6.1). Die Ablösung vom Elternhaus führt zu einem Nachlassen
informeller sozialer Kontrollen; die Peer-Gruppe und darunter auch stärker
deviante Jugendliche gewinnen an sozialem Einfluss und Vorbildwirkung;
im Rahmen von Gruppenprozessen will man Mut beweisen; materielle Ziele
hinsichtlich Kleidung, Fahrzeug oder Ausgehen ähneln jenen der Erwachse-
nenwelt, ohne dass dafür schon die erforderlichen legalen Mittel verfügbar
sind; durch Straftaten werden Verhaltensgrenzen ausgetestet und Bedürfnisse nach Abwechslung und Abenteuer befriedigt; teilweise können dadurch
auch Status- und Rollenunsicherheiten überspielt werden. Die betreffenden
Jugendlichen zeigen gegenüber jenen, die kriminologisch unauffällig bleiben, zwar tendenzielle Unterschiede (z.B. häufigere Unterschichtenher-
kunft, Impulsivität, familiäre Probleme, Schulschwierigkeiten), es handelt
sich jedoch zumeist nicht um gravierende individuelle oder soziale Risiken.
Das familiäre und sonstige soziale Milieu ist soweit intakt, dass die gelegentliche Abweichung aufgefangen wird. Die Diversion und andere wenig
eingreifende Maßnahmen der modernen Justiz erscheinen vor diesem Hintergrund als angemessen.
■ Bei einem Teil der durch Eigentums- und Vermögensdelikte auffälligen
jungen Menschen handelt es sich jedoch um schwerwiegendere und längerfristige Verhaltensprobleme. Wenngleich Jugenddelinquenz überwiegend heterogen ist, d.h. Eigentumsdelikte mit Gewalttaten wie Raub und schwerer
Körperverletzung sowie Rückzugsdelinquenz wie Drogenkonsum, Schulschwänzen und Streunen korrelieren, existieren auch deviante Entwicklungen, die sich fast ausschließlich auf diesen Bereich konzentrieren. Dieser in
Kapitel 6.1 beschriebene Entwicklungspfad der verdeckten oder indirekten
Antisozialität („covert pathway"; Loeber u. Hay 1994) beginnt mit geringfü-
gigen Ladendiebstählen und häufigem Lügen. Später kommen Sachbeschädigungen (Vandalismus) und Feuerlegen sowie schließlich schwere Diebstahls-
delikte, Einbrüche und Betrügereien hinzu. Jugendliche, die diesen Entwicklungspfad durchlaufen, werden gravierend kriminell, ohne dass sie zu Gewaltdelikten neigen. Grundsätzlich liegen auch bei ihnen gehäuft jene Sozia-
lisations- und Persönlichkeitsfaktoren vor, die sich als kumulative Risiken delinquenter Entwicklungen erwiesen haben: im Vergleich zu unauffälligen Jugendlichen häufiger unvollständige Familien, Konflikte und wenig Zuwendung im Elternhaus, inkonsistente oder zu nachlässige Erziehung, erhöhte
Impulsivität und geringere Intelligenz, leistungsmäßige oder soziale Schwierigkeiten in der Schule, mehr Anschluss an deviante Peer-Gruppen u.a. (Farrington 1992, Hawkins et al. 1998). Verglichen mit den in vielfältigen Delikt-
bereichen auffälligen und insbesondere den vorwiegend aggressiven Delin-

quenten scheinen bei den primär zu Eigentumsdelikten neigenden Jugendlichen jedoch etwas andere Entwicklungsbedingungen zu bestehen. Loeber und Stouthamer-Loeber (1998) vermuten verhaltensmäßige, emotionale und kognitive Unterschiede. Die Unterschiede in den Verhaltensmustern dürften allerdings dann geringer sein, wenn in der Eigentumsdelinquenz Sachbeschädigungen bzw. Vandalismus vorherrschen. Unterschiede zur Gewaltkriminalität bestehen auch auf der emotionalen Ebene. Zum Beispiel spielen Wut und Ärger bei den Diebstahlsdelikten eine geringere Rolle. Im kognitiven Bereich sind die in Kapitel 6.2 beschriebenen Arten der sozialen Informationsverarbeitung (z. B. Zuschreibung feindseliger Absichten; Crick u. Dodge 1994) bei Eigentumsdelikten weniger bedeutsam als bei Gewalttaten (Lösel u. Bliesener, im Druck). Außerdem sind ein gewisses Planungsverhalten und mehr kognitive Kompetenzen erforderlich, um Delikte erfolgreich auszuführen. Es deutet sich auch an, dass das Alter der Täter eine Rolle spielt. Bei Kindern und jüngeren Adoleszenten dominiert die hedonistische Komponente in der Motivation, während bei den älteren mehr rationale Überlegungen im Sinne der Kosten-Nutzen-Theorien eine Rolle spielen (LeBlanc u. Fréchette 1989).

Auf der physiologischen Ebene deuten sich ebenfalls Unterschiede zwischen nichtaggressiven Eigentumsdelinquenten und gewalttätigen Straftätern an. Die teilweise bei antisozialen Jugendlichen festgestellten erhöhten Testosteron- und erniedrigten Serotoninwerte scheinen vor allem bei den ungehemmt-aggressiven Jungen vorzuliegen (Blackburn 1993; Lahey et al. 1995), wohingegen bei den Jugendlichen mit „covert problems" eher eine erhöhte Kortisolreaktivität besteht (Susman et al. 1997). Gehäufte Eigentumsdelinquenz ist wahrscheinlich auch weniger von genetischen Faktoren abhängig als Gewaltkriminalität (Carey 1994; Raine 1993). Im familiären Bereich gibt es empirische Hinweise darauf, dass Feindseligkeit und Zwangsprozesse in der Erziehung (Patterson et al. 1992) sowie frühe Zurückweisung durch die Mutter zusammen mit Geburtskomplikationen (Raine et al. 1994) mehr zur Gewaltkriminalität als zu Eigentumsdelikten beitragen.

Die Spezifika in den Entwicklungsbedingungen unterschiedlicher Delinquenzformen sind erst ansatzweise erforscht. Sie sind auch schwierig aufzuklären, weil sich intensiv straffällige Jugendliche nur selten auf bestimmte Delikte spezialisieren und Mischformen überwiegen. Als Tendenz zeichnet sich jedoch ab, dass bei Tätern mit vorherrschender Eigentumsdelinquenz biologische und Temperamentsfaktoren eine geringere Rolle spielen als bei jenen jungen Menschen, die auch eine deutliche Neigung zur Gewalt aufweisen. Mängel in der Moralerziehung und andere Sozialisationsdefizite; emotional negative, zu laxe, inkonsistente und verwöhnende Erziehung; ungünstige Rollenvorbilder und Einflüsse von Peer-Gruppen sowie gesellschaftliche Benachteiligungen (Armut, Arbeitslosigkeit) und soziale Ziele (z. B. Konsumorientierung; materielle Statusdefinition) dürften dagegen für die Eigentumsdelinquenz eine größere Rolle spielen. Hinzu kommen situative Faktoren, die günstige Tatgelegenheiten schaffen. So erleichtern z. B. verführerische Warenangebote, die Selbstbedienung und anonyme Geschädigte mehr oder weniger spontane Eigentumsdelikte. Dass die Zahl einfacher Diebstähle bei jungen Menschen deutlich stärker angestiegen ist als die schwerer Diebstähle, ist wahrscheinlich auch durch solche situativen Anreize bedingt.

Die genannten Einflussfaktoren lassen sich teilweise in bindungstheoretischen Annahmen zur psychosozialen Entwicklung (Bowlby 1969, Grossmann u. Grossmann 1991) und in sozialen Kontroll- und Bindungstheorien (Hirschi 1969) integrieren. Teilweise sind auch Theorien zur defizitären Selbstkontrolle und zu Entscheidungsprozessen bei Delinquenten ein geeigneter Erklärungsansatz (Gottfredson u. Hirschi 1990, Lösel 1975). Trotz der oben genannten Einwände bleiben zudem die Erklärungen der klassischen sozialstrukturellen Delinquenztheorien bedeutsam. An sie ist auch zu denken, wenn im raschen sozialen Wandel der neuen Bundesländer die Tatverdächtigenbelastungszahlen bei Kindern und Jugendlichen relativ hoch liegen (Bundeskriminalamt 2002, BMI u. BMJ 2001).

Die spezifischen Bedingungskonstellationen vorwiegend durch Eigentumsdelinquenz auffälliger Jugendlicher bedürfen noch eingehender Erforschung. Wie eingangs skizziert, ist die Deliktklasse auch nur eine sehr grobe Kategorie. Für die forensische Praxis ergibt sich jedoch die Folgerung, in der Diagnostik, Prävention und Intervention genau auf die Muster der Dissozialität junger Menschen zu achten. Dort, wo sie früh einsetzt, sich vielfältig manifestiert, mit wenig Empathie und wenig Schuldeinsicht einhergeht und nur partiell aus ungünstigen Sozialisationserfahrungen heraus verständlich ist, muss jedenfalls anders reagiert werden, als dies bei der gelegentlichen und jugendtypischen Delinquenz der Fall ist, die oft – aber keineswegs ausschließlich – in Eigentumsdelikten besteht.

Literatur

Blackburn, R (1993) The psychology of criminal conduct: Theory, research, and practice. Wiley, Chichester

BMI, BMJ (Hrsg) (2001) Erster periodischer Sicherheitsbericht. Bundesregierung, Berlin

Bowlby J (1969) Attachment and loss I: Attachment. Hogarth Press, London

Bundeskriminalamt (Hrsg) (2002) Polizeiliche Kriminalstatistik 2001. BKA, Wiesbaden

Carey G (1994) Genetics and violence. In: Reiss AJ, Miczek KA, Roth JA (eds) Understanding and preventing violence, vol. 2: Biobehavioral influences. National Academy Press, Washington, DC, pp 21–58

Cloward RA, Ohlin LE (1966; deutsch 1972) Delinquency and opportunity: A theory of delinquent gangs, 2nd ed. Free Press of Glencoe, New York

Cohen AK (1955; deutsch 1961) Delinquent boys: The culture of the gang. University of Chicago Press, Chicago

Cornish DB, Clarke RV (1989) Crime specialisation, crime displacement and rational choice theory. In: Wegener H, Lösel F, Haisch J (eds) Criminal behavior and the justice system: Psychological perspectives. Springer, New York, pp 103–117

Crick, NR, Dodge, KA (1994) A review and reformulation of social information-process-ing mechanisms in children's social adjustment. Psychological Bulletin 115:74–101

Dillig P (1983) „Klassische" sozialstrukturelle Kriminalitätstheorien und ihr psy-chologischer Gehalt. In: Lösel F (Hrsg) Kriminalpsychologie. Beltz, Weinheim, S 96–105

Farrington DP (1992) Psychological contributions to the explanation, prevention and treatment of offending. In: Lösel F, Bender D, Bliesener T (eds) Psychology an law. International perspectives. de Gruyter, Berlin, S 35–51

Farrington DP (1993) Motivations for conduct disorder and delinquency. Development and Psychopathology 5:225–241

Gottfredson MR, Hirschi TM (1990) A general theory of crime. Stanford University Press, Stanford

Grossmann KE, Grossmann K (1991) Attachment quality as an organizer of emotional and behavioral responses in a longitudinal perspective. In: Parkes CM, Stevenson-Hinde J, Marris P (eds) Attachment across the life cycle. Routledge, London, pp 93–114

Hawkins JD, Herrenkohl T, Farrington DP, Brewer D, Catalano RF, Harachi TW (1998) A review of predictors of youth violence. In: Loeber R, Farrington DP (eds) Serious & violent juvenile offenders. Sage, Thousand Oaks, CA, pp 106–146

Hirschi TM (1969) Causes of delinquency. University of California Press, Berkeley, CA

Kaiser, G (1996) Kriminologie, 3. Aufl. C.F. Müller, Heidelberg

Kürzinger J (1993) Eigentums- und Vermögenskriminalität. In: Kaiser G, Kerner H-J, Sack F, Schellhoss H (Hrsg), Kleines Kriminologisches Wörterbuch, 3. Aufl. CF Müller, Heidelberg, S 107–113

Lahey BB, McBurnett K, Loeber R, Hart EL (1995) Psychobiology of conduct disorders in children and adolescents: Assessments and interventions, American Psychiatric Press, Washington, DC, pp 27–44

Le Blanc M, Fréchette M (1989) Male criminal activity from childhood through youth. Springer, New York

Loeber R, Hay D (1994) Developmental approaches to aggression and conduct prob-lems. In: Rutter M, Hay DF (eds) Development through life: A handbook for clini-cians. Blackwell, Oxford, pp 488–516

Loeber R, Stouthamer-Loeber M (1998) Development of juvenile aggression and vio-lence: Some common misconceptions and controversies. American Psychologist 53:242–259

Lösel F (1975) Handlungskontrolle und Jugenddelinquenz. Enke, Stuttgart

Lösel F (1993) Psychologische Kriminalitätstheorien. In: Kaiser G, Kerner H-J, Sack F, Schellhoss H (Hrsg) Kleines Kriminologisches Wörterbuch, 3. Aufl. CF Müller, Hei-delberg, S 253–267

Lösel F, Bliesener T (im Druck) Aggression und Delinquenz unter Jugendlichen. Luch-terhand, Neuwied

Merton RK (1968) Sozialstruktur und Anomie. In: Sack F, König R (Hrsg) Kriminal-soziologie. Akademische Verlagsgesellschaft, Frankfurt a.M., S 283–313

Moffitt TE (1993) Adolescence-limited and life-course-persistent antisocial behavior: A developmental taxonomy. Psychological Review 100:674–701

Opp K-D (1974) Abweichendes Verhalten und Gesellschaftsstruktur, 2. Aufl. Luchter-hand, Neuwied

Patterson GR, Reid JB, Dishion TJ (1992) Antisocial boys. Castalia, Eugene, OR

Pfeiffer C, Delzer I, Enzmann D, Wetzels P (1998) Ausgrenzung, Gewalt und Kriminali-tät im Leben junger Menschen. DVJJ, Hannover

Raine A (1993) The psychopathology of crime. Academic Press, San Diego

Raine A, Brennan P, Mednick SA (1994) Birth complications combined with early maternal rejection at age 1 year predispose to violent crime at age 18 years. Archives of General Psychiatry 51:984–988

Sack F (1993) Soziologische Kriminalitätstheorien. In: Kaiser G, Kerner H-J, Sack F, Schellhoss H (Hrsg) Kleines Kriminologisches Wörterbuch, 3. Aufl. CF Müller, Heidelberg, S 271–280

Susman EJ, Dorn LD, Inoff-Germain G, Nottelman ED, Chrousos GP (1997) Cortisol reactivity, distress behavior, and behavioral and psychological problems in young adolescents: A longitudinal perspective. Journal of Research on Adolescence 7: 81–105

Sutherland EH (1944) Principles of criminology. Lippincott, Chicago

Tittle CR, Villemez WJ, Smith DA (1978) The myth of social class and criminality: An empirical assessment of empirical evidence. American Sociological Review 43: 643–656

6.4 Sexualität und Sozialisation bei Jugendlichen

KLAUS M. BEIER

6.4.1 Entwicklung der Sexualität im Jugendalter

Eines der wichtigsten Entwicklungsziele des Jugendalters liegt in der Festlegung der endgültigen sexuellen Organisation, einer Organisation, zu der – was die Körperrepräsentationen angeht – auch der zur Reife gelangte Genitalapparat gehören muss. Dabei umfasst der Entwicklungsabschnitt der „Pubertät" – in seinem Zusammenspiel von biologischen, psychologischen und sozialen Prozessen (vgl. Beier et al. 2001) – unterschiedliche Subphasen, die bei weiblichen Jugendlichen etwa 1–2 Jahre vor den Jungen durchlebt werden: Präadoleszenz, frühe Adoleszenz und späte Adoleszenz (Tabelle 6.2). Neben den biologischen Veränderungen mit Auftreten der Schambehaarung (Pubarche bei Jungen in der Präadoleszenz), dem ersten Samenerguss (in der frühen Adoleszenz) bis zum „Epiphysenschluss" (späte Adoleszenz) werden erste soziosexuelle Erfahrungen gemacht („dating" und „kissing" in der frühen Adoleszenz) bis hin zu aktivem und passivem Genitalpetting und schließlich dem ersten Geschlechtsverkehr, den im Alter von 18 Jahren etwa 50% der männlichen Jugendlichen hatten. Mittlerweile gibt es allerdings neuere empirische Daten (Kluge 1998), die eine Vorverlegung des Menarchealters (Medienwert: 12,2 Jahre) sowie des Ejakularchealters (Medienwert: 12,6 Jahre) und damit auch eine Annäherung zwischen den Geschlechtern hinsichtlich des Zeitpunktes der sexuellen Reife anzeigen; diese „Annäherungsthese" gilt auch für die Aufnahme sexueller Kontakte (vgl. Kluge 1998).

Erforderlich ist für die Jugendlichen also, ein neues Verhältnis zum eigenen Körper zu definieren, im Ablösungsprozess von den Eltern eine neue Einstellung zu diesen zu finden und sich an außerfamiliäre Bezugspersonen adaptieren zu können. Jugendliche sind daher sowohl in ihrer psychosexuellen als auch in ihrer psychosozialen Selbst- und Fremdwahrnehmung verunsichert und verunsicherbar. Sie befinden sich in einem Prozess der Reorganisation und schließlich der Integration der bisherigen psychischen Entwicklung in den neuen Kontext der physisch-sexuellen Möglichkeiten. Durch die körperlichen Veränderungen müssen nun die neu hinzugekommenen Funktionen (Ejakularche, Menarche) der Genitalorgane auch psychisch integriert werden. Die vorpubertären Wünsche und Phantasien waren vor Eintritt der physisch-sexuellen Reife gefahrlos zu durchleben (da körperlich kaum umsetzbar), aber von nun an sind diese gleichen Wünsche

Tabelle 6.2. Stadien der Entwicklung im Jugendalter

	Präadoleszenz		Frühe Adoleszenz		Späte Adoleszenz	
	♀ ~ 10–12 Jahre	♂ ~ 11–13 Jahre	♀ ~ 12–14 Jahre	♂ ~ 13–15 Jahre	♀ ~ 14–17 Jahre	♂ ~ 15–18 Jahre
Biologische Prozesse	■ Wachstumsschub		■ Auftreten der Axillarbehaarung (Adrenarche)		■ Epiphysenschluss	
	■ Auftreten der Schambehaarung (Pubarche)		■ Apokrine Schweißdrüsensekretion		■ Ausbildung der Akne möglich	
	■ Vergrößerung der Brüste	■ Vergrößerung des Penis, der Testes, des Skrotums	■ Erste Monatsblutung (Menarche)	■ Erste Ejakulation (Ejakularche)	■ Erste Ovulation	■ Reife Spermatozoen
	■ LH und Östradiol im Blut steigen	■ LH und Testosteron im Blut steigen	■ Pigmentation der Brustwarzen	■ Prostataaktivität	■ Abschluss der weiblichen Beckenformung	■ Zunahme der Körperbehaarung
Psychologische Prozesse	■ Bedürfnis nach interpersonaler Intimität (bei ♀ > ♂) bei homophiler (gleichgeschlechtlicher) Objektwahl		■ Schwerpunktverlagerung im Intimitätsbedürfnis durch nur heterophile (gegengeschlechtliche) Objektwahl		■ Ausgestaltung des Intimitätsbedürfnisses mit Aufnahme genital-sexueller Aktivitäten	
	■ Homophile Objektwahl		■ Heterophile Objektwahl		■ Aufnahme genital-sexueller Aktivitäten	
	■ Erfahrung der Einsamkeit und deren Kompensation: – gemeinsame Aktivitäten mit Gleichaltrigen („peer-group") – gemeinsame Verarbeitung des neuen Körpergefühls		■ „Dating", „Kissing"		■ Ausbildung des Selbstkonzeptes im „sozialen Netzwerk"	
					■ Multiple Gleichaltrigenbeziehungen: Unabhängigkeit wird angestrebt	

und Phantasien mit einer neuen Bedeutung befrachtet: Mit den physisch (zunehmend) ausgereiften Genitalien wird der Körper zum Träger von Bedürfnissen und Wünschen, die aktiv realisierbar werden. Dadurch bekommen auch „Über-Ich-Forderungen" eine neue Dimension: Der Kompromiss zwischen Erwünschtem und Zulässigem muss für diese „hinzugekommene" Körperlichkeit neu festgelegt werden.

Für die Entwicklung der männlichen Geschlechtsidentität wird man verschiedenen Komponenten eine besondere Beachtung schenken müssen, wobei immer davon auszugehen ist, dass diese bisherige psychische Entwicklungsvorgaben der Jugendlichen lediglich fortsetzen. Wichtig erscheinen vor allem vier Komponenten (vgl. hierzu auch Mertens 1991):

▦ **Körperempfindungen und psychosexuelle Erfahrungen.** Körperlich-genitale Empfindungen und körperbezogene Phantasien sind für den Aufbau eines differenzierten Körperbildes eminent bedeutsam. Erst wenn sich der Jugendliche selbst annehmen kann, ist er auch in der Lage, den anderen anzunehmen und sexuelle Interaktionen einzugehen. Er benötigt also ein sicheres Konzept über die eigene genitale Funktionalität und genügend Selbstvertrauen, um sich der weniger vertrauten Genitalität des präferierten Sexualpartners zuzuwenden.

▦ **Interaktionen mit Mutter und Vater.** In der familiaren Realität kommt es zu vielfältigen verbalen und körpersprachlichen Vorgängen zwischen Eltern und Jugendlichem, die diesem auf mehr oder weniger subtile Weise mütterliche und väterliche (bewusste und unbewusste) Erwartungen vermitteln, wie er bezüglich seiner Geschlechtsidentität gesehen werden möchte. Dabei spielen sicher eine große Rolle
- die Einstellung des Vaters sich selbst und der Männlichkeit seines Sohnes gegenüber,
- die Einstellung der Mutter sich selbst als Frau und der Männlichkeit ihres Sohnes gegenüber,
- die Einstellung der Eltern sich selbst als Paar und der Männlichkeit ihres Sohnes gegenüber.

Insbesondere die Auseinandersetzung mit der ‚Paardimension' der Eltern prägt die Vorstellungen über Mann-Frau-Beziehungen sowie die Geschlechtsstereotypien über Männer und Frauen.

▦ **Identifizierungsprozesse mit Mutter und Vater.** Diese dienen dem Jugendlichen vor allem dazu, sich die begehrten, bewunderten und für die Selbstregulierung dringend benötigten Verhaltensweisen und Einstellungen der Eltern anzueignen. Dabei ist zu beachten, dass diese Identifizierungsprozesse auch benötigt werden, um sich von den Elternfiguren abzugrenzen und dass deshalb auch die Einstellung des Vaters der Mutter gegenüber bzw. der Mutter dem Vater gegenüber bedeutsam sind, um ein Konzept über Männlichkeit und Weiblichkeit zu erhalten, das dann in die Selbstkategorisierung und in das Lernen der Geschlechtsrolle eingeht.

■ **Selbstkategorisierungsprozesse und Lernen der Geschlechtsrolle.** Durch die genannten Identifizierungsprozesse werden Jungen (und Mädchen) auch normative Konzepte im Hinblick auf ihr eigenes geschlechtsspezifisches Erleben und Verhalten erlernen. Die Elternfiguren vermitteln jeweils Geschlechtsrollenkonstruktionen, die ganz maßgeblich Einfluss nehmen auf die Selbstdefinitions- und Selbstkategorisierungsprozesse des Jugendlichen, der diese Rollenzuschreibungen (dies oder jenes definiert die männliche Geschlechtsrolle) innerlich auch benutzt, um zu kodieren, was er ist oder sein möchte (ein Mann), um Sicherheit darüber zu erlangen, was er nicht ist und nicht sein möchte (eine Frau). Dies induziert letztlich ein Programm oder ein Schema darüber, was auch sexuell von einem Inhaber dieser Geschlechtsrolle erwartet werden kann oder aber selbst erwartet wird. Dass gerade hinsichtlich der sexuellen Interaktion zwischen Mann und Frau hierbei weiterhin Geschlechtsrollenstereotype Bedeutsamkeit haben, die eindeutig nicht der Realität entsprechen, zeigen die vielen Produkte der pornographischen Industrie, welche sich über mangelnden Absatz nicht beklagen muss. Erstaunlich ist dies vor allem vor dem Hintergrund einer zunehmend erkennbar gewordenen Neuordnung der Geschlechterverhältnisse mit einer breiten gesellschaftlichen Diskussion über die vielfältigen Benachteiligungen von Frauen in allen Lebensbereichen.

6.4.2 Jugendsexualität und gesellschaftliche Rahmenbedingungen

Gerade bei Jugendlichen treten gesellschaftliche Veränderungen der Sexualität besonders schnell und unmittelbar in Erscheinung, weil neue soziale Einflüsse weniger mit alten Strukturen und Vorerfahrungen konkurrieren müssen. Die Jugendlichen der 90er Jahre zeigen eine stärkere Betonung von Liebe und Treue im Vergleich zu den Jugendlichen der 70er Jahre; dies ist im Übrigen gekoppelt mit einer deutlichen Ablehnung traditioneller Geschlechtsrollen, d.h. die herkömmliche Arbeitsteilung in der Familie findet heute kaum noch Anhänger. Entsprechend gehen Mädchen davon aus, dass die Ehe bzw. eine Mutterschaft ihre diesbezüglichen Entwicklungsmöglichkeiten schwächen könne. Auffällig ist aber auch, dass Jungen und Mädchen der 90er Jahre ihre Sexualität als weniger drang- und impulshaft erleben als die Jugendlichen noch vor 20 Jahren. Mädchen übernehmen häufiger die Kontrolle in heterosexuellen Situationen und fordern überhaupt mehr Autonomie in Beziehungen (Schmidt et al. 1993). Diese Veränderung der Jugendsexualität könnte durchaus mit veränderten Geschlechtsrollenerwartungen bzw. realen Veränderungen im Geschlechterverhältnis zusammenhängen.

Deutlich wird darüber hinaus, dass sich das Verhütungsverhalten der Jugendlichen in den letzten 20 Jahren erheblich verbessert hat, wobei insbesondere die Akzeptanz des Kondoms besonders gestiegen ist, was allerdings weniger auf umgesetzte Präventionsempfehlungen gegen Aids, sondern möglicherweise auf ein generell verbessertes Verhütungsverhalten Jugendlicher zurückzuführen wäre (Schmidt et al. 1993).

Man würde allerdings auch erwarten, dass die umfassende öffentliche Debatte über Vergewaltigungen von Frauen und über sexuellen Missbrauch von Kindern dazu geführt hätte, die sexuellen Umgangsformen zwischen Jugendlichen tiefgreifend zu verändern – etwa durch eine Sensibilisierung der Jugendlichen für Herrschaft und Aggression auch im Sexuellen, für die immer noch eingeschränkten realen Möglichkeiten egalitärer Beziehungen zwischen Mann und Frau bzw. für Risiken und Vulnerabilität von Frauen. Dies ist aber offensichtlich nicht der Fall. Etwa 10% der weiblichen Jugendlichen machen Erfahrungen mit dissexueller Gewalt (im Sinne von sexuellen Übergriffen wie erzwungenem Petting oder anderen sexuellen „Hands-on-Delikten"; würde man die verbale/nonverbale Belästigung noch hinzuziehen, läge der Prozentsatz bei 30–50%). Hierbei stehen Täter aus dem Nahfeld im Vordergrund und – besonders bedeutsam – in 20% der Fälle ist der eigene (jugendliche) Partner der Täter. Auch etwa 5% der männlichen Jugendlichen machen Erfahrungen mit dissexueller Gewalt (einschließlich verbaler/nonverbaler Belästigung 10–25%); hierbei stehen allerdings fremde Männer als Täter im Vordergrund. Für beide Geschlechter gilt, dass die meisten Übergriffe in einem Alter zwischen 15 und 17 Jahren stattfinden, also in der späten Adoleszenz (Schmidt et al. 1993).

Man wird hieraus zumindest schlussfolgern können, dass dissexuelle Verhaltensauffälligkeiten männlicher Jugendlicher im Rahmen einer krisenhaften Adoleszenz weiterhin vorkommen und – wenn überhaupt – informell sanktioniert werden. Darüber hinaus aber dürfte – und dies ist mehr eine Einschätzung aus der aktuellen Begutachtungspraxis – der Anteil von Jugendlichen mit Störungen des Sozialverhaltens bzw. mit drohender dissozialer Fehlentwicklung zunehmen; dies ist ein bedeutsamer Risikofaktor für die Ausbildung einer dissexuellen Verhaltensbereitschaft (Beier 1995, siehe auch Kap. 10.3). Während für diese beiden Tätergruppen Mädchen Opfer sind, könnten sich – klinischen Erfahrungen zufolge – für Jungen als Opfer möglicherweise dadurch Veränderungen ergeben, dass Männer mit homopädophiler Hauptströmung ihr „coming out" immer häufiger bereits im Jugendalter haben und entsprechend früher versuchen, sexuelle Kontakte mit Jungen auch umzusetzen.

Hier ist zugleich die Schnittstelle zwischen den Veränderungen gesellschaftlicher Rahmenbedingungen, der sexuellen Liberalisierung und der Ausbildung dissexueller Verhaltensweisen bei Jugendlichen: Die quantitative Ausweitung sexueller Erlebnismöglichkeiten (Sexualität als Teil des ‚Warenkorbes') fällt zusammen mit einer immer stärkeren Vereinzelung der Menschen, die um so gefährdeter sein dürften, je brüchiger ihre unmittelbaren sozialen Netzwerke (asymmetrische Familienstrukuren etc.) sind. Jeder Mensch trägt ein Bild seiner selbst in sich, und dieses Bild soll schön und rund sein, damit das Selbstgefühl stark und widerstandsfähig genug ist, um die Realität des Lebens und die Realität der Gesellschaft, in der man lebt, ertragen zu können. Genau das aber ist in der hochmodernen Industriegesellschaft wohl viel schwieriger zu erreichen als in traditionalen Kulturen: Gerade die Erfahrung des ständigen Zerbrechens von Lebenszusammenhängen, etwa durch fortwährende Gefährdung der Umwelt oder aber auch durch brüchige Zukunftsperspektiven (individuell durch Arbeitslosigkeit und kollektiv z. B. durch die atomare Bedrohung), legt den Schluss nahe, dass – anders als in traditionalen Kulturen – eine in sich geschlossene lineare Identitätsentwicklung für die Jugendlichen in der Industriegesellschaft kaum erreichbar sein dürfte, weil dies mit ihren Lebenserfahrungen nicht in Einklang zu bringen wäre. Für viele Jugendliche heute muss davon ausgegangen werden, dass ihnen aufgrund ungünstiger Rahmenbedingungen der Aufbau von sozialer Kompetenz und Selbstwertgefühl nur schwer möglich ist. Es dürfte hingegen klar sein, dass sich die Entstehung von Jugendgewalt drastisch erhöht, wenn die jugendlichen Täter Erfahrungen innerfamiliärer Gewalt gemacht haben und ihre primäre familiäre Herkunftssituation insgesamt soziale Benachteiligungen einschließlich schlechter Zukunftschancen – nicht zuletzt aufgrund niedrigen Bildungsniveaus – mit sich bringt. Auch hinsichtlich dissexueller Handlungen sind beide Karrieren denkbar: die des Täters bei beginnender dissozialer Fehlentwicklung und die des Opfers – sowohl Opfer innerfamiliärer sexueller Übergriffe (neueren empirischen Daten zufolge sind Opfer innerfamiliären sexuellen Missbrauchs auch häufiger innerfamiliärer körperlicher Misshandlung ausgesetzt; Wetzels 1997) als auch Opfer der – durch emotionale Bedürftigkeit bedingten – Zugänglichkeit für (in der Regel gewaltlose) sexuelle Handlungen durch (außerfamiliäre) pädophile Täter.

Gerade wenn man die vielfältigen Anforderungen an die Jugendlichen im Rahmen ihrer psychosexuellen Entwicklung und bezüglich des Abschlusses ihrer Identitätsbildung als Mann oder Frau ernst nimmt, sind störende Einflüsse aus einer nicht intakten sozialen Mitwelt geradezu vorherzusagen, weil die Sexualität eine soziale Dimension menschlichen Erlebens ist: Sie ist auf einen anderen hin ausgerichtet und damit auf Bindung hin angelegt – zur Wiederholung von Bindungen, die von Geburt an eine tiefe Verankerung im menschlichen Erleben als Halt, Schutz und Geborgenheit vermittelnd hinterlassen haben. Je unsicherer die Mitwelt und je labiler die Bindung zu wichtigen Bezugspersonen ist, umso aggressiver wird die Reaktion sein, wenn alle Bemühungen zu scheitern drohen, die unternommen wurden, um ein Geborgenheitsgefühl zurückzugewinnen (Hüther 1998). Sexualität ist die intensivste Form, psychosoziale Grundbedürfnisse nach Anerkennung, Nähe, Geborgenheit und Sicherheit erfüllt zu bekommen (Loewit 1998; Loewit u. Beier 1998) – eine Funktion, die nur noch umso wichtiger wird, je mehr die sozialen Netzwerke die Menschen nicht mehr tragen, sondern ihnen Missachtung, Geringschätzung und Austauschbarkeit signalisieren.

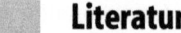 **Literatur**

Beier KM (1995) Dissexualität im Lebenslängsschnitt. Theoretische und empirische Untersuchungen zu Phänomenologie und Prognose begutachteter Sexualstraftäter. Springer, Berlin

Beier KM, Bosinski HAG, Hartmann U (2001) Sexualmedizin. Grundlagen und Praxis. Urban & Fischer, München

Hüther G (1998) Biologie der Angst, 2. Aufl. Vandenhoeck, Göttingen

Kluge N (1998) Sexualverhalten Jugendlicher heute. Juventa, Weinheim München

Loewit K (1998) Damit Beziehung gelingt. Styria-Verlag, Graz

Loewit K, Beier KM (1998) Standortbestimmung der Sexualmedizin. Sexuologie 2: 49–64

Schmidt G (Hrsg) (1993) Jugendsexualität. Sozialer Wandel, Gruppenunterschiede, Konfliktfelder. Beiträge zur Sexualforschung, Bd 69. Enke, Stuttgart

Wetzels P (1997) Prävalenz und familiäre Hintergründe sexuellen Kindesmißbrauchs in Deutschland: Ergebnisse einer repräsentativen Befragung. Sexuologie 2:89–107

6.5 Brandstiftung

Gunther Klosinski

6.5.1 Vorbemerkung

Motive und Ursachen von Brandstiftern sind vielfältig. Ein spezifisches Brandstiftersyndrom lässt sich nicht ausmachen, auch wenn in den Publikationen über Brandstiftungen immer wieder darauf hingewiesen wird, dass die Täter aus Geltungssucht handelten (insbesondere feuerlegende Feuerwehrmänner, die sich durch besonders mutiges Löschen hervortaten) oder aus Rachsucht. Anders verhält es sich, wenn man davon ausgeht, dass es so etwas wie ein suchtartiges Brandlegen gibt im Sinne des Pyromaniebegriffes, auf den gesondert eingegangen werden muss. Bei Durchsicht der Literatur fällt auf, dass zahlreiche Autoren versucht haben, dennoch eine typische Persönlichkeitsstruktur bei jugendlichen Brandstiftern anzunehmen. Dies wirft die Frage auf, ob es gerechtfertigt ist, bei Kindern und jugendlichen Brandstiftern andere, besondere oder gar spezifische Motive bzw. Persönlichkeitsmerkmale anzunehmen und auszumachen.

6.5.2 Diagnostische Instrumente zur Erfassung und Einschätzung kindlicher und jugendlicher Brandstifter

Lowenstein (1981) hat einen 12 Fragen umfassenden Fragebogen entwickelt (*The Lowenstein-Fireraising-Diagnostic-Test, LFRDT*), der eine Lügenskala zur Kontrolle der Validität der Ergebnisse enthält. Mit diesem Untersuchungsinstrument sollen sich nicht nur brandstiftende Kinder sicher erfassen lassen, sondern er wird auch angewandt, um prognostische Aussagen nach einer Behandlung zu machen: Dieser Test soll diejenigen Kinder, welche nie mehr Feuer legten, unterscheiden von denen, welche dies weiterhin taten. Differenzierter und auch besser validiert ist das von Kolko und Kazdin (1989a) inaugurierte, 86 Punkte umfassende, strukturierte Interview (*Firesetting-risk-Interview, FRI*), das mit den Eltern geführt wird, und das 45 Items umfassende entsprechende Interview für Kinder (*Childrens-Firesetting-Interview, CFI*) der gleichen Autoren (Kolko u. Kazdin 1989b). Ähnliche Instrumente in deutscher Sprache existieren derzeit nicht.

Bei der Einschätzung des Rückfallrisikos (Stellung einer Gefährlichkeitsprognose) wird die Motivanalyse und die Persönlichkeitsstruktur des jugendlichen Brandstifters von besonderer Bedeutung sein. Wie bei generellen Überlegungen zur Gefährlichkeitsprognose gilt auch für jugendliche Brandstifter, dass Stabilität und Wandel des delinquenten Verhaltens, die Risiko- und protektiven Faktoren sowie das soziale Umfeld und die situativen Faktoren diesbezüglich bedeutsam sind.

6.5.3 Zum Begriff einer pathologischen Brandstiftung im Sinne der Pyromanie

Der bereits 1813 geprägte Begriff der Brandstiftungsmonomanie wurde erweitert in dem Sinne, dass man annahm, besonders Jugendliche in ländlichen Dienstverhältnissen würden aus Heimweh und „Drängnissen des Blutes heraus" zu impulsiven Brandstiftungen neigen. Seit dieser Zeit hat bis heute die Diskussion über den Pyromaniebegriff angehalten, und er hat sich in der ICD-10 und im DSM-IV niedergeschlagen. In beiden internationalen Klassifikationen wird der Begriff Pyromanie unter den Impulskontrollstörungen abgehandelt, u.a. zusammen mit Kleptomanie, pathologischem Glücksspiel und Trichotillomanie. Lange Zeit wurde der Pyromaniebegriff für alle unklar oder ungewöhnlich motivierten Brandstiftungen gebraucht.

Das DSM-III-R gibt folgende genaue Kriterien:
▪ absichtliches und zielgerichtetes Feuerlegen bei mehr als einer Gelegenheit;
▪ Spannungsgefühl oder Erregung vor der Handlung;
▪ Faszination, Interesse, Neugier oder Anziehung hinsichtlich Feuer und damit zusammenhängenden Situationen oder Umständen (z. B. zugehöriges „Drum und Dran", Anwendungen, Folgen, dem Feuer ausgesetzt zu sein);
▪ intensives Vergnügen, Befriedigung oder Entspannung beim Feuerlegen oder Zuschauen oder beim Beteiligtsein an den Folgen;
▪ das Feuerlegen geschieht weder aus Profitgründen noch als Ausdruck einer politischen Ideologie, auch nicht zum Vertuschen einer Straftat oder als Ausdruck von Wut oder Rache, um die Lebensbedingungen zu verbessern oder infolge von Wahn oder Halluzinationen.

In der ICD-10 (F 63.1) wird als Hauptmerkmal die wiederholte Brandstiftung ohne erkennbare Motive angeführt. Laut Definition dürfen keine deutlichen anderen psychischen Störungen vorhanden sein, d. h. Pyromanie ist z. B. abzugrenzen von einer Brandstiftung einer jugendlichen Person mit Störung des Sozialverhaltens. Diese Eingrenzung der Diagnose Pyromanie bedeutet, dass der kinder- und jugendpsychiatrische Sachverständige sie sehr selten stellt, obwohl bei vielen schweren Brandstiftungen im Gutachtenauftrag angefragt wird, ob eine Pyromanie vorliegt.

6.5.4 Hintergründe kindlicher und jugendlicher Brandstiftungen unter besonderer Berücksichtigung familiendynamischer Aspekte

Während zündelnde Kinder dem forensisch tätigen Kinderpsychiater vorgestellt werden, wenn es um Fragen zur Feststellung der Verantwortlichkeit gemäß § 828 BGB geht, spielt dies im strafrechtlichen Alter kaum mehr eine wesentliche Rolle. Für erwachsene Brandstifter kann bei Durchsicht zahlreicher Übersichtsarbeiten festgestellt werden, dass psychologische Aspekte wie Rache, Hass, Neid, Eifersucht sowie Bosheit, Verärgerung, plötzlicher Zorn, Übermut und Geltungsdrang motivational im Einzelfall eine große Rolle spielen. Häufig ist die Tat nicht monokausal bedingt, sondern vielschichtige Motive fließen mit ein, meistens ist eine Rachekomponente beteiligt. Wie bei vielen Gewaltdelikten ist auch bei Brandstiftung Alkoholisierung bei der Tatausführung häufig. Es ist über viele Studien belegt, dass psychiatrisch kranke Brandstifter, insbesondere Schizophrene unter dem Einfluss produktiver Symptome, aber auch endogen Depressive mit plötzlichen aggressiven Durchbruchshandlungen Brandlegungen begehen können.

Obwohl sich die meisten Kliniker und Forscher, die Brandstifter untersucht haben, darin einig sind, dass im Erwachsenenbereich kein spezifisches Brandstiftersyndrom vorliegt, glaubte Muchr und Mack (1968), ein Brandstiftersyndrom bei Erwachsenen ausmachen zu können: Es handele sich um wenig frustrationstolerante, im Durchschnittsverhalten aggressionsgehemmte, dabei jedoch kränkbare und geltungsbedürftige Persönlichkeiten mit Neigung zu aggressiven Durchbrüchen. Häufig würden sie aus inkompletten Herkunftsfamilien stammen mit fehlendem Elternteil oder konflikthaften Verhältnissen in der Herkunftsfamilie.

Der besondere emotionelle Reiz des Feuers und seine allgemeine Faszination ist in seiner Bedeutung und seiner dynamischen Wirksamkeit tiefenpsychologisch mit dem Postulat: „Feuer = Sexualität" nicht befriedigend erklärt. Diese vielfach behauptete sexuelle Komponente bei Brandstiftungen ist sicher extrem selten, wenn sie im Jugendalter überhaupt vorkommt.

Zur Frage, ob es eine typische Persönlichkeitsstruktur bei jugendlichen Brandstiftern gibt, nahmen Berner und Spiel (1983) Stellung: Auch wenn sie betonten, dass die Hoffnung aufgegeben werden müsse, alle Brandstiftungen auf eine einheitliche spezifische psychodynamische Konstellation zurückführen zu können, glaubten beide Autoren mit ihrer Analyse von neun jugendlichen Feuerlegern eine „recht spezifische psychopathische Persönlichkeitsstruktur" feststellen zu können: Ihre Untersuchten stammten alle aus ländlichem Milieu, wiesen eine „primitive Naturverbundenheit auf mit der Neigung, in Feld und Wald umherzuschweifen." Die Autoren kommen zu dem Schluss, dass es sich bei jugendlichen Feuerlegern entweder um verwahrloste Oligophrene, um Psychopathen oder um Neurosen handele.

Nach Remschmidt (1973) gilt es bei Brandstiftungsdelikten Jugendlicher grundsätzlich an folgende Störungen zu denken: Enzephalitis, Brandstiftung als sexuelle Befriedigung oder Ersatzhandlung, Vorliegen eines Anfallsleidens, hypoglykämische Blutzuckerschwankungen, Vorliegen einer Selbstwertkrise infolge körperlicher Entstellung (Thersites-Komplex) und Brandstiftung als Impulsdurchbruch.

Stewart und Culver (1982) untersuchten 46 Kinder und Jugendliche, die wegen Brandstiftung in stationärer psychiatrischer Behandlung waren. Sie stellten fest, dass intellektuell minderbegabte Kinder (IQ bis 85) ausschließlich zu Hause Brände legten. Auch würden all jene, die alleine Feuer legten, dazu neigen, die Brände zu Hause zu legen, während ältere Kinder und Jugendliche mit höherem IQ dazu tendierten, mit anderen zusammen und außerhalb des elterlichen Hauses Brandstiftungen vorzunehmen.

In einer eigenen Vergleichsstudie (Klosinski 1985) wurden jeweils 10 männliche Brandstifter und Sexualdelinquenten im Alter zwischen 15 und 20 Jahren im Rahmen einer forensischen Begutachtung jugendpsychiatrisch und testpsychologisch untersucht. Im Gruppenvergleich wiesen die Brandstifter häufiger zerebral-organische Funktionsstörungen auf und waren deutlich unterbegabt. Die Täter beider Vergleichsgruppen waren meist familiäre Außenseiter und/oder Außenseiter in ihrer Peer-Gruppe und hatten die Taten alleine begangen. Während bei den Sexualdelinquenten der Vater (oder ein Partner der Mutter) in 8 von 10 Fällen fehlte, war bei allen Brandstiftern der Vater (Stiefvater) in der Familie anwesend. Andererseits fiel bei den Brandstiftern eine ausgesprochene Vater(Stiefvater)-Sohn-Problematik auf, die psychodynamisch für die Tatmotivation von entscheidender Bedeutung war. Im realen, akuten oder chronischen Vater-Sohn-Konflikt erlebte sich der Jugendliche dem Vater gegenüber ohnmächtig ausgeliefert, im Akt des Feuerlegens verkehrte sich diese Situation ins Gegenteil: Jetzt war der Brandstifter der Mächtige, der als autoritär erlebte Vater der Ohnmächtige. Man kann in diesen Fällen jugendlicher Brandstiftungen mit ausgesprochener Vaterproblematik von einem sogenannten „Prometheus-Komplex" sprechen.

Hinrichs et al. (1997) verglichen jeweils 20 jugendliche und heranwachsende Brandstifter, aggressive Sexualstraftäter und Mörder und stellten fest, dass im Gruppenvergleich Brandstifter in ihrer sozialen und familiären Vorgeschichte weniger stark belastet wirkten als aggressive Sexualstraftäter und Tötungsdelinquente.

Klosinski und Bertsch (2001) konnten anhand von 40 Gutachtenanalysen drei charakteristische, unterschiedliche Gruppierungen von jugendlichen Brandstiftern ausmachen: 1. so genannte „Nestanzünder" (die Jugendlichen legten Zuhause Feuer), 2. Feuerwehrmänner und 3. eine inhomogene Restgruppe.

Kontrollgruppenstudien zeigen, dass kinderpsychiatrisch behandelte Patienten mit Brandstiftungsdelikten in ihren Anamnesen aus größeren Familien mit niedrigerem Sozialstatus kommen, vergleicht man sie mit solchen ohne Brandstiftungsanamnese, außerdem sind sie stärkeren elterlichen Misshandlungen ausgesetzt. Ferner konnte gezeigt werden, dass sich jugendliche Brandstifter entwicklungspsychologisch und psychopathologisch nicht von anderen jugendlichen Delinquenten ohne Brandstiftung unterscheiden, wenn diese dieselbe Zahl von Symptomen der in beiden Gruppen gestellten DSM-III-R-Diagnose „Störung des Sozialverhaltens" aufweisen; sie unterscheiden sich wohl aber von Delinquenten mit dieser Diagnose und weniger Symptomen. Dies bedeutet, dass jugendliche Brandstiftungen meist im Rahmen einer schwerer ausgeprägten Störung des Sozialverhaltens vorkommen, welche bei Persistenz bis ins Erwachsenenalter dann eben gelegentlich mit Gewalttätigkeiten assoziiert sind.

6.5.5 Forensische Beurteilung aus kinder- und jugendpsychiatrischer Sicht

In Zivilrechtsverfahren wird der kinder- und jugendpsychiatrische Sachverständige häufig dann herangezogen, wenn die Frage der Verantwortlichkeit bzw. Deliktfähigkeit (siehe Kap. 2.6) beantwortet werden soll gemäß § 828 Abs. 2 BGB:

„Wer das siebente, aber nicht das achtzehnte Lebensjahr vollendet hat, ist für einen Schaden, den er einem anderen zufügt, nicht verantwortlich, wenn er bei der Begehung der schädigenden Handlung nicht die zur Erkenntnis der Verantwortlichkeit erforderliche Einsicht hat. Das Gleiche gilt von einem Taubstummen."

So lautete der Gutachtenauftrag bei einem um 2 Jahre entwicklungsverzögerten 10-jährigen Kind, das beim Zündeln eine Scheuer abgebrannt hatte, wie folgt: „Hatte der zur Tatzeit 10-jährige Robert (anonymisiert), als er zur Tatzeit vor der später abgebrannten Scheune zündelte, aufgrund seiner individuellen Fähigkeit ein *allgemeines Verständnis* (das nicht die Fähigkeit zur realen Vorstellung von den rechtlichen und wirtschaftlichen Folgen seines Verhaltens zu umfassen braucht) dafür, dass sein Verhalten irgendwelche Gefahren herbeiführen konnte? Wäre ein normal entwickeltes Kind von 8 Jahren in der Situation, in der sich Robert befand, typischerweise in der Lage gewesen, die Gefährlichkeit seines Tuns vorauszusehen, und hätte er dieser Einsicht gemäß handeln können? Oder wäre der durchschnittlich entwickelte 8-jährige in der zu beurteilenden Situation aufgrund spontan-emotionaler Vorgänge, wie z. B. Motorik des Spieltriebes, Rauflust, Impulsivität oder Affektreaktion gehindert gewesen, die Gefahr zu vermeiden?

Laut Entscheidung des Bundesgerichtshofes vom 28.02.1984 muss bei der Beurteilung des § 828 Abs. 2 Folgendes berücksichtigt werden:

„Nach anerkannter Rechtsprechung genügt ein allgemeines Verständnis dafür, daß das Verhalten irgendwelche Gefahren herbeiführen kann, dagegen wird nicht verlangt, daß der Minderjährige die Fähigkeit zur realen Vorstellung von den rechtlichen und wirtschaftlichen Folgen seines Verhaltens hatte ... Besitzt der Minderjährige nach seiner individuellen Verstandesentwicklung die Einsichtsfähigkeit in das Unerlaubte seines Tuns, wovon das Gesetz bei Jugendlichen ab Vollendung des 7. Lebensjahres ausgeht, dann trifft ihn, sofern er auch schuldhaft ... gehandelt hat, die volle Haftung ..."

Die Frage der Reife in strafrechtlichen Begutachtungsverfahren gemäß den §§ 3 und 105 JGG stellt sich vornehmlich auch bei Jugendlichen, die Mitglied einer Kinderclique sind, in der sie um ihre Anerkennung ringen müssen und mitmachen, um aus einer Außenseiterposition als nur mühsam geachteter Mitläufer herauszukommen. Wenn solch ein Jugendlicher z. B. in einem „Lägerle" mit den Kindern zündelt, um von ihnen anerkannt zu werden, kann die Frage der strafrechtlichen Verantwortlichkeit im Sinne des § 3 JGG eine andere Beantwortung verlangen. Es stellt sich nämlich dann die Frage, inwieweit der Jugendliche reif genug war, dem psychischen Druck der Gruppe Widerstand zu leisten, auch wenn er wahrscheinlich das Unrecht seiner Tat hätte einsehen können. Ob er wegen des Gruppendruckes auch in der Lage war, im Sinne des § 3 JGG sich entsprechend zu verhalten, kann zweifelhaft sein.

Die Frage der Schuldfähigkeit im Sinne der §§ 20 und 21 StGB werden bei Brandstiftern generell unter den gleichen Gesichtspunkten zu beurteilen sein wie bei sonstigen Delikten auch. Das heißt, es wird darauf ankommen, ob der Betreffende unter Alkohol oder Drogen stand, ob er oligophren ist oder zum Zeitpunkt der Tat unter einer schweren psychischen Erkrankung litt. Wenn in sehr seltenen Fällen die Diagnose einer pathologischen Brandstiftung im Sinne der Pyromanie gestellt werden muss, hat dies zur Folge, dass der juristische Begriff der „krankhaften seelischen Störung" und der „schweren anderen seelischen Abartigkeit" im konkreten Fall diskutiert werden muss bezüglich der Voraussetzungen des § 21 StGB. Auch in solchen Fällen wird weniger die Einsichtsfähigkeit in das Ungebührliche der Tat zu diskutieren sein, sondern eine eventuell erheblich verminderte Steuerungsfähigkeit bei einer ausgeprägten suchtartigen Komponente der Brandstiftungen.

6.5.6 Therapeutische und präventive Aspekte

Die Rückfallquote von Brandlegungen bei Kindern und Jugendlichen ist hoch, wenn es nicht zu einer Intervention oder Therapie kommt.

So stellten Bumpass et al. (1985) fest, dass Kinder und Jugendliche, die der Feuerwehr durch Feuerspielereien bekannt wurden, in den nächsten 1–3 Jahren zu 32% der Fälle weitere Brände legten, wenn sie unbehandelt waren. Unterzogen sie sich einem gemeindegestützten Trainingsprogramm, sank ihre Rückfallquote auf 2%.

Jeweils auf den Einzelfall bezogen und diagnosegeleitet wird eine einzel- oder familientherapeutische Vorgehensweise sinnvoll und notwendig sein oder eine Iich-stützende, supportive Therapie kombiniert mit einem Selbstsicherheitstraining.

Literatur

Berner P, Spiel, W (1963) Jugendliche Brandstifter. Acta Paedopsychiatrica Juni/Juli 1963, S 197–210

Bumpass ER, Brix RJ, Preston D (1985) Community-based Program for juvenile Firesetters. Hospital and Community Psychiatry 36:529–533

Hinrichs G, Stief S, Haase Ch (1997) Tötungs-Brandstiftungs- und aggressive Sexualdelinquenz bei jungen Straftätern. In: Warnke A, Trott G-E, Remschmidt, H (Hrsg) Forensische Kinder- und Jugendpsychiatrie – Ein Handbuch für Klinik und Praxis. Huber, Bern, S 281-291

Klosinski G (1985) Jugendliche Brandstifter und Sexualdelinquenten: Ein Vergleich der Psychopathologie, Familiensituation und Familiendynamik. Forensia 5:149–156

Klosinski G, Bertsch SL (2001) Jugendliche Brandstifter – Psychodynamik, Familiendynamik und Versuch einer Typologie anhand von 40 Gutachtenanalysen. Prax Kinderpsychol Kinderpsychiat 50:92–103

Kolko DJ, Kazdin AF (1989a) Assessment of dimensions of childhood firesetting among patients and nonpatients. Journal of abnormal Child Psychology 17:157–176

Kolko DJ, Kazdin AF (1989b) The Childrens-Firesetting-Interview with psychiatricaly referred and nonreferred Children: The Firesetting-risk-Interview. Journal of abnormal Child Psychology 17:609–624

Lowenstein LF (1981) The diagnosis of child arsonists, Acta paedopsychiat 47:151–154

Muchr LB, Mack JE (1968) The Firesetter-Syndrome. Psychiatry 31:233–288

Remschmidt H (1973) Bedingungsfaktoren mehrfacher Brandstiftungen bei einem 16jährigen Mädchen. Monatsschrift für Kriminologie und Strafrechtsreform 56:58–63

Stewart MA, Culver KW (1982) Children, who set fires: The clinical picture and a follow-up. Brit J Psychiatry 140:357–363

6.6 Verkehrsdelikte

Psychopathologische, strafrechtlich-forensische
sowie sozial- und entwicklungspsychologische Aspekte
von Rechtsverstößen junger Verkehrsteilnehmer

EGON STEPHAN

6.6.1 Vorbemerkung

Wenn im Folgenden von Rechtsverstößen und Normbrüchen im Straßenverkehr gesprochen wird, so werden darunter alle diesbezüglichen Geset-
zesverstöße junger Menschen verstanden, unabhängig davon, ob sie als solche offiziell registriert werden oder im Dunkelfeld verbleiben, und auch
unabhängig davon, ob sie von Kindern begangen werden, die noch nicht
strafmündig sind. Dies rechtfertigt sich dadurch, dass es aus Sicht der Allgemeinheit auf die durch rechtliche Verstöße eintretende Gefährdung Dritter und/oder des Normbrechers ankommt und nicht auf die kriminalstatis-
tische Erfassung oder die Strafmündigkeit des Täters.

6.6.2 Junge Verkehrsdelinquenten
im Licht der offiziellen Statistik

Die Kriminalität der jungen Altersgruppen (hier: 14 bis 21 Jahre) allgemein
ist nach dem Zweiten Weltkrieg bis in die 80er Jahre hinein ständig angestiegen. Der Anteil an der Gesamtzahl aller Tatverdächtigen betrug 2000
für das gesamte Bundesgebiet 9,4% – und dies bei einem Bevölkerungsanteil von nur 7,9% (Statist. Jahrbuch 2002, S. 58).

Was die Struktur der Kriminalität junger Menschen angeht, so konstatiert Schneider (1993, S. 225), dass es Deliktformen gebe, die unverhältnis-
mäßig häufig von Kindern, Jugendlichen und Erwachsenen begangen werden. Zu solchen Deliktformen gehören z.B. Diebstähle von, an und aus
Kraftfahrzeugen, unbefugter Gebrauch von Kraftfahrzeugen, Fahrrad-,
Mofa-, Moped- und Motorraddiebstähle. Ferner zählen dazu (Schwind
2002) das Fahren ohne Fahrerlaubnis, das „Auto-surfen" (bei rascher Fahrt
möglichst weites Hinauslehnen aus dem Beifahrerfenster) und das „Joyriding" (Verfolgungsjagden mit entwendetem Kfz).

Eine Vielzahl von Autoren weist darauf hin, dass auch und gerade „innerhalb der Jugendkriminalität ... Alkoholdelikte vor allem bei den Ver-
kehrsstrafsachen immer mehr an Bedeutung" gewinnen (Kürzinger 1996,
S. 194). Dazu gehören die hohe Beteiligung der unter 18-Jährigen an den

Zweiradunfällen und die überproportional auftretenden Geschwindigkeits-
unfälle, die unter Alkoholeinfluss verursacht werden (Kaiser 1980, S. 346).
Zwar liegt der relative Anteil der 18- bis 25-Jährigen an der Gesamtbe-
völkerung bei nur ca. 26%; diese Gruppe stellt aber 6 der alkoholauffälligen
Verkehrsteilnehmer (Statistisches Bundesamt: Alkoholunfälle im Straßenverkehr 1997, S. 6). Besonders bedenkenswert ist, dass 10% der 18- bis
25-jährigen Pkw-Fahrer, die an einem Alkoholunfall beteiligt waren, eine
BAK (Blutalkoholkonzentration) von mindestens 2,0 Promille (!) aufwiesen
(Statistisches Bundesamt: Alkoholunfälle im Straßenverkehr 2001, S. 7).
Dies beweist eine Giftfestigkeit, die nur durch Alkoholmissbrauch über
einen längeren Zeitraum zu erreichen ist.

Während Alkohol am Steuer im Zusammenhang mit Verkehrsdelinquenz
schon bei 14- bis 16-Jährigen ein relevantes Thema ist, darüber hinaus
aber auch bei allen Altersgruppen bis ins hohe Alter hinein, ergibt sich im
Bereich der Verkehrsteilnahme unter Einfluss illegaler Drogen (z.B. Cannabis, Heroin, Amphetamine, Designerdrogen wie Ecstasy) ein etwas anderes
Bild, da diese typischerweise eher von den Jüngeren konsumiert werden.
Dabei bereitet insbesondere die im Trend liegende Designerdroge Ecstasy
die größten Sorgen; sie ist für ihre aufputschend-euphorisierende Wirkung
bekannt und wird zumeist von mittelschichtsorientierten, sozial integrier-
ten jungen Menschen im Alter zwischen 16 und 25 Jahren konsumiert, welche ja zugleich Fahranfänger mit noch mangelnder Verkehrsroutine sind.
Als besonders problematisch muss bei jungen Kraftfahrern der sogenannte
„Mischkonsum" (Kombination verschiedener legaler und/oder illegaler
Drogen) angesehen werden (z.B. Joß 1995).

▪ Fünf Thesen zur Erklärung des hohen Anteils junger Menschen an der Verkehrsdelinquenz

▪ **These 1** Die Übernahme einer aktiven Rolle bei der Teilnahme am motorisierten Straßenverkehr ist vermutlich das wichtigste gesellschaftliche Ini-
tiationsritual, das in einer formal und emotional höchst signifikanten Weise den Übergang vom Kind zum Jugendlichen (Erwerb der Fahrerlaubnis
für Kleinkrafträder) und vom Jugendlichen zum jungen Erwachsenen (Erwerb der Fahrerlaubnis für Pkw und Motorräder) markiert.

Innerhalb unserer in zunehmendem Maße durch Mobilität gekennzeich-
neten Gesellschaft gilt die aktive Verkehrsteilnahme mit motorisierten Fort-
bewegungsmitteln und der Besitz des Führerscheins als völlig selbstverständlich. Speziell der Erwerb der Fahrerlaubnis für Pkw und Motorräder
kann als einer der bedeutsamsten und sozial sichtbarsten Initiationsriten
angesehen werden, weil er an das Erreichen der Volljährigkeit gekoppelt ist
und das allgemein anerkannte Symbol für die Erlangung des Erwachsenen-
status darstellt.

Vor diesem Hintergrund dürfte der Erwerb der Fahrerlaubnis für die
meisten jungen Menschen emotional wesentlich sein: Der Führerschein

stellt für die meisten 18-Jährigen eines der ersten und bedeutsamsten Kriterien für den Beginn des Erwachsenenseins dar, wenn nicht sogar das bedeutsamste Kriterium überhaupt.

These 2 Der Erwerb der Fahrerlaubnis erfolgt in einem Lebensalter, in dem die Entwicklung der Persönlichkeit noch in vollem Gange ist. Daher ist häufig ein altersspezifischer Erlebnishunger vorhanden, der risikoreiches Verhalten im Straßenverkehr begünstigt. Wenn man davon ausgeht, dass der durchschnittliche Anfänger im motorisierten Straßenverkehr zwischen 16 und 18 Jahren alt ist, so kann man zu Recht vermuten, dass sich brisante Interaktionen zwischen entwicklungsspezifischen Persönlichkeitsdispositionen und den erlebnisaktivierenden Möglichkeiten von Kraftfahrzeugen ergeben können.

Gerade Kraftfahrzeuge bieten den Jugendlichen und Heranwachsenden besonders vielfältige Möglichkeiten des altersspezifischen Experimentierens mit bestehenden Normen, des rauschhaften Erlebens (z. B. durch hohe Geschwindigkeit) sowie der Selbsterprobung und -darstellung. Zu nennen sind hier vor allen Dingen „private" Moped- oder Autorennen, Fahren ohne Fahrerlaubnis, das besonders gefährliche „Auto-surfen" und das „Joyriding", Verhaltensformen, die insbesondere in Gruppen gleichaltriger männlicher Jugendlicher und Heranwachsender eine große Rolle spielen.

Straftaten, an denen gruppendynamische Prozesse beteiligt sind, entstehen zumeist spontan, ungeplant und impulsiv; gerade in der fehlenden Planung und der sich verselbständigenden Gruppendynamik liegen jedoch auch Momente gefährlicher Unberechenbarkeit, so dass das eigentliche „Ziel" der Handlung (Kräftemessen untereinander, „einfach Spaß haben" u. ä.) und das tatsächliche Handlungsergebnis (z. B. ein strafrechtlich relevantes Verkehrsdelikt) weit auseinanderklaffen können. Für die strafrechtliche Beurteilung bringt dies erhebliche Probleme mit sich.

Der entwicklungsbedingt eher risikoreiche Umgang mit dem Fahrzeug wird dann besonders gefährlich, wenn der junge Kraftfahrzeugführer vorher legale oder illegale Drogen konsumiert. Obgleich das Erlernen eines angemessenen Umgangs mit gesellschaftlich akzeptierten Drogen (insbesondere Alkohol) und die Vermeidung des Konsums illegaler Drogen ein zentraler Sozialisationsinhalt ist, stellen entsprechende Verstöße (zumindest im Hinblick auf Alkohol) ein großes gesellschaftliches Problem dar. Besonders problematisch ist, dass die Initiation von regelmäßigem Alkoholkonsum in denselben Altersstufen erfolgt, in denen auch die Sozialisation für die Teilnahme am aktiven Straßenverkehr stattfindet.

These 3 Die Teilnahme am Straßenverkehr beinhaltet die Teilnahme an einem sehr komplexen sozialen Geschehen, da hier eine Vielzahl von Individuen interagiert, die sich hinsichtlich ihrer Zielsetzungen, Persönlichkeit, Stimmungen, Wertvorstellungen und nicht zuletzt hinsichtlich ihrer Verkehrsmittel unterscheiden.

■ **These 4** Im Straßenverkehr sind eine Reihe von ungünstigen sozialen Rahmenbedingungen (Anonymität, hohes Tempo der Fortbewegung, eingeschränkte Kommunikationsmöglichkeiten) gegeben, die die Möglichkeiten der Entwicklung eines informellen Normsystems zur Unterstützung des formalen Normsystems einschränken. Aufgrund der genannten Bedingungen entfällt hier im Gegensatz zu anderen sozialen Bereichen auch weitgehend die informelle soziale Kontrolle, die die formellen Kontrollinstanzen unterstützen könnte. Vor diesem Hintergrund kommt es im Wesentlichen zu fünf Folgeerscheinungen:

Der Mangel an verbindlichen informellen Normen fördert ganz allgemein die Entstehung von Missverständnissen und hieraus resultierende Konflikte der Verkehrsteilnehmer. Das einzelne Gruppenmitglied kann sich weitgehend frei von dem informellen Druck zu rechtlich konformem Verhalten im Straßenverkehr fühlen. Dies umso mehr, als die sehr seltene Präsenz formeller sozialer Kontrolle die Entscheidungs- und Handlungsfreiheit des Einzelnen kaum einschränkt. Das Ausbleiben von Sanktionen hat einen Belohnungseffekt, denn der Betreffende macht die Erfahrung, sich mit seinem Verhalten erfolgreich durchgesetzt zu haben.

Das Fehlen informeller Strukturen und Regeln (einhergehend mit einer geringen Präsenz der Instanzen der formellen Kontrolle) erschwert – und dies ist im vorliegenden Zusammenhang von besonderer Bedeutung – die Sozialisation junger Verkehrsteilnehmer, die ihrerseits noch keine ausgeprägte „Normentreue" mitbringen und stattdessen durch den altersspezifischen Erlebnishunger, geringe Verkehrsroutine und die Neigung, eigene Grenzbereiche auszuloten, gekennzeichnet sind.

Aus dem Gefühl heraus, kein wirklich „signifikantes Gegenüber" zu haben, das einen im Rahmen eines sozialen Prozesses beobachtet, ergibt sich als eine weitere wichtige Konsequenz ein Nachlassen der Selbstbeobachtung, genauer: der öffentlichen Selbstaufmerksamkeit. Da Personen mit hoher öffentlicher Selbstaufmerksamkeit eine erhöhte Bereitschaft zu Konformität, d. h. zum Akzeptieren von Meinungen, Urteilen und Wünschen anderer Personen zeigen, ergibt sich umgekehrt, dass eine geringe öffentliche Selbstaufmerksamkeit das Gefühl begünstigt, sich von anderen Personen unabhängig zu sehen und entsprechend zu verhalten. Dies kann für die Teilnahme am Straßenverkehr bedeuten, eigene Rücksichtslosigkeiten und Fahrfehler unreflektiert in Kauf zu nehmen.

■ **These 5** Wenn sowohl die informelle als auch die formelle soziale Kontrolle im Straßenverkehr weitgehend wegfällt, so ist zu folgern, dass die verbleibende Kontrollinstanz für das eigene Verhalten ausschließlich die individuellen bzw. gruppenspezifischen Wertvorstellungen sind.

Betrachtet man die Wertvorstellungen, die in unserer Gesellschaft besonders zentral sind, so stößt man unweigerlich auf die Stichworte Leistungsfähigkeit, Konkurrenzfähigkeit („Ellenbogengesellschaft"), Entfaltung der eigenen Persönlichkeit, Streben nach Selbstverwirklichung und persönlicher Freiheit, Eintreten für die eigenen Interessen, Lebensgenuss und ähnliche Begriffe. Zugleich sind dies jedoch Wertorientierungen, die die individuellen Ansprüche und nicht das soziale Miteinander betonen und die somit im Straßenverkehr, der ein soziales Geschehen ist, nahezu zwangsläufig kontraproduktive Wirkungen zeitigen.

6.6.3　Psychopathologische und strafrechtliche Beurteilung der Normbrüche von Kindern, Jugendlichen und jungen Erwachsenen im Straßenverkehr

Die Zeit der Pubertät bis zur Vollendung des 21. Lebensjahres ist eine Phase der Erprobung der eigenen Kräfte und des Austestens gesellschaftlicher Normen. Normbrüche müssen daher, wie bereits ausgeführt, als ein regelmäßig auftretendes Phänomen dieser Lebensphase angesehen werden – ein Sachverhalt, dem auch in der Kriminologie bzw. bei der kriminologischen Bewertung junger Gesetzesbrecher Rechnung getragen wird. So findet sich in der einschlägigen Literatur immer wieder der Hinweis, dass die Mehrzahl der Normbrüche und Gesetzesübertretungen junger Menschen als passagere Erscheinungen, also vorübergehende Entwicklungsepisoden zu verstehen sind (z. B. Schneider 1993, Schwind 2002). Das, was für die Jugendkriminalität gilt, gilt erst recht für die Gesetzesübertretungen von Kindern, die entwicklungsbedingt oft noch nicht einmal unterscheiden können, welche Handlungen strafbar sind und welche nicht (Schwind 2002, S. 56). Ganz allgemein spiegelt sich in dieser Auffassung ein sensibler Umgang mit der Bewertung der Straftaten junger Menschen in dem Sinne wieder, dass man sich darum bemüht, eine vorschnelle Kriminalisierung und damit auch Pathologisierung junger Gesetzesbrecher zu verhindern.

■ Psychopathologische Betrachtung junger Verkehrsdelinquenten

Im Zusammenhang mit der Frage der psychopathologischen Betrachtung der Straftaten junger Menschen wird hier die mit der entwicklungspsychologischen und kriminologischen Sichtweise korrespondierende Auffassung vertreten, dass gelegentliche leichte Norm- oder Gesetzesbrüche, die den weitaus größten Anteil innerhalb der Jugendkriminalität ausmachen, als vorübergehende, ubiquitäre Erscheinungen anzusehen sind und dass bei solchen Taten ein Rückgriff auf psychopathologische Kategorien in aller Regel nicht angemessen ist.

Delinquentes Verhalten von Kindern, Jugendlichen und Heranwachsenden im Straßenverkehr ist demnach erst dann auf seine psychopathologische Relevanz hin zu hinterfragen, wenn sich Normbrüche extrem häufen und/oder wenn besonders schwere Formen von Verkehrsdelikten begangen werden (z. B. willentliches Auffahren auf andere Fahrzeuge; fahrlässige Tötung eines anderen Verkehrsteilnehmers ohne angemessene emotionale

Reaktion; Schleudern schwerer Gegenstände von Autobahnbrücken). In diesem Fall sollte in Betracht gezogen werden, dass dies die Indikatoren des Beginns einer pathologischen Entwicklung sein können, und es sollte ggf. geprüft werden, ob eine „Verhaltens- und emotionale Störung des Kindes- und Jugendalters" (ICD-10, F 9) vorliegt. Zu denken ist hier in erster Linie an eine „Störung des Sozialverhaltens" (ICD-10, F 91), die „durch ein sich wiederholendes und andauerndes Muster dissozialen, aggressiven oder aufsässigen Verhaltens" (Dilling, Mombour u. Schmidt 2000, S. 297) charakterisiert ist und „schwerwiegender ... als gewöhnlicher kindlicher Unfug oder jugendliche Aufmüpfigkeit" ist; es wird darauf hingewiesen, dass „einzelne dissoziale oder kriminelle Handlungen ... allein kein Grund für die Diagnose [sind], für die ein andauerndes Verhaltensmuster gefordert ist" (a. a. O.). Gleiches gilt für die dissoziale Persönlichkeitsstörung (F 60.2) des jungen oder älteren Erwachsenen, die sich in einigen Fällen aus der Störung des Sozialverhaltens im Kindes- und Jugendalter entwickelt.

Im Zusammenhang mit Verkehrsdelikten wird häufig der hypoglykämische Zustand bzw. das Blutzuckermangelsyndrom genannt, das zu episodischen psychischen Störungen führen kann, einhergend mit abnormer Steigerung einzelner Triebfunktionen, Störungen des motorischen und allgemeinen Antriebsverhaltens und der Affektlage sowie Veränderungen des Bewusstseins und der Wahrnehmungsfähigkeit (Mergen 1995, S. 175 f.). Ferner können neurophysiologische Phänomene eine Rolle spielen, z. B. ein chronisch erniedrigtes kortikales Erregungsniveau, das ein Bedürfnis nach vermehrter Reizsuche auslösen soll, oder eine verringerte Reaktionsfähigkeit des autonomen Nervensystems, was zu geringerer Sensibilität für Strafreize führt, reizintensives Verhalten begünstigt und die Fähigkeit zum Lernen aus negativer Erfahrung behindert (Tölle 1999, S. 127). Beide Ansätze ermöglichen vor allem eine Erklärung für Wiederholungstaten im Straßenverkehr, da sie eine plausible Begründung dafür bieten können, warum manche Personen auch nach mehrfacher, teilweise schmerzlicher Sanktionierung (z. B. Fahrverbot) an ihrem Fahrverhalten nichts ändern.

Im vorliegenden Kontext ist ferner die Frage des Konsums legaler und illegaler Drogen von zentraler psychopathologischer Bedeutung. So ist z. B. das wiederholte Führen eines Kraftfahrzeuges mit hoher Blutalkoholkonzentration insofern von psychopathologischer Relevanz, als eine solche Giftfestigkeit fast immer auf chronischen Alkoholabusus (Alkoholismus; ICD-10, F 10.2) verweist, der einer medizinischen und psychologischen Behandlung bedarf. Ähnliches gilt für den dauerhaften Abusus aller psychotropen Substanzen (ICD-10, F 10–F 19), zu denen neben den bekannten, teils legalen, teils illegalen Drogen (Medikamente, Heroin, Kokain, Cannabis etc.) auch die Designerdrogen gehören, die im Bereich des Freizeitverhaltens Jugendlicher und Heranwachsender zunehmend an Bedeutung gewinnen. Von ihnen geht ein besonders hohes Gefährdungsrisiko aus. Dies liegt einerseits an der spezifischen Wirkung dieser Drogen auf den Organismus – so sind z. B. die handelsüblichen Ecstasy-Pillen hochgradig stimulierend – andererseits daran, dass der Konsum dieser Drogen an ein bestimmtes

Freizeitverhalten gekoppelt ist, bei dem auch das Auto eine wichtige Rolle spielt (Stephan u. Haas 1998).

▪ Strafrechtliche/forensische Beurteilung junger Verkehrsdelinquenten

Wenn hier in Übereinstimmung mit der herrschenden Sichtweise gelegentliche Normverstöße junger Menschen im Straßenverkehr als ubiquitär und statistisch normal angesehen werden, so trägt dies der entwicklungspsychologisch begründeten Tatsache Rechnung, dass junge Menschen schrittweise ein Wertsystem als handlungsanleitendes Motivsystem entwickeln, das erst allmählich die Interessen der Allgemeinheit sowie die eigenen Interessen in eine angemessene Balance bringt. Die Bewältigung dieser anspruchsvollen Entwicklungsaufgabe geht nahezu selbstverständlich mit gelegentlichen Normverstößen einher. Diese Aussage gilt für den Bereich des allgemeinen Strafrechts, und sie gilt aus den oben genannten Gründen in vermehrtem Umfang für Rechtsverstöße im Straßenverkehr.

Ob und in welcher Form die strafrechtliche Verfolgung eines jungen Verkehrsdelinquenten angezeigt ist, hängt von einer Vielzahl von Faktoren ab: Schwere und gegebenenfalls Häufigkeit der Tat, biologisches Alter einerseits und persönliche Reife andererseits (vgl. § 3 JGG, § 105 JGG), Gruppendruck als (Mit-)Ursache der Tat, Drogeneinfluss zum Zeitpunkt der Tat oder psychopathologische Auffälligkeiten (vgl. §§ 20 u. 21 StGB), allgemeine Lebens- und Umweltbedingungen (Familiensituation, Schulbildung, Schichtzugehörigkeit etc.) usw.

Hieraus ist zweierlei abzuleiten:
- In jedem Fall ist eine genaue Analyse der Faktoren, die an der Tat beteiligt sind, erforderlich.
- In Abhängigkeit davon, welche Faktoren vorliegen und in welcher Kombination, ist zu entscheiden, ob der Reifebeurteilung und/oder der Beurteilung des psychischen Zustandes des Jugendlichen oder Heranwachsenden eine ausschlaggebende Bedeutung zukommt.

Im Folgenden sollen beispielhaft zwei Faktoren herausgegriffen werden, die im Rahmen der Verkehrsdelinquenz junger Menschen häufig eine Rolle spielen und die bei der strafrechtlichen Beurteilung zumeist erhebliche Schwierigkeiten aufwerfen: Dies sind zum einen Verkehrsdelikte, die unter dem Einfluss legaler und/oder illegaler Drogen begangen werden, und zum anderen Delikte, bei denen gruppendynamische Prozesse beteiligt sind.

▪ Drogen Während für Alkoholfahrten der empirische Nachweis der Verkehrssicherheitsgefährdung zweifelsfrei erbracht ist und auch gesetzlich festgelegte Grenzwerte existieren, gilt dies für andere Drogen in dieser Form nicht: Nach der gegenwärtigen gesetzlichen Regelung gilt bereits der messtechnisch sicher nachweisbare Konsum illegaler Drogen als Gesetzesverstoß, und sowohl für den Konsum zumindest geringer Mengen von Cannabisprodukten als auch von Ecstasy fehlt bislang ein sicherer empirischer Beleg der verkehrssicherheitsgefährdenden Wirkung. Gleichwohl ist aber aus der Stoffwirkung (Cannabis z. B. wirkt dämpfend und aufmerksam-keitsreduzierend, Ecstasy enthemmend und antriebssteigernd) gerade in Verbindung mit den altersspezifischen Sicherheitsrisiken (fehlende Fahr-erfahrung, gesteigerter Wunsch nach Reizstimuli) eine unmittelbare sicher-heitsrelevante Beeinflussung zu vermuten. Dies gilt umso mehr, wenn wei-tere Faktoren (z. B. Mischdrogenkonsum, Gruppendruck) beteiligt sind.

Eine Verkehrsteilnahme unter Wirkstoffkonzentrationen illegaler Drogen, die zur Erfüllung des § 20 bzw. 21 StGB führt, dürfte insgesamt gesehen eher selten sein, da dies in aller Regel einen erheblichen Drogenkonsum voraussetzt. Das darf jedoch nicht als generelle Richtlinie missverstanden werden: Zum einen mangelt es an wissenschaftlichen Befunden zu der spe-ziell verkehrssicherheitsgefährdenden Wirkung einzelner Drogen, zum an-deren ist von einer interindividuellen Variabilität auszugehen: Während z. B. ein „geübter" Jointraucher nach wenigen Zügen durchaus noch das Kriterium der vollen Schuldfähigkeit erreichen mag, kann es bei einem we-niger „geübten" oder konstitutionell schwächeren Jointraucher zu massiven Ausfallerscheinungen in spezifischen Bereichen kommen (z. B. Wahrneh-mung), die eine verminderte Schuldfähigkeit bedingen. (Ähnliches gilt auch bei BAK-Werten ab ein Promille.) Es bedarf somit immer einer sorg-fältigen Überprüfung der Bedingungen im Einzelfall. Darüber hinaus er-scheint es ratsam, die Frage der Schuldfähigkeit (auch) auf der übergeord-neten Ebene zu klären, nämlich, ob der Betreffende aufgrund seiner Reife, Intelligenz und seines Wissens in der Lage hätte sein können bzw. müssen, das potenzielle Risiko einer Fahrt unter Drogeneinfluss realistisch ein-zuschätzen.

■ **Gruppendynamische Prozesse** Im Rahmen der strafrechtlichen Beurteilung von Verkehrvergehen, bei denen gruppendynamische Prozesse eine Rolle spielen, ist folgende Faustregel hilfreich: Wenn Jugendliche bereit sind, sich dem Gruppendruck zu beugen und in diesem Zusammenhang verkehrs-widriges Verhalten zu zeigen, so bedeutet dies, die Normen der Gruppe höher zu bewerten als den gesellschaftlichen Druck zur Einhaltung der Verkehrsgesetze. Dies muss in der Mehrzahl der Fälle als ein Mangel an persönlicher Reife angesehen werden, so dass hier § 3 bzw. § 105 JGG rele-vant sein können. Die Anwendung des § 105 (Anwendung des Jugendstraf-rechtes auf Heranwachsende) ist logisch gesehen allerdings insofern proble-matisch, als allein der Besitz der Fahrerlaubnis als Kriterium des Erwach-senseins gilt, womit § 105 JGG aber implizit verneint wird. Festzuhalten ist: Aus dem Erreichen einer biologischen Altersgrenze, die zum Erwerb der Fahrerlaubnis geführt hat, kann nicht zugleich und automatisch auf einen bestimmten Grad an Reife geschlossen werden. Von daher ist im Einzelfall zu überprüfen, ob biologisches und psychisches bzw. soziales Alter einan-der entsprechen und welche Gesetzesvorschriften bei der strafrechtlichen Beurteilung zugrunde gelegt werden sollten. Im Übrigen gilt das oben Gesagte: Kommen weitere Faktoren hinzu (z. B. Drogeneinfluss, Wieder-holungstaten, Dissozialität), so ist dies besonders zu gewichten.

 **Fazit**

Aus der hier dargelegten Sicht ergibt sich, dass nur bei einem geringen Prozentsatz der im Straßenverkehr als Täter registrierten Kinder, Jugend-lichen und Heranwachsenden eine psychopathologische Einordnung ange-messen ist. Das heißt, Störungen des Sozialverhaltens im Kindes- und Ju-gendalter sowie die dissoziale Persönlichkeitsstörung dürften nur bei einer sehr geringen Zahl junger Menschen ursächlich für delinquentes Verhalten im Straßenverkehr sein. Die strafrechtliche/forensische Beurteilung junger Verkehrsdelinquenten wirft Schwierigkeiten auf, da hier in aller Regel mehrere Faktoren zum delinquenten Verhalten beitragen, die sich in ihrer Wirkung kumulieren (z. B. unausgereifte Persönlichkeit + Alkoholkonsum + Gruppendruck) und damit besonders schwerwiegende Folgen haben können. Das Dilemma der strafrechtlichen Beurteilung liegt darin, dass die gleichen Faktoren, die zu sehr folgenschweren Taten führen können (nicht müssen), häufig zugleich als strafmildernde Umstände zu betrachten sind.

Literatur

Dilling H, Mombour W, Schmidt MH (2000) Internationale Klassifikation psychischer Störungen. ICD-10 Kapitel V (F). Klinisch-diagnostische Leitlinien, 4. durchges. u. erg. Aufl. Huber, Bern
Joß S (1995) Nachweis von Drogen und Medikamenten bei verkehrsauffälligen Kraft-fahrern. Blutalkohol 32:84–91
Kürzinger J (1996) Kriminologie. Eine Einführung in die Lehre vom Verbrechen. Stutt-gart u. a.: Boorberg
Mergen A (1995) Die Kriminologie. Eine systematische Darstellung, 3. Aufl. Franz Vahlen, München
Schneider H-J (1993) Einführung in die Kriminologie, 3. Aufl. Walter de Gruyter, Ber-lin
Schwind H-D (2002) Kriminologie. Eine praxisorientierte Einführung mit Beispielen, 12. Aufl. Kriminalistik Verlag, Heidelberg
Statistisches Bundesamt (2002) Alkoholunfälle im Straßenverkehr 2001. Statistisches Bundesamt, Wiesbaden
Statistisches Bundesamt (2002) Statistisches Jahrbuch 2002. Statistisches Bundesamt, Wiesbaden
Stephan E, Haas J (1998) Einstieg zum Konsum von Ecstasy. Selbstkonzept und Wert-hirarchie von Langzeitkonsumenten. (Manuskript eingereicht zur Publikation)
Tölle R (1999) Psychiatrie, 12. neu verf. u. erg. Aufl. Springer, Berlin

6.7 Gruppendelikte

FRIEDRICH LÖSEL

Straftaten junger Menschen werden häufig in Gruppen begangen. Die Erscheinungsformen sind dabei sehr vielfältig. Teilweise handelt es sich nicht um größere Gruppen, sondern nur um zwei gemeinschaftlich handelnde Täter. Die Gesellung kann unterschiedlich locker oder fest sein. Sie reicht von spontanen Rudelbildungen über mehr oder weniger deviante Peer-Gruppen bis hin zu jugendlichen Banden oder Gangs mit organisierten Strukturen. Letztere können manche Merkmale der nicht mehr jugendtypischen, organisierten Kriminalität aufweisen, die allerdings selbst nicht klar definiert ist (Kaiser 1996).

Die Täter gemeinschaftlich begangener Delikte kommen in der Regel aus derselben Nachbarschaft und begehen auch ihre Delikte im engeren Umfeld (Reiss u. Farrington 1991). Vor allem Gewaltdelikte und andere schwerwiegende Straftaten werden von jungen Menschen eher gemeinsam als allein begangen. Während z.B. in der Polizeilichen Kriminalstatistik bei den Vergewaltigungen insgesamt nur etwa 18% der Täter Jugendliche und Heranwachsende sind, liegt deren Anteil bei Vergewaltigungen durch Gruppen bei etwa 50% (Bundeskriminalamt 1998).

Aber nicht alle gemeinschaftlich oder aus einer Menge heraus begangenen Straftaten sind Gruppendelikte im engeren Sinn. Dies gilt z.B. für manche Gewalttätigkeiten bei Massenveranstaltungen. Allerdings ist es auch hierbei erforderlich, die Menschenansammlung nicht nur als eine amorphe Masse zu betrachten, sondern zugrundeliegende Gruppenstrukturen und -prozesse zu erkennen (Lösel et al. 1990). So gibt es bei den Ausschreitungen in der Hooliganszene zumindest drei Subgruppen (Lösel et al. 2001):

- einen harten Kern besonders gewaltbereiter junger Männer, die eine Führungsrolle wahrnehmen und dissoziale Persönlichkeitstendenzen haben;
- eine Gruppe von anderen Angehörigen des harten Kerns, die in der Schul- und Berufslaufbahn mehr Probleme haben als die Anführer;
- eine Gruppe meist jüngerer, erlebnisorientierter Mitläufer, die eher wenig intelligent sind.

Selbstverständlich sind derartige Beschreibungen nur sehr grob und es existieren weitere Subtypen (Pilz 1995, van Limbergen et al. 1991).

Gruppendelikte im engeren Sinn setzen die Merkmale von Gruppen voraus:
Eine Anzahl von Personen, die
- sich persönlich kennen und miteinander interagieren,
- sich als soziale Einheit verstehen und nach außen abgrenzen,
- gemeinsame Werte, Normen und Ziele entwickeln,
- die Zugehörigkeit von zugeschriebenen Statusmerkmalen oder Leistungen abhängig machen (z. B. Alter, Geschlecht, ethnische Herkunft, Kleidung, Wohngebiet, Fremdenfeindlichkeit, Lebensstil),
- unterschiedliche Positionen und Rollen ausdifferenzieren,
- ein ausgeprägtes Gefühl der Verbundenheit entwickeln und
- soziale Belohnungs- und Sanktionsysteme tradieren.

Aufgrund verschiedener Untersuchungen schätzt Kaiser (1996), dass in Deutschland etwa 40% der registrierten Jugendstraftaten gemeinschaftlich begangen werden. Insbesondere aus den USA, aber auch aus England und anderen Ländern werden erheblich höhere Anteile der Gruppendelinquenz berichtet (von Trotha 1993). Dabei kann zum einen ein niedrigeres Strafmündigkeitsalter eine Rolle spielen, da bei jüngeren Tätern die gemeinschaftliche Tatbegehung besonders häufig ist. Es ist aber auch die historisch unterschiedliche Verbreitung von kriminellen Banden zu berücksichtigen. Nach großen Längsschnittstudien in den USA sind jene etwa 15–30% junger Straftäter, die Gangs angehören, bei den meisten Deliktarten für etwa 50–90% der Straftaten ihrer Altersgruppe verantwortlich (Thornberry 1998). Während die „street gangs" in den ethnischen Subkulturen und Elendsvierteln Nordamerikas ein seit langem erforschtes Problem darstellten (z. B. Thrasher 1927, Whyte 1943), galt die Bandendelinquenz in Deutschland und anderen europäischen Ländern als weniger bedeutsam (Kaiser 1959, Reiss 1995). Vermehrte Arbeiten über solche Phänomene finden sich erst in der Nachkriegszeit und betreffen eher lockerere Gruppierungen (z. B. die Halbstarkenkrawalle). Da nordamerikanische soziale Entwicklungen hierzulande oft verzögert oder abgeschwächt einsetzen, sollte allerdings nicht übersehen werden, dass in den USA die Zahl der Städte mit Gang-Problemen in letzter Zeit dramatisch zugenommen hat. Allein von 1980 bis 1992 betrug der Anstieg 345%, so dass es sich keineswegs mehr nur um ein Problem der großen Zentren handelt (Klein 1995).

Auch in Deutschland mehren sich – teilweise zu sehr dramatisierende – Berichte über jugendliche Banden oder gravierend delinquente Peer-Gruppen, z. B. im Zusammenhang mit der Aggressivität an Schulen, Raubdelikten an Gleichaltrigen, Hooliganismus und mehr oder weniger politisch verbrämten Gewalttaten in der rechts- und linksradikalen Szene. Wie qualitative Studien zeigen, spielen hierbei Gruppenprozesse eine wichtige Rolle (z. B. Böttger 1998, Willems et al. 1993). Nichtdeutsche Jugendbanden zeigen an, dass auch der ethnische Aspekt durch die Migrationsprobleme an Bedeutung gewonnen hat. In einer Studie von Pfeiffer et al. (1998) berichteten etwa 57% der jugendlichen Opfer von Gewalttaten, dass mehrere Täter beteiligt waren. Bei (vermuteter) osteuropäischer, türkischer oder ande-

rer nichtdeutscher Herkunft der Gewalttäter lagen die Raten der Gruppendelikte bei etwa 70% und darüber. In dieser Studie wurden auch höhere
Anteile gemeinschaftlich begangener Gewaltdelikte in den neuen Bundesländern festgestellt. Inwieweit dies durch frühe gruppenorientierte Soziali-
sationsformen in Kinderkrippen etc. mitbedingt ist, kann derzeit nicht empirisch stichhaltig gesagt werden.

Gruppenprozesse können sowohl situativ als auch indirekt zu Straftaten
beitragen. Bei manchen Delikten sind mehrere Täter bereits eine notwendige physische Voraussetzung (z. B. bei Ausschreitungen, größeren Schlägerei-
en). Wichtiger sind aber die gruppendynamischen Einflüsse auf die Tatmotivation der Beteiligten (siehe Kap. 6.3). Beispiele dafür sind:

▪ das Verhalten der anderen kann Vorbildwirkung haben und enthemmen;
▪ der erlebte soziale Druck kann einen Täter trotz Bedenken mitmachen
  lassen;
  Randfiguren können versuchen, sich durch die Tat soziale Anerkennung
  zu verschaffen;
▪ Gruppenneulinge können Delikte im Sinn echter oder vermeintlicher
  Leistungsnachweise und Initiationsriten begehen;
▪ Führungsfiguren können die Tatsituation zur Demonstration und Festigung ihrer Position nutzen;
▪ Gewissensbisse und Schuldgefühle können abgewehrt werden, indem die
  Verantwortung in der Gruppe diffundiert und anderen zugeschrieben
  wird;
▪ die Anonymität in der Gruppe und die der Opfer können die Tatbegehung erleichtern;
▪ Feindbilder anderer Gruppen und Abwertungen ihrer Mitglieder lassen
  Straftaten gegen sie subjektiv als gerechtfertigt erscheinen;
▪ bei großen Tätergruppen und Menschenansammlungen kann das Tatrisi-
  ko gering sein, da die polizeiliche Aufklärung stark erschwert ist.

Durch derartige soziale und kognitive Prozesse kommt es aus der Gruppe
heraus zu Straftaten, wie sie vielleicht keiner der Täter für sich allein begangen hätte. Zum Beispiel fand Farrington (1993), dass individuelle Schlägereien zwischen Jugendlichen typischerweise dadurch begründet wurden,
dass man provoziert und wütend geworden war. Bei Gruppenschlägereien
drückten sich dagegen weniger individuelle Gefühle als soziale Motive aus
(z. B. wollte man den Freunden helfen). Dabei wurden auch öfter Waffen
gebraucht, es entstanden mehr Verletzungen, und die Polizei musste häufiger einschreiten.

Der Einfluss der Gruppe ist aber nicht nur in den aktuellen Tatsituationen gegeben, sondern besteht durch längerfristige Lern- und Sozialisa-
tionseffekte. In delinquenten Cliquen bekräftigen und modellieren die Jugendlichen wechselseitig ihr Problemverhalten. Dementsprechend berichteten in einer Untersuchung zur Gewalt an Schulen die besonders aggressiven Jugendlichen zu etwa 84%, dass sie einer Clique angehörten, während
diese Rate bei unauffälligen Mitschülern nur bei ca. 50% und bei den wie-

derholten Gewaltopfern nur bei ca. 35% lag (Lösel et al. 1997). Eigentumsdelikte, Aggressionsdelikte, Alkohol- und Drogenkonsum, „Rumhängen"
und andere Verhaltensweisen kommen dabei zumeist zusammen vor und
sind Teil eines devianten Lebensstils (Lösel u. Bliesener 1998). Nach zahlreichen Querschnitt- und Längsschnittstudien gehören die Beziehungen zu
delinquenten Gleichaltrigen und insbesondere die Zugehörigkeit zu einer
Bande zu den wichtigsten Risikofaktoren für schwerwiegende Jugendkriminalität (Elliott et al. 1989, Hawkins et al. 1998). Die delinquenten Gruppen
haben allerdings keine einheitlichen Merkmale. Unterschiede bestehen z.B.
bereits darin, ob sie primär kriminell orientiert, konfliktorientiert oder
rückzugsorientiert sind. Je nachdem stehen stärker Eigentums-, Gewalt-
oder Drogendelikte im Vordergrund, wobei zumeist auch andere Straftaten
begangen werden.

Die Übergänge zwischen mehr oder weniger delinquenten Peer-Gruppen
und Banden sind fließend. Nach den naturalistischen und teilnehmenden
Beobachtungen der amerikanischen Forschung lassen sich Gangs etwa fol-
gendermaßen charakterisieren (von Trotha 1993):

Es handelt sich um einen besonderen Typ sozialer Gruppen von jungen,
in der Regel männlichen Personen im Alter von etwa 10 bis 21 Jahren. Sie
haben zumeist zwischen 3 und etwa 25 Mitglieder, wobei die europäische
Forschung eher auf Gruppengrößen unter 10 verweist und in den USA
auch größere „super-gangs" beschrieben werden. Die Mitglieder begehen
gemeinsam, in Subgruppen oder allein mit ziemlicher Regelmäßigkeit
Straftaten, bei denen die Gruppe kooperiert und moralische Unterstützung
leistet. Die Gesetzesverletzungen gehören zwar zu den wesentlichen Verhaltensmustern in der Gruppe, sie müssen aber nicht ihre alleinigen oder
wichtigsten Aktivitäten und Grundlagen der Organisationsstruktur sein.
Wenngleich die Werte, Normen und Bräuche der Bande nicht notwendig
und unmittelbar Gesetzesverletzungen erfordern, ergeben sich diese häufig
durch gemeinsame Situationsdefinitionen, Situationsbedingungen und Sta-
tusprozesse innerhalb und zwischen verschiedenen Gruppen. Die Bande ist
dabei Teil einer schichtabhängigen Subkultur, aber nicht mit dieser identisch.

Die Mitglieder delinquenter Gruppen sind nicht nur passives Objekt ihrer
sozialen Einflüsse, sondern sie wählen und gestalten diese Kontexte in akti-
ver Weise mit. Hinsichtlich der Kausalität ist deshalb zu fragen, ob die Beziehung zu devianten Peers eine Bedingung gehäufter Delinquenz ist (z.B.
Keenan et al. 1995) oder ob das eigene delinquente Verhalten zum Anschluss an entsprechende Gruppen führt (z.B. Tremblay et al. 1995). Gemäß der Konfluenzhypothese wählen junge Menschen ihre Peer-Gruppen
nach der Ähnlichkeit von Einstellungen, Interessen und Lebensstilen und
verstärken dann ihr Verhalten wechselseitig (Cohen 1969, Dishion et al.
1994). Aber selbst wenn die Wahlmöglichkeiten für soziale Beziehungen
eingeschränkt sind (wie z.B. in der Schule), scheint die Massierung von
aggressiven Gleichaltrigen – teilweise in Wechselwirkung mit der eigenen

Aggressivität – einen ungünstigen Effekt auf die weitere soziale Entwicklung zu haben (Kellam et al. 1998). Wahrscheinlich wirken bei delinquenten Gruppen beide Prozesse – Selektion von Gleichgesinnten und Problemverstärkung durch sie – zusammen. Wie Thornberry (1998) nahe legt, geht allerdings von der Bandenzugehörigkeit ein besonders deutlicher und eigenständiger Verstärkungseffekt aus. Im Vergleich zu mehr oder weniger „normalen" Peer-Gruppen mit Delinquenzproblemen erreichen die von Gang-Mitgliedern begangenen Straftaten hinsichtlich Häufigkeit und Schweregrad eine neue Qualität. Selbst- und Fremddefinitionen einer devianten Identität bilden dabei eine wichtige Grundlage.

Ob sich Jugendliche delinquenten Gruppen anschließen, hängt nicht von einem einzelnen Risikofaktor ab. Bei den typischen Angehörigen delinquenter Subkulturen bestehen kumulierte Probleme und Benachteiligungen in verschiedenen Lebensbereichen. Diese entsprechen weitgehend jenen für allgemeine Delinquenz (Thornberry 1998; siehe auch Kap. 6.1):

- Herkunft aus Unterschichtfamilien mit multiplen Belastungen und Erziehungsdefiziten;
- schlechte Schulleistungen und abgebrochene Schullaufbahnen;
- deviante Einstellungen und Werthaltungen;
- frühe Verhaltensprobleme;
- Beziehungen zu Gleichaltrigen mit ähnlichen Schwierigkeiten;
- sozial desorganisierte Wohngegenden.

Die neueren Befunde zu nordamerikanischen Jugendbanden sollten hierzulande aufmerksam ausgewertet, aber nicht undifferenziert übertragen werden. Vermehrte quantitative und qualitative Analysen von aktuellen jugendlichen Gruppierungen und deren Delinquenz sind erforderlich. Zugleich sollten delinquente Aktivitäten in und durch jugendliche Gruppen nicht pauschal dramatisiert werden. In ihren leichteren und gelegentlichen Formen sind sie Ausdruck der jugendtypischen Ablösung vom Elternhaus, Erprobung hedonistischer Verhaltensmöglichkeiten, Testung sozialer Grenzen und Bewältigung von Statuspassagen (z. B. Jessor et al. 1991, Moffitt 1993). Die Gruppen geben zugleich soziale Unterstützung, die positive und negative Aspekte haben kann (Bender u. Lösel 1997). Erst in ihren massiveren, längerfristigeren und bandenartigen Varianten werden sie zu einem gravierenden individuellen und sozialen Problem, vor allem dann, wenn die Familie, Schule und andere Instanzen gegenüber der Peer-Gruppe keinen kompensierenden Einfluss haben (Lösel u. Bliesener 1998). Hinreichend komplexe, systematisch evaluierte Präventionskonzepte sind hierzu dringend erforderlich (Thornberry 1998).

Literatur

Bender D, Lösel F (1997) Protective and risk effects of peer relations and social support on antisocial behavior in adolescents from multi-problem milieus. Journal of Adolescence 20:661–678

Böttger A (1998) Gewalt und Biographie. Nomos, Baden-Baden

Bundeskriminalamt (Hrsg) (1998) Polizeiliche Kriminalstatistik 1997. BKA, Wiesbaden

Cohen B (1969) The delinquency of gangs and spontaneous groups. In: Sellin T, Wolfgang ME (eds) Delinquency: Selected studies. Wiley, New York, pp 61–111

Dishion TJ, Patterson GR, Griesler PC (1994) Peer adaptations in the development of antisocial behavior: A confluence model. In: Huesmann LR (ed) Aggressive behavior: Current perspectives. Plenum Press, New York, pp 61–95

Elliott DS, Huizinga D, Menard S (1989) Multiple problem youth. Springer, New York

Farrington DP (1993) Motivations for conduct disorder and delinquency. Development and Psychopathology 5:225–241

Hawkins JD, Herrenkohl T, Farrington DP, Brewer D, Catalano RF, Harachi TW (1998) A review of predictors of youth violence. In: Loeber R, Farrington DP (eds) Serious & violent juvenile offenders. Sage, Thousand Oaks, pp 106–146

Jessor R, Donovan JE, Costa FM (1991) Beyond adolescence: Problem behavior and young adult development. Cambridge University Press, Cambridge

Kaiser G (1959) Randalierende Jugend. Quelle & Meyer, Heidelberg

Kaiser G (1996) Kriminologie: Ein Lehrbuch, 3. Aufl. CF Müller, Heidelberg

Keenan K, Loeber R, Zhang Q, Stouthamer-Loeber M, Van Kammen WB (1995) The influence of deviant peers on the development of boys' disruptive and delinquent behavior: A temporal analysis. Development and Psychopathology 7:715–726

Kellam SG, Ling X, Merisca R, Brown CH, Ialongo N (1998) The effect of the level of aggression in the first grade classroom on the course and malleability of aggressive behavior into middle school. Development and Psychopathology 10:165–185

Klein MW (1995) The American street gang: Its nature, prevalence and control. Oxford University Press, New York

Lösel F, Bliesener T (1998) Zum Einfluß des Familienklimas und der Gleichaltrigengruppe auf den Zusammenhang zwischen Substanzengebrauch und antisozialem Verhalten von Jugendlichen. Kindheit und Entwicklung 7:208–220

Lösel F, Bliesener T, Fischer T, Pabst MA (2001) Hooliganismus in Deutschland: Ursachen, Entwicklung, Prävention und Intervention. Bundesministerium des Inneren, Berlin

Lösel F, Selg H, Schneider U, Müller-Luckmann E (1990) Ursachen, Prävention und Kontrolle von Gewalt aus psychologischer Sicht. In: Schwind HD, Baumann J, Lösel F, Remschmidt H, Eckert R, Kerner H-J, Stümper A, Wassermann R, Otto H, Rudolf W, Berckhauer F, Steinhilper M, Kube E, Steffen W (Hrsg) Ursachen, Prävention und Kontrolle von Gewalt. Analysen und Vorschläge der Unabhängigen Regierungskommission zur Verhinderung und Bekämpfung von Gewalt, Bd 2. Duncker & Humblot, Berlin, S 1–156

Lösel F, Bliesener T, Averbeck M (1997) Erlebens- und Verhaltensprobleme von Tätern und Opfern. In: Holtappels HG, Heitmeyer W, Melzer W, Tillmann K-J (Hrsg) Forschung über Gewalt an Schulen. Beltz, Weinheim, S 137–153

Moffitt TE (1993) Adolescence-limited and life-course-persistent antisocial behavior: A developmental taxonomy. Psychological Review 100:674–701

Pfeiffer C, Delzer I, Enzmann D, Wetzels P (1998) Ausgrenzung, Gewalt und Kriminalität im Leben junger Menschen. DVJJ, Hannover

Pilz GA (1995) Gewalt im, durch und um den Sport. In: Hundsalz A, Klug HP, Schilling H (Hrsg) Beratung für Jugendliche. Juventa, Weinheim, S 179–199

Reiss AJ Jr (1995) Community influences on adolescent behavior. In: Rutter M (ed) Psychosocial disturbances in young people: Challenges for prevention. Cambridge University Press, New York, pp 305–332

Reiss AJ Jr, Farrington DP (1991) Advancing knowledge about co-offending: Results from a prospective longitudinal survey of London males. Journal of Criminal Law and Criminology 82:360–395

Thornberry TP (1998) Membership in youth gangs and involvement in serious and violent offending. In: Loeber R, Farrington DP (eds) Serious & violent juvenile offenders. Sage, Thousand Oaks, pp 147–166

Thrasher FM (1927) The gang: A study of 1,313 gangs in Chicago. Chicago University Press, Chicago

Tremblay RE, Masse LC, Vitaro F, Dobkin PL (1995) The impact of friends' deviant behavior on early onset of delinquency: Longitudinal data from 6 to 13 years of age. Development and Psychopathology 7:649–667

Trotha T von (1993) Bande, Gruppe, Gang. In: Kaiser G, Kerner H-J, Sack F, Schellhoss H (Hrsg) Kleines Kriminologisches Wörterbuch, 3. Aufl. CF Müller, Heidelberg, S 53–59

Van Limbergen K, Colaers C, Walgrave L (1991) The societal and psycho-sociological background of football hooliganism. Current Psychology: Research and Reviews 1:4–14

Whyte WF (1943) Street corner society: The social structure of an Italian slum. Chicago University Press, Chicago

Willems H. zus. mit Eckert R, Würtz S, Steinmetz L (1993) Fremdenfeindliche Gewalt: Einstellungen, Täter, Konflikteskalationen. Leske & Budrich, Opladen

7

Jugendliche nichtdeutscher Herkunft im Strafprozess

Wolfgang Bilsky und Mehmet Toker

7.1 Vorbemerkung

Die Bezeichnung „Jugendliche nichtdeutscher Herkunft" wurde bewusst gewählt, um Assoziationen zu vermeiden, die weder intendiert noch zutreffend sind. Natürlich wäre es ebenso möglich wie üblich, von ausländischen Jugendlichen zu sprechen, doch scheint im strafrechtlichen Kontext der gedankliche Schritt zur „Ausländerkriminalität" nicht weit, zu einem Begriff also, der in erheblichem Maße mit negativen Konnotationen verbunden ist (Sessar 1999). Durch die omnipräsente Koppelung von „Ausländer" und „Straftäter" in der politischen Diskussion und in den Medien gerät zu leicht in den Hintergrund, dass Ausländer nicht nur Täter, sondern auch Opfer von Straftaten sind (Greive 1997). Wichtig erscheint es daher, deutlich zu machen, dass hier – unabhängig von der Zuschreibung einer Täter- oder Opferrolle – auf grundlegende Probleme bei der Diagnostik und Begutachtung nichtdeutscher Jugendlicher eingegangen werden soll.

Es gilt jedoch nicht nur, negative Konnotationen zu vermeiden. Zu sehr wird durch die Verwendung des Etikettes „Ausländer" auch die Assoziation geweckt, es handele sich hier um eine homogene soziale Kategorie. Sozialpsychologische Untersuchungen zeigen, wie soziale Kategorisierungen – hier als Ausländer – die differenzierte Wahrnehmung von Außengruppen einschränken und zu einer Homogenisierung der Fremdwahrnehmung beitragen (Simon 1990). Tatsächlich unterscheiden jedoch Minsel und Herff (1985, S. 97) bereits Mitte der 80er Jahre in Zusammenhang mit Problemen interkultureller Beratung bei den in der BRD lebenden Gruppen nichtdeutscher Herkunft zwischen Gastarbeitern, Asylanten, Spätaussiedlern, ethnischen Minderheiten und „displaced persons". Diese Kategorisierung ist je nach Fragestellung und insbesondere auch im Hinblick auf die in Deutschland lebenden Jugendlichen heute weiter auszudifferenzieren, will man nicht die interaktionsrelevante kulturelle Unterschiedlichkeit der betreffenden Personengruppen nivellieren (Triandis 1994, Smith u. Bond 1993). Dieses Erfordernis stellt sich für den Bereich der forensischen Begutachtung entsprechend, denn im Hinblick auf das diagnostische Urteil würde die fälschliche Unterstellung von kultureller Ähnlichkeit oder gar Gleichheit von Ausländern untereinander zwangsläufig zu Fehlern in Persönlichkeitsassessment, Begutachtung und Beratung führen.

Die Notwendigkeit, einer unangemessenen Homogenisierung entgegenzuwirken, wird in ganz besonderem Maße deutlich, wenn man *Akkulturationsprozesse* betrachtet (Berry u. Sam 1997). Je nachdem, ob Jugendliche (und Erwachsene) nichtdeutscher Herkunft motiviert und in der Lage sind, ihre ursprüngliche kulturelle Identität aufrechtzuerhalten und gleichzeitig mit anderen Personen oder Gruppen in der (dominanten) Aufnahmegesellschaft Beziehungen aufzubauen und zu pflegen, wird ihr Akkulturationsprozess sehr unterschiedlich verlaufen. Berry unterscheidet in diesem Zusammenhang prototypisch zwischen Integration, Assimilation, Separation und Marginalisierung (Abb. 7.1). Es ist offensichtlich, dass die verschiede-

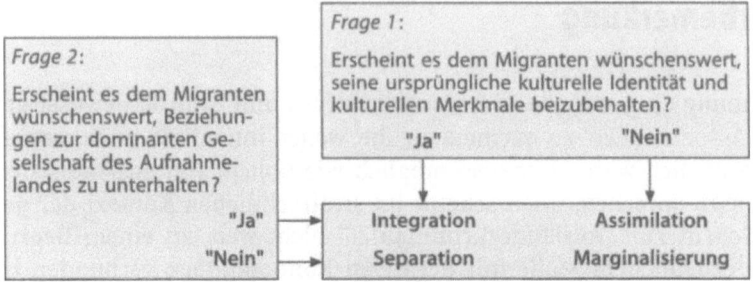

Abb. 7.1. Akkulturationsstrategien. (Nach Berry u. Sam 1997, S. 296 f.)

nen Akkulturationsausgänge in sehr unterschiedlichem Maße Konflikt-
potentiale bergen, die auch strafrechtlich relevant werden können. Dies gilt
umso mehr, als zur Zeit mehr als sieben Millionen Menschen nichtdeutscher Herkunft in der Bundesrepublik leben (Baratta 1997). Dabei spielen
keineswegs nur Konflikte zwischen Deutschen und Nichtdeutschen, sondern auch *Konflikte zwischen Nichtdeutschen gleichen oder unterschiedlichen kulturellen Hintergrundes* eine Rolle.

Nur ein Teil dieser Konflikte kann informell gelöst werden. Oft sind die
Konfliktparteien auf eine Konfliktregulierung durch Dritte, d.h. besonders
auch durch rechtliche Instanzen, angewiesen. Die rechtliche Regulierung
interpersonaler Konflikte stößt allerdings besonders dann auf Probleme,
wenn sie im Rahmen eines Rechtssystems stattfindet, das den *kulturellen
Hintergrund* nur einer – oder keiner – der betroffenen Konfliktparteien wi-
derspiegelt. Auf diesen Sachverhalt wird, soweit er die Begutachtung von
Jugendlichen nichtdeutscher Herkunft betrifft, nachfolgend eingegangen
(Bilsky 1999). Dabei werden vor allem Probleme aus dem Bereich der psychologischen und psychiatrischen Begutachtung angesprochen, ohne dass
damit jedoch die Bedeutung der in neuerer Zeit häufigeren ethnologisch-
forensischen Begutachtungen verkannt werden soll (Giordano 1999, Menzel
1999).

7.2 Allgemeine Rahmenbedingungen von Diagnostik und Begutachtung

Will man die Besonderheiten von Diagnostik und Begutachtung bei Personen nichtdeutscher Herkunft herausarbeiten, ist es sinnvoll, von einem
allgemeinen Bezugsrahmen auszugehen. Hierfür bietet sich das von Steller
(1988) vorgestellte Modell forensisch-psychologischer Diagnostik an, das
sich ohne Schwierigkeiten auf die forensische Diagnostik im Allgemeinen
übertragen lässt. Es ist, entsprechend modifiziert, in Abb. 7.2 wiedergegeben.

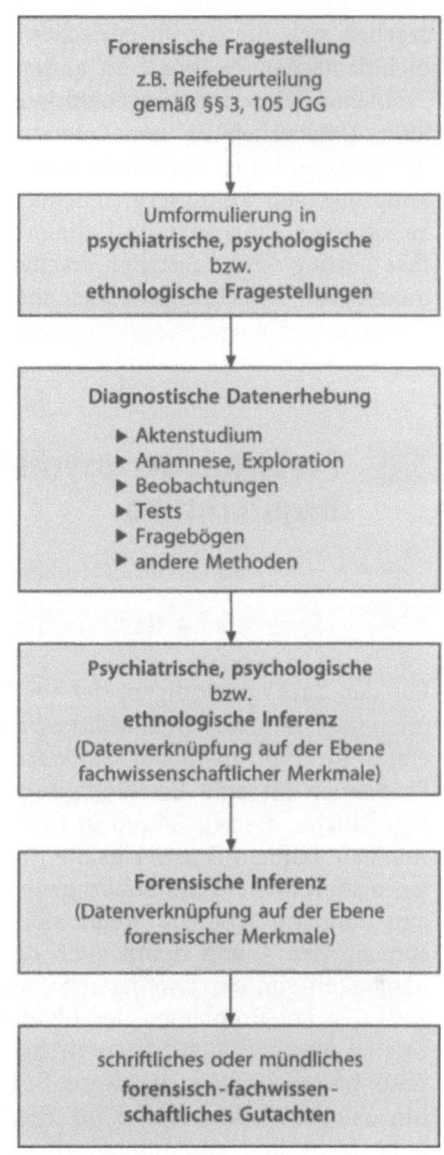

Abb 7.2. Lineares Modell forensischer Diagnostik. (Nach Steller 1988, S. 17)

In diesem Modell lassen sich zunächst zwei grundsätzlich für die Kommunikation zwischen Gericht und Sachverständigen kritische Punkte identifizieren. Hierbei handelt es sich zum einen um die „Übersetzung" der forensischen in eine fachwissenschaftlich-diagnostische, d.h. ethnologische, psychiatrische oder psychologische Fragestellung, zum anderen um die „Rückübersetzung" der diagnostischen in forensische Inferenz. Während an diesen Punkten leicht *interdisziplinäre* Missverständnisse auftreten können, ergeben sich für den forensischen Sachverständigen bei der Begutachtung nichtdeutscher Personen an anderen Punkten erhebliche *intradisziplinäre* Probleme. Dies sind die Schnittstellen zwischen diagnostischer Fragestellung, Datenerhebung und Inferenz. Die an diesen Punkten auftretenden Probleme gründen vor allem in einer in weiten Teilen unzureichenden Verknüpfung von kulturvergleichenden und migrationswissenschaftlichen Erkenntnissen einerseits und diagnostisch-forensischer Praxis andererseits. Ihre Lösung wird zusätzlich erschwert, wenn die Unmittelbarkeit der Kommunikation zwischen Gutachter und Proband aufgrund einer fehlenden gemeinsamen Sprachbasis nicht gewährleistet ist.

7.3   Probleme der psychiatrisch-psychologischen Begutachtung

7.3.1   Sprachliche Rahmenbedingungen

Für den Sachverständigen, der im Begutachtungsprozess einem Probanden mit einer ihm fremden Muttersprache begegnet, ergibt sich insofern als erstes die Notwendigkeit zu klären, inwieweit die Sprachkenntnisse des Probanden für eine Verständigung mit ihm ausreichen. Dies gilt auch für Jugendliche, die seit Jahren in Deutschland leben und die Schule besuchen. Auch sie können Schwierigkeiten bei der genauen Beschreibung emotionaler, insbesondere familienbezogener Sachverhalte haben. Hiermit ist vor allem dann zu rechnen, wenn sie gewohnt oder auch genötigt sind, den sprachlichen – und damit auch den kulturellen – Referenzrahmen in Abhängigkeit von der jeweiligen Situation (Familie, Freizeit, Schule/Beruf) zu wechseln (zu Problemen der bikulturellen Identität: Phinney 1990). Sofern Zweifel an einer für diagnostische Zwecke ausreichenden Verständigungsbasis bestehen, wäre gleich zu Beginn der Begutachtung ein Dolmetscher hinzuzuziehen. Dies sollte im Hinblick auf die von diesem zu fordernde hohe fach- und situationsspezifische Sprachkompetenz grundsätzlich nur in enger Abstimmung mit dem Sachverständigen geschehen. Die sich aus der Hinzuziehung eines Dolmetschers ergebenden Konsequenzen für die Validität des diagnostischen Urteils müssten dann dem Gericht in der Hauptverhandlung explizit dargelegt werden.

Bewährt haben sich in derartigen Fällen Vorgespräche, in denen dem Dolmetscher die Besonderheiten der psychologisch-psychiatrischen Untersuchung erläutert werden. So geht es, anders als bei Polizei und Justiz, im Begutachtungsprozess weniger darum, durch eine sehr genaue und wörtliche Übersetzung Fakten zum Tathergang für das Gericht verwertbar zu machen. Vielmehr sind in besonderem Maße metakommunikative Kompetenzen des

Dolmetschers gefordert, die die Wahrnehmens- und Erlebensweisen des Probanden dem klinisch erfahrenen Sachverständigen nachvollziehbar machen.

Eine nicht zu unterschätzende Fehlerquelle besteht bei dieser personellen Konstellation allerdings darin, dass der Gutachter den Dolmetscher fälschlicherweise allein schon aufgrund seiner nationalen Abstammung auch als „Kulturexperten" wahrnehmen könnte. Mit entsprechenden Fragen nach dem kulturellen Hintergrund bestimmter Verhaltensweisen würde diesem dann ein Ausmaß an Verantwortung übertragen, dem er nicht oder nur sehr begrenzt gerecht werden kann. So ist zu bedenken, dass in Ländern mit hoher politischer Repression und wirtschaftlicher Not Unterschiede in der Sozialstruktur von größerer Bedeutung sind und insofern die Gefahr elitärer Denkweisen bei den sozioökonomisch Bessergestellten besteht. Viele Dolmetscher entstammen dieser Gruppe. Zu bedenken ist ferner, dass mit zunehmender Abwesenheit eines Dolmetschers aus seiner Herkunftskultur die Schwierigkeit zunimmt, die gesellschaftlichen Wandlungsprozesse, die Jugendliche in ihrer Sozialisation erfahren haben, angemessen zu berücksichtigen (Toker 1998).

Der Sachverständige selbst wird insbesondere bei ihm unbekannten Dolmetschern in aller Regel die Güte der jeweiligen Übersetzung nur schwer beurteilen können und daher nie zuverlässig wissen, inwieweit in sie nicht etwa dessen Weltbilder, Projektionen und Interpretationen mit einfließen. Insofern sollte das beauftragende Gericht nach Möglichkeit einen psychiatrisch-psychologischen Sachverständigen benennen, der die Muttersprache des Probanden in ausreichendem Maße beherrscht und darüber hinaus über aktuelle kulturspezifische Hintergrundinformationen verfügt. Sofern dies nicht möglich ist, wäre bei der Auswahl eines in Abstimmung mit dem Sachverständigen hinzuzuziehenden Dolmetschers sicherzustellen, dass dieser den an eine qualifizierte Übersetzung zu stellenden Anforderungen genügt. Da den Gerichten nur in Ausnahmefällen entsprechende Informationen zugänglich sind und auch Gutachter bei derartigen Auswahlentscheidungen häufig überfordert sein dürften, kommt der Informationspolitik der jeweiligen Berufsverbände in diesem Zusammenhang erhebliche Bedeutung zu.

7.3.2 Datenerhebung

Sind Gutachter und gegebenenfalls Dolmetscher bestellt und hat der Gutachter die von ihm zu beantwortende forensische Fragestellung seinem fachwissenschaftlichen Hintergrund entsprechend in eine diagnostische umformuliert (siehe Abb. 7.2), so stellt sich das zentrale Problem einer für ihre Beantwortung angemessenen Datenerhebung.

▪ Wenngleich bereits das *Aktenstudium* vielfach wichtige Vorinformationen vermittelt, besteht hier doch die Gefahr, dass die Unvoreingenommenheit des Sachverständigen durch die vermeintlich kulturspezifischen Erklärungen der Ermittler und entsprechend selektive Darstellungen des inkriminierten Verhaltens beeinträchtigt wird. Hinzu kommt, dass die häufig kulturellen Stereotypien aufsitzenden Aktenvermerke es dem Gutachter gelegentlich erschweren, das Gericht von alternativen, nicht kulturell begründeten Interpretationen zu überzeugen.

Dies wird am Beispiel eines 16-jährigen Jugendlichen deutlich, der, aus dem Nahen Osten stammend und seit 13 Jahren als Flüchtling mit Duldungsstatus in Deutschland lebend, seine 15-jährige schwangere Schwester erstochen hatte. In den zu den Akten genommenen Berichten des zuständigen Sozialarbeiters war, wie auch in den polizeilichen Ermittlungen, wiederholt von einem „orientalischen Ehrenkodex" die Rede. Es war dann die schwierige Aufgabe des Sachverständigen, dem Gericht darzulegen, dass es sich nicht so sehr um eine ethnisch-kulturell motivierte Tat handelte, sondern die Tatmotivation in entwicklungspsychologischen Besonderheiten begründet war, die eher universell gültig sind (siehe auch Giordano 1999: Zur Überstrapazierung des „Ehrenkodex" bei der Interpretation von Straftatbeständen).

Ungeachtet dieser Problematik ergeben sich aus den Akten häufig wichtige, in Exploration und Anamnese zu berücksichtigende Hinweise auf die Lebensbedingungen des Probanden, wie beispielsweise den aufenthaltsrechtlichen Status, die schulische Entwicklung oder den Integrationsgrad der Familie in Deutschland. Als sehr hilfreich erweist es sich, hier schon möglicherweise relevante fremdanamnestische Quellen (z. B. die Berichte von Lehrern, Jugendamtsmitarbeitern, Sozialarbeitern der Jugendgerichtshilfe etc.) zu beachten, denn in der klinischen Praxis zeigt sich immer wieder, wie sehr sich die Einschätzungen von nichtdeutschen Eltern und deutschen Institutionsvertretern bezüglich der zu begutachtenden Kinder unterscheiden.

▓ Bei der *Exploration* ist, nicht nur im Falle der Hinzuziehung eines Dolmetschers, die gegenüber „Standardbegutachtungen" veränderte Dynamik des gutachterlichen Settings zu berücksichtigen. Insbesondere sollte dem autochthonen Sachverständigen bewusst sein, dass er von einem nichtdeutschen Probanden als Vertreter der Majoritätsethnie wahrgenommen wird, von der sich dieser angezogen oder auch abgestoßen fühlen mag. Weiterhin sollte er berücksichtigen, dass die Vorgehensweisen strafverfolgender Institutionen in der Herkunftsgesellschaft des Probanden oft rigider und Kontakte mit Psychiatern und Psychologen seltener sind. Diese Gesichtspunkte sind von hoher diagnostischer Bedeutung und werden ein als provokant, devot oder feindselig anmutendes Verhalten des Probanden in anderem Licht erscheinen lassen.

Eine weitere bei der Exploration nichtdeutscher Tatverdächtiger zu beachtende Besonderheit ist, dass die Betreffenden auch bei weniger gravierenden Straftaten häufiger in Untersuchungshaft einsitzen als Deutsche (Gley 1987, Hesse 1999, Walter u. Kubink 1993). Da sie bei Besuchen durch Angehörige nur deutsch sprechen dürfen, kann es daher durchaus sein, dass eine länger bestehende erhöhte emotionale Anspannung den Zugang zum Probanden in der Untersuchungssituation zusätzlich erschwert (Toker u. Schepker 1996). Nicht außer Acht gelassen werden sollte schließlich, dass unter bestimmten Voraussetzungen den Probanden eine Ausweisung in das

Herkunftsland (der Eltern) drohen kann (Rüther 1999). Dieser Sachverhalt wird mit größter Wahrscheinlichkeit Einfluss auf die Motivation zur Mitarbeit in der Begutachtungssituation haben.

Für die *Anamneseerhebung* gilt es, die Migrationsgeschichte der Familie sehr detailliert zu erheben. Zu achten ist insbesondere darauf, welcher Elternteil zuerst nach Deutschland migrierte, wie lange die Eltern getrennt lebten, in welcher Reihenfolge die Familienmitglieder nachzogen, in welchem Alter sich das Kind von Vater, Mutter, Geschwistern und später auch von Bezugspersonen, die an die Stelle der migrierten Familienmitglieder getreten waren, trennen mußsste, und wie es diese Trennungen emotional verarbeitete (Schepker et al. 1995).

Bedeutsam sind weiterhin die objektiven Lebensbedingungen – sowohl vor als auch nach der Migration. So kann die Kenntnis der Lebensbedingungen vor der Migration Hinweise darauf geben, ob in der frühen und späteren Kindheit Traumatisierungen durch politische Repression, (Bürger-)Kriegserfahrungen oder Flucht stattfanden, die für die aktuelle Begutachtung von Bedeutung sind. Eine medizinische Unterversorgung kann aus pädiatrischer und entwicklungspsychologischer Sicht bedeutsam sein, wenn z.B. Erkrankungen und Behinderungen längere Zeit unbehandelt geblieben sind. Schließlich ist auch wichtig, inwieweit der jugendliche Migrant auf das Leben in Deutschland vorbereitet war. Dies wird an folgendem Beispiel eines 17-jährigen kurdischen Jungen aus Ostanatolien deutlich, dessen biographische Entwicklung für die Tatmotivation (Raubmord) erhebliche Relevanz besaß (Toker u. Schepker 1996):

Der 17-Jährige war von früher Kindheit an bei einem Onkel in einem abgeschiedenen Dorf aufgewachsen und erfuhr erst mit 11 Jahren, wer sein leiblicher Vater war. Drei Jahre nach seiner Mutter kam er 13-jährig nach Deutschland, ohne eine Vorstellung davon zu haben, was Geld ist und dass in Deutschland eine ihm fremde Sprache gesprochen wird. Vater und Mutter, beide Analphabeten, konnten ihm in der Anfangsphase wenig beistehen, da sie berufstätig waren und zudem keine Vorstellungen davon hatten, welche Anforderungen an Eltern und Kinder in städtischen und kulturfremden Kontexten gestellt werden. Die ständige Überforderung in der Schule, der Tod der Mutter, die gescheiterte Flucht zurück ins Dorf – all dies kumulierte schließlich in dem Versuch des Jugendlichen, eine 72-jährige Nachbarin zu berauben, um mit dem Geld erneut in die Türkei zurückzukehren.

Auch nach der Migration nach Deutschland unterscheiden sich die Lebensbedingungen der Migranten teilweise deutlich voneinander, je nachdem, welchen Status (z.B. Arbeitsmigranten, Spätaussiedler, Asylbewerber) sie besitzen. So sind Kindergärten und Schulen für nichtdeutsche Kinder nicht gleichermaßen zugänglich; für Kinder von Asylbewerbern besteht beispielsweise keine Schulpflicht. Ungeachtet dieser und anderer Unterschiede zwischen verschiedenen Migrantengruppen sind die durchschnittlichen nichtdeutschen Haushalte insgesamt materiell schlechter ausgestattet als die deutschen Haushalte (z.B. Stadt Essen 1997). Im Hinblick auf die Bildungschancen ist bekannt, dass Kinder nichtdeutscher Herkunft häufiger Sonderschulen und seltener Gymnasien besuchen und dass sie sich in manchen

Städten, bedingt durch eine mehr oder weniger freiwillige Gettoisierung, in bestimmten Haupt- und Gesamtschulen mit einem erhöhten Konfliktpotential konzentrieren. Auch ihre berufliche Perspektive ist deutlich ungünstiger als die der gleichaltrigen Deutschen. So finden 40 Prozent der nichtdeutschen Jugendlichen nach Schulabgang keine Beschäftigung (Beauftragte der Bundesregierung 1995).

Neben den durch die Aufnahmegesellschaft extern definierten Lebensbedingungen sind bei der Begutachtung ferner die innerhalb der jeweiligen Migrantengruppen wirksamen Einflussfaktoren zu berücksichtigen. Hierzu gehören u.a. die sehr unterschiedlichen innerfamiliären Sozialisationserfahrungen und die Einflüsse der eigenethnischen Subkultur, die sich in vielfältiger Weise auf die Entwicklung kultureller Identität(en) auswirken. So wird aus familienstruktureller Sicht beispielsweise oft übersehen, dass Kinder und Jugendliche in den Familien von Arbeitsmigranten vielfach wegen ihrer besseren Sprachkenntnisse als Dolmetscher bei Behördengängen fungieren. Hierdurch werden schon sehr früh tradierte Rollen in Frage gestellt; innerfamiliäre Machtverhältnisse können so erschüttert und insbesondere Väter in ihren Halt und Orientierung gebenden Funktionen eingeschränkt werden.

Allerdings sollten Häufigkeit und Ausmaß der sich aus der „Begegnung zweier Welten" ergebenden innerfamiliären Generationskonflikte ebenso wenig überschätzt werden wie die Gefahr einer allgemeinen kulturellen Identitätsdiffussion. So ist z.B. weder die Entwicklung einer ausgeprägt monoethnischen Identität (d.h. Separation; siehe Abb. 7.1) noch die Entwicklung mehrerer Identitätskerne (Integration) per se als Risikofaktor zu werten. Vielmehr entsteht Dissozialität oft im Rahmen von Marginalisierung und ist vor allem durch das Fehlen stabiler kultureller Identität(en) gekennzeichnet (Schepker et al. 1998). In diesem Fall verlieren soziale Regeln weitgehend ihre Steuerungsfunktion, und ihre Befolgung ist überwiegend von momentanen Nutzenerwägungen abhängig. So gewinnt auch der Anschluss an Ethno-Gangs (Tertilt 1996) insbesondere dann an Bedeutung, wenn diese die einzige (vorübergehend) Identität schaffende Instanz sind und die durch sie ausgeübten Gruppenzwänge für den Jugendlichen insofern von existenzieller Bedeutung werden.

Die sich in Exploration und Anamnese zeigenden vielfältigen Unterschiede zwischen den Biographien und Lebenssituationen nichtdeutscher Probanden und die Schwierigkeit ihrer angemessenen Würdigung mögen es auf den ersten Blick attraktiv erscheinen lassen, sich bei der Begutachtung auf den vermeintlich sicheren Boden *testpsychologischer Untersuchungen* zurückzuziehen. Diese Sicherheit ist jedoch in vielerlei Hinsicht trügerisch (Irvine u. Carroll 1980). So verbietet sich die Anwendung projektiver Verfahren (ungeachtet der mit ihnen verbundenen Validitätsproblematik) beim Einsatz von Dolmetschern schon deshalb, weil die erwünschte freie Assoziation durch die übersetzungsbedingten Unterbrechungen nicht aufrechterhalten werden kann. Auch psychometrische Verfahren sind hinsichtlich ihrer Aussagekraft in der kulturvergleichenden Psychologie sehr umstritten. Die sogenannten kulturfairen, weitgehend sprachfreien Instrumen-

te bilden hierbei keine Ausnahme. Zum einen ist keineswegs davon auszugehen, dass die in der westlichen Psychologie etablierten Konstrukte universellen Charakter besitzen; die diesbezügliche Diskussion wird in der
kulturvergleichenden Psychologie unter den Stichworten „emics" und
„etics" geführt (Dana 1990, Poortinga 1989). Zum anderen kann selbst bei
unterstellter Universalität des zu erfassenden Konstrukts keineswegs von
der Validität entsprechender Messungen ausgegangen werden, selbst dann
nicht, wenn differenzierte Normierungen ihre Äquivalenz nahelegen. So
kann für nichtdeutsche Probanden die Anwendung von Testverfahren,
denen eine deutsche Eichstichprobe zugrunde liegt, ebenso zu falschen
Ergebnissen führen wie die Anwendung des entsprechenden Verfahrens in
einer für das Herkunftsland (der Eltern) adaptierten Form. In beiden Fällen ist die besondere Stellung migrierter Kinder und Jugendlicher nicht
berücksichtigt, so dass erhebliche Fehlbeurteilungen resultieren können.

Beispielsweise kann ein 14-jähriger Proband mit einem Gesamtrohwert von 34 Punkten im Matritzen-Test SPM von Raven nach den türkischen Normen als knapp durchschnittlich eingestuft werden (IQ = 90), nach den deutschen Normen demgegenüber
als intellektuell behindert (IQ < 70). Je nach Testwahl würden sich demnach unterschiedliche Konsequenzen bei der Schuldfähigkeitsbegutachtung ergeben (Toker 1999).

Die hier nur grob skizzierten Probleme beim Einsatz psychometrischer
Verfahren gelten gleichermaßen für den Bereich der Leistungs- wie der
Persönlichkeitsdiagnostik. Ihr Nutzen bei der Begutachtung von Jugend-
lichen nichtdeutscher Herkunft ist dementsprechend eher begrenzt.

7.3.3 Inferenz

Wie aus den in Zusammenhang mit der Datenerhebung angerissenen
Schwierigkeiten deutlich geworden sein dürfte, sieht sich der Sachverständige am Ende seiner Befunderhebung mit Integrations- und Beurteilungs-
problemen konfrontiert, die über die bei der Begutachtung deutscher Probanden auftretenden Inferenzprobleme bei weitem hinausgehen. Die Interpretation der erhobenen Daten zur Beantwortung der Fragestellungen des
Gerichts setzt hier nicht nur die ohnehin nicht einfache Schlussfolgerung
von der Kenntnis allgemeiner Gesetzmäßigkeiten menschlichen Verhaltens
auf den individuellen Fall voraus. Sie muss darüber hinaus berücksichtigen, ob und in welchem Maße kulturelle Spezifika entsprechende Aussagen
überhaupt gestatten. Diese im Kontext von diagnostischer Fragestellung,
Datenerhebung und Inferenz auftretenden Schwierigkeiten dem Gericht explizit darzulegen ohne gleichzeitig den Verdacht einer kulturell verbrämten
Beliebigkeit menschlichen Verhalten zu erwecken, ist eine extrem schwierige, für die Beweiswürdigung jedoch zentrale und zur Vermeidung von
Fehleinschätzungen bisweilen unverzichtbare Aufgabe interkultureller Diagnostik und Begutachtung. Dies soll abschließend am Beispiel der Reife-

beurteilung nichtdeutscher Heranwachsender zumindest angedeutet werden (Toker 1999).

Ohne auf die grundsätzlichen Schwierigkeiten bei der Reifebeurteilung nach §§ 3 und 105 JGG näher einzugehen (siehe Kap. 2.6 und 4.2), gilt für Probanden deutscher Herkunft die allmähliche Ablösung vom Elternhaus als ein zentrales Kriterium der Reifung (Lempp 1983). In einem diesbezüglichen Operationalisierungsversuch von Esser, Fritz und Schmidt (1991) ist der sittlich reife Heranwachsende dementsprechend durch eine weitgehende Ablösung von den Eltern und die zunehmende Orientierung seiner Pläne und Entscheidungen an eigenen Werten gekennzeichnet.

So sehr diese Sichtweise unserem westlichen, von christlicher Tradition und Industrialisierung gleichermaßen geprägten Menschenbild auch entsprechen mag, so wenig kann sie universelle Gültigkeit in Anspruch nehmen. Dies wird beispielsweise in der von Soziologie und Sozialpsychologie seit Jahren geführten *Individualismus-Kollektivismus-Debatte* deutlich, derzufolge die Rolle der Familie für das einzelne Individuum, je nach dessen kultureller Verankerung, sehr unterschiedlich definiert ist (Kim et al. 1994). In kollektivistischen Gesellschaften, aus denen viele der in Deutschland lebenden Arbeitsmigranten stammen, ist der Kohäsionsgrad innerhalb der einzelnen Familien hoch. Trotz kleinfamiliärer Strukturen ist für Individuation wenig Platz, und die Reife von Jugendlichen wie auch von Heranwachsenden wird nicht zuletzt an ihrer Loyalität gegenüber der Herkunftsfamilie gemessen. Dies zeigt sich beispielsweise auch in der Bereitschaft des Einzelnen zu respektvoller Unterordnung. Ein an westlichen Maßstäben orientiertes Reifekriterium von Individualität und Selbstbestimmung würde dementsprechend ein im Sinne dieser Herkunftsgesellschaften hohes Maß an Reife schlicht verkennen. Ganz ähnliche Fehleinschätzungen ergäben sich auch, würde man im Bereich der interkulturellen Diagnostik und Begutachtung unkritisch die zur Beurteilung der *moralischen Reife* im westlichen Denken fest verankerten Standards sensu Kohlberg anwenden (Eckensberger 1993).

7.4 Resümee

In Anbetracht der in den vergangenen Jahren zunehmenden Zahl in Auftrag gegebener Gutachten über Jugendliche nichtdeutscher Herkunft kann heute nicht mehr davon ausgegangen werden, dass es sich bei interkulturellen forensischen Begutachtungsaufträgen um Ausnahmefälle handelt. Die in diesem Tätigkeitsbereich engagierten Fachdisziplinen Psychiatrie, Psychologie und neuerdings auch Ethnologie tun sich jedoch mit den hierdurch zwangsläufig veränderten gutachterlichen Ermessens- und Entscheidungsspielräumen nicht eben leicht.

Immerhin hat die Psychiatrie bei der Herausgabe der vierten Revision des Diagnostischen und Statistischen Manuals psychiatrischer Störungen

(DSM-IV) der Existenz kultureller Unterschiede insofern Rechnung getragen, als ein Unterkapitel über kulturelle Merkmale zu jeder Störung angefügt wurde (Mezzich 1996). Die Abhängigkeit der Krankheitswertigkeit einer Störung vom jeweiligen kulturellen Kontext und die Prüfung möglicher kulturtypischer Erklärungen devianten Verhaltens haben sich damit im psychiatrischen Denken jedoch noch keineswegs etabliert.

Für die forensische Psychologie wäre zu wünschen, dass sie künftig stärker und systematischer die durchaus vorhandenen Wissensressourcen aus Jahrzehnten kulturvergleichender Psychologie und interkultureller Diagnostik nutzt und in die eigene Praxis integriert. Sie wird sich insbesondere an die Frage gewöhnen müssen, ob und inwieweit die von ihr verwendeten Konstrukte universellen Charakter haben und insofern zur Beurteilung nichtdeutscher Probanden geeignet sind.

Die Ethnologie schließlich ist aufgrund ihrer fachlichen Orientierung durchaus in der Lage, die interdisziplinäre Diskussion einer angemessenen Diagnostik und Begutachtung um wichtige Facetten zu bereichern. Sie beginnt jedoch erst langsam, sich im Bereich der forensischen Diagnostik zu etablieren.

▪ Literatur

Baratta Mv (Hrsg) (1997) Der Fischer Weltalmanach 1998. Fischer, Frankfurt

Beauftragte der Bundesregierung für die Belange der Ausländer (1995) Bericht über die Lage der Ausländer in der Bundesrepublik Deutschland. Bonn

Berry JW, Sam DL (1997) Acculturation and adaptation. In: Berry JW, Segall MH, Kagitçibasi C (eds) Handbook of cross-cultural psychology, vol 3: Social behavior and applications. Allyn and Bacon, Boston, pp 291–326

Bilsky W (Hrsg) (1999) Ethnizität, Konflikt und Recht (Sonderheft) Monatsschrift für Kriminologie und Strafrechtsreform 82

Dana RH (1990) Cross-cultural and multi-ethnic assessment. In: Butcher JN, Spielberger CD (eds) Advances in personality assessment, vol 8. Erlbaum, Hillsdale NJ, pp 1–26

Eckensberger LH (1993) Moralische Urteile als handlungsleitende soziale Regelsysteme im Spiegel der kulturvergleichenden Forschung. In: Thomas A (Hrsg) Kulturvergleichende Psychologie. Hogrefe, Göttingen

Esser G, Fritz A, Schmidt MH (1991) Die Beurteilung der sittlichen Reife Heranwachsender im Sinne des § 105 JGG – Versuch einer Operationalisierung. Monatsschrift für Kriminologie und Strafrechtsreform 74:356–368

Giordano C (1999) Ethnologische Gutachten im Strafverfahren: Konstruktion, Manipulation und Anerkennung von Differenz. Monatsschrift für Kriminologie und Strafrechtsreform (Sonderheft: Ethnizität, Konflikt und Recht) 82:36–44

Gley C (1987) Junge Ausländer im Vollzug. Schriftenreihe der DVJJ 17:347–357

Greive W (1997) Ausländer und Ausländerinnen als Kriminalitätsopfer. (Loccumer Protokolle 12/96). Evangelische Akademie, Loccum

Hesse E (1999) Ausländer in Untersuchungshaft. Monatsschrift Kriminologie und Strafrechtsreform (Sonderheft: Ethnizität, Konflikt und Recht) 82:94–98

Irvine D, Carroll W (1980) Testing and assessment across cultures: Issues in methodology and theory. In: Triandis HD, Berry JW (eds) Handbook of cross-cultural psychology. Methodology. Allyn and Bacon, Boston, pp 181–244

Kim U, Triandis HC, Kagitçibasi C, Choi SC, Yoon G (eds) (1994) Individualism and collectivism. Sage, Thousand Oaks

Lempp R (1983) Gerichtliche Kinder- und Jugendpsychiatrie. Huber, Bern

Menzel PA (1999) Ethnologische Begutachtung im Strafverfahren: Anmerkungen zum Beitrag von Christian Giordano. Monatsschrift Kriminologie und Strafrechtsreform (Sonderheft: Ethnizität, Konflikt und Recht) 82:45–49

Mezzich JE (1996) Culture and psychiatric diagnosis. A DSM-IV perspective. American Psychiatric Press, Washington

Minsel W-R, Herff W (1985) Intercultural counselling: West German perspectives. In: Samuda RJ, Wolfgang A (eds) Intercultural counselling and assessment. Hogrefe, Lewiston, NY, pp 97–107

Phinney J (1990) Ethnic identity in adolescents and adults: Review of research. Psychological Bulletin 108:499–514

Poortinga YH (1989) Equivalence of cross-cultural data: An overview of basic issues. International Journal of Psychology 24:737–756

Rüther K (1999) Ausländer als Mandanten. Monatsschrift Kriminologie und Strafrechtsreform (Sonderheft: Ethnizität, Konflikt und Recht) 82:86-93

Schepker R, Toker M, Eberding A (1998) Familiäre Bewältigungsstrategien (DFG-Abschlußbericht)

Schepker R, Toker M, Eggers Ch (1995) Erfahrungen mit der forensischen Begutachtung von Jugendlichen und Heranwachsenden aus der Türkei. Monatsschrift Kriminologie und Strafrechtsreform 78:121–134

Sessar K (1999) Der Begriff der „Ausländerkriminalität" im öffentlichen Diskurs. Monatsschrift Kriminologie und Strafrechtsreform (Sonderheft: Ethnizität, Konflikt und Recht) 82: 30-35

Simon B (1990) Soziale Kategorisierung und differentielle Wahrnehmung von Ingroup- und Outgroup-Homogenität. Zeitschrift für Sozialpsychologie 2:298–313

Smith PB, Bond MH (1993) Social psychology across cultures. Harvester, New York

Stadt Essen (1997) Informationen zur Lebenssituation nichtdeutscher Einwohnerinnen und Einwohner in Essen. Eigenverlag, Essen

Steller M (1988) Standards der forensisch-psychologischen Begutachtung. Monatsschrift Kriminologie und Strafrechtsreform 71:16–27

Tertilt H (1996) Turkish power boys. Ethnographie einer Jugendbande. Fischer, Frankfurt

Toker M (1998) Sprachliche und kulturelle Zugänge in der Psychotherapie: Dolmetscher als Cotherapeuten. In: Koch E, Özek M, Pfeiffer W, Schepker R (Hrsg) Chancen und Risiken von Migration: Deutsch-Türkische Perspektiven. Lambertus, Freiburg

Toker M (1999) Begutachtung von Migranten – Psychologische Perspektive. Monatsschrift Kriminologie und Strafrechtsreform (Sonderheft: Ethnizität, Konflikt und Recht) 82:58–66

Toker M, Schepker R (1996) Forensische Begutachtung von Migranten: Vorgaben und Grenzen. Recht & Psychiatrie 14:8–13

Triandis HC (1994) Culture and social behavior. McGraw-Hill, New York

Walter M, Kubink M (1993) Ausländerkriminalität. Phänomen oder Phantom? Monatsschrift für Kriminologie und Strafrechtsreform 76:306–319

8 Das Kind als Opfer und Zeuge

8.1 Kindesmisshandlung und Kindstötung

GÜNTER HINRICHS

8.1.1 Vorbemerkung

Als Kindesmisshandlung in weiter Definition gilt eine gewaltsame psychische und/oder physische Beeinträchtigung von Kindern durch Eltern und Erziehungsberechtigte. Diese kann als körperliche und seelische Misshandlung, sexueller Missbrauch oder emotionale bzw. physische Vernachlässigung in Erscheinung treten.

Kindesmisshandlung *im juristischen Sinn* bzw. als Straftatbestand ist die gesundheitliche Schädigung von Personen unter 18 Jahren in einem Fürsorgeverhältnis durch Quälen oder rohe Misshandlung, aber auch Vernachlässigung (§ 225b StGB). Dieser Straftatbestand findet sich im Abschnitt Körperverletzungen, eine Zuordnung ist in einigen Fällen auch über die Verletzung der Fürsorge- und Erziehungspflicht (§ 171 StGB) möglich – zur strafrechtlichen Einordnung und Gesamtdiskussion des sexuellen Missbrauches sei auf das entsprechende nachfolgende Kapitel 8.2 verwiesen.

Zur Kindesmisshandlung sind folgende forensische Aspekte zu beachten:

- Schutz und Erziehungsanspruch sind unter dem Begriff des *Kindeswohles* im KJHG beschrieben, dieses ist (bisher) nicht grundgesetzlich verankert. Es existiert somit ein rechtlicher Rahmen, der jedoch zeitspezifisch und abhängig von der jeweiligen gesellschaftlichen Entwicklung ist (Remschmidt u. Mattejat 1996).
- Mit der o. g. strafrechtlichen Einordnung ist zunächst die Täterseite berührt, hier sind Jugendliche und Heranwachsende vergleichsweise selten zu berücksichtigen. Es kommt aber durchaus vor, dass an sie Erziehungsaufgaben delegiert werden, in deren Rahmen es zu entsprechenden Deliktbegehungen kommt. Auch die forensische Begutachtung muss dann über die Täterperspektive hinaus den Gesamtkontext mit berücksichtigen.
- Kindliche Zeugenaussagen können hier wie beim sexuellen Missbrauch den Anlass für eine *Glaubhaftigkeitsbegutachtung* (siehe Kap. 8.3) geben.
- Verletzungen des Körpers oder der Gesundheit infolge Misshandlung ziehen zivilrechtliche Ansprüche auf Schadenersatz nach sich (§ 847 BGB).

▪ Die Folgen von Kindesmisshandlung führen zu familienrechtlichen Entscheidungen, ggf. mit einer kinderpsychologisch-psychiatrischen Begutachtung.

8.1.2 Phänomenologie und Diagnostik

Kindesmisshandlung kann nur unbefriedigend als Diagnose, eher als Syndrom („battered-child-syndrome") und weitergefasst als Problembereich aufgefasst werden. Dabei gibt es ein auslösendes, schädigendes Agens meist in Form der Gewalt, das zu direkten und vermittelten Folgen führt. Wetzels und Pfeiffer (1997) präsentierten eine Dunkelfeldstudie zur Prävalenz von Gewalterfahrung in der Kindheit: Danach hatten 75% der Befragten physische Gewalthandlungen seitens ihrer Eltern erlebt, 10% Misshandlungen im engeren Sinne. Je niedriger sich der sozioökonomische Status der Herkunftsfamilie zeigte, desto intensiver fielen sowohl die erlittene Gewalt durch Eltern als auch die beobachtete elterliche Partnergewalt aus. Wenn Kinder mit Gewalt konfrontiert werden, dann zumeist in mehreren Modalitäten.

Orientiert man sich an der Längsschnittstudie von Silverman et al. (1996), so ist für Mädchen von einer gut 6%igen Prävalenz für körperliche Misshandlung auszugehen, während diejenige für Jungen um einen Prozentpunkt niedriger liegt. Bei Mädchen gibt es einen deutlichen Überschneidungsbereich von Traumatisierungen; nach Horowitz et al. (1997) wird gut ein Viertel der 6- bis 16-jährigen sexuell missbrauchten Mädchen auch körperlich misshandelt.

Vernachlässigungen kommen wesentlich häufiger vor als Misshandlungen, das bestätigen sowohl klinische Erhebungen als auch die zahlenmäßige Verteilung an Jugendämtern (Egle et al. 2000). Sie lassen sich in auslesefreien Stichproben jedoch schwerer erfassen. Häufigstes Symptom ist eine deutliche „Verschmutzung", die Auswirkungen können sich aber bis hin zu einer nichtorganisch begründeten Gedeihstörung erstrecken. Extreme Armut und soziale Randständigkeit von Familien müssen ebenso wie psychische Erkrankungen (einschließlich Drogenproblemen) und geistige Behinderung der Eltern als Risikofaktoren angesehen werden.

Physische Misshandlungsfolgen offenbaren sich meist im Rahmen pädiatrischer Untersuchung als spezifische und unspezifische körperliche Symptome. Entgegen weit verbreiteter Annahmen gibt es keine typischen Symptomkombinationen, der überwiegende Anteil betroffener Kinder weist ein oder zwei Merkmale auf (Frank u. Räder 1994). Neben der Feststellung der Auswirkungen stellt die Befragung von Eltern und Kindern diagnostisch den zweiten Schritt dar. Letztere können und wollen sich oft nicht äußern, erstere weisen meist empört nähere Nachfragen zurück. Als weiterer diagnostischer Zugang kommt die Interaktionsbeobachtung in Frage. Der oft bei misshandelten Kindern erhobene Befund, dass sie wenig Freude am Besuch der Eltern zeigen, ist nicht unbedingt spezifisch, sondern Indikator für Schwierigkeiten in der Eltern-Kind-Beziehung allgemein.

Die diagnostische Einschätzung der Kindesmisshandlung ist zusätzlich durch den Umstand erschwert, dass der Eindruck von den Eltern auf Seiten der Untersucher oft durch Stereotype stark mitgeprägt ist.

8.1.3 Täter

Häufig ist Misshandlung als Folge und Extremausprägung eines stark strafenden Erziehungsstiles anzusehen. Väter neigen häufiger als Mütter dazu, selbst erlebte erzieherische Gewalt weiterzugeben, was jedoch lediglich bei etwa 30% misshandelnder Eltern beobachtet wird. Auch psychopathologische Phänomene spielen eine Rolle, in seltenen Fällen eine sadistische Komponente; psychische Labilität mit unterschiedlichen Manifestationsformen kann die Stresstoleranz innerhalb der Erziehung reduzieren und als Risikofaktor für durchbrüchiges Verhalten angesehen werden. Besonders junge und alleinerziehende Mütter weisen ein erhöhtes Risiko auf, das aber auch im Rahmen von Partnerschaftsproblemen gegeben ist. Weiterhin müssen Armut und soziale Isolation berücksichtigt werden. Eine besondere Misshandlungsform stellt das „Münchhausen-by-proxy-syndrome" dar (krankheitsinduzierendes Verhalten gegenüber dem eigenen Kind, meist durch die Mutter initiiert), das häufig von anderen Schädigungen begleitet wird. Misshandelnde Eltern sind oft leicht erregt und irritierbar, schneller hilflos und bewerten ihre Kinder negativer; hier ist auch eine Intoleranz gegenüber Schreiverhalten bei Säuglingen und Kleinkindern mit anzusiedeln. Alkoholeinwirkung kann die Schwelle zur Manifestation der Risikofaktoren senken.

Kindesmisshandlungen von Jugendlichen und Heranwachsenden ereignen sich, nachdem diese mit erzieherischen Aufgaben gegenüber Kindern betreut werden. Mitunter entwickelt sich aus der Pflegesituation und der damit verbundenen körperlichen Nähe ein sexueller Missbrauch. Misshandlungen erfolgen oft auf exzessives Schreien oder allgemein eine Widersetzlichkeit. Mangelnde erzieherische Erfahrung und größere Versagensängste können einen besonderen Vulnerabilitätsfaktor darstellen. Möglicherweise ist bei jungen Menschen auch eine geringere Kenntnis hinsichtlich der Folgen psychischer und physischer Gewaltanwendung vorhanden. Dissoziale junge Täter mit Gewaltbereitschaft sind insofern nicht vermehrt in dieser Deliktkategorie anzutreffen, als dass diese sich von vornherein nicht unbedingt für Erziehungsaufgaben zur Verfügung stellen.

8.1.4   Opfer

Zunächst einmal weisen früh und untergewichtig geborene Kinder ein erhöhtes Misshandlungsrisiko auf, in der weiteren Entwicklung sind es dann irritable, hyperaktive, unsicher gebundene. Das Vorliegen von Behinderungen und Handicaps spielt eine entscheidende Rolle (Orelove et al. 2000) sowie später Verhaltens- und Lernprobleme (Stevenson 1999). Offenbar sind jüngere Kinder stärker misshandlungsgefährdet, wenngleich dieser Befund nicht durchgehend bestätigt wird (Egle et al. 2000). Hierin wird ersichtlich, dass es nicht die Merkmale der Kinder per se sind, die zu Misshandlungen prädisponieren, vielmehr führen die enttäuschten Erwartungen der Eltern zu einer affektiven Anspannung, aus der heraus die Übergriffe geschehen. Damit vereinbar ist auch die Beobachtung, dass Kinder, die eine deutliche Unterbrechung der elterlichen Zuwendung erfahren haben (z. B. Wiederaufnahme in die Familie nach Heimaufenthalt), einer erhöhten Gefahr von Vernachlässigung und Misshandlung ausgesetzt sind. Unstreitbar ist auch ein schwieriges kindliches Temperament als Risikofaktor anzusehen, wenngleich im Entstehungsprozess von Misshandlung Charakteristika der Eltern bzw. des elterlichen Verhaltens offenbar eine größere Auslösefunktion zukommt. Letztlich sind entsprechende Traumatisierungen jedoch umfassend nur aus der Bindungsqualität und entsprechenden Interaktionsmodi zu verstehen, daraus ergeben sich auch Hinweise auf die Behandlung.

8.1.5   Psychische Folgen

Eine die Misshandlung speziell kennzeichnende psychische Symptomatik oder Symptomkonstellation gibt es (analog zum sexuellen Missbrauch) nicht. Erschwert wird die Einschätzung psychischer Reaktionen auf eine entsprechende Traumatisierung auch noch dadurch, dass derartige Kinder oft bereits vor diesen Ereignissen Risikofaktoren aufweisen, die möglicherweise auch als (mit)verursachend anzusehen sind. Nichtsdestotrotz findet man oft als erste Anzeichen Angst- und Rückzugsverhalten, andererseits aber auch Aggression und Ausagieren. Hinzu kommen die aus der Hospitalismusforschung bekannten Symptome wie Apathie und gestörte Körperwahrnehmung mit autodestruktiven Tendenzen. Später finden sich psychosoziale und Sprachentwicklungsverzögerungen sowie Lern- und Leistungsprobleme. Als häufige Spätfolgen müssen betrachtet werden: aggressives Verhalten im Erwachsenenalter, dissoziative Störungen, Selbstschädigungen einschließlich Suizidalität, chronisches Schmerzsyndrom; von Borderline- und Essstörungen sowie Suchterkrankungen kommen vermutlich Subgruppen in Frage (Egle et al. 2000). Innerhalb der psychischen, nicht unbedingt symptombezogenen Verarbeitung fallen externale Kontrollüberzeugungen, unsichere Bindungsmodalität und Vermeidungstendenzen in sozialen Beziehungen auf.

Wie beim sexuellen Missbrauch ist auch nach körperlicher Misshandlung an die Ausbildung einer posttraumatischen Belastungsstörung zu denken (Ackermann et al. 1998).

8.1.6 Interventionen

Im Bereich der Prävention gilt es zunächst, das Misshandlungsrisiko innerhalb einer Familie durch Früherkennung einzustufen. Ohne den Aspekt sozialer Kontrolle überzubetonen, kann dann aktiv vorgebeugt werden, etwa durch Hausbesuche, Erziehungshilfe oder Erwachsenenbildung.

Bereits bei der Meldung einer Misshandlung sollte detailliert hinterfragt werden. Auch gilt zu berücksichtigen, dass soziale Dienste eine Garantenpflicht zum Schutze der von ihnen Betreuten haben und strafrechtlich dafür einstehen, wenn diese durch vorhersehbare vorsätzliche Misshandlungen körperlich verletzt werden oder gar zu Tode kommen.

Bei bereits erfolgter Traumatisierung steht der Schutz der Opfer vor weiteren Übergriffen an erster Stelle. In der Regel wird eine Krisenintervention folgen, im Anschluss daran gegebenenfalls eine Kurz- oder Langzeittherapie. Entscheidend ist darüber hinaus der Fokus der therapeutischen Arbeit: Bezieht er sich auf die Eltern, das Kind, die Familie oder liegt ein Integrationsansatz vor? Einzeltherapie bietet sich meist in der Anfangsphase, nach schwerer Misshandlung und bestehender Begleitsymptomatik an, Gruppenverfahren bieten die Möglichkeit gemeinsamer Verarbeitung des Traumas mit Stärkung des Selbstwertgefühles. Jedoch kann bis dato keine bindende Indikation oder therapeutische Überlegenheit einer Methode angegeben werden. Für die Krisenintervention nach erfolgtem Missbrauch scheinen spezialisierte Einrichtungen wie etwa die Kinderschutzzentren in ihrer Arbeit effektiver; bei der Behandlung länger andauernder psychischer Folgen ist diese Präferenz nicht so eindeutig (Stevenson 1999), der therapeutische Erfolg weniger gesichert. Erst seit kurzem existieren Kooperationsmodelle für Hilfen nach Gewalthandlungen an Kindern und Jugendlichen, in denen Vertreter unterschiedlicher Fachbereiche ihre Arbeit koordinieren.

Die Erörterung der *Kindstötung* neben der Misshandlung bedarf insofern einer besonderen Kommentierung, als dass es sich dabei um eine Straftat mit besonderer Dynamik handelt. Nach dem ehemaligen § 217 StGB, der im Rahmen einer Strafrechtsänderung 1998 abgeschafft wurde, handelte es sich um ein inzwischen seltenes Delikt, bei dem die Mutter eines nichtehelichen Kindes priviligiert und ihrem besonderen psychischen Zustand bei der Geburt Rechnung getragen wird. Diese Straftat gegen das Leben musste während oder gleich nach der Geburt erfolgen.

In einer ausführlichen Arbeit gaben Wille und Beier (1994) zunächst eine Übersicht über empirische Studien zur Kindstötung unter der Geburt und stellten danach die Ergebnisse einer Verbundstudie zur verdrängten und verheimlichten Schwangerschaft mit nachfolgender Kindstötung vor: Während sich die beiden letztgenannten Verarbeitungsmodi nicht über soziobiographische Variablen, sondern lediglich subjektiv trennen ließen, lässt sich die Gesamtgruppe wie folgt beschreiben: Altersdurchschnitt 21,8 Jahre, in über der Hälfte der Fälle noch bei den Eltern lebend, meist beruflich und schulisch unterqualifiziert, zu zwei Dritteln in aktueller Partnerschaft und bei immerhin einem Drittel als wiederholte Schwangerschaft. Auch wenn damit zumindest teilweise ältere Annahmen bestätigt werden, lassen die Befunde keine Typologisierung oder aber eine stringente konfliktpsychologische Interpretation des Phänomens zu. Dass die negierte bzw. verdrängte Schwangerschaft kein schuldminderndes Artefakt ist und nicht unbedingt einer Schutzbehauptung entspricht, zeigt das Phänomen der subjektiv nicht erkannten Schwangerschaft, die man ohne nachfolgende Kindstötung wesentlich häufiger beobachtet.

Forensisch ist zu berücksichtigen, dass für eine Verurteilung nach § 217 StGB ein direkter oder bedingter Tötungsvorsatz festgestellt werden musste. Ansonsten kommt auch eine fahrlässige Tötung bei Unterlassung lebensrettender Maßnahmen für das Kind in Betracht (§ 222 StGB). Nach der genannten Gesetzesänderung sind bei einer Kindstötung die Voraussetzungen eines minderschweren Falles des Totschlags (§ 213 StGB) zu überprüfen.

Dass die psychische Situation unter der Geburt bei Nichtehelichkeit des Kindes als Sondertatbestand gesehen wurde, konnte auch als implizite Strafmilderung angesehen werden. Wird darüber hinaus eine Beeinträchtigung der Schuldfähigkeit gesehen bis hin zur Exkulpation (Bauer 1997), resultiert diese meist aus einem psychischen Ausnahmezustand. Inwieweit dieser einer tiefgreifenden Bewusstseinsstörung im Sinne des Gesetzes entspricht und nicht als pathognomonisch im Rahmen der Kindstötung bei verdrängter Schwangerschaft zu sehen ist – diese Frage dürfte bislang nicht eindeutig zu beantworten sein. Nach Glatzel (1987) war die besondere psychische Verfassung etwa in Form einer emotional-affektiven Lähmung bereits in der Formulierung des Straftatbestandes mit enthalten. Gerade bei diesem Delikt dürfte häufig ein ärztlich-richterliches Einvernehmen normative Aspekte relativieren. Eindeutiger ist natürlich die Beurteilung einer eingeschränkten oder aufgehobenen Steuerungsfähigkeit bei Intoxikationen, begleitenden psychotischen Erkrankungen oder Episoden sowie einem klaren Intelligenzdefizit im Sinne des juristischen Schwachsinnsbegriffes.

Nedopil (2000) fasst den Begriff der Kindstötungen oder Infantiziden weiter, unterscheidet zwischen Neonatiziden (Tötung eines Neugeborenen innerhalb der ersten 24 Stunden nach der Geburt) und Filiziden (alle späteren Tötungen). Letztere werden doppelt so häufig von Müttern wie von Vätern begangen, mitunter im Rahmen eines erweiterten Suizids. Auch Glatzel (1987) wies im Rahmen einer Kasuistik darauf hin, dass Täterinnen zuweilen zwischen Selbsttötung, erweitertem Suizid und Kindstötung schwanken.

Ausführlich äußerte sich Lempp (1977) bereits zu Kindstötungen. Er verwies auf die psychische Situation, in der eine Schwangerschaft offenbar nicht mit den Lebensbedingungen zu vereinbaren war und somit verdrängt wurde. Anzeichen für eine Planung der Taten fanden sich nicht, die Täterinnen wurden von der Situation der Geburt überrascht und handelten z. T. impulsiv. Bei drei von vier Kindstötungen wurde die strafrechtliche Verantwortlichkeit nicht gesehen, in einem Falle ergab sie eine Konkurrenz bzw. Alternative in der Einschränkung der Schuldfähigkeit.

Kindesmisshandlung löst in der Regel auch bei denjenigen, die professionell damit konfrontiert werden, heftige Gefühlsregungen aus, oft auch eine nachhaltige Aktivität. Damit verbunden ist meist das Bestreben um die sogenannte Objektivierung des Sachverhaltes, möglicherweise mit der Tendenz, das vermeintliche oder tatsächliche Geschehen von kompetenter Seite bestätigen zu lassen. Das vor allem vom Kinderschutzbund formulierte Prinzip „Hilfe statt Gewalt" im Sinne einer Kooperation mit misshandelnden Familien, um Ausgrenzungs- und Stigmatisierungstendenzen vorzubeugen, scheint heute der juristischen Bewältigung der Gewaltproblematik sowie der Strafverfolgung nicht mehr entgegenzustehen. Allgemein erfährt physische Misshandlung über eine anfängliche Phase von Aufgeregtheit und Empörung hinaus in der Öffentlichkeit nicht ein mit dem sexuellen Missbrauch von Kindern vergleichbares Interesse.

Literatur

Ackermann PT, Newton JEO, McPherson WB, Jones IG, Dykman R (1998) Prevalence of post traumatic stress disorder and ohter psychiatric diagnoses in three groups of abused children (sexual, physical and both). Child Abuse and Neglect 22: 759–774

Bauer M (1997) Die Gretchenfrage: Exkulpierung nach Tötung des Kindes bei negierter Schwangerschaft? Psychiatrische Praxis 24:248–250

Egle UT, Hoffmann SO, Joraschky P (2000) Sexueller Mißbrauch, Mißhandlung, Vernachlässigung, 2. Aufl. Schattauer, Stuttgart

Frank R, Räder K (1994) Früherkennung und Intervention bei Kindesmißhandlung. Forschungsbericht des Bayrischen Staatsministeriums für Arbeit und Sozialordnung, Frauen, Familie und Gesundheit.

Glatzel J (1987) Mord und Totschlag. Kriminalistik-Verlag, Heidelberg

Horowitz LA, Putnam FW, Noll JG, Trickett PK (1997) Factors affecting utilization of treatment services by sexually abused girls. Child Abuse and Neglect 21:35–48

Lempp R (1977) Jugendliche Mörder. Huber, Bern

Nedopil N (2000) Forensische Psychiatrie, 2. Aufl. Thieme, Stuttgart

Orelove FP, Hollahan DJ, Myles KT (2000) Maltreatment of children with disabilities: training needs for a collaborative response. Child Abuse and Neglect 24:185–194

Remschmidt H, Mattejat F (1996) Die Beiträge der kinder- und jugendpsychiatrischen und entwicklungspsychologischen Forschung zur „Objektivierung" des Kindeswohlbegriffes. Praxis der Kinderpsychologie und Kinderpsychiatrie 45:266–273

Silverman AB, Reinherz HZ, & Giaconia RM (1996) The long-term sequelae of child and adolescent abuse. A longitudinal community study. Child Abuse and Neglect 20:709–723

Stevenson J (1999) The Treatment of the long-term Sequelae of Child Abuse. Journal of Child Psychology and Psychiatry 40:89–111

Wetzels P, Pfeiffer Ch (1997) Kindheit und Gewalt. Täter- und Opferperspektiven aus Sicht der Kriminologie. Praxis der Kinderpsychologie und Kinderpsychiatrie 3:143–152

Wille R, Beier KM (1994) Verdrängte Schwangerschaft und Kindstötung: Theorie-Forensik-Klinik. Sexuologie 2:75–100

8.2 Sexueller Missbrauch

GÜNTER KÖHNKEN

8.2.1 Vorbemerkung

Die Straftaten gegen die sexuelle Selbstbestimmung sind im 13. Abschnitt des Strafgesetzbuches (StGB) in den §§ 174 bis 184c zusammengefasst. Von besonderer Bedeutung sind für dieses Kapitel die §§ 174 (sexueller Missbrauch von Schutzbefohlenen), 176 (sexueller Missbrauch von Kindern), 176a (schwerer sexueller Missbrauch von Kindern), 176b (sexueller Missbrauch von Kindern mit Todesfolge), 180 (Förderung sexueller Handlungen Minderjähriger), 182 (Verführung) sowie 184b (jugendgefährdende Prostitution). Der Tatbestand des sexuellen Missbrauchs von Kindern ist 1998 neu gefasst worden [1]. Dabei wurden die in der alten Fassung des § 176 in Absatz 3 und 4 StGB aufgeführten Tatbestände in die neuen §§ 176a (schwerer sexueller Missbrauch von Kindern) und 176b (sexueller Missbrauch von Kindern mit Todesfolge) aufgenommen und um weitere Tatbestände ergänzt. Im Zuge dieser Neufassung wurde die Strafandrohung z. T. erheblich verschärft.

8.2.2 Prävalenz des sexuellen Missbrauchs von Kindern

Anhaltspunkte zur Abschätzung der Verbreitung des sexuellen Missbrauchs von Kindern ergeben sich aus der polizeilichen Kriminalstatistik (PKS), aus der Strafverfolgungsstatistik des Statistischen Bundesamtes sowie aus den Befunden der Dunkelfeldforschung. In der PKS werden die absoluten Zahlen der polizeilich registrierten (nicht die der gerichtlich abgeurteilten) Delikte pro Jahr erfasst. Diese Daten enthalten somit einerseits Verdachtsfälle, die sich später nicht bestätigten oder die aufgrund einer schwierigen Beweislage nicht weiter verfolgt wurden. Andererseits werden in der offiziellen Statistik diejenigen Delikte nicht erfasst, die nicht Gegenstand polizeilicher Ermittlungen waren, weil z. B. keine Anzeige erstattet wurde (das sog. Dunkelfeld). Die Kriminalitätsbelastung in der Bevölkerung wird im Allgemeinen in der Anzahl registrierter Fälle je 100 000 Einwohner (der sog. Häufigkeitszahl) ausgedrückt.

---

[1] Soweit in den folgenden Abschnitten auf § 176 StGB Bezug genommen wird, ist immer die alte Fassung gemeint.

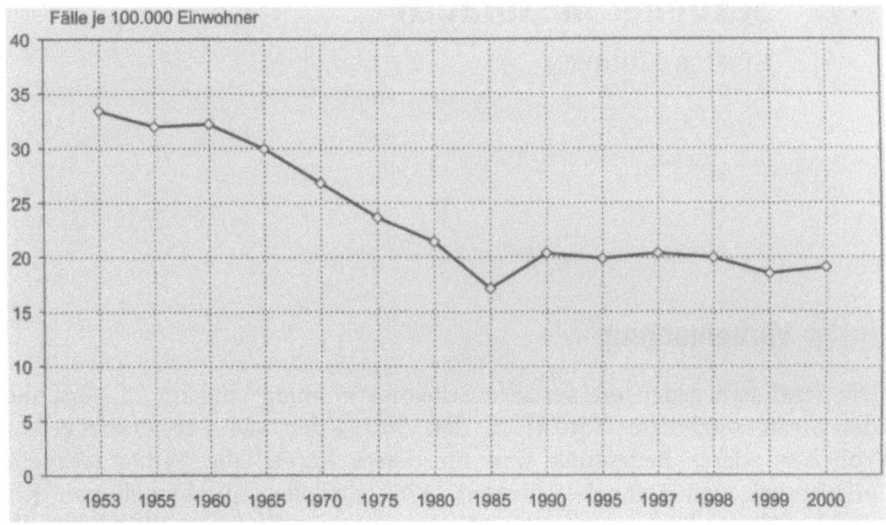

Abb. 8.1. Polizeilich registrierte Fälle sexuellen Missbrauchs von Kinden (§ 176, 176a, 176b StGB) je 100 000 Einwohner für den Zeitraum 1953–2000. Bereich: 1953–1990 Bundesrepublik Deutschland nach dem Gebietsstand bis 3. Oktober 1990; ab 1991 alte Bundesländer mit Gesamt-Berlin

Vergleicht man die entsprechenden Daten von sexuellem Kindesmissbrauch in der langfristigen Entwicklung, so ergibt sich ein überraschender Befund. Entgegen der verbreiteten Auffassung, dass die Häufigkeit sexuellen Missbrauchs von Kindern geradezu dramatisch zugenommen habe, zeigt sich seit Beginn der 50er Jahre eine deutliche Abnahme um mehr als ein Drittel (Abb. 8.1).

Von etwa 34 Fällen pro Jahr je 100 000 Einwohner im Jahre 1953 sinkt die Häufigkeitszahl auf etwa 17 im Jahre 1985, steigt dann bis 1990 wieder auf 20 Fälle an und verändert sich seitdem kaum noch. Die Häufigkeitszahlen unterscheiden sich zwischen den alten Bundesländern einschließlich West-Berlin und dem Bundesgebiet insgesamt in den letzten Jahren nur noch unwesentlich voneinander. In absoluten Zahlen wurden im Jahre 2000 in Gesamtdeutschland 15 581 Fälle von sexuellem Kindesmissbrauch (§§ 176, 176a, 176b) mit 18 178 Opfern und 1 870 Fälle sexuellen Missbrauchs von Schutzbefohlenen oder unter Ausnutzung einer Amtsstellung oder eines Vertrauensverhältnisses (§ 174, 174a, 174b, 174c) mit 1 948 Opfern polizeilich registriert. Auch die Zahl der sexuell motivierten Kindestötungen zeigt seit den 70er Jahren eine abnehmende Tendenz und liegt seit 1980 konstant unter 8 Fällen pro Jahr. Für 1999 wurden 6 Fälle registriert.

Eine Aufschlüsselung nach den unterschiedlichen Begehungsformen zeigt, dass etwa die Hälfte der Missbrauchsopfer von sexuellen Handlungen mit Körperkontakt, aber *ohne* Penetration oder anderen Formen schweren sexuellen Missbrauchs im Sinne des § 176a betroffen waren. Weitere ca. 25% der Opfer waren von exhibitionistischen Erlebnissen betroffen. Der schwere sexuelle Missbrauch nach § 176 a StGB betrifft etwa 10% aller registrierten Opfer (vgl. den Ersten Periodischen Sicherheitsbericht der Bundesregierung für das Jahr 1999). Im Dunkelfeld beträgt der Anteil der Opfer von Handlungen mit Penetration allerdings mehr als 20% (Wetzels 1997 a, 1997 b).

Die Aufklärungsquote (d. h. der Anteil der Fälle, in denen ein Tatverdächtiger ermittelt wurde) ist für Straftaten gegen die sexuelle Selbstbestimmung deutlich höher als für die Gesamtkriminalität. Sie beträgt für das Jahr 2000 bei sexuellem Missbrauch von Kindern 74,4% und bei sexuellem Missbrauch von Schutzbefohlenen sogar 95,1%. Bezogen auf alle Delikte lag die Aufklärungsquote im Jahre 2000 dagegen nur bei 53,2%. Diese relativ hohe Aufklärungsquote bedeutet allerdings nicht, dass es auch in entsprechend vielen Fällen zu einem gerichtlichen Verfahren kommt. Im Jahr 2000 wurden in den alten Bundesländern einschließlich Berlin[2] 12961 Fälle von sexuellem Kindesmissbrauch (§§ 176, 176 a, 176 b) registriert. Hierfür wurden 7284 Tatverdächtige ermittelt. Angeklagt und abgeurteilt[3] wurden nach der Strafverfolgungsstatistik nur 2741 Personen. Von diesen Angeklagten wurden 2249 Personen zu einer Geld- oder Freiheitsstrafe verurteilt. Wenn also eine Anklage nach §§ 176, 176 a oder 176 b StGB erfolgt, ist die Wahrscheinlichkeit, dass der Angeklagte auch verurteilt wird, mit ca. 82% sehr hoch.

Die Kriminalstatistik führt lediglich die polizeilich registrierten Straftaten auf. Bei der Schätzung der tatsächlichen Verbreitung sexuellen Kindesmissbrauchs muss aber darüber hinaus die meist erheblich höher liegende Zahl der nicht angezeigten Fälle, also des Dunkelfeldes, berücksichtigt werden. In Dunkelfeldstudien werden üblicherweise Stichproben erwachsener Personen danach befragt, ob sie während ihrer Kindheit sexuelle Erlebnisse mit einem Erwachsenen hatten. Leider sind die Ergebnisse der Dunkelfeldforschung sehr heterogen und dadurch schwer zu interpretieren. Schätzungen der Dunkelfeldrelation (d. h. des Verhältnisses von registrierten zu nichtregistrierten Fällen) reichen von 1:6 bis 1:20 (z. B. Eisenberg 1990), teilweise sogar bis 1:30 (z. B. Steinhage 1989). Baurmann (1990) schätzt, dass jährlich etwa 50000 bis 60000 Kinder Opfer sexueller Gewalt werden. Volbert (1992) schließt aus einer Durchsicht mehrerer Dunkelfeldstudien, dass in Deutschland etwa 15 bis 30% der weiblichen und etwa 5 bis 15% der männlichen Kinder im Laufe der Kindheit von sexuellem Missbrauch betroffen sind, wobei hier auch exhibitionistische Handlungen einbezogen sind.

Bei der Bewertung dieser Zahlen muss allerdings berücksichtigt werden, dass Dunkelfeldschätzungen unter forschungsmethodischen Gesichtspunkten außerordentlich problematisch sind. Sie sind u. a. in starkem Maße von den jeweils verwendeten Erhebungsmethoden, der Art der Stichprobenauswahl (z. B. klinische Gruppen oder repräsentative Befragung) sowie von der

---

[2] In der Strafverfolgungsstatistik werden die neuen Bundesländer bisher nicht erfasst.

[3] Die Zahl der Abgeurteilten beinhaltet die zu einer Freiheits- oder Geldstrafe bzw. einem Strafarrest verurteilten Personen sowie diejenigen Angeklagten, die freigesprochen wurden oder bei denen eine Maßregel der Besserung und Sicherung angeordnet wurde.

verwendeten Definition sexuellen Missbrauchs abhängig. So beträgt z. B. die Prävalenzrate[4] nach einer Studie von Elliger und Schötensack (1991) bei enger Definition des sexuellen Missbrauchs (d. h. vollendeter oder versuchter Geschlechtsverkehr und weitere pädosexuelle Körperkontakte vor dem 14. Lebensjahr durch mindestens 5 Jahre ältere Personen) 6,9%. Wenn dagegen auch verbale Belästigungen und exhibitionistische Begegnungen einbezogen werden, steigt die Rate auf 12,5%. Wird die Altersdifferenz zwischen Täter und Opfer auf zwei Jahre reduziert (z. B. sexuelle Kontakte zwischen einem noch nicht 14 Jahre alten Mädchen und einem 16-jährigen Jugendlichen), so steigt die Prävalenzrate auf 33,5%. Hier wird deutlich, wie stark die Dunkelfeldschätzungen bereits durch die in den jeweiligen Untersuchungen definitorisch festgelegte Altersdifferenz zwischen Täter und Opfer beeinflusst werden. Erhebliche Unterschiede können auch aus der Art der Stichprobe resultieren. So werden die schwerwiegenden, aber seltenen Fälle in repäsentativen Stichproben kaum erfasst, während sie in klinischen Stichproben deutlich überrepräsentiert sind (Straus 1990). Im Durchschnitt der deutschen Dunkelfelduntersuchungen liegt die Rate der Opfer sexueller Missbrauchserfahrungen vor dem 14. Lebensjahr für die Gruppe der 16- bis 29-Jährigen bei ca. 12% für Frauen und 4% für Männer, wobei etwa ein Drittel der Opfer ausschließlich über exhibitionistische Erlebnisse berichtet (Erster Periodischer Sicherheitsbericht der Bundesregierung, 2000).

8.2.3 Täter und Opfer

Entgegen einer früher weit verbreiteten Ansicht handelt es sich bei den Tätern selten um Fremde, sondern häufig um Personen aus dem sozialen Umfeld der betroffenen Kinder. Nach Bange und Deegener (1996) werden Mädchen zu etwa 25% durch Familienangehörige, zu etwa 50% durch Bekannte und lediglich zu etwa 15% bis 25% durch Fremde sexuell missbraucht. In internationalen Dunkelfeldstudien liegt der Anteil sexuellen Missbrauchs von Mädchen durch Familienangehörige sogar noch höher, nämlich zwischen 33% und 50%. Sehr ähnliche Zahlen werden von Wetzels (1997 a) berichtet. Männliche Opfer werden dagegen eher selten durch Familienmitglieder missbraucht (Finkelhor 1994). Im Dunkelfeld ist der Anteil der Opfer von Tätern aus dem sozialen Nahraum größer als in der Polizeilichen Kriminalstatistik (knapp 50% ohne Vorbeziehung, etwa 25% Bekannte und ca. 13% Verwandte), was auf ein differenziertes Anzeigeverhalten in Abhängigkeit von der Täter-Opfer-Beziehung schließen lässt.

Falsch scheint nach den vorliegenden Untersuchungsergebnissen auch die Auffassung zu sein, wonach Mädchen überwiegend durch ihre Väter missbraucht werden. Nach einer Untersuchung von Wurtele und Miller-Per-

---

[4] Die Prävalenzrate drückt den Anteil erwachsener Personen aus, die angeben, irgendwann im Laufe ihrer Kindheit mindestens einmal Opfer sexuellen Missbrauchs im Sinne der jeweiligen Definition geworden zu sein.

rin (1992) geben lediglich 8% der sexuell missbrauchten Mädchen Väter
und Vaterersatzfiguren als Täter an. Allerdings ist zu vermuten, dass sexueller Missbrauch durch nahe Familienangehörige von den Befragten seltener offenbart wird als entsprechende Delikte durch fremde Personen, so
dass der tatsächliche Anteil von Vätern bzw. Vaterersatzfiguren vermutlich
höher liegt (Endres u. Scholz 1994).

Sexueller Missbrauch von Kindern ist ein Delikt, das überwiegend von
erwachsenen Männern an Mädchen begangen wird. Im Jahr 1999 waren
96% der in der PKS erfassten Tatverdächtigen und 98% der Verurteilten
männlichen Geschlechts. Im Dunkelfeld ist der Anteil männlicher Täter mit
94,7% vergleichbar hoch (Wetzels 1997 a). Der Anteil der Erwachsenen an
den Tatverdächtigen beträgt 75,2%, der Anteil an den Verurteilten liegt bei
89%, wobei der Altersschwerpunkt in der Gruppe der 30- bis 40-jährigen
Männer liegt. Die Opfer sind in der Mehrzahl weiblichen Geschlechts (PKS
2000: 76,3%). Nach einer Auswertung zahlreicher epidemiologischer Studi-
en aus verschiedenen Ländern schließt Finkelhor (1994), dass der Anteil
von Mädchen unter den Opfern um den Faktor 1,5 bis 3 höher liegt als der
der Jungen. Bei den verurteilten Personen handelt es sich überwiegend um
Ersttäter bzw. nicht einschlägig vorbestrafte Personen. In einer umfangrei-
chen Längsschnittstudie der Kriminologischen Zentralstelle Wiesbaden hat
Elz (2001) in einer Stichprobe der im ersten Halbjahr 1987 nach § 176
StGB verurteilten Personen lediglich bei knapp 19% Voreintragungen im
Bundeszentralregister wegen eines Sexualdeliktes festgestellt. Voreintragungen wegen anderer Delikte lagen in 38% der Fälle vor, während 44% keine
Voreintragungen aufwiesen. Entgegen der Erwartung ist die einschlägige
Vorstrafenbelastung bei Inzesttätern mit 18% und bei Pädophilen mit 14%
nicht höher als in der Gesamtgruppe. Bis Ende 1996, also fast zehn Jahre
nach der Verurteilung wegen sexuellen Missbrauchs von Kindern, sind etwa 22% erneut wegen eines Sexualdeliktes verurteilt worden, 31% wegen
sonstiger Delikte, und 47% weisen keine Neueintragungen auf. Dieses Bild
ändert sich nur geringfügig, wenn man nur die nach § 176 Abs. 3 StGB (alte Fassung; sexueller Missbrauch von Kindern in einem schweren Fall) Verurteilten betrachtet. Von diesen hatten 18% eine Voreintragung (auch) wegen eines oder mehrerer Sexualdelikte. Zehn Jahre später waren etwa 11%
u. a. wegen eines Sexualdeliktes rückfällig geworden. Jeweils etwa 50% der
Personen in dieser Teilgruppe (§ 176 Abs. 3) weisen vor der Verurteilung
keine Voreintragungen auf. Ebenso viele bleiben in den darauffolgenden
zehn Jahren verurteilungsfrei. Unter den Rückfälligen sind die Fälle des
§ 176 Abs. 5 StGB (Missbrauch ohne Körperkontakt) doppelt so häufig vertreten wie unter den Nichtrückfälligen, während umgekehrt die schweren
Fälle des § 176 Abs. 3 wesentlich häufiger unter den Nichtrückfälligen zu
finden sind. Die strafrechtlich leichteren Fälle sind demnach deutlich stärker rückfallgefährdet (Elz 2001). Diese Befunde korrespondieren mit einer
von Hanson und Bussiere (1998) durchgeführten Metaanalyse über die
Rückfälligkeit von Sexualstraftätern. Dabei wurden 61 Rückfallstudien mit
Daten von über 23 000 Sexualstraftätern berücksichtigt. In den Ergebnissen

zeigt sich eine einschlägige Rückfälligkeit in Fällen sexuellen Kindesmissbrauchs in Höhe von 12,7%.

Ergebnisse von Beier (1997) deuten allerdings auf die Notwendigkeit einer Binnendifferenzierung nach der Art des Sexualdeliktes hin, wenn das Rückfallrisiko adäquat eingeschätzt werden soll. In einer Nachuntersuchung an 510 in der Zeit von 1945 bis 1981 begutachteten Sexualstraftätern mit einem durchschnittlichen Katamnesezeitraum von 25 Jahren wurden Raten erneuter Dissexualität von bis zu 85% festgestellt, wenn es sich bei der Pädophilie um eine Hauptstörung handelte. Dagegen lag die Rückfallrate bei unerfahrenen jugendlichen Tätern ohne Pädophilie lediglich bei 8%. Im Vergleich zu den Daten von Elz (2001) muss allerdings berücksichtigt werden, dass diese Befunde an einer Stichprobe *begutachteter* Täter erhoben wurden. Nach dem Datenmaterial von Elz (2001) wurde nur knapp ein Viertel aller Täter psychiatrisch oder psychologisch begutachtet. Die Vermutung liegt nahe, dass es sich dabei vor allem um Personen mit besonderer sexueller oder sonstiger Devianz handelt.

Sexueller Missbrauch von Kindern scheint nach diesen Daten zu einem erheblichen Teil Symptom einer generellen Dissozialität und nur in wenigen Fällen ein spezifisches (pädophil motiviertes) Verhaltensmuster zu sein. Vor diesem Hintergrund erscheint es weder erforderlich noch sinnvoll, undifferenziert alle wegen sexuellen Missbrauchs von Kindern verurteilte Personen einer speziellen Therapie für Sexualstraftäter zu unterziehen. Bei einem nicht unerheblichen Teil der Täter liegt möglicherweise keine spezifische sexuelle Devianz, sondern eher eine allgemeine Dissozialität vor.

8.2.4 Folgen sexuellen Missbrauchs von Kindern

Browne und Finkelhor (1986) und Kendall-Tackett et al. (1993) haben die internationale Forschung zu den Folgen sexuellen Kindesmissbrauchs ausgewertet (vgl. auch Bange u. Deegener 1996, Fegert 1993). Danach werden bei sexuell missbrauchten Kindern im Vergleich zu nichtviktimisierten Kontrollgruppen in erhöhtem Maße Angstsymptome, Aggressivität, Depressionen, Schlaf- und Essstörungen sowie Beeinträchtigungen des Selbstwertgefühls beobachtet. Besonders bedeutsam scheinen nach diesen Befunden eine posttraumatische Belastungsreaktion[5] sowie ein altersunangemessenes

---

[5] Als posttraumatische Belastungsreaktion wird im DSM-IV ein Symptomkomplex definiert, der als Folge einer einmaligen, außerordentlich intensiven oder chronisch langanhaltenden Traumatisierung ausgebildet wird. Diagnostische Kriterien sind ein Wiederkehren des Traumas in Erinnerungen oder Träumen, Erstarren der Reagibilität oder verminderte Beteiligung an der äußeren Welt sowie mindestens zwei der folgenden, vor dem Trauma nicht vorhandenen Symptome: Schlafstörungen, Gedächtnisstörungen oder Konzentrationsschwierigkeiten, Vermeiden von Tätigkeiten, welche die Erinnerung an das traumatisierende Ereignis wachhalten, Übererregbarkeit, Schweißausbrüche und Zittern.

Sexualverhalten (exzessives oder öffentliches Masturbieren, übertriebene sexuelle Neugier, Entblößen der Genitalien, sexualisiertes Spiel mit Puppen, Einführung von Objekten in Vagina oder Anus, altersunangemessene sexuelle Kenntnisse) zu sein. Scholz und Endres (1994) weisen allerdings darauf hin, dass die Diagnose „posttraumatische Belastungsreaktion" häufig in Kenntnis eines vorangegangenen sexuellen Missbrauchs gestellt wird. Daher sei „nicht auszuschließen, daß der gefundene statistische Zusammenhang … eine tautologische Beziehung zwischen vermutetem Delikt und diagnostiziertem Befund ausdrückt" (S. 4).

Das Ausmaß der Schädigung wird z. T. durch die jeweiligen Tatumstände beeinflusst. So werden z. B. häufiger Folgeschäden und/oder eine stärker ausgeprägte Symptomatik beobachtet, wenn zwischen Täter und Opfer eine enge (Vertrauens-)Beziehung bestand, wenn die Missbrauchshandlungen genitale, anale oder orale Penetrationen beinhalteten, sich über einen längeren Zeitraum erstreckten, sexuelle Kontakte häufig waren und wenn der sexuelle Missbrauch mit Gewalt und Zwang einherging. Hinsichtlich der Auswirkungen des Alters des Opfers bei Beginn des Missbrauchs werden widersprüchliche Befunde berichtet.

Neben den unmittelbar nach einem Missbrauch auftretenden Symptomen muss bei einem Teil der Opfer auch mit Langzeitschäden gerechnet werden. Selbst in Erhebungen, die 5 bis 25 Jahre nach einem sexuellen Missbrauch durchgeführt wurden, werden vermehrt Depressionen, autoaggressives Verhalten bis hin zum Suizid, Panikattacken, Schlafstörungen, Beziehungsstörungen sowie Störungen des Sexualverhaltens beobachtet. Bemerkenswert ist auch, dass Erwachsene, die als Kinder sexuell missbraucht wurden, überproportional häufig erneut Opfer physischer oder sexueller Gewalt werden (Koss u. Dinero 1989, Krahé et al. 1999; Browne u. Finkelhor 1986).

Die Ergebnisse von Längsschnittstudien lassen den Schluss zu, dass etwa die Hälfte bis zwei Drittel der betroffenen Kinder innerhalb der ersten ein bis eineinhalb Jahre nach Bekanntwerden des sexuellen Missbrauchs deutliche Symptomverbesserungen zeigen, während bei 10% bis 24% der Kinder eine Verschlechterung des Zustandes beobachtet wird. Ängste und somatische Beschwerden vermindern sich am schnellsten, während Aggressivität und sexualisiertes Verhalten offenbar persistenter sind (Kendall-Tackett et al. 1993).

Bei einem nicht unerheblichen Teil der missbrauchten Kinder (der Anteil variiert in den verschiedenen Studien zwischen 21% und 49%) werden keine Symptome festgestellt. Dabei muss allerdings berücksichtigt werden, dass möglicherweise die verwendeten Messverfahren nicht immer sensitiv genug waren, um tatsächlich vorhandene Probleme zu erkennen. Nicht auszuschließen ist auch, dass ein Teil der untersuchten Kinder erst zu einem späteren Zeitpunkt Symptome entwickelt.

Aus diesen Befunden lassen sich allerdings keine spezifischen Signale oder gar Beweise für bzw. gegen einen stattgefundenen sexuellen Missbrauch ableiten. Bei den festgestellten Störungen handelt es sich (mit Ausnahme des altersunangemessen sexualisierten Verhaltens) um unspezifische Symptome, die auch infolge anderer belastender Lebensereignisse (wie z. B. Scheidung der Eltern) auftreten können. So werden in allen einschlägigen Studien entsprechende Symptome auch in den nichtviktimisierten Kontrollgruppen beobachtet. Hinzu kommt, dass keineswegs bei allen sexuell missbrauchten Kindern Folgeschäden festgestellt werden.

Bei der Beurteilung der Befunde zu den Folgeschäden eines sexuellen Missbrauchs muss außerdem berücksichtigt werden, dass methodisch saubere Studien in diesem Forschungsbereich noch selten sind. In vielen Untersuchungen wurden die Missbrauchsfolgen z. B. durch pauschale Fragen und subjektive Einschätzungen erfasst. Zudem sind multivariate Auswertungsmethoden, in denen die Konfundierungen mehrerer potentiell traumatischer Faktoren berücksichtigt wurden, nach wie vor die Ausnahme. In einigen Studien wurden nicht einmal Kontrollgruppen einbezogen. Andere haben klinische Stichproben untersucht, in denen von einer deutlich höheren Prävalenz der erwähnten Symptome ausgegangen werden muss.

Dennoch kann festgehalten werden, dass sexueller Missbrauch von Kindern sowohl unmittelbar nach der Tat als auch langfristig Schädigungen verursacht. Diese Schädigungen treten jedoch nicht bei allen betroffenen Kindern gleichermaßen ein. Ein nicht unerheblicher Teil der Opfer bleibt offenbar völlig symptomfrei.

8.2.5 Häufigkeit von Falschbeschuldigungen bei sexuellem Missbrauch

Endres und Scholz (1994) sowie Fegert (1993) haben internationale Untersuchungen zur Verbreitung von Falschbeschuldigungen in Fällen von sexuellem Kindesmissbrauch ausgewertet. Sie kommen dabei zu dem Schluss, dass spontane (also nicht durch Fragen oder Vorhalte provozierte) Kinderaussagen in über 90% der Fälle als glaubwürdig beurteilt wurden. Ähnliche Zahlen werden von Volbert (1992) berichtet. Vorwürfe von sexuellem Missbrauch, die im Rahmen von Scheidungs- und Sorgerechtsauseinandersetzungen vorgebracht wurden, konnten dagegen in einem Viertel bis zu über der Hälfte der Fälle nicht substantiiert werden.

Interessant ist in diesem Zusammenhang eine Untersuchung von Anthoney und Watkeys (1991), die alle in einer britischen Region angezeigten Fälle sexuellen Missbrauchs analysierten. Von 410 angezeigten Fällen wurden 150 als Falschanschuldigungen klassifiziert. Nur bei 9 dieser Falschaussagen (6%) lagen böswillige und intentionale Falschbelastungen vor, die das Ziel verfolgten, den unerwünschten Stiefvater oder Freund der Mutter aus dem sozialen Nahraum des Kindes zu entfernen. Bei weiteren 24 Kindern (16%), die eine Person außerhalb der Familie beschuldigt hatten, lagen schwierige häusliche Verhältnisse oder emotionale Störungen aufgrund von früheren Missbrauchserfahrungen vor. Die weitaus überwiegende Zahl falscher Verdächtigungen ging dagegen von Erwachsenen aus, die Verhaltensstörungen oder körperliche Symptome fälschlicherweise als Missbrauchsindikatoren gedeutet hatten. Ähnliche Ergebnisse berichten Jones und McGraw (1987), die bei der Untersuchung der Aussagen von 439 Kindern nur 8% Falschbeschuldigungen fanden. Lediglich 2% dieser falschen Aussagen gingen von den Kindern aus. Dreimal so viele, nämlich 6%, waren von Erwachsenen initiiert worden.

Insgesamt scheint demnach die Grundquote intentional falscher Beschuldigungen durch Kinder, die nicht von Erwachsenen beeinflusst wurden, sehr gering zu sein. Ein quantitativ wesentlich größeres Problem sind offenbar Falschaussagen, die (möglicherweise unbeabsichtigt) von Erwachsenen ausgehen und z. T. durch die falsche Interpretation von Verhaltensstörungen oder körperlichen Symptomen veranlasst sind.

Literatur

Anthoney G, Watkeys J (1991) False allegations in child sexual abuse: The pattern of referral in an area where reporting is mandatory. Children & Society 5:111–122

Bange D, Deegener G (1996) Sexueller Mißbrauch an Kindern. Psychologie Verlags Union, Weinheim

Beier KM (1997) Prognose und Therapie von Sexualstraftätern aus sexualmedizinischer Sicht. Kriminalpädagogische Praxis 25:13–25

Browne A, Finkelhore D (1986) The impact of child sexual abuse: A review of the research. Psychological Bulletin 99:66–77

Endres J, Scholz OB (1994) Sexueller Kindesmißbrauch aus psychologischer Sicht. Formen, Vorkommen, Nachweis. Neue Zeitschrift für Strafrecht 10:457–512

Eisenberg U (1990) Kriminologie 3. Aufl. Heymann, Köln

Elliger TJ, Schötensack K (1991) Sexueller Mißbrauch von Kindern – eine Bestandsaufnahme. In: Nissen G (Hrsg) Psychogene Psychosyndrome und ihre Therapie im Kindes- und Jugendalter. Huber, Bern, S 143–154

Elz J (2001) Legalbewährung und kriminelle Karrieren von Sexualstraftätern – sexuelle Mißbrauchsdelikte. Schriftenreihe der Kriminologischen Zentralstelle, Wiesbaden, Bd. 33

Fegert JM (1993) Sexuell mißbrauchte Kinder und das Recht, Bd 2. Ein Handbuch zu Fragen der kinder- und jugendpsychiatrischen und psychologischen Untersuchungen und Begutachtung. Volksblatt Verlag, Köln

Finkelhor D (1994) The international epidemiology of child sexual abuse. Child Abuse & Neglect 18:409–417

Hanson RK, Bussiere MT (1998) Predicting Relapse: A Meta-Analysis of Sexual Offender Recidivism Studies. Journal of Consulting and Clinical Psychology 55:348–362

Jones D, McGraw JM (1987) Reliable and ficticious accounts of sexual abuse in children. Journal of Interpersonal violence 2:27–45

Kendall-Tackett KA, Williams LM, Finkelhor D (1993) Impact of sexual abuse on children: A review and synthesis of recent empirical studies. Psychological Bulletin 113:164–180

Koss MP, Dinero TE (1989) Discriminant analysis of risk factors for sexual victimization among a national sample of college women. Journal of Cunsulting and Clinical Psychology 57:242–250

Krahé B, Scheinberger-Olwig R, Waizenhöfer E, Kolpin S (1999) Childhood sexual abuse and revictimization in adolescence. Child Abuse and Neglect 23:383–394

Scholz OB, Endres J (1994) Aufgaben des psychologischen Sachverständigen beim Verdacht des sexuellen Kindesmißbrauchs – Befunde, Diagnostik, Begutachtung. Unveröffentlichtes Manuskript, Universität Bonn

Steinhage R (1989) Sexueller Mißbrauch an Mädchen. Ein Handbuch für Beratung und Therapie. Rowohlt, Reinbek

Straus MA (1990) Injury and frequency of assault and the representative sample fallacy in measuring wife beating and child abuse. In: Straus MA, Gelles RJ (eds) Physical violence in American families. New Brunswick, pp 75–91

Volbert R (1992) Sexueller Mißbrauch von Kindern. Empirische Befunde und psychosoziale Trends. Psychomed 4:8–12

Wetzels P (1997a) Gewalterfahrungen in der Kindheit. Sexueller Mißbrauch, körperliche Mißhandlung und deren langfristige Konsequenzen. Interdisziplinäre Beiträge zur kriminologischen Forschung, Bd. 8. Baden Baden

Wetzels P (1997b) Prävalenz und familiäre Hintergründe sexuellen Kindesmißbrauchs in der BRD: Ergebnisse einer repäsentativen Befragung. Sexuologie, 4/1997, S 89–107

Wurtele SK, Miller-Perrin CL (1992) Preventing child sexual abuse: Sharing the responsibility. University of Nebraska Press, Lincoln, NE

8.3 Glaubwürdigkeit

GÜNTER KÖHNKEN

8.3.1 Genauigkeit und Glaubwürdigkeit von Zeugenaussagen

Zeugenaussagen sind nur selten ein getreues Abbild dessen, worüber berichtet wird. Diskrepanzen zwischen tatsächlichen Ereignissen einerseits und deren Wahrnehmungen sowie den Berichten hierüber andererseits können zwei mögliche Ursachen haben:

- Zum einen ist die Wahrnehmung sowie der Bericht über das Wahrgenommene das Ergebnis kognitiver Verarbeitungsprozesse. In jeder Phase der Informationsverarbeitung können, wie zahlreiche Untersuchungen gezeigt haben, Fehler auftreten. Details werden möglicherweise nicht wahrgenommen, sie werden falsch enkodiert oder nicht im Gedächtnis gespeichert. Weiterhin können nachträgliche Informationen den Gedächtnisinhalt verändern oder bestimmte Frageformulierungen unzutreffende Antworten provozieren (siehe Kap. 8.4). Wesentlich ist hierbei, dass es sich um *unbeabsichtigte* Irrtümer handelt. Aussagefehler, die durch unbeabsichtigte Irrtümer verursacht sind, betreffen die *Genauigkeit* einer Zeugenaussage (in Anlehnung an den in der englischsprachigen Literatur gebräuchlichen Begriff „accuracy").
- Daneben kann eine Aussage aber auch absichtlich vom Zeugen verfälscht worden sein, d.h. eine andere Sachverhaltsdarstellung geben, als sie vom Zeugen subjektiv für zutreffend gehalten wird. In diesem Fall ist die *Glaubwürdigkeit* der Aussage betroffen.

Entscheidend für die begriffliche Unterscheidung zwischen Genauigkeit und Glaubwürdigkeit ist also die Motivation des Aussagenden, eine korrekte Sachverhaltsdarstellung zu geben (Köhnken 1990). Aus der Unterscheidung der beiden Konzepte Genauigkeit und Glaubwürdigkeit folgt, dass eine Aussage glaubwürdig (also von einem subjektiven Wahrheitsvorsatz geprägt) sein, aber dennoch Fehler und Lücken enthalten kann. Von dem Auftreten von Aussagefehlern kann somit nicht ohne weiteres auf die Unglaubwürdigkeit der Aussage, also auf einen fehlenden Wahrheitsvorsatz geschlossen werden.

Genauigkeit und Glaubwürdigkeit von Aussagen können jeweils als situative und personale Konzepte aufgefasst werden. Im Sinne eines situativen Konzeptes wird der Grad der Genauigkeit einer Aussage als Resultat der jeweils spezifischen Wahrnehmungs-, Speicherungs- und Reproduktionsbedingungen betrachtet. Derselbe Zeuge kann demnach in Abhängigkeit von diesen Bedingungen mehr oder weniger genaue Schilderungen eines Sachverhaltes geben. Genauigkeit als personales Konzept bezieht sich dagegen auf die relativ überdauernde, in der Person begründete Fähigkeit, eine korrekte Sachverhaltsschilderung zu geben. In der einschlägigen Literatur werden hierfür die Begriffe *Zeugentüchtigkeit* oder *Aussagefähigkeit* verwendet. Die Aussagefähigkeit kann, bezogen auf bestimmte Sachverhalte, dauerhaft eingeschränkt sein, wenn bei einem Zeugen z. B. sensorische Defizite wie Blindheit oder Taubheit vorliegen.

Die Glaubwürdigkeit einer Aussage ist als situatives Konzept zu verstehen, wenn davon ausgegangen wird, dass der jeweilige (Un-)Wahrheitsvorsatz Resultat der spezifischen Aussagebedingungen ist. Ein Zeuge kann z. B. unwahre Angaben machen, um die eigene Beteiligung an einer Tat zu bagatellisieren. Läge eine solche Beteiligung nicht vor, entfiele auch die entsprechende Motivation und der gleiche Zeuge würde eventuell subjektiv wahre Angaben machen.

In der älteren Literatur findet man gelegentlich auch Ausführungen, die ein personales Konzept Glaubwürdigkeit annehmen. Hier wird unterstellt, dass es ein überdauerndes und situationsübergreifendes Persönlichkeitskonstrukt gibt, welches – im Sinne traittheoretischer Modelle der Persönlichkeitspsychologie – unabhängig von den spezifischen Aussagebedingungen den Wahrheitsvorsatz beeinflusst. Nach dieser Auffassung würde ein Zeuge, der z. B. aufgrund seines früheren Verhaltens als „generell aufrichtig" o. ä. einzuschätzen ist, mit hoher Wahrscheinlichkeit immer die Wahrheit sagen. Dieses angenommene Persönlichkeitskonstrukt wird als *allgemeine Glaubwürdigkeit* bezeichnet.

Undeutsch hat bereits 1954 auf die Unbrauchbarkeit des Konzepts der allgemeinen Glaubwürdigkeit für die forensische Diagnostik hingewiesen, da ein Zeuge in einer Situation die Wahrheit sagen, in einer anderen Situation aber lügen kann. Zudem haben sich bisher keine empirischen Belege für ein stabiles Persönlichkeitsmerkmal finden lassen, welches zeitlich überdauernd und situationsübergreifend den Wahrheitsvorsatz für eine bestimmte Aussage determiniert. Das Konzept der allgemeinen Glaubwürdigkeit ist somit für die forensische Glaubwürdigkeitsbegutachtung unbrauchbar.

8.3.2 Ansätze der Glaubwürdigkeitsbeurteilung

Die Auffassung von Glaubwürdigkeit als situatives oder als personales Konzept hat unmittelbare Auswirkungen auf die diagnostischen Verfahren, die zur Beurteilung der Glaubwürdigkeit verwendet werden können. Wenn die Annahme einer allgemeinen Glaubwürdigkeit im Sinne eines stabilen Persönlichkeitsmerkmals obsolet ist, kann eine allgemeine Persönlichkeitsdiagnostik keine brauchbaren Informationen ergeben, aus denen sich der jeweilige Wahrheitsvorsatz eines Zeugen direkt ableiten ließe. Diagnostisch relevante Informationen können somit nur aus der Aussage selbst bzw. aus dem unmittelbaren Kontext der zu beurteilenden Aussage gewonnen werden[1]. Hierbei kommen prinzipiell fünf Informationsquellen in Betracht:

- körperliche Symptome und Verhaltensauffälligkeiten;
- nonverbale Verhaltensweisen, die die Aussage begleiten (z. B. Mimik und Gestik);
- paraverbale Verhaltensweisen, d. h. die Art und Weise, wie die Aussage sprachlich vermittelt wird (z. B. Flüssigkeit, Sprechstörungen, Vokabular);
- das Spielverhalten von Kindern und Kinderzeichnungen;
- der Inhalt der fraglichen Aussage selbst.

Körperliche Symptome oder Verhaltensauffälligkeiten werden insbesondere bei Verdacht auf sexuellen Missbrauch manchmal als Indikatoren für einen stattgefundenen Missbrauch angesehen. Diese Symptome können jedoch nur dann als verlässliche Indikatoren für das Vorliegen eines sexuellen Missbrauchs betrachtet werden, wenn sie für diesen hinreichend spezifisch sind. Spezifität bezeichnet die Wahrscheinlichkeit, mit der ein Symptom als Begleiterscheinung oder Folge eines bestimmten Sachverhaltes, und zwar *nur* dieses Sachverhaltes, auftritt. Die bisher vorliegenden Forschungsergebnisse über Begleiterscheinungen und Folgen von sexuellem Missbrauch legen jedoch den Schluss nahe, dass es ein solches spezifisches Symptom oder ein Syndrom im Sinne eines bestimmten Symptomkomplexes des sexuellen Missbrauchs nicht gibt (siehe Kap. 8.2). Vielmehr sind bei nachgewiesenem sexuellen Missbrauch eine Reihe mehr oder weniger unspezifischer Symptome zu beobachten. Die gleichen Symptome werden auch als Folge verschiedener anderer Belastungsfaktoren (z. B. Scheidung der Eltern, Tod einer nahestehenden Person, Überforderung in der Schule, Vernachlässigung) beobachtet. Körperliche Symptome und Verhaltensauffälligkeiten sind deshalb aufgrund ihrer mangelnden Spezifität als Indikatoren für den Realitätsgehalt einer Aussage nicht verwertbar. Das Auftreten derartiger Symptome ist weder ein Beleg für die Glaubwürdigkeit einer Aussage über sexuelle Missbrauchserlebnisse, noch kann aus dem Fehlen von Verhaltensauffälligkeiten die Unglaubwürdigkeit einer entsprechenden Aussage abgeleitet werden. Tatsächlich hat die Fehlinterpretation von Verhaltensauffälligkeiten sowie von somatischen Beschwerden als vermeintliche Anzeichen für stattgefundenen sexuellen Missbrauch wiederholt falsche Verdächtigungen und unbegründete Ermittlungsverfahren ausgelöst.

---

[1] Dies bedeutet nicht, dass persönlichkeitsdiagnostische Verfahren bei der Glaubwürdigkeitsbeurteilung keine Rolle spielen (s. u.). Sie können jedoch nicht verwendet werden, um hieraus unmittelbar Schlussfolgerungen zur Glaubwürdigkeit der Aussage abzuleiten.

■ **Nonverbale und paraverbale Verhaltensweisen** werden seit etwa 25 Jahren hinsichtlich ihrer Eignung als Täuschungsindikatoren untersucht. Inzwischen liegt hierzu eine recht umfangreiche Forschungsliteratur vor (Köhnken 1990, Vrij 2000). Aufgrund der bisher vorliegenden Erkenntnisse ist festzustellen, dass es zwar gewisse Zusammenhänge zwischen einzelnen nonverbalen (Gestik, Mimik u.ä.) und paraverbalen Verhaltensweisen (Stottern, Satzabbrüche u.ä.) einerseits und dem Wahrheitsgehalt einer Aussage andererseits gibt. Diese Zusammenhänge sind jedoch zu inkonsistent, um darauf die Beurteilung der Glaubwürdigkeit einer Zeugenaussage zu stützen. Allenfalls könnten bestimmte Auffälligkeiten im nonverbalen Verhalten Anlass zu weiteren Untersuchungen geben.

■ **Spielverhalten und Kinderzeichnungen.** Wenn Kinder sich nicht über einen vermuteten sexuellen Missbrauch äußern, wird dies oft fehlender Verbalisierungsfähigkeit, einem durch den Täter auferlegten Schweigegebot oder Scham zugeschrieben. Um diese Hindernisse zu umgehen, ist u.a. vorgeschlagen worden, das Spielverhalten von Kindern, wie es etwa in Kinderzeichnungen oder im Umgang mit anatomisch korrekten Puppen zum Ausdruck kommt, hinsichtlich möglicher Anzeichen auf sexuellen Missbrauch zu deuten. Der Deutung von Zeichnungen liegt die Annahme zugrunde, daß sich (insbesondere traumatische) Erlebnisse in offener oder symbolisierter Form in Zeichnungen manifestieren. Derartige Deutungen sind jedoch durch keinerlei wissenschaftliche Erkenntnisse begründet. Es gibt keine empirisch begründeten Kataloge symbolhafter Zeichnungen und deren Zuordnung zu bestimmten Erlebnissen. Die vorgenommenen Deutungen sind daher meist mehr oder weniger haltlose Spekulationen auf der Basis von alltagspsychologischen Annahmen, die vermutlich mehr über die Phantasiewelt der Deuter als über das Erleben der Kinder aussagen (Endres 1997).

Der Verwendung anatomisch korrekter Puppen im Sinne eines Verhaltenstests liegt die Annahme zugrunde, dass Spielverhalten, welches von Erwachsenen als sexualisiert wahrgenommen wird, auf frühere sexuelle Erlebnisse der Kinder schließen lässt. Eine derartige diagnostische Schlussfolgerung könnte jedoch, wie Greuel et al. (1998) ausführen, nur dann valide gezogen werden, wenn empirisch belegt wäre, dass es spezifische Spiel- und Verhaltensmuster gäbe, die eindeutig zwischen sexuell missbrauchten und nichtmissbrauchten Kindern differenzieren würden. Solche empirischen Belege gibt es jedoch nicht. Tatsächlich lässt sich die Darstellung sexueller Praktiken an anatomisch korrekten Puppen auch bei nicht sexuell missbrauchten Kindern beobachten (z.B. Everson u. Boat 1990). Kindliches Spielverhalten mit anatomischen Puppen erlaubt somit ebenfalls keine zuverlässigen Schlussfolgerungen auf einen stattgefundenen sexuellen Missbrauch. Der BGH hat in seinem richtungweisenden Urteil über die Glaubhaftigkeitsbegutachtung (BGHSt 45, 164) folgerichtig alle wissenschaftlich nicht legitimierten deutenden Verfahren für ungeeignet zur Glaubhaftigkeitsbeurteilung bezeichnet.

Inhaltliche Merkmale der Aussage. Die Überlegung, dass sich erfundene Berichte in inhaltlichen Merkmalen von realitätsbegründeten Schilderungen unterscheiden müssten, ist nicht neu (so z.B. bereits Leonhardt 1930). Undeutsch (1967) hat diese Idee aufgegriffen und weiterentwickelt. Er stellte die Hypothese auf, dass Aussagen über selbsterlebte Vorgänge sich von lediglich erfundenen Aussagen u.a. durch Merkmale wie Unmittelbarkeit, Farbigkeit, Lebendigkeit, Konkretheit und Detailreichtum unterscheiden müssen. Diese später als „Undeutsch-Hypothese" (Steller 1989) bezeichnete Annahme beinhaltet zwei Komponenten. Die kognitive Komponente besagt, dass ein Zeuge aufgrund seiner kognitiven Fähigkeiten nicht in der Lage wäre, eine Aussage mit bestimmten inhaltlichen Qualitäten ohne eigene Erlebnisgrundlage zu erfinden. Eine zweite, die motivationale oder „Impression-Management-Komponente" nimmt an, dass ein bewusst unwahr aussagender Zeuge wahrscheinlich solche Äußerungen vermeiden wird, von denen er annimmt, dass sie von anderen als Anzeichen für Unglaubwürdigkeit interpretiert werden könnten (Köhnken 1995). Die Undeutsch-Hypothese konnte inzwischen vielfach empirisch gestützt werden (s.u.), so dass die inhaltsorientierte Glaubwürdigkeitsbeurteilung nach dem gegenwärtigen Erkenntnisstand als die Methode der Wahl für die forensische Glaubwürdigkeitsbegutachtung gelten kann.

8.3.3 Die kriterienorientierte Aussageanalyse

Auf der Grundlage der o.a. Ausgangshypothese haben Undeutsch (1967) und später Arntzen (1993), Littmann und Szewczyk (1983) sowie Trankell (1971) Merkmalslisten (die sogenannten Glaubwürdigkeitskriterien oder Realkennzeichen) zusammengestellt. Diese Kriterien beschreiben inhaltliche Qualitäten einer Aussage, die hinreichend trennscharf zwischen realitätsbegründeten und phantasierten Aussagen differenzieren sollen. Steller und Köhnken (1989) haben aus diesen teilweise unterschiedlichen Merkmalslisten eine integrative Kriteriologie aus 19 Realkennzeichen zusammengestellt, die nahezu allen neueren empirischen Studien zur inhaltsorientierten Glaubwürdigkeitsbeurteilung zugrunde liegt (Tabelle 8.1). Hierbei handelt es sich um Merkmale, die an einer einzelnen Aussage geprüft werden können. Sofern im Einzelfall zwei oder mehr Aussagen eines Zeugen vorliegen, können zusätzlich Verlaufsaspekte wie Konstanz, Ergänzungen, Auslassungen u.ä. untersucht werden.

Die Realkennzeichen basieren auf der Annahme, dass sie in einer phantasierten Aussage nur selten vorkommen, weil ein Zeuge nicht in der Lage ist, eine Aussage mit den in den Realkennzeichen beschriebenen Qualitäten ohne eigene Erlebnisgrundlage zu erfinden.

In der ersten Kategorie, den allgemeinen Merkmalen der Aussage, werden drei Realkennzeichen zusammengefasst, für deren Analyse die gesamte Aussage zu untersuchen ist.

Tabelle 8.1. Realkennzeichen nach Steller u. Köhnken (1989)

⬛ **Allgemeine Merkmale**
  1. Logische Konsistenz/Widerspruchsfreiheit
  2. Ungeordnete Reproduktionsweise
  3. Quantitativer Detailreichtum

⬛ **Spezielle Inhalte**
  4. Kontextuelle Einbettung
  5. Beschreibung von Interaktionen
  6. Reproduktion wörtlicher Rede
  7. Beschreibung unvorhergesehener Komplikationen

⬛ **Inhaltliche Besonderheiten**
  8. Ungewöhnliche oder originelle Details
  9. Überflüssige Details
  10. Phänomengemäße Beschreibung unverstandener Ereignisse
  11. Externe Assoziationen
  12. Beschreibung eigener psychischer Vorgänge
  13. Beschreibung psychischer Vorgänge bei dem Beschuldigten

⬛ **Motivationsbezogene Inhalte**
  14. Spontane Selbstkorrekturen
  15. Zugeben von Erinnerungslücken
  16. Zweifel an der Richtigkeit der eigenen Aussage
  17. Selbstbelastungen
  18. Entlastung des Beschuldigten

⬛ **Deliktspezifische Inhalte**
  19. Beschreibungen von deliktspezifischen Merkmalen

⬛ *Logische Konsistenz* bedeutet, dass eine Aussage frei ist von inneren Widersprüchen. Sie muss in sich schlüssig und folgerichtig sein, um dieses Realkennzeichen zu erfüllen. Logische Konsistenz im Sinne dieses Realkennzeichens darf allerdings nicht mit vordergründiger Plausibilität gleichgesetzt werden. Manche Verhaltensweisen von Opfern von Sexualdelikten erscheinen unerfahrenen Betrachtern unplausibel, so dass daraus fälschlicherweise die Unglaubwürdigkeit der Aussage abgeleitet wird.
⬛ Das Realkennzeichen der *ungeordneten Reproduktionsweise* ist in der Beobachtung begründet, dass lediglich ausgedachte Schilderungen in den meisten Fällen chronologisch geordnet vorgetragen werden. Es ist außerordentlich schwierig, einen Sachverhalt, für den man keine eigene Erlebnisgrundlage hat, losgelöst vom chronologischen Ablauf, sprunghaft und unstrukturiert darzustellen. Voraussetzung für die Erfüllung dieses Realkennzeichens ist, dass die Aussage schließlich ein in sich stimmiges Ganzes im Sinne der logischen Konsistenz ergibt.
⬛ Eine Aussage ist dann durch hohen *quantitativen Detailreichtum* gekennzeichnet, wenn sie (unabhängig von der Art der Details) viele Einzelhei-

ten z. B. zu den Örtlichkeiten, der Wohnungseinrichtung, den behaupteten Handlungsverläufen und den beteiligten Personen enthält. Dieses Merkmal basiert auf der Annahme, dass es für einen Zeugen ohne eigene Erlebnisgrundlage sehr schwierig ist, eine komplexe Aussage mit vielen Details zu erfinden und in sich stimmig zu produzieren.

In den beiden Kategorien spezielle Inhalte und inhaltliche Besonderheiten werden Realkennzeichen zusammengefasst, bei denen nicht die bloße Quantität von geschilderten Details, sondern deren qualitative Ausprägung für die Analyse von Bedeutung ist.

- Das Realkennzeichen der *kontextuellen Einbettung* bezieht sich auf die spezifische Verknüpfung des behaupteten Geschehens mit einem örtlichen, zeitlichen, handlungsbezogenen sowie biographischen Kontext. Je komplexer diese Verknüpfungen sind, desto schwieriger dürfte es sein, sie ohne eigene Erlebnisgrundlage zu (re-)produzieren. Dieses Realkennzeichen erhält dann eine besondere Bedeutung, wenn die Hypothese der Übertragung eines Erlebnisses auf eine andere Person zu prüfen ist (d.h. die Annahme, dass die beschriebenen Handlungen zwar tatsächlich erlebt wurden, aber mit einer anderen als der jetzt beschuldigten Person). Bei dieser Konstellation sind viele der übrigen Realkennzeichen möglicherweise nicht mehr trennscharf, da die Annahme einer vollständig phantasierten Aussage ohne Erlebnisgrundlage hier nicht zutrifft.

- Eine *Beschreibung von Interaktionen* im Sinne dieses Realkennzeichens liegt vor, wenn psychologisch nachvollziehbare Sequenzen von Aktionen und darauf folgende Reaktionen beschrieben werden, die sich gegenseitig bedingen und aufeinander beziehen. Die Ausprägung des Merkmals ist umso stärker, je komplexer dieser Interaktionsketten sind. Auch hier liegt die Annahme zugrunde, dass es sehr schwierig ist, psychologisch stimmige Interaktionsketten zu erfinden.

- Das Realkennzeichen *Wiedergabe von Gesprächen* ist der Beschreibung von Interaktionen strukturell ähnlich. Auch hier wird die Aussage nach Gesprächssequenzen im Sinne von Rede und Gegenrede (vergleichbar der Aktion und Reaktion beim vorstehenden Realkennzeichen) untersucht. Dabei muss erkennbar sein, welche Inhalte von welcher Person geäußert wurden. Die Schilderung von Dialogen kann sowohl in direkter als auch in indirekter Rede erfolgen.

- In nicht erlebnisbegründeten Aussagen lassen sich nur sehr selten *Schilderungen von Komplikationen* beobachten wie z. B. Handlungsabbrüche oder -unterbrechungen, Störungen, die sich auf den weiteren Handlungsverlauf auswirken, unerwartet auftretende Hindernisse, enttäuschte Erwartungen, Misserfolge im Handlungsfortgang u. ä. Derartige Details werden entweder bei der Erfindung einer Falschaussage gar nicht erst bedacht oder sie würden die korrekte Reproduktion einer Aussage erheblich erschweren und werden deshalb vermieden. Wenn eine Aussage Komplikationsschilderungen enthält, stützt dies die Hypothese eines Realitätsbezugs.

- Unter *ungewöhnlichen oder originellen Details* werden solche Details verstanden, die in irgendeiner Weise ausgefallen sind, oder, anders ausgedrückt, eine geringe Auftretenswahrscheinlichkeit besitzen und deshalb nicht zu erwarten wären. Dabei kann die geringe Auftretenswahrscheinlichkeit in der Originalität des Details selbst begründet sein. Sie kann sich aber auch aus den (begrenzten) intellektuellen und speziell kreativen Fähigkeiten des Zeugen ergeben.

- Bei *nebensächlichen* oder *überflüssigen Details* handelt es sich um Einzelheiten, die mit dem Tathergang selbst nichts zu tun haben und für das Kerngeschehen der Aussage meist unnötig sind, aber von der aussagenden Person im Zusammenhang mit dem Handlungsablauf erwähnt werden. Der Status der Nebensächlichkeit eines Details ergibt sich unabhängig vom Zeugen aus dem sachlogischen Zusammenhang mit dem eigentlichen Tatgeschehen. Aus der subjektiven Sicht des Zeugen kann das entsprechende Detail durchaus eine gewisse Relevanz besitzen.

- Eine *phänomengemäße Beschreibung unverstandener Ereignisse* oder Handlungselemente liegt vor, wenn die Aussage konkrete Schilderungen von Geschehensabläufen oder Ereignissen enthält, die der (kindliche) Zeuge offenbar nicht einordnen kann oder nicht verstanden hat oder die ihm selbst unklar sind, von deren Wahrnehmung er aber überzeugt ist. Bei Kindern ist gelegentlich zu beobachten, dass sie eine Wahrnehmung, für die sie kein Schema besitzen, im Wege der Assimilation (Piaget 1983) einem vorhandenen Schema zuordnen. So wird z. B. eine Ejakulation als „Spucken" bezeichnet. In dieses Realkennzeichen können aber auch nicht verstandene Interaktionsverläufe einbezogen werden, wenn z. B. ein Zeuge Interaktionssequenzen berichtet, die er sich psychologisch nicht erklären kann oder falsch interpretiert.

- *Externe Assoziationen* oder *indirekt handlungsbezogene Schilderungen* im Sinne dieses Realkennzeichens sind Schilderungen von Erlebnissen, die dem behaupteten Tatgeschehen ähnlich sind, sich aber zu einem anderen Zeitpunkt und mit anderen Personen ereignet haben.

- Für die Beurteilung des Realkennzeichens *Beschreibung eigener psychischer Vorgänge* wird die Aussage nach der Schilderung von Gedanken, gefühlsbezogenen oder physiologischen Abläufen untersucht, die mit dem Kerngeschehen zusammenhängen. Hierzu gehören Gedanken zum Tatgeschehen (etwa Überlegungen zu Flucht- oder Vermeidungsmöglichkeiten), aber auch physiologische Vorgänge wie z. B. das Erleben des Errötens, Herzrasens oder Zitterns.

- Die *Beschreibung psychischer Vorgänge bei dem Beschuldigten* beinhaltet prinzipiell die gleichen Phänomene wie das vorstehende Realkennzeichen, jedoch handelt es sich hier um psychologische Interpretationen (oder Interpretationsversuche) von Wahrnehmungen an dem Beschuldigten. Eine Schilderung im Sinne dieses Realkennzeichens würde z. B. dann vorliegen, wenn aus der Beobachtung von Erröten, Schwitzen, schneller Atmung u. ä. auf eine bei dem Beschuldigten vorhandene Erregung oder Aggression geschlossen wird.

Während die bisher dargestellten Realkennzeichen der kognitiven Komponente der Undeutsch-Hypothese zuzuordnen sind, beziehen sich die in der Kategorie der *motivationsbezogenen Inhalte* zusammengefassten Realkennzeichen auf Aspekte der Selbstdarstellung als glaubwürdiger Zeuge. Sie beziehen sich somit auf die „Impression-Management-Komponente" der Undeutsch-Hypothese. Die Bezugnahme auf die Theorie des „Impression Management" (Tedeschi u. Norman 1985) vermeidet mögliche Missverständnisse, denn bei der Beurteilung dieser Realkennzeichen wird nicht eine potenzielle Motivation zur Falschbelastung untersucht. Vielmehr wird in der Hypothese davon ausgegangen, dass ein falsch aussagender Zeuge bestrebt ist, sich einem Zuhörer gegenüber (insbesondere hinsichtlich seiner Zuverlässigkeit und Glaubwürdigkeit) in ein möglichst positives Licht zu setzen. Er wird deshalb Äußerungen vermeiden, die nach seiner Meinung diesen angestrebten Eindruck beeinträchtigen könnten. Wenn sich dagegen derartige – scheinbar ungünstige – Äußerungen in der Aussage feststellen lassen, wird daraus geschlossen, dass die Erzeugung eines glaubwürdigen Eindrucks kein dominantes Motiv beim Zeugen war.

- Unter *spontanen Selbstkorrekturen* werden inhaltliche (nicht grammatikalische) Korrekturen oder Verbesserungen der eigenen Aussage verstanden. „Spontan" bedeutet hierbei nicht, dass diese Korrekturen unmittelbar nach einer Detailschilderung erfolgen müssen, sondern dass sie ohne äußere Veranlassung (etwa durch das Vorhalten von Widersprüchen oder Nachfragen) erfolgen. Korrekturen können mit größerer zeitlicher Verzögerung erfolgen, etwa dann, wenn im Zuge der Schilderung eines anderen Handlungsabschnittes Einzelheiten assoziiert werden, die zuvor nicht oder anders erinnert wurden.

- Das Realkennzeichen *Zugeben von Erinnerungslücken* gründet sich in der Annahme, dass ein falsch aussagender Zeuge den Eindruck der Unsicherheit zu vermeiden trachtet, indem er möglichst keine Lücken in der Darstellung entstehen lässt. Da seine Aussage ohnehin keine Erlebnisgrundlage hat, können notfalls dem vorhandenen Aussagekorpus leicht ad hoc Konfabulationen hinzugefügt werden. Ist die Aussage dagegen erlebnisbegründet, sind Erinnerungslücken und -ungenauigkeiten natürliche Vorgänge und können ohne Furcht vor Glaubwürdigkeitsverlust eingeräumt werden.

- Das Realkennzeichen *Einwände gegen die Richtigkeit der eigenen Aussage* ist erfüllt, wenn ein Zeuge seine Darstellung als z. B. unplausibel, unwahrscheinlich oder merkwürdig kommentiert, gewissermaßen also die eigene Glaubwürdigkeit in Frage stellt, aber dennoch selbst von der Richtigkeit der Angaben überzeugt ist.

- *Selbstbelastende Äußerungen*, mit denen sich ein Zeuge in ungünstiger Weise darstellt, z. B. Eigenbeteiligungen an dem behaupteten Geschehen, Ermutigungen des Beschuldigten oder Fehlverhalten einräumt, gelten als Hinweis auf einen Erlebnisbezug der Aussage.

- Eine *Entlastung des Beschuldigten* liegt z. B. dann vor, wenn Umstände geschildert werden, die explizit oder implizit die behaupteten Handlungen des Täters entschuldigen. Eine implizite Entlastung kann z. B. darin gesehen werden, dass der Beschuldigte als stark alkoholisiert oder aus anderen Gründen in seiner Steuerungsfähigkeit beeinträchtigt beschrieben wird.

▦ In einer gesonderten Kategorie werden *deliktspezifische Aussageelemente* erfasst. Dieses Realkennzeichen setzt voraus, dass Handlungen beschrieben werden, die nach kriminologischen und viktimologischen Erkenntnissen im Zuge der behaupteten Tat häufig vorkommen, die jedoch dem Zeugen selbst als solche nicht bekannt sind.

▦ Empirische Grundlagen der kriterienorientierten Aussageanalyse

Die praktische Anwendung der kriterienorientierten Aussageanalyse mit Hilfe der vorstehend aufgeführten Realkennzeichen im Rahmen forensisch-psychologischer Begutachtungen setzt voraus, dass sie einerseits reliabel erfasst werden können und andererseits für den angestrebten Zweck valide sind, also tatsächlich zwischen erlebnisbegründeten und phantasierten Aussagen zu trennen vermögen. Darüber hinaus sind die Interkorrelationen der Realkennzeichen von Bedeutung. Wenn zwei oder mehr der Kriterien hoch miteinander korrelieren, würden sie nur begrenzt unterschiedliche Aspekte der Aussage erfassen. Dieselben inhaltlichen Qualitätsmerkmale erhielten dadurch ein doppeltes oder mehrfaches Gewicht. Interkorrelationen, Reliabilität und Validität der Realkennzeichen sind, wie in der psychologischen Diagnostik üblich, empirisch zu belegen.

Bei Beurteilungsverfahren wird als Indikator der Reliabilität die *Inter-* sowie die *Intra-Rater-Übereinstimmung* ermittelt. Bei der Inter-Rater-Übereinstimmung wird geprüft, wie gut verschiedene Beurteiler bei der Einschätzung der Realkennzeichen in den gleichen Aussagen übereinstimmen. Entsprechend drückt die Intra-Rater-Übereinstimmung das Maß der Übereinstimmung der Rater aus, die dieselben Aussagen wiederholt analysieren.

Es ist bemerkenswert, dass systematische Studien zur Ermittlung der Inter- und Intra-Rater-Übereinstimmung erst in jüngster Zeit durchgeführt wurden. Einige dieser Untersuchungen ergaben relativ geringe Übereinstimmungen bei der Einschätzung der Realkennzeichen (Krahé u. Kundrotas 1992, Anson et al. 1993, Ruby u. Brigham 1997). Allerdings sind diese geringen Übereinstimmungen offenbar in einem unzureichenden Training der Beurteiler begründet. Die zuverlässige inhaltsanalytische Erfassung der Realkennzeichen ist eine komplexe Aufgabe, die eine gründliche Ausbildung in der Handhabung der Kriterien erfordert. Neuere Untersuchungen, in denen die Beurteiler über einen Zeitraum von drei Wochen jeden Tag für mehrere Stunden in der Anwendung der Realkennzeichen trainiert wurden, ergaben zufriedenstellend hohe Übereinstimmungen, die teilweise im Bereich der üblichen Retest-Reliabilitäten von Persönlichkeitstests lagen (Höfer u. Köhnken 1998, Höfer et al. 1999). Darüber hinaus zeigten sich bei den so trainierten Ratern nur geringe Interkorrelationen der Realkennzeichen. Gut ausgebildete Beurteiler sind demnach in der Lage, die einzelnen Realkennzeichen jeweils unabhängig voneinander einzuschätzen und Konfundierungen zu vermeiden.

Auch zur Validität der Realkennzeichen liegen erst seit wenigen Jahren systematische empirische Studien vor. Dieses über Jahrzehnte vorhandene Defizit empirischer Forschung ist vor allem auf die entschiedene Ablehnung experimenteller Methoden durch die Begründer der kriterienorientierten Aussageanalyse zurückzuführen (Arntzen 1983, Undeutsch 1982). Sie hielten experimentelle Überprüfungen aufgrund der fehlenden Lebensnähe dieser Methode für grundsätzlich nicht geeignet, um die Validität der Realkennzeichen zu überprüfen. Die von Arntzen (1983, 1993) vorgeschlagene Methode, die kriterienorientierte Aussageanalyse an Geständnissen der Angeklagten zu validieren, birgt allerdings die Gefahr der Zirkularität, wenn die Geständnisse nicht unabhängig von dem Ergebnis des jeweiligen Gutachtens erfolgen (Köhnken u. Wegener 1985). Es ist zudem in hohem Maße unwahrscheinlich, dass ein Angeklagter die ihm zur Last gelegten Taten gesteht, wenn das Gutachten zu dem Schluss gekommen ist, die belastende Aussage sei unglaubwürdig. Dieser Aspekt der Validitätskontrolle fehlt somit in dem von Arntzen angeführten Material nahezu völlig.

Seit nunmehr etwa zehn Jahren (abgesehen von einer frühen Ausnahme von Köhnken u. Wegener 1982) werden ungeachtet der Kritik von Undeutsch und Arntzen zunehmend auch experimentelle Überprüfungen der Validität der Realkennzeichen durchgeführt. Hierbei handelt es sich z. T. um Laborexperimente, in denen die Probanden z. B. ein inszeniertes bzw. im Film gesehenes Ereignis wiedergeben oder dieses auf der Grundlage einiger vorgegebener Stichworte konstruieren mussten (z. B. Höfer 1995, Köhnken et al. 1995). In anderen Untersuchungen wurden wahre und konfabulierte Aussagen über bedeutsame Ereignisse in der eigenen Biographie analysiert (z. B. Steller et al. 1992, Niehaus 2001). Neben diesen experimentellen Untersuchungen gibt es auch einige kontrollierte Feldstudien. So analysierten Esplin et al. (1988) Aussagen von Kindern über sexuellen Missbrauch. Krahé und Kundrotas (1992) untersuchten Polizeiprotokolle über Vernehmungen von (tatsächlichen und angeblichen) Vergewaltigungsopfern. Lamb et al. (1997) analysierten 98 authentische kindliche Zeugenaussagen unter Bezugnahme auf eine Teilgruppe der Realkennzeichen von Steller und Köhnken (1989). Insgesamt decken die bisher durchgeführten empirischen Studien zur kriterienorientierten Aussageanalyse ein breites Spektrum von verschiedenen Aussagegegenständen und Probanden (Kinder und Erwachsene) ab. Einige der Untersuchungen sind zudem so angelegt, dass der Einwand mangelnder Lebensnähe weitgehend unbegründet ist.

Diejenigen Studien, in denen die Realkennzeichen durch gut ausgebildete Beurteiler erfasst wurden, stützen die Ausgangshypothese, wonach sich erlebnisbegründete von (ganz oder teilweise) phantasierten Aussagen in einer Reihe von inhaltlichen Merkmalen unterscheiden. Insofern können diese Befunde als empirische Belege für die Validität der Methode der kriterienorientierten Aussageanalyse gelten. Betrachtet man die Befunde im

Einzelnen, so zeigt sich, dass auch in wahren Aussagen kaum jemals alle Realkennzeichen zu finden sind. Hinzu kommt, dass in unterschiedlichen Studien jeweils verschiedene Merkmale statistisch signifikante Differenzen zwischen wahren und phantasierten Aussagen aufweisen und dass die in Diskriminanzanalysen ermittelten relativen Gewichte der Realkennzeichen teilweise sehr unterschiedlich ausfallen. Dieses Befundmuster überrascht jedoch nicht, wenn man bedenkt, dass bei der Analyse auf *inhaltliche* Aspekte der Aussage Bezug genommen wird. Diese inhaltlichen Merkmale können natürlich nicht unabhängig von der Art des berichteten Sachverhaltes sein. So können z. B. Komplikationsschilderungen nur dann auftreten, wenn es in dem Originalereignis derartige Komplikationen gegeben hat. Hieraus folgt einerseits, dass eine Aussage nicht deshalb weniger glaubwürdig ist, weil bestimmte Realkennzeichen nicht auftreten. Zum anderen wird deutlich, dass der gelegentlich geäußerte Vorschlag, aus der Liste der Realkennzeichen solche Merkmale zu entfernen, die in einzelnen Untersuchungen nicht zur Trennung wahrer und phantasierter Aussagen beigetragen haben, unsinnig ist. In einer anderen Konstellation, bei einem anderen Sachverhalt, können diese Merkmale durchaus diagnostisch bedeutsam sein. Aus dem gleichen Grund erscheint die Forderung nach einer generellen Gewichtung der einzelnen Realkennzeichen wenig erfolgversprechend. Auch der von Greuel et al. (1998) vertretenen Auffassung, wonach den motivationsbezogenen Realkennzeichen eine geringere Belegkraft für den möglichen Erlebnisbezug einer Aussage zukommt als denjenigen, die sich auf die individuellen kognitiven Fähigkeiten eines Zeugen beziehen, kann nicht gefolgt werden, solange sie nicht durch empirische Befunde legitimiert wird. Tatsächlich haben sich in einigen experimentellen Studien gerade die motivationsbezogenen Inhalte als besonders trennscharf erwiesen (Köhnken et al. 1995, siehe auch Niehaus 2001).

■ Grenzen der kriterienorientierten Aussageanalyse

Insgesamt kann festgestellt werden, dass sich die Methode der kriterienorientierten Aussageanalyse empirisch gut bewährt hat. Diese Bewährung gilt für höchst unterschiedliche Aussagegegenstände (u.a. Inhalte eines Films, inszenierte Ereignisse, Erlebnisse aus der eigenen Biographie, Erlebnisse, die körperliche Sensationen, Kontrollverlust und Stress beinhalteten) und sowohl für Kinder unterschiedlichen Alters als auch für Erwachsene. Es gibt allerdings auch Fallkonstellationen, bei denen diese Methode an systembedingte Grenzen stößt und letztlich nicht mehr sinnvoll anwendbar ist. Es gehört zur wissenschaftlichen Redlichkeit des Sachverständigen, sich dieser Grenzen bewusst zu sein und sie bei der Prüfung eines Gutachtenauftrages zu beachten.

■ *Kein analysefähiges Aussagematerial.* Da die Realkennzeichenanalyse auf den Inhalt einer Aussage angewendet wird, setzt diese Methode ein Mindestmaß an Aussagematerial voraus. Wenn keine Aussage vorliegt oder wenn sie sehr kurz ist (z. B. weil ein noch sehr junges oder ein geistig behindertes Kind nicht in der Lage ist, ein Erlebnis zu verbalisieren), führt eine Inhaltsanalyse letztlich nicht mehr zu hinreichend eindeutigen Befunden.

- *Aussagepsychologisch ungünstige Fallkonstellationen.* Nicht nur geringes Alter oder eine Behinderung kann aufgrund mangelnden Analysematerials dazu führen, dass keine Aussageanalyse mehr durchgeführt werden kann, sondern auch bestimmte Fallkonstellationen. Als Beispiel sei die Aussage über eine Vergewaltigung genannt, wobei von dem Beschuldigten nicht der Geschlechtsverkehr an sich, sondern lediglich die fehlende Einverständlichkeit bestritten wird. Bei einer derartigen Konstellation sind oft große Teile der Aussage diagnostisch irrelevant (weil nicht trennscharf) und somit als Material für eine Aussageanalyse ungeeignet. Der verbleibende Rest (z. B. die Beschreibung des geleisteten Widerstandes und die Reaktion des Täters darauf) ist dann möglicherweise zu kurz für eine Realkennzeichenanalyse.

Gelegentlich ist argumentiert worden, dass schwer traumatisierte Zeugen u. a. infolge dissoziativer Prozesse keine Erinnerung mehr an einen Missbrauch haben und deshalb keine Aussage machen können. In diesem Fall ist die Anwendung einer Realkennzeichenanalyse mangels Analysematerial ebenfalls nicht möglich. Eine Uminterpretation oder Umdeutung von Realkennzeichen angesichts unvollständiger oder partiell inkonsistenter Aussage wäre unzulässig, solange die umgedeuteten Merkmale nicht empirisch überprüft sind.

- *Kontamination der Aussage durch suggestive Beeinflussung.* Die Methode der kriterienbezogenen Aussageanalyse wurde zur Unterscheidung von Aussagen über erlebnisbegründete im Gegensatz zu (ganz oder teilweise) erfundenen Ereignissen entwickelt. Für diese Konstellation gelten auch die meisten der oben berichteten Validitätsbefunde. Nach dem gegenwärtigen Kenntnisstand ist die Methode *nicht* in der Lage, mit hinreichender Zuverlässigkeit zwischen Aussagen über selbsterlebte Ereignisse und durch Suggestion produzierte Aussagen zu unterscheiden (z. B. Böhm 1999, Erdmann 2001, vgl. auch Kap. 8.4).
- *Vertrautheit des Zeugen mit der Analysetechnik.* Die oben beschriebenen Realkennzeichen basieren auf den Hypothesen, dass ein Zeuge *nicht in der Lage* wäre, eine Aussage mit den darin festgestellten Merkmalen (den kognitiv begründeten Realkennzeichen) zu erfinden oder dass er bestimmte Äußerungen zur Gewährleistung der subjektiven Glaubwürdigkeit *vermeiden* würde (den motivationsbezogenen Realkennzeichen). Wenn Zeugen gezielt (z. B. durch entsprechendes Training) oder unbeabsichtigt (z. B. durch vorbereitende Gespräche mit Personen, die die Methode der Aussageanalyse kennen) mit den Realkennzeichen vertraut gemacht werden, wird die Methode wahrscheinlich unbrauchbar. Erste Untersuchungen mit erwachsenen Probanden legen diesen Schluss jedenfalls nahe (Raichle 2001, Volbert u. Rutta 2001, Vrij 2000).

8.3.4 Allgemeines zur aussagepsychologischen Untersuchung

Die wesentlichen Elemente einer aussagepsychologischen Untersuchung zum Zwecke der Glaubwürdigkeitsbeurteilung sind
- die Untersuchung relevanter Aspekte der Persönlichkeit des Zeugen,
- die Analyse der Entstehungs- und Entwicklungsgeschichte der Aussage und
- die kriterienorientierte Analyse des Aussageinhaltes anhand der o. a. Realkennzeichen.

Häufig wird als weiteres Element die Motivanalyse aufgeführt, d. h. eine Analyse möglicher Motive für eine absichtliche Falschbezichtigung. Die diagnostische Bedeutung dieser Motivanalyse für die Beurteilung der Glaubwürdigkeit einer Aussage wird allerdings oftmals überschätzt. Wenn z. B. eine kriterienorientierte Aussageanalyse zu dem Ergebnis führt, dass die Hypothese, die Aussage sei ein bloßes Phantasieprodukt, sehr unwahrscheinlich ist (und zudem auch andere Alternativhypothesen ausgeschlossen werden können), wird dieser Befund nicht dadurch relativiert, dass möglicherweise eine starke Motivation für eine Belastung des Beschuldigten vorlag. Es kann auch nicht argumentiert werden, dass im Falle einer möglichen Belastungsmotivation die Datenerhebung sowie die Auswertung und diagnostische Interpretation der Daten sorgfältiger als sonst vorgenommen werden müsste. Die gesamte Diagnostik hat immer mit größtmöglicher Sorgfalt zu erfolgen. Umgekehrt birgt eine Überbetonung der Motivanalyse auch Gefahren. So sind manche Gutachten zu sachlich falschen Ergebnissen gekommen, weil zu stark nach vordergründigen Motiven für eine Falschbezichtigung gesucht und dabei die Möglichkeit einer nichtintentionalen suggestiven Beeinflussung außer Acht gelassen wurde.

■ **Persönlichkeitsdiagnostik.** Mit Hilfe der oben beschriebenen Realkennzeichen soll die Frage beantwortet werden, ob sich der untersuchte Zeuge die Aussage mit den darin festgestellten Qualitätsmerkmalen möglicherweise auch ausgedacht haben könnte. Diese Frage kann nur vor dem Hintergrund der individuellen Fähigkeiten und Fertigkeiten sowie des fallspezifischen Wissens des Zeugen beantwortet werden. Die kognitiven Fähigkeiten können mit Hilfe geeigneter Testverfahren erhoben werden, wobei neben eher verbal orientierten Verfahren auch solche Tests zum Einsatz kommen können, die weniger stark auf die verbalen Fähigkeiten des Probanden Bezug nehmen (wie z. B. der *Raven Standard Progressive Matrices Test*). Weitere Anhaltspunkte können aus einer Anamnese sowie aus biographischen Daten (Schulzeugnisse o. ä.) gewonnen werden. Die verbale Kompetenz eines Zeugen kann auch im Zuge der Exploration eingeschätzt werden. Insbesondere bei großen Zeitabständen zwischen den fraglichen Ereignissen und der Untersuchung kann es sinnvoll sein, die individuelle Behaltensleistung anhand der Schilderung eines ähnlich lange zurückliegenden herausgehobenen Erlebnisses (z. B. einer Urlaubsreise) zu überprüfen.

Im Rahmen einer (aussagepsychologischen) Persönlichkeitsdiagnostik kann es im Einzelfall erforderlich sein, relevante nichtpathologische Persönlichkeitsdimensionen wie etwa die emotionale Labilität mit Hilfe entsprechender Persönlichkeitsfragebögen zu untersuchen. Darüber hinaus ist aber auch zu klären, ob eventuell psychopathologische Symptome vorhanden sind oder in der Vergangenheit festgestellt wurden. Hier kann u. U. eine Anamnese wichtige Hinweise ergeben. Gegebenenfalls wäre dem Gericht bzw. der Staatsanwaltschaft vorzuschlagen, vorhandene Krankenakten anzufordern und den behandelnden Arzt bzw. Therapeuten als Zeugen zu befragen.

■ **Die gründliche Analyse der Entstehungs- und Entwicklungsgeschichte der Aussage** ist vor allem zur Klärung möglicher suggestiver Beeinflussungen des Zeugen von zentraler Bedeutung. Hier ist zu untersuchen, wann, aus welchem Anlass wem gegenüber erstmals Angaben über die behaupteten Ereignisse gemacht wurden, was dabei geäußert und wie von anderen Personen darauf reagiert wurde. Insbesondere ist zu untersuchen, ob es nach dieser Erstbekundung weitere Befragungen des Zeugen gab und wie diese durchgeführt wurden. Auch eine mögliche zwischenzeitliche Therapie kann von erheblicher Bedeutung sein. In einem solchen Fall muss eruiert werden, um welche Art von Therapie es sich gehandelt hat und ob dabei die fraglichen Ereignisse thematisiert wurden. Erste Anhaltspunkte für eine Rekonstruktion der Aussageentstehung ergeben sich meistens bereits aus den Ermittlungsakten. Sofern diese für eine abschließende Beurteilung nicht ausreichen, sollte dem Gericht die Anhörung weiterer Zeugen vorgeschlagen werden, die hierüber Auskunft geben können.

Sofern sich aus der Analyse der Entstehungs- und Entwicklungsgeschichte der Aussage deutliche Anhaltspunkte für eine erhebliche suggestive Beeinflussung ergeben, kann mit Hilfe der kriterienorientierten Aussageanalyse nicht mehr zuverlässig zwischen der Schilderung eigener Erlebnisse und fiktiver Ereignisse unterschieden werden (siehe Kap. 8.4). Insofern dient diese Analyse auch der Prüfung der Voraussetzung für die Anwendbarkeit der Realkennzeichen.

Die Analyse der Entwicklungsgeschichte der Aussage überschneidet sich mit der Konstanzanalyse, ist hiermit aber nicht identisch. Im Rahmen der Entwicklungsanalyse wird vor allem untersucht, ob es von der Erstbekundung bis zur aktuellen Aussage systematische Veränderungen gab und ob diese Veränderungen möglicherweise in Zusammenhang mit bestimmten Ereignissen (z. B. einer Therapie, Gesprächen oder Befragungen) aufgetreten sind. Bei der *Konstanzanalyse* werden die vorhandenen Aussagen eines Zeugen auch hinsichtlich zufälliger Fluktuationen, Auslassungen, Ergänzungen, Widersprüche und sonstiger Veränderungen untersucht, wobei zwischen der Schilderung des Kerngeschehens und peripherer Details unterschieden wird. Hierbei festgestellte Diskrepanzen sind nicht unbedingt ein Indiz für die Unglaubwürdigkeit der Aussage. Auch bei vorhandenem Wahrheitsvorsatz unterliegen Aussagen natürlichen Erinnerungsverlusten und -ungenauigkeiten, so dass insbesondere bei eher randständigen Details Abweichungen nicht ungewöhnlich sind. Unter besonderen Umständen (z. B. großem zeitlichen Abstand zwischen dem berichteten Ereignis und der Aussage, starker Stressbelastung während des geschilderten Erlebnisses) muss auch mit größeren Erinnerungsdefiziten gerechnet werden.

▪ **Die kriterienorientierte Aussageanalyse** anhand der o. a. Realkennzeichen ist der Kern der aussagepsychologischen Untersuchung. Voraussetzung hierfür ist eine sachgerechte Exploration zu den behaupteten Erlebnissen (siehe Kap. 1.5). In der Regel wird es daher für den Sachverständigen erforderlich sein, den Zeugen im Rahmen der Begutachtung selbst zu explorieren. Nur in Ausnahmefällen wird man auf Aussagen zurückgreifen können, die von anderen Personen erhoben wurden. Eine kürzlich durchgeführte Untersuchung polizeilicher Vernehmungsprotokolle hat gezeigt, dass trotz guter Reliabilitäten bei der Kodierung der Realkennzeichen (Eggers 2002) eine valide Trennung von erlebnisbegründeten und ausgedachten Aussagen nicht möglich war (Katofsky 2002). Eine Befragung während der Hauptverhandlung ist ebenfalls nur sehr eingeschränkt tauglich, weil sich der Ablauf dieser Befragung weitgehend der Kontrolle des Sachverständigen entzieht.

Im Zuge der Aussageanalyse wird zunächst untersucht, welche auf die Realkennzeichen bezogenen inhaltlichen Qualitäten in der Aussage vorhanden sind. Im zweiten Schritt erfolgt die Beurteilung dieser Qualitäten vor dem Hintergrund der individuellen kognitiven Fähigkeiten des Zeugen. Dabei wird die Frage geprüft, ob ein Zeuge mit den festgestellten kognitiven Fähigkeiten in der Lage wäre, eine Aussage mit den darin festgestellten Qualitäten zu erfinden. Hieraus folgt, dass die Anforderungen an eine Aussage, die erfüllt sein müssen, um ein Realkennzeichen als gegeben festzustellen, mit der Ausprägung der individuellen kognitiven Fähigkeiten variiert. Je besser die kognitiven Fähigkeiten ausgeprägt sind, desto höher muss die jeweilige inhaltliche Qualität sein, um als Realkennzeichen gelten zu können und umgekehrt.

8.3.5　Durchführung der Untersuchung
(siehe auch Kap. „Die Befragungstechniken", S. 11)

Organisatorische Maßnahmen

Die Untersuchung des Zeugen sollte nach Möglichkeit an einem neutralen Ort (eigene Praxis, Beratungsstelle, Klinik o. ä.) und nicht in der Wohnung des Zeugen stattfinden. Der Sachverständige hat dann eher eine Kontrolle über die Situation und kann Störungen und Ablenkungen verhindern.

Der Raum, in dem die Befragung von Kindern durchgeführt wird, sollte kindgerecht eingerichtet, aber nicht mit Spielzeug überladen sein. Spielmaterialien, die für ein Kind neuartig sind, können leicht ablenkend wirken. Steller und Volbert (1997) weisen zudem darauf hin, dass bei einer Befragung in einer Spielsituation für das Kind unklar sein kann, ob sich die Kommunikation auf die reale oder eine fiktive Ebene bezieht.

Stattdessen ist es oft sinnvoller, wenn insbesondere jüngere Kinder eine Puppe, ein Kuscheltier o. ä. mitbringen. Die Sitzmöbel und gegebenenfalls weitere Einrichtungsgegenstände sollten so angeordnet sein, dass sie eine Sitzposition über Eck anbieten, bei der Interviewer und Befragter etwa in einem Winkel von 90° zueinander sitzen können. Wenn die Befragung auf Videoband aufgezeichnet wird, sollte die Kamera so positioniert werden, dass sie einerseits in einem günstigen Aufnahmewinkel zum Kind steht, andererseits aber nicht allzu auffällig mitten im Raum platziert ist. Für die Tonaufzeichnung eignen sich kleine Clipmikrophone, die an der Kleidung befestigt werden. Sie gewährleisten auch dann eine gute Aufnahmequalität, wenn sich das Kind einmal von seinem Platz entfernt oder den Kopf abwendet.

Im Allgemeinen sollte versucht werden, Kinder ohne Anwesenheit der Eltern oder anderer Betreuungspersonen zu befragen. Andernfalls besteht gerade bei engagierten oder besorgten Eltern die Gefahr, dass sie durch vermeintliche Hilfestellungen, Antworten anstelle des Kindes o. ä. die Befragungsstrategie stören. Außerdem ist es für ein Kind in Anwesenheit der Eltern oftmals schwierig, frühere unrichtige Angaben zu korrigieren. Darüber hinaus ist darauf zu achten, dass die Untersuchung ohne Zeitdruck durchgeführt wird.

Ebenso sollte darauf hingewiesen werden, dass alle im Rahmen der Untersuchung erhobenen Informationen gegebenenfalls dem Gericht mitgeteilt werden müssen und insofern keine Vertraulichkeit besteht. Sofern den Beteiligten im Zusammenhang mit der Untersuchung Kosten entstanden sind, sollten sie über die Möglichkeit der Erstattung ihrer Auslagen informiert werden.

Anamnese und Exploration sollten nach Rücksprache mit den Beteiligten auf Tonträger aufgezeichnet werden. Der Sachverständige muss dann nicht mitschreiben und kann sich ganz auf die Gesprächsführung konzentrieren. Ob eine vollständige Abschrift der Exploration regelmäßig dem Gutachten beigefügt werden werden soll, ist in den letzten Jahren unterschiedlich beurteilt worden. Hierzu hat der BGH im Urteil vom 30. 7. 1999 (1 StR 618/98; BGHSt 45, 164) klargestellt, dass wegen der besseren Übersichtlichkeit und Lesbarkeit ein Explorationsbericht zu bevorzugen ist. Das Gespräch muss nur insoweit wiedergegeben werden, wie es für die Bearbeitung des Gutachtenauftrags von Bedeutung ist. Es empfiehlt sich jedoch, die Bandaufzeichnungen sowie alle weiteren Unterlagen (z.B. Testbögen, handschriftliche Aufzeichnungen) bis zur Rechtskraft des Urteils aufzubewahren. Auf Wunsch der Verfahrensbeteiligten kann dann ggf. eine Abschrift angefertigt und dem Gericht übergeben werden. Im Übrigen ist eine transparente Darstellung von Ablauf und Inhalt der Exploration zwingend erforderlich (Steller u. Volbert 2000).

Ablauf einer Befragung

Angaben zum empfohlenen Ablauf einer Befragung können nur den Charakter einer Orientierungshilfe haben. Keineswegs sind sie als ein verbindliches Schema zu verstehen, dem unter allen Umständen gefolgt werden muss. Ein Interviewer sollte sich vielmehr ein hohes Maß an Flexibilität offenhalten, um sich den jeweiligen Erfordernissen der Situation anpassen zu können. Vor diesem Hintergrund sind die nachfolgenden Ausführungen zu verstehen.

▪ **Vorgespräch.** Vor Beginn der eigentlichen Befragung kann es – insbesondere, wenn es sich um eine längere Untersuchung handelt – sinnvoll sein, mit den Beteiligten zunächst den voraussichtlichen Ablauf sowie die geschätzte Dauer der Untersuchung zu besprechen. Häufig sind Eltern und Kinder nur sehr unzureichend über den weiteren Verlauf von Ermittlungen und/oder Gerichtsverfahren informiert, so dass auch zu diesem Bereich entsprechende Informationen hilfreich sein können. In diesem Vorgespräch sollte auch auf die Freiwilligkeit der Untersuchung sowie gegebenenfalls auf ein eventuell vorhandenes Zeugnisverweigerungsrecht hingewiesen werden. Dieser Hinweis ersetzt zwar keine formelle Belehrung, dient jedoch der Offenheit und Fairness gegenüber den Beteiligten. Schließlich sollte auch das Einverständnis der Beteiligten für die gegebenenfalls beabsichtigte Audio- oder Videoaufzeichnung eingeholt werden.

▪ **Günstiges Verhalten bei Befragungen.** Während der Befragung kann der Interviewer durch eine lockere und entspannte Sitzhaltung, durch eine ruhige und langsame Sprechweise sowie durch Vermeidung hektischer Bewegungen erheblich zu einer insgesamt entspannten Gesprächsatmosphäre beitragen. Eine niedrige Sprechgeschwindigkeit dient zudem dem besseren Verständnis. Die Sätze bzw. Fragen sollten kurz und einfach strukturiert sein und niemals mehr als jeweils eine Frage enthalten. Andernfalls wird ein Kind leicht überfordert. Während der Befragung, insbesondere bei Themenwechseln, sollte man sich immer wieder vergewissern, ob das Kind den Themenwechsel nachvollzogen hat oder eventuell noch zu dem vorangegangenen Thema spricht.

Je mehr das Kind von sich aus spricht, je weniger Fragen gestellt werden müssen, desto besser ist im Allgemeinen die Zuverlässigkeit der Angaben. Die Mitteilungsbereitschaft sollte daher durch kontinuierliche Verstärkungen (Aufmerksamkeit signalisieren durch Kopfnicken, „mhm", „ja" u.ä.) möglichst lange aufrechterhalten werden. Darüber hinaus ist es hilfreich, das Kind gelegentlich für seine Bemühungen zu loben. Allerdings sollte bei derartigen Verstärkungen darauf geachtet werden, dass eine systematische Verstärkung bestimmter Inhalte vermieden wird. Andernfalls besteht die Gefahr einer suggestiven Beeinflussung (siehe Kap. 8.4). Während das Kind spricht, sollten Unterbrechungen unter allen Umständen vermieden werden. Unterbrechungen können sich verheerend auf die Mitteilungsbereitschaft auswirken. Sofern zu einzelnen Punkten weitere Informationen benötigt werden, sollten diese stichwortartig notiert und später angesprochen werden. Während der Befragung treten immer wieder Pausen ein. Diese Pausen sind notwendig, um Details aus dem Gedächtnis abzurufen und zu verbalisieren. Es ist von entscheidender Bedeutung, dass den befragten Kindern diese Pausen eingeräumt werden. Für viele Interviewer sind Pausen unangenehm und sie neigen dazu, vorschnell weitere Fragen zu stellen. Auch gut gemeinte „Erinnerungshilfen", z. B. in Form von präzisierenden Fragen oder ermunternden Äußerungen, können den Erinnerungsprozess empfindlich stören.

Kinder und Jugendliche (aber auch Erwachsene) haben die interessierenden Informationen selten in der Systematik eines Interviewleitfadens oder eines Vernehmungsbogens in ihrem Gedächtnis gespeichert. Die Verknüpfungen im Gedächtnis können (scheinbar) sehr unsystematisch und manchmal kaum vorhersagbar sein. Der Interviewer sollte, um die individuellen Erinnerungsprozesse so wenig wie möglich zu stören, weitgehend den vom Kind vorgegebenen Assoziationen folgen. Wenn ein Kind zwei anscheinend zusammenhanglose Angaben unmittelbar aufeinanderfolgend berichtet, so ist dies ein Anzeichen dafür, dass diese Details in der Erinnerung des Kindes miteinander verknüpft sind. Eine Unterbrechung und Rückführung auf das Ausgangsthema würde den Erinnerungsprozess stören und möglicherweise die weitere Mitteilungsbereitschaft beeinträchtigen.

Im Allgemeinen ist es sinnvoll, zunächst eine biographische Anamnese zu erheben. Hierdurch erhält man wichtige Hintergrundinformationen für die anschließende Exploration des Zeugen. Ältere Kinder können während dieser Zeit in einem anderen Raum eventuell bereits einen Fragebogen ausfüllen oder einen Intelligenztest (wie z. B. den Raven SPM) bearbeiten. Für die Exploration des Zeugen gelten im Wesentlichen die in Kap. 1.2.2 dargelegten Empfehlungen für eine diagnostische Gesprächsführung.

„Warming up". Oft ist es hilfreich, das Interview mit einem Gespräch über neutrale oder positive Themen zu beginnen. Dem Kind oder Jugendlichen wird dadurch die Möglichkeit gegeben, sich an die noch wenig bekannte Person des Interviewers sowie an die häufig ungewohnte Situation einer Befragung zu gewöhnen. Zugleich ist ein solches „warming up" auch eine Lernphase. Die befragte Person lernt dabei etwas über die Regeln, nach denen sich das Interview vollzieht. Wenn in dieser Phase überwiegend geschlossene Fragen gestellt werden, die nur mit „ja" oder „nein" zu beantworten sind, wird sich die befragte Person darauf einstellen und im weiteren Verlauf des Interviews möglicherweise nur wenig spontan und ausführlich berichten. Man sollte daher von Beginn an offene Anstoßfragen stellen und so darauf hinwirken, dass möglichst viel im Zusammenhang berichtet wird. Darüber hinaus kann diese Einleitungsphase genutzt werden, um dem Kind oder Jugendlichen Beispiele für detaillierte Schilderungen zu geben. Gerade Kinder können sich manchmal nur schwer in die Situation eines Interviewers versetzen, der keine Kenntnis über die zu erfragenden Geschehnisse hat. Sie gehen aufgrund ihrer Erfahrungen davon aus, dass Erwachsene schon immer die

Antwort auf ihre Frage wissen und sich lediglich davon überzeugen wollen, dass das Kind sie auch weiß. Hier kann manchmal der Hinweis hilfreich sein, dass man bei den fraglichen Ereignissen nicht dabei war und deshalb nichts darüber weiß. Kindern ist es manchmal unangenehm einzuräumen, dass sie etwas nicht mehr wissen. In der Schule haben sie möglicherweise gelernt, dass die Antwort „Das weiß ich nicht!" mit negativen Konsequenzen verbunden war. Dadurch besteht die Gefahr, dass Erinnerungslücken durch Schlussfolgerungen und Konfabulationen aufgefüllt werden. Um dies zu vermeiden, sollte man ausdrücklich darauf hinweisen, dass man durchaus einmal etwas vergessen kann.

▨ **Freier Bericht.** Das Gespräch über den zu erfragenden Sachverhalt beginnt nach Möglichkeit mit einer offenen Anstoßfrage, so dass dem Kind oder Jugendlichen Gelegenheit gegeben wird, zunächst einmal ungestört im Zusammenhang zu berichten, was es oder er noch weiß. In dieser Phase sollten Unterbrechungen oder Zwischenfragen vermieden werden, um den Erinnerungsprozess nicht zu stören (s.o.).

Pausen muss man als Interviewer ertragen können. Sie erfüllen für die befragte Person eine wichtige Funktion, weil sie z.B. die Zeit benötigt, um Informationen im Gedächtnis zu suchen und das Erinnerte in Worte zu fassen. Wenn die befragte Person irgendwann signalisiert, dass sie nun alles berichtet habe, was ihr noch eingefallen sei, muss diesem Hinweis nicht unbedingt sofort gefolgt werden. Oftmals kann es sinnvoll sein, den Probanden noch einmal zum Nachdenken anzuregen und diese Aufforderung begleitend durch entsprechendes nonverbales Verhalten zu bekräftigen (z.B. zurücklehnen, Pause einlegen, noch keine Fragen stellen). Bis zu diesem Punkt ist häufig lediglich das Material berichtet worden, welches leicht und ohne große Mühe aus dem Gedächtnis abgerufen werden konnte. Erst jetzt beginnt die eigentliche Erinnerungsarbeit und führt manchmal zu umfangreicheren Angaben als in der ersten Phase des freien Berichts.

Die im freien Bericht geschilderten Details sind selten vollständig, so dass weitere Details vom Interviewer erfragt werden müssen. Auch für diesen Befragungsteil gilt, dass sich die Befragung den Erinnerungs- und Assoziationsprozessen der befragten Person anpassen sollte. Interviewleitfäden u.ä. sollten deshalb lediglich als Gedächtnisstütze für den Interviewer dienen, nicht aber die Abfolge der angesprochenen Themen rigide determinieren. Ebenso muss sich die Abfolge der Themen nicht unbedingt an der zeitlichen Abfolge der zu erfragenden Ereignisse orientieren. Manchmal kann es sinnvoll sein, von dieser Sequenz abzuweichen und stattdessen mit einem Thema zu beginnen, welches der Proband noch besonders gut erinnert.

▨ **Befragungstechnik.** Fisher und Geiselman (1992) haben darauf hingewiesen, dass Probanden in einem Interview innere Bilder zu einem Themenbereich oder Handlungsabschnitt generieren und aus diesen Bildern berichten. Sie empfehlen, die Fragen jeweils auf Details zu diesem gerade aktivierten Bild zu beschränken. Zwischenfragen, die ein anderes Bild betreffen, können die Konzentration des Probanden empfindlich stören und insgesamt die erhobenen Informationen einschränken. Die Befragung zu einem Bild beginnt, wie der freie Bericht, mit einer offenen Anstoßfrage. Im weiteren Verlauf können dann – gleichsam „trichterförmig" – zunehmend detaillierte Fragen gestellt werden. Erst wenn die aus dem aktivierten Bild zu gewinnenen Informationen ausgeschöpft sind, sollte der Interviewer das nächste Thema ansprechen und hierzu in der gleichen Weise befragen.

■ **Zusammenfassungen.** Gelegentliche Zusammenfassungen oder Paraphrasierungen des bisher berichteten Materials können sehr hilfreich sein. Sie dienen einerseits der Klärung von möglichen Missverständnissen und geben den Probanden andererseits Hilfen für die Erinnerungsprozesse. Eine solche Zusammenfassung kann auch noch einmal zum Abschluss des Interviews vorgenommen werden. Die befragte Person sollte dann ausdrücklich ermuntert werden, eventuell Missverständnisse zu korrigieren und gegebenenfalls Ergänzungen vorzunehmen.

■ **Ausklang.** Eine Befragung zu einem emotional belastenden, traumatischen Ereignis ist für den Probanden oft aufwühlend. In einem solchen Fall wäre es ein Kunstfehler, das Interview abrupt zu beenden, wenn die erforderlichen Informationen erhoben worden sind, und den Probanden mit seinen Emotionen allein zu lassen. Statt dessen sollte das Gespräch auf ein neutrales oder für den Probanden positives Thema geleitet werden, über das man sich noch für einige Minuten unterhalten kann. Hierdurch können die Emotionen wieder etwas gedämpft werden und es wird ein positiver letzter Eindruck erzeugt.

Manchmal kommt es vor, dass Probanden später, wenn sie noch einmal an das Interview zurückdenken, noch zusätzliche Dinge einfallen. Es kann deshalb sinnvoll sein, die eigene Telefonnummer zu nennen, damit in einem solchen Fall gegebenenfalls angerufen werden kann.

8.3.6 Anforderungen an die Qualität von Glaubhaftigkeitsgutachten

Der Bundesgerichtshof hat sich im Jahre 1999 vor dem Hintergrund einiger spektakulärer Prozesse um sexuellen Kindesmissbrauch und der in der Folge zunehmenden Kritik an Glaubhaftigkeitsgutachten veranlasst gesehen, sich grundsätzlich mit der Qualität von Glaubhaftigkeitsgutachten auseinander zu setzen. In einem richtungweisenden Urteil (BGHSt 45, 164; auch abgedruckt u. a. in „Praxis der Rechtspsychologie" Sonderheft 1, November 2000) hat er Mindeststandards für die Begutachtung sowie für die Gutachtenerstattung formuliert. Hierbei hat er sich auf Sachverständigengutachten von Fiedler u. Schmid (1999) sowie Steller u. Volbert (1999) gestützt und sich deren Argumentation weitgehend angeschlossen. Dieses Urteil hat, ergänzt durch einen Beschluss vom 30. 5. 2000 (1 StR 582/99), innerhalb kürzester Zeit erhebliche Auswirkungen auf die gutachterliche Praxis erreicht und wird inzwischen in zahlreichen Veröffentlichungen kommentiert (u. a. Steller u. Volbert 2000, Jansen u. Kluck 2000, Burgsmüller 2000, Schade u. Harschneck 2000, Offe 2000, Volbert 2000).

Für die Durchführung der Begutachtung hat der BGH, einem in der psychologischen Diagnostik bereits seit langem geltenden Prinzip folgend (vgl. z. B. Kaminski 1970), ein hypothesengeleitetes Vorgehen gefordert.

Die aussagepsychologische Begutachtung als Prüfung von Hypothesen

Das wissenschaftliche Grundprinzip der diagnostischen Untersuchung besteht darin, „einen zu überprüfenden Sachverhalt (hier: Glaubhaftigkeit der spezifischen Aussage) so lange zu negieren, bis diese Negation mit den gesammelten Fakten nicht mehr vereinbar ist" (BGH). Auszugehen ist somit von einer sog. „Nullhypothese", welche behauptet, die zu beurteilende Aussage sei unrichtig, d. h. ganz oder in Teilen nicht erlebnisbegründet. Hierzu werden nun fallbezogene Subhypothesen aufgestellt, welche die Aussage im Falle ihrer Unrichtigkeit erklären können. Diese Hypothesen leiten die Datenerhebung. Hieraus folgt, dass „die eingesetzten Test- und Untersuchungsverfahren ... durch die gebildeten Hypothesen indiziert, d. h. geeignet sein (müssen), zu deren Überprüfung beizutragen" (BGH).

Dieses Prinzip ist teilweise falsch verstanden worden, weil darin die Annahme gesehen wurde, Aussagen (insbesondere von Kindern) seien generell gelogen. Hierzu mag der im Urteil verwendete Begriff „unwahr" im Zusammenhang mit der Nullhypothese beigetragen haben. Tatsächlich ist der Begriff „Nullhypothese" der Experimentalpsychologie entlehnt und dort allgemein akzeptiert. Er beinhaltet, wie Steller und Volbert (2000) ausführen, insbesondere keine Annahmen über die Grundwahrscheinlichkeit wahrer und unwahrer Aussagen. „Der vom BGH favorisierte Denkansatz stellt also keine Diskreditierung von Zeugen, sondern die Beschreibung eines sinnvollen methodischen Ansatzes dar" (Steller u. Volbert 2000, S. 106).

Die zu untersuchenden Hypothesen werden im Allgemeinen zunächst auf der Grundlage des Aktenmaterials formuliert. Im Verlauf der Datenerhebung können sich dann weitere Hypothesen ergeben. Der Generierung von Hypothesen kommt im diagnostischen Prozess eine entscheidende Bedeutung zu, da die Datenerhebung sowie die Analyse und Auswertung der erhobenen Befunde vor dem Hintergrund dieser Hypothesen erfolgt. Wenn hierbei wesentliche Hypothesen unbeachtet bleiben, führt dies fast zwangsläufig zu sachlich falschen Schlussfolgerungen hinsichtlich der Glaubwürdigkeit der Aussage.

Ausgangspunkt der Hypothesengenerierung ist die Frage, wie die in der Exploration erhobene Aussage mit den darin vorgefundenen inhaltlichen Qualitäten zu erklären ist. Eine Erklärungsmöglichkeit ist der Erlebnisbezug der Darstellung, die Annahme also, dass in der Aussage unter subjektivem Wahrheitsvorsatz eigene Erlebnisse berichtet werden. Diese Hypothese kann als *Erlebnis-* oder *Realitätshypothese* bezeichnet werden. Ihr wird die *Nullhypothese* gegenübergestellt, die von der Unrichtigkeit der Aussage ausgeht. Wenn die Aussage keine Erlebnisgrundlage hat, muss es für sie eine andere Erkärung geben. Zu diesen Erklärungsmöglichkeiten werden, je nach den Umständen des Einzelfalles, eine oder mehrere Subhypothesen der Nullhypothese aufgestellt. Einen Überblick über verschiedene Hypothesen gibt Greuel (1997).

In der *Konfabulationshypothese* wird davon ausgegangen, dass die Aussage keine Erlebnisgrundlage hat und somit ein reines Phantasieprodukt darstellt. Es ist vor allem diese Hypothese, für die die o. a. Realkennzeichen entwickelt wurden. Dies ergibt sich bereits aus der „Undeutsch-Hypothese", in der postuliert wird, dass sich erlebnisbegründete von phantasierten Aussagen in inhaltlichen Merkmalen unterscheiden. Auch den meisten empirischen Untersuchungen zur kriterienorientierten Aussageanalyse liegt die Unterscheidung zwischen wahrnehmungsbegründeten und (zumindest partiell) konfabulierten Aussagen zugrunde. Die Konfabulationshypothese kann dann als unwahrscheinlich zurückgewiesen werden, wenn die Aussage inhaltliche Qualitäten (Realkennzeichen) aufweist, die aufgrund der kognitiven und sozialen Fähigkeiten des Zeugen in einer phantasierten Aussage nicht zu erwarten gewesen wären.

Eine Aussage könnte auch aus der Übertragung von aus Filmen oder Schriften bezogenen Informationen (z. B. über sexuelle Handlungen) auf die Person des Beschuldigten resultieren (*Wahrnehmungsübertragungshypothese*). Für die Untersuchung dieser Hypothese ist die kriterienorientierte Aussageanalyse prinzipiell geeignet, jedoch sind hierbei nicht alle Realkennzeichen gleichermaßen trennscharf. So könnte z. B. die Schilderung zahlreicher und möglicherweise sogar ausgefallener sexueller Details auch durch das Betrachten entsprechender Filme zu erklären sein. Diagnostisch bedeutsam, also trennscharf, sind dagegen eher diejenigen Realkennzeichen, die sich auf die Einbettung des behaupteten Geschehens in einen situativen und handlungsbezogenen Kontext oder auf die Schilderung psychischer Prozesse beziehen.

Die Möglichkeit, dass der geschilderte sexuelle Missbrauch zwar tatsächlich erlebt wurde, aber mit einer anderen Person als dem Beschuldigten, wird in der *Übertragungshypothese* angenommen. Für die Überprüfung dieser Hypothese sind die potentiell trennscharfen Realkennzeichen vermutlich noch weiter eingeschränkt als bei der Untersuchung der Wahrnehmungsübertragungshypothese. Bei einer ungünstigen Konstellation könnte es u. U. schwierig oder gar unmöglich werden, diese Hypothese zuverlässig als unwahrscheinlich zurückzuweisen.

Insbesondere im Falle einer konflikthaften Beziehung zwischen Personen aus dem sozialen Umfeld eines Zeugen und dem Beschuldigten (etwa bei Scheidungs- oder Sorgerechtsauseinandersetzungen) ist die *Instruktionshypothese* zu prüfen. In dieser Hypothese wird angenommen, dass der Zeuge bewusst instruiert wurde, eine unwahre Aussage zu machen und dafür

möglicherweise auch „trainiert" wurde. Hier liegt strukturell eine ähnliche
Situation vor wie bei der Prüfung der Konfabulationshypothese, weil der
Aussage keine realen Erlebnisse zugrunde liegen. Bei der kriterienorientierten Aussageanalyse ist jedoch zu berücksichtigen, dass sich nicht
der zu untersuchende (kindliche) Zeuge die Aussage ausgedacht hat, sondern ein Erwachsener, der das Kind dann entsprechend instruiert hat. Insofern könnten manche Qualitätsmerkmale der Aussage, die ein Kind sich
möglicherweise nicht ausdenken könnte, durch die Instruktionen von Seiten eines Erwachsenen zu erklären sein. Da aber empirische Untersuchungen gezeigt haben, dass die Realkennzeichen auch zwischen erlebnisbegründeten und konfabulierten Aussagen erwachsener Personen zu trennen vermögen, bleibt die kriterienorientierte Aussageanalyse grundsätzlich
zur Prüfung dieser Hypothese geeignet.

■ Unter bestimmten Bedingungen, insbesondere, wenn die Aussage das
Resultat einer exzessiven Aufdeckungsarbeit ist (Steller u. Volbert 1997),
muss die Möglichkeit in Betracht gezogen werden, dass sie das Resultat intensiver und häufiger suggestiver Beeinflussungen ist und fiktive Ereignisse
schildert (*Suggestionshypothese*). Nach den bisher vorliegenden Erkenntnissen ist die kriterienorientierte Aussageanalyse nicht geeignet, diese Hypothese zu prüfen. Die Realkennzeichen können nicht mit hinreichender Zuverlässigkeit unterscheiden zwischen erlebnisbegründeten Aussagen und
solchen, die das Ergebnis eines dauerhaften und intensiven Suggestionspro-
zesses sind (siehe Kap. 8.4). Die Suggestionshypothese kann somit nur
durch das Resultat einer sorgfältigen Rekonstruktion der Entstehungs- und
Entwicklungsgeschichte der Aussage zurückgewiesen werden, dann nämlich, wenn sich in dieser Analyse keine Anhaltspunkte für eine mögliche
suggestive Beeinflussung ergeben.

Im Einzelfall können auch noch andere als die hier aufgeführten Alternativhypothesen von Bedeutung sein. Entscheidend ist in jedem Fall, dass
alle in der gegebenen Konstellation relevanten Hypothesen aufgestellt und
sorgfältig geprüft werden. Nur wenn alle plausiblen Alternativhypothesen
geprüft und als unwahrscheinlich zur Erklärung der Aussage verworfen wurden, kann mit hinreichender Wahrscheinlichkeit davon ausgegangen werden,
dass die Erlebnishypothese die vorhandene Aussage am besten erklärt.

■ Transparenz und Nachvollziehbarkeit des Gutachtens

Hinsichtlich der Gestaltung des Gutachtens bekräftigt der BGH den Grund-
satz, „dass es in erster Linie dem Sachverständigen überlassen ist, in welcher
Weise er dem Gericht sein Gutachten unterbreitet." Allerdings steht dieser
Grundsatz „unter dem bedeutsamen Vorbehalt der Nachvollziehbarkeit und
Transparenz der Begutachtung." Dies bedeutet, dass die diagnostischen
Schlussfolgerungen nach Möglichkeit vor allen Verfahrensbeteiligten, zumin-
dest aber durch andere Sachverständige nachprüfbar sein müssen. Die Nach-
vollziehbarkeit und Transparenz erfordert vor allem, dass die relevanten

Anknüpfungs- und Befundtatsachen im Gutachten benannt und beschrieben werden. Dabei kann man sich bei allgemein bekannten psychodiagnostischen Verfahren auf deren Benennung (ggf. mit Angaben von Fundstellen in der Literatur) beschränken. Andere Verfahren wie z. B. informelle Gedächtnis- oder Phantasietests bedürfen allerdings einer näheren Beschreibung, um dem Nachvollziehbarkeits- und Transparenzgebot zu entsprechen. Für die Darstellung der mit psychometrischen Tests erhobenen Befunde ist zumindest die Verwendung konventioneller Bezeichnungen wie z. B. „überdurchschnittlich", „weit überdurchschnittlich" usw. zu fordern. Wünschenswert wäre allerdings die Wiedergabe der jeweiligen Standardwerte (IQ, Stanine usw.) im Gutachten. Der zeitliche Ablauf sowie der äußere Kontext der Untersuchung(en) sollten im Gutachten beschrieben werden, damit diese Umstände ggf. für die Bewertung der Befunde herangezogen werden können. Der von verschiedenen Autoren vertretenen Forderung nach einem Wortprotokoll der Exploration hat sich der BGH nicht angeschlossen (s. o).

Weiterhin muss im Gutachten erkennbar sein, welche Hypothesen im Zuge der diagnostischen Untersuchung aufgestellt und geprüft wurden (was nicht notwendigerweise eine mechanische Auflistung mit entsprechenden Gliederungsüberschriften voraussetzt). Die Forderung des BGH, den Datenbericht einerseits und die Interpretation und diagnostische Würdigung der Befunde andererseits erkennbar voneinander zu trennen, erscheint fast trivial. In manchen Gutachten sucht man allerdings leider auch heute noch vergeblich nach einer solchen Trennung.

Wichtig für die Nachvollziehbarkeit des Begutachtungsergebnisses ist darüber hinaus vor allem, wie Steller und Volbert (2000) sehr treffend ausgeführt haben, dass „im schlussfolgernden Teil von Gutachten die gedanklichen Prozesse, die integrierend-urteilenden In-Bezug-Setzungen der vorliegenden Fakten explizit ausformuliert werden" (s. 108).

Literatur

Anson DA, Golding SL, Gully KJ (1993) Child sexual abuse allegations: Reliability of criteria-based content analysis. Law and Human Behavior 17:331–341

Arntzen F (1983) Die Grenzen experimenteller Verfahren in der Forensischen Aussagepsychologie. Zeitschrift für Experimentelle und Angewandte Psychologie 30: 523–528

Arntzen F (1993) Psychologie der Zeugenaussage, 3. Aufl. C.H. Beck, München

Böhm C (1999) Qualitative Unterschiede zwischen erlebnisbegründeten und suggerierten Aussagen von Kindern. Unveröffentlichte Diplomarbeit, Freie Universität Berlin

Burgsmüller C (2000) Das BGH-Urteil zu den Glaubhaftigkeitsgutachten – eine späte Folge der sog. Wormser Strafverfahren vor dem Landgericht Mainz? Praxis der Rechtspsychologie 10, Sonderheft 1: Glaubhaftigkeitsbegutachtung, S. 48–59

Eggers J (2002) Glaubwürdigkeit von Zeugenaussagen: Eine Evaluation des Kieler Trainingsprogramms zur Beurteilung der Glaubwürdigkeit von Zeugenaussagen (KTBG). Unveröffentlichte Diplomarbeit, Universität Kiel

Endres J (1997) Sexueller Kindesmißbrauch. Kriminalistik 7/97:490–499

Endres J, Scholz OB (1994) Sexueller Kindesmißbrauch aus psychologischer Sicht. Formen, Vorkommen, Nachweis. Neue Zeitschrift für Strafrecht 10:457–512

Erdmann K (2001) Entwicklung und Qualität von suggerierten Aussagen im Vergleich zu erlebnisbegründeten Aussagen von Kindern. S. Roderer, Regensburg

Esplin P, Boychuk T, Raskin DC (1988) A field validity study of criteria-based content analysis of children's statements in sexual abuse cases. Vortrag in dem NATO Advanced Study Institute on Credibility Assessment, Maratea, Italien

Everson MD, Boat BW (1990) Sexualized doll play among young children: Implications for the use of anatomicall dolls in sexual abuse evaluations. Journal of the American Academy of Child and Adolescent Psychiatry 29:736–742

Fegert JM (1993) Sexuell mißbrauchte Kinder und das Recht, Bd II. Volksblatt Verlag, Köln

Fiedler K, Schmid J (1999) Gutachten über Methodik und Bewertungskriterien für Psychologische Glaubwürdigkeitsgutachten. Praxis der Rechtspsychologie 9:5–45

Greuel L (1997) Glaubwürdigkeit – Zur psychologischen Differenzierung eines umgangssprachlichen Konstrukts. Praxis der Rechtspsychologie 7:154–169,

Greuel L, Offe S, Fabian A, Wetzels P, Fabian T, Offe H, Stadler M (1998) Glaubhaftigkeit der Zeugenaussage. Psychologie Verlags Union, Weinheim

Höfer E (1995) Glaubwürdigkeitsdiagnostik unter differentiellen Beanspruchungsbedingungen: Eine experimentelle Studie zur Überprüfung der Sensitivität und Spezifität distaler Glaubwürdigkeitsindikatoren. Unveröffentlichte Dissertation, Kiel

Höfer E, Köhnken G (1998) Assessing the credibility of witness statements. Vortrag auf dem 24. International Congress of Applied Psychology, San Francisco

Höfer E, Krause S, Petersen R, Sievers K, Köhnken G (1999) Zur Reliabilität der Realkennzeichen in der Glaubwürdigkeitsbegutachtung. Vortrag auf der 8. Arbeitstagung der Fachgruppe Rechtspsychologie der DGPs in Nürnberg

Jansen G, Kluck M-L (2000) Unter Kontrolle: Aussagepsychologische Gutachten. Praxis der Rechtspsychologie 10, Sonderheft 1: Glaubhaftigkeitsbegutachtung, S 89–101

Kaminski G (1970) Verhaltenstheorie und Verhaltensmodifikation. Klett, Stuttgart

Katofsky I (2002) Unterschiede in den Realkennzeichen zwischen high und low Selfmonitorern bezüglich wahrer und falscher Aussagen. Unveröffentlichte Diplomarbeit, Universität Kiel

Köhnken G (1990) Glaubwürdigkeit. Psychologie Verlags Union, München

Köhnken G, Schimossek E, Aschermann E, Höfer E (1995) Statement validity analysis and the cognitive interview. Journal of Applied Psychology 80:671–684

Köhnken G, Wegener H (1982) Zur Glaubwürdigkeit von Zeugenaussagen: Experimentelle Überprüfung ausgewählter Glaubwürdigkeitskriterien. Zeitschrift für Experimentelle und Angewandte Psychologie 29:92–111

Köhnken G, Wegener H (1985) Zum Stellenwert des Experiments in der Forensischen Aussagepsychologie. Zeitschrift für Experimentelle und Angewandte Psychologie, 32:104–119

Krahé B, Kundrotas S (1992) Glaubwürdigkeitsbeurteilungen bei Vergewaltigungsanzeigen: Ein aussageanalytisches Feldexperiment. Zeitschrift für Experimentelle und Angewandte Psychologie 39:598–620

Lamb ME, Sternberg KJ, Esplin PW, Hershkowitz I, Orbach Y, Hovav M (1997) Criterion-based content analysis: A field validation study. Child Abuse and Neglect 21:255–264

Leonhardt C (1930) Psychologische Beweisführung in Ansehung existenzstreitiger Vorgänge. Archiv für die gesamte Psychologie 75:545–558

Littmann E, Szewczyk H (1983) Zu einigen Kriterien und Ergebnissen forensisch-psychologischer Glaubwürdigkeitsbegutachtung von sexuell mißbrauchten Kindern und Jugendlichen. Forensia 4:55–72

Lösel F, Raichle N (2001) Kann man durch das Wissen über Realkennzeichen glaubhafter lügen? Vortrag auf der 9. Arbeitstagung der Fachgruppe Rechtspsychologie der DGPs in Münster

Niehaus S (2001) Zur Anwendbarkeit inhaltlicher Glaubhaftigkeitsmerkmale bei Zeugenaussagen unterschiedlichen Wahrheitsgehaltes. P. Lang, Frankfurt

Offe H (2000) Anforderungen an die Begutachtung der Glaubhaftigkeit von Zeugenaussagen. Neue Juristische Wochenschrift 13:929–930

Piaget J (1983) Meine Theorie der geistigen Entwicklung. Fischer, Frankfurt

Ruby CL, Brigham JC (1997) The usefulness of the criteria-based content analysis technique in distinguishing between truthful and fabricated allegations: A critical review. Psychology, Public Policy, and the Law 3:705–737

Schade B, Harschneck M (2000) Die BGH-Entscheidung im Rückblick auf die Wormser Missbrauchsprozesse. Konsequenzen für die Glaubhaftigkeitsbegutachtung aus der Sicht des psychologischen Gutachters und des Strafverteidigers. Praxis der Rechtspsychologie 10, Sonderheft 1: Glaubhaftigkeitsbegutachtung, S 28–47

Steller M, Köhnken G (1989) Statement analysis: Credibility assessment of children's testimonies in sexual abuse cases. In: Raskin DC (Hrsg) Psychological methods in criminal investigation and evidence. Springer, New York, S 217–245

Steller M, Volbert R (1997) Glaubwürdigkeitsbegutachtung. In: Steller M, Volbert R (Hrsg) Psychologie im Strafverfahren. Huber, Bern

Steller M, Volbert R (1999) Forensisch-aussagepsychologische Begutachtung (Glaubwürdigkeitsbegutachtung). Wissenschaftliches Gutachten für den Bundesgerichtshof. Praxis der Rechtspsychologie 9:46–112

Steller M, Volbert R (2000) Anforderungen an die Qualität forensisch-psychologischer Glaubhaftigkeitsbegutachtungen. Das BGH-Urteil vom 30. Juli 1999. Praxis der Rechtspsychologie 10, Sonderheft 1: Glaubhaftigkeitsbegutachtung, S 102–116

Steller M, Wellershaus P, Wolff T (1992) Realkennzeichen in Kinderaussagen: Empirische Grundlagen der Kriterienorientierten Aussageanalyse. Zeitschrift für Experimentelle und Angewandte Psychologie 39:151–170

Tedeschi JT, Norman N (1985) Social power, self-presentation, and the self. In: Schlenker BR (Hrsg) The self and social life. McGraw-Hill, New York, S 293–322

Trankell A (1971) Der Realitätsgehalt von Zeugenaussagen. Hogrefe, Göttingen

Undeutsch U (1954) Die Entwicklung der gerichtspsychologischen Gutachtertätigkeit. In: Wellek A (Hrsg) Bericht über den 19. Kongreß der Deutschen Gesellschaft für Psychologie in Köln. Hogrefe, Göttingen, S 132–154

Undeutsch U (1967) Beurteilung der Glaubhaftigkeit von Aussagen. In: Undeutsch U (Hrsg) Handbuch der Psychologie Bd 11. Forensische Psychologie. Hogrefe, Göttingen

Undeutsch U (1982) Die Beurteilung des Realitätsgehalts von Zeugenaussagen. In: Trankell A (Hrsg) Reconstructing the past. The role of psychologists in criminal trials. Norstedts, Stockholm

Volbert R (1992) Child witnesses in sexual abuse cases: The juridical situation in Germany. In: Lösel F, Bender D, Bliesener T (Hrsg) Psychology and law: International perspectives. deGruyter, Berlin, S 374–384

Volbert R (2000) Standards der psychologischen Glaubhaftigkeitsdiagnostik. In: Kröber K-H, Steller M (Hrsg) Psychologische Begutachtung im Strafverfahren – Indikationen und Qualitätsstandards. Steinkopff, Darmstadt, S 113–145

Volbert R, Rutta Y (2001) Verbesserung der Inhaltsqualität von Falschaussagen durch Training. Vortrag auf der 9. Arbeitstagung der Fachgruppe Rechtspsychologie der DGPs in Münster

Vrij A, Kneller W, Mann S (2000) The effect of informing liars about Criteria-Based Content Analysis on their ability to deceive CBCA-raters. Legal and Criminological Psychology, S 57–70

8.4 Suggestion und Suggestibilität

GÜNTER KÖHNKEN

8.4.1 Vorbemerkung

Das Problem der suggestiven Beeinflussung von Aussagen ist nicht neu. Bereits zu Beginn dieses Jahrhunderts hat u. a. Stern (1904) deutlich gemacht, dass eine Aussage auch als Produkt der Befragungstechnik gesehen werden muss. Wenn die Befragung bereits bestimmte Antworten nahelegt, kann demnach die resultierende Aussage nicht mehr als ein zuverlässiger Bericht über den Befragungsgegenstand betrachtet werden. Die Befunde von Stern haben in der forensischen Psychologie über viele Jahre nur geringes Interesse gefunden, weil sie in wenig realitätsnahen Laborexperimenten gewonnen wurden. Erst seit Mitte der 80er Jahre erlebt die empirische Suggestionsforschung einen neuen Aufschwung. Die seitdem stark intensivierten Forschungsaktivitäten haben inzwischen die Kenntnisse über Suggestionsformen, deren Auswirkungen auf Zeugenaussagen sowie die theoretischen Modelle zur Erklärung dieser Effekte erheblich verbessert. Zu diesem Erkenntnisfortschritt hat vor allem der Umstand beigetragen, dass in vielen neueren Untersuchungen nicht mehr belanglose Befragungen in künstlichen Laborsituationen durchgeführt wurden. Stattdessen wurden Kinder nun zu Erlebnissen befragt, an denen sie aktiv beteiligt waren. Diese Erlebnisse beinhalteten auch körperliche Berührungen, die teilweise unangenehm oder sogar schmerzhaft waren (etwa bei Befragungen über medizinische Behandlungen).

Ausgelöst wurde das neu erwachte Interesse an der Suggestionsforschung durch mehrere spektakuläre Ermittlungs- und Gerichtsverfahren, die auf belastende Aussage von Kindern über (angeblichen) sexuellen Missbrauch zurückgingen. Erinnert sei hier exemplarisch an den McMartin und den Kelley-Michaels-Fall in den USA sowie an die Cleveland-Affäre in Großbritannien. In Deutschland haben vor allem der Montessori-Prozess in Münster sowie die sogenannten Wormser (bzw. Mainzer) „Kinderschänderprozesse" neue Diskussionen über die suggestive Beeinflussung von Kinderaussagen entfacht.

In all diesen Fällen lagen Aussagen von zahlreichen Kindern vor, in denen teilweise sehr detailliert Missbrauchshandlungen beschrieben wurden, die an ihnen selbst bzw. an anderen Kindern vorgenommen worden sein sollen. Viele dieser Aussagen waren so detailliert, dass sie die Justizbehörden veranlassten, nicht zuletzt getützt auf Glaubwürdigkeitsgutachten psychologischer Sachverständiger, Anklage zu erheben. Die Beschuldigten wurden z. T. für viele Monate in Untersuchungshaft genommen. Letztlich endeten alle genannten Verfahren nach z. T. langwierigen Strafprozessen mit Freisprüchen für die Angeklagten, z. T., weil die Vorwürfe nicht bewiesen werden konnten, z. T. aber auch ausdrücklich wegen erwiesener Unschuld. Nachträgliche Analysen der Vernehmungsprotokolle sowie Rekonstruktionen der Entstehungs- und Entwicklungsgeschichten der Aussagen haben gezeigt, dass (oftmals unbeabsichtigte) häufig wiederholte suggestive Beeinflussungen die betroffenen Kinder zu Aussagen über Erlebnisse veranlasst hatten, die nachweislich nie geschehen sind. Wir wissen heute aus zahlreichen Untersuchungen an Kindern (und auch an Jugendlichen und Erwachsenen), dass suggestive Befragungsformen unter bestimmten Bedingungen dazu führen können, dass fiktive Episoden überzeugend als eigene Erlebnisse geschildert werden (z. B. Ceci, Crotteau-Huffman, Smith u. Loftus 1994, Zaragoza u. Mitchell 1996, Drivdahl u. Zaragoza 2001). Diese Schilderungen können so plastisch sein, dass ihnen selbst Fachleute Glaubwürdigkeit attestieren. Am Ende sind sogar die Zeugen subjektiv davon überzeugt, diese (nicht existenten) Episoden tatsächlich erlebt zu haben.

8.4.2 Formen suggestiver Beeinflussung

Welche Verhaltensweisen können zu suggestiven Verfälschungen von Aussagen führen? Bereits seit längerem ist bekannt, dass bestimmte Frageformulierungen und sogar die in Fragen verwendeten Begriffe ein mehr oder weniger großes Suggestionspotenzial besitzen. So haben z. B. Loftus und Zanni (1975) gezeigt, dass bereits bei der Verwendung des bestimmten Artikels gegenüber dem unbestimmten Artikel in einer Frage („Haben Sie *den* ... gesehen" statt „Haben Sie *einen* ... gesehen") signifikant häufiger angegeben wird, man habe das genannte (tatsächlich nicht existente) Objekt gesehen. In einem anderen Experiment (Loftus u. Palmer 1974) wurden die Probanden unter Verwendung verschiedener Verben nach der Geschwindigkeit von Fahrzeugen gefragt. Dabei zeigte sich, dass die geschätzte Geschwindigkeit mit dem in der Frage verwendeten Verb („Wie schnell führen die Fahrzeuge, als sie sich *berührten* ... *kollidierten* ... *zusammenkrachten*") variierte: bei Verwendung des Verbs „zusammenkrachten" wurde die Geschwindigkeit signifikant höher eingeschätzt als bei dem Verb „berührten".

Eine suggestive Beeinflussung kann nicht nur von der Verwendung bestimmter Begriffe, sondern auch von der Formulierung einer Frage ausgehen. Eine Übersicht über suggestive Frageformen gibt Tabelle 8.2 von Endres, Scholz und Summa (1997; vgl. auch Volbert 2002).

Neben diesen verschiedenen Varianten von Suggestivfragen lassen sich aufgrund der bisher vorliegenden Forschungsergebnisse sechs Hauptformen suggestiver Verhaltensweisen in Befragungen unterscheiden, die sich z. T. mit den in Tabelle 8.2 aufgeführten Kategorien überschneiden:

Tabelle 8.2. Suggestive Frageformen. (Nach Endres et al. 1997, S. 195)

Frageformen	Beispiele
Vorhaltfragen mit vorausgesetzten Fakten	„Hat er das *gestohlene* Geld eingesteckt?"
Eingekleidete Wertungen und Deskriptionen	„Wie schnell ist der *X gerannt*, als Du ihn aus dem Laden *flüchten* sahst?"
Unvollständige Disjunktionen in Auswahlfragen	„Was das Auto rot oder schwarz?"
Implizierte Erwartungen	„Das Opfer hat dann *sicher* um Hilfe gerufen?
Konformitätsdruck (sozialer Vergleich)	„A und B haben auch gesagt, dass … Hast Du das nicht auch gesehen?"
Illokative Partikel und Wendungen	„Du hast *ja wohl* den Schuss gehört, *oder*?"
Fragewiederholungen	„Bist Du wirklich sicher? Hat er das Geld genommen?"
Negatives Feedback	„Das gibt's doch gar nicht, dass Du das nicht mehr weißt!"
Drohungen und Versprechungen	„Ich frage Dich so lange, bis Du mir sagst, was der X mit Dir gemacht hat. Vorher lasse ich keine Ruhe. Es wird Dir gut tun, wenn Du es endlich sagst."

▪ **Induzierung von Stereotypen.** Um die bei Kindern vermuteten Ängste oder Blockaden zu überwinden, wird ihnen oftmals gesagt, dass der Beschuldigte böse Dinge mit Kindern angestellt habe und nun im Gefängnis sei. Deshalb könne er dem Kind nun nichts mehr antun und es könne unbesorgt über seine Erlebnisse sprechen. Auf diese Weise wird bei dem befragten Kind das Stereotyp eines bösartigen Menschen induziert, dem man fast alles zutrauen kann. Untersuchungen von Lepore und Sesco (1994), Leichtman und Ceci (1995) sowie Tobey und Goodman (1992) haben gezeigt, dass unter diesen Umständen vermehrt (unzutreffende) negative Angaben über die so charakterisierte Person gemacht werden. Solche Angaben können selbst extreme Formen annehmen. So berichtete in der o. a. Studie von Tobey und Goodman (1992) ein Mädchen z. B.: „Ich glaube, der Babysitter hatte eine Pistole und wollte mich umbringen." Tatsächlich hatte in der Untersuchungssituation eine erwachsene Person lediglich mit den Kindern gespielt. Eine derartige Induzierung von negativen Stereotypen bereitet den Boden für andere Formen suggestiver Beeinflussung, die oftmals in Kombination mit diesen Stereotypisierungen auftreten.

▪ **Wiederholung von Fragen.** Untersuchungen von Cassel, Roebers und Bjorklund (1996), Moston (1987) und Poole und White (1991) haben gezeigt, dass Kinder bei der Wiederholung einer geschlossenen Frage dazu neigen, ihre erste – möglicherweise richtige – Antwort zu verwerfen und eine andere Antwort zu geben. Bei der Wiederholung von offenen Fragen tritt dieser Effekt dagegen nicht oder in wesentlich geringerem Maße auf. Poole und White (1993) erklären dieses Phänomen damit, dass Befragungen von den betroffenen Personen nicht einfach nur als eine Art Gedächtnistest verstanden werden. Vielmehr handelt es sich hierbei immer auch um Konversationen, auf die die gelernten Konversationsregeln angewandt werden. In einer Konversation impliziert das Wiederholen derselben Frage oft, dass die erste Antwort unzulänglich war. Besonders ausgeprägt ist dieser Effekt, wenn die Wiederholung der Frage mit einer negativen Rückmeldung verbunden ist (Warren, Hule-Trotter u. Tubbs 1991). Angesichts dieser Situation ist es aus der subjektiven Sicht des befragten Kindes sinnvoll, auf die wiederholte Frage eine andere Antwort zu geben als im ersten Versuch. Die Folge ist eine höhere Fehlerquote in den Antworten auf wiederholt gestellte Fragen.

▪ **Nachträgliche Informationen.** Eine besonders häufig zu beobachtende Suggestionsform ist die Vorgabe von Detailinformationen, die bis zu diesem Zeitpunkt von dem befragten Kind selbst noch nicht erwähnt wurden. In Vernehmungs- und Therapieprotokollen finden sich hierfür zahlreiche Beispiele. Dieses Vorgehen von noch nicht erwähnten Details entspricht exakt dem Paradigma des sogenannten „Falschinformationseffekts", zu dem es inzwischen eine große Zahl von Untersuchungen gibt. In diesen Studien werden die Untersuchungsteilnehmer zunächst mit einem Ereignis konfrontiert. In einer zweiten Phase erhalten sie nachträgliche Informationen über dieses Ereignis, die z. T. falsch sind, also nicht dem Originalereignis entsprechen. Schließlich werden sie zu dem ursprünglichen Ereignis befragt. Diese Untersuchungen haben gezeigt, dass nachträgliche, irreführende (d. h. nicht mit dem ursprünglichen Ereignis übereinstimmende) Informationen die Wahrscheinlichkeit erhöhen, dass fiktive Objekte oder Handlungen als tatsächlich wahrgenommen berichtet werden.

Nach neueren Erkenntnissen ist hierfür möglicherweise ein Quellenzuordnungsfehler verantwortlich (Johnson, Hashtroudi u. Lindsay 1993). Der Bericht über ein Erlebnis erfordert nicht nur die Erinnerung an das zu berichtende Material, sondern darüber hinaus auch die Identifizierung der Quelle, aus der die erinnerte Information stammt (eigene Erlebnisse, Berichte von anderen Personen oder gelesene Berichte). Hierbei kann es zu falschen Zuordnungen kommen, so dass z. B. Details, die man lediglich von anderen Personen gehört hat, subjektiv als eigene Wahrnehmungen erlebt werden. Obwohl die Ausage objektiv falsch ist, fehlt es hierbei an einem Täuschungsvorsatz, wodurch derartige Falschaussagen kaum noch als solche identifiziert werden können.

▪ **Konformitätsdruck.** Wenn vermeintlich mehrere Kinder von einem sexuellen Missbrauch betroffen sind, liegt die Versuchung nahe, einem befragten Kind die von anderen gemachten Aussagen als positives Beispiel vorzuhalten. Hierdurch erhöht sich nicht nur das Risiko einer Aussageverfälschung infolge irreführender nachträglicher Informationen. Zusätzlich wird durch eine derartige Vorgehensweise auch ein Konformitätsdruck auf das befragte Kind ausgeübt. Dieser Konformitätsdruck wirkt umso stärker, je mehr er mit positiven bzw. negativen Bewertungen bestimmter Reaktionen verbunden wird (z. B. „Die anderen Kinder waren ganz mutig und haben darüber gesprochen. Ich habe den Eindruck, dass Du Dich noch nicht traust.") Die Gefahr, dass Kinder (aber auch Erwachsene) dem so ausgeübten Konformitätsdruck nachgeben, ist bereits seit langem bekannt (Asch 1956). So hat z. B. bereits Binet (1900) berichtet, dass Kinder dazu neigen, ihre Aussagen so zu ändern, dass sie zu den Angaben anderer Kinder konsistent sind. Neuere Untersuchungen bestätigen diesen Befund (z. B. Kassin u. Kiechel 1996; Shaw, Garven u. Wood 1997).

■ **Systematische Konditionierung.** Konditionierungen in Form von positiver Verstärkung erwarteter Antworten und Ignorieren bzw. offen aversiven Konsequenzen für Angaben, die nicht den Erwartungen der Befrager entsprechen, können fatale Auswirkungen auf die Aussage eines Zeugen haben. Eine Befragung ist immer auch eine Lernsituation, in der die befragte Person vom ersten Augenblick an aus den Reaktionen des Fragenden lernt, welche Reaktionen von ihr erwartet werden. Wenn bestimmte Inhalte systematisch positiv verstärkt und andere Äußerungen ignoriert bzw. (im lerntheoretischen Sinne) bestraft werden, setzt eine Verhaltensformung ein, die schließlich in einer vermehrten Produktion der verstärkten Inhalte resultiert. Hinzu kommt oftmals noch eine negative Verstärkung. Der durch die ständig wiederholten Befragungen ausgeübte Befragungsdruck ist eine äußerst aversive Situation, die erst beendet oder gelindert wird, wenn die erwarteten Angaben gemacht werden. Auf diese Weise werden Behauptungen über angeblich stattgefundene Ereignisse zusätzlich negativ verstärkt.

In die Kategorie der systematischen Konditionierungen fallen auch Ankündigungen positiver oder negativer Konsequenzen. Die Folge dieser Kombination aus positiver Verstärkung erwarteter Angaben, negativer Verstärkung durch Beendigung oder Linderung des Befragungsdrucks nach entsprechenden Äußerungen sowie Bestrafung für diskrepante Aussagen ist eine drastisch erhöhte Wahrscheinlichkeit, dass bestimmte Inhalte produziert werden, und zwar auch dann, wenn diese nicht den Tatsachen entsprechen.

Nachträgliche Analysen schriftlicher Gesprächsprotokolle sind nur begrenzt geeignet, derartige Konditionierungen zu identifizieren. Zwar finden sich in Ermittlungsakten gelegentlich eklatante Fälle systematischer Konditionierung, jedoch werden vielfach Verstärkungen und Bestrafungen über nonverbale Verhaltensweisen vermittelt, die in einem schriftlichen Protokoll nicht mehr feststellbar sind.

■ **Aufforderung zu Konfabulationen.** Eine besonders folgenschwere Suggestionstechnik ist die explizite Aufforderung zu Konfabulationen, wie sie z. B. in Konjunktivfragen zum Ausdruck kommt („Was könnte der Klaus denn mit den Kindern gemacht haben?"). Ähnliche Wirkungen wie die explizite Aufforderung zu Konfabulationen haben Deutungen von Zeichnungen oder Träumen, die den Kindern nahegelegt werden. Auch die häufig wiederholte

Aufforderung sich ein fiktives Ereignis vorzustellen, kann schließlich dazu führen, dass subjektiv mehr und mehr der Eindruck entsteht, man habe dieses Ereignis tatsächlich erlebt. Besonders verhängnisvoll sind die Folgen der Aufforderung zu Konfabulationen, wenn diese mit anderen Suggestionsformen wie etwa nachträgliche Informationen, Konformitätsdruck und systematischer Konditionierung kombiniert sind (Bowers u. Farvolden 1996). Mehrere neue Untersuchungen zeigen, dass auf diese Weise Gedächtnisinhalte implantiert werden können, die später nur noch schwer von realen Erinnerungen zu unterscheiden sind („Quellenzuschreibungsfehler", vgl. Lindsay 1994, Weingardt et al. 1994, Ceci, Crotteau-Huffman, Smith u. Loftus 1994). Dies bedeutet, dass die betroffenen Kinder schließlich selbst von der Existenz der zunächst konfabulierten Erlebnisse überzeugt sein können (Garry, Manning, Loftus u. Sherman 1996).

8.4.3 Folgen suggestiver Beeinflussung

Aufgrund der bisher vorliegenden empirischen Befunde zu den Folgen suggestiver Beeinflussungen der oben beschriebenen Art muss mit der dramatisch erhöhten Gefahr gerechnet werden, dass die so behandelten Personen Ereignisse beschreiben, die gar nicht oder zumindest nicht in der von ihnen geschilderten Form stattgefunden haben (Ceci u. Bruck 1993, 1995, Volbert 1997, Volbert u. Pieters 1996). Antworten, die zunächst vielleicht nur gegeben werden, um dem unerträglichen Befragungsdruck zu entrinnen, können sich verfestigen und zu vermeintlichen Erinnerungen an fiktive Ereignisse werden. Mit jeder weiteren Befragung erhöht sich die subjektive Sicherheit, dass das Geschilderte tatsächlich stattgefunden hat (Roediger, Wheeler u. Rajaram 1993). Dabei ist zu berücksichtigen, dass in den erwähnten experimentellen Untersuchungen nur einzelne Suggestionsformen und diese zudem in relativ milder Form eingesetzt wurden. In der Praxis lassen sich jedoch häufig Mehrfachkombinationen der beschriebenen Suggestionsformen finden, die sich, z. T. in erheblich stärkerer Intensität, manchmal über Wochen und Monate erstrecken. Angesichts eines derartigen Suggestionsdrucks kann es nicht verwundern, dass Kinder schließlich die suggerierten Inhalte aufnehmen. Erstaunlich ist vielmehr, wie lange manche Kinder diesem Druck standhalten.

Suggestive Befragungen können gravierende Konsequenzen für die Glaubwürdigkeitsbeurteilung mit Hilfe der kriterienorientierten Aussageanalyse (siehe Kap. 8.3) haben. Durch suggestive Befragungen im Vorfeld einer Begutachtung wird den Realkennzeichen oder Glaubwürdigkeitskriterien der Boden entzogen (so auch BGH 1 StR 618/98 – BGHSt 45, 164). Wenn Kinder subjektiv von der Richtigkeit der suggerierten Inhalte überzeugt sind, entfällt eine der zentralen Grundlagen der sogenannten „Undeutsch-Hypothese" (Steller 1989): Erlebnisbegründete und *suggerierte* Aussagen unterscheiden sich eben nicht mehr in den gleichen Merkmalen wie erlebnisbegründete und *erfundene* (gelogene) Aussagen. Damit erhält die Analyse der Entstehungsgeschichte einer Aussage eine entscheidende Bedeutung im Rahmen der Glaubwürdigkeitsbegutachtung. Es wird zunächst zu prüfen sein, ob die kriterienorientierte Aussageanalyse *überhaupt* anwendbar ist. Wird diese Prüfung nicht sorgfältig vorgenommen, kann die Aussageanalyse in die Irre führen und fälschlicherweise suggerierte Aussagen als erlebnisbegründet klassifizieren.

Die gelegentlich diskutierte Hypothese einer durch Dritte absichtlich instruierten Falschaussage hilft ebenfalls nicht weiter, da es sich eben nicht um absichtliche und geplante Instruktionen handelt. Es ist ein geradezu charakteristisches Kennzeichen der oben beschriebenen Suggestionsformen, dass sowohl die Befrager als auch die befragten Kinder keine erkennbare Belastungsmotivation haben. Sie sind sich oftmals der verheerenden Auswirkungen der von ihnen angewandten Befragungsformen nicht einmal bewusst (Volbert u. Pieters 1996). Gerade durch die fehlende Belastungsmotivation besteht die Gefahr, dass bei der späteren Beurteilung der Aussage der Hypothese einer durch Suggestionen verursachten Aussageverfälschung nicht mehr in ausreichendem Maße nachgegangen wird und diese somit unerkannt bleibt.

8.4.4 Ursachen suggestiver Befragungen

Während wir inzwischen relativ gute Kenntnisse über Formen und Auswirkungen suggestiver Befragungen haben, gibt die neuere experimentelle Suggestionsforschung nur wenig Anhaltspunkte zur Beantwortung der Frage, warum es überhaupt zu den manchmal massiven Suggestionen kommt. Die überwiegende Mehrzahl der Untersuchungen zu suggestiven Beeinflussungen in Befragungen hat sich auf die Identifizierung der spezifischen Suggestionsformen beschränkt und dabei die Frage unbeantwortet gelassen, was die Ursachen dafür sind, dass Eltern, Polizeibeamte, Mitarbeiter/innen von Kinderschutzorganisationen usw. Kinder manchmal über Wochen und Monate immer wieder suggestiven Befragungen aussetzen. Diese Ursachenanalyse ist aber für das Verständnis suggestiver Prozesse von zentraler Bedeutung. Wenn die auslösenden Bedingungen suggestiver Befragungen nicht erkannt und eliminiert werden, können selbst explizite Aufforderungen zur Vermeidung von Suggestivfragen ohne Wirkung bleiben (Ceci, Leichtman u. White, zit. n. Ceci u. Bruck 1995).

Es scheint ein geradezu charakteristisches Merkmal der Zeugenbefragungen in den eingangs erwähnten spektakulären Großprozessen der letzten Jahre zu sein, dass bei den Befragungen der vermeintlich betroffenen Kinder von der nahezu unumstößlichen Überzeugung ausgegangen wurde, diese seien sexuell missbraucht worden. Ob überhaupt ein Missbrauch stattgefunden hatte, stand bereits sehr frühzeitig nicht mehr zur Debatte. Die (oftmals vielfachen) Befragungen der Kinder dienten nur noch dem

Zweck, Art und Ausmaß des Missbrauchs „aufzudecken". Alternativhypothesen, d.h. anderen möglichen Erklärungen für das bei den Kindern beobachtete Verhalten, wurde nicht mehr nachgegangen (Köhnken 1997). Kennzeichnend für diese Grundhaltung sind Äußerungen wie z.B.: „Wir hatten sie bereits mehrere Monate befragt, bevor sie Angaben machten, weil wir uns nicht vorstellen konnten, dass unsere Kinder nicht betroffen waren" oder „… wir einfach davon ausgingen, dass wenn ein Kind betroffen ist, dann müssen auch mehrere betroffen sein." Eine Erzieherin berichtet: „Die Eltern sind vielfach überzeugt, dass etwas vorgefallen ist …". Eine Mutter erklärt gegenüber der Kriminalpolizei: „Wir glaubten schon frühzeitig, dass Karin auch Betroffene ist, aber wir konnten noch nichts Konkretes sagen, weil Karin keine Angaben machte."

Diese feste Überzeugung sowie die Vernachlässigung von Alternativhypothesen sind für das Verständnis suggestiver Prozesse von zentraler Bedeutung. Sozialpsychologische Untersuchungen zeigen, dass die Art der Frageformulierung zentral von der subjektiven Überzeugung des Fragenden abhängt (z.B. Semin u. De Poot 1997). Je stärker eine Person von einem hypothetischen Sachverhalt überzeugt ist, desto mehr stellt sie anderen Personen Fragen, die diese dazu verleiten, den hypothetischen Sachverhalt zu bestätigen (Swann u. Giuliano 1987). Personen, die diese Überzeugung nicht aufweisen, verwenden im Gegensatz hierzu ein ausgewogenes (d.h. nichtsuggestives) Befragungsmuster (Swann u. Giuliano 1987). Mit anderen Worten: Die suggestiven Befragungen in den angesprochenen Missbrauchsprozessen entstanden, weil die Befragenden schon vorab davon ausgingen, dass der Missbrauchsverdacht zutraf.

Noch wenig geklärt ist allerdings die Frage, wie bei den Betroffenen derartige realitätsfremde Überzeugungen entstehen und sich dann so verfestigen konnten, dass sie selbst gegen konträre Informationen resistent waren. Zur Erklärung dieses Prozesses haben Schulz-Hardt und Köhnken (2000; Schulz-Hardt, Höfer u. Köhnken 2001) ein Modell vorgeschlagen, das auf sozialpsychologische Erkenntnisse zum sozialen Hypothesentesten (Trope u. Libermann 1996) sowie zur Gruppenpolarisierung und zum sogenannten „Gruppendenken" rekurriert. Dabei wird den beteiligten Personen nicht unterstellt, dass sie aus ideologischen Gründen parteiisch und voreingenommen sind. Auch wird nicht behauptet, dass die durch den Missbrauchsverdacht ausgelöste Angst beispielsweise bei den Eltern einen Zusammenbruch ihrer kognitiven Fähigkeiten und Fertigkeiten bewirkt hätte. (Beides kann natürlich im Einzelfall durchaus aufgetreten sein.) Es wird vielmehr aufgezeigt, wie völlig normal begabte, sich nicht in einer psychischen Ausnahmesituation befindende und zunächst auch unvoreingenommene Durchschnittserwachsene zu einer realitätsfremden Missbrauchsüberzeugung gelangen können.

In dem Modell wird davon ausgegangen, dass allgemeine Gesetzmäßigkeiten beim Testen von sozialen Hypothesen unter den im Missbrauchskontext gegebenen situativen Bedingungen dazu führen, dass eine Hypothese (Verdacht des sexuellen Kindesmissbrauchs) eine Neigung zur „Selbstbestätigung" entwickelt. Diese Neigung wird verstärkt, wenn die Beteiligten sich in Gruppen organisieren, deren Konstellation das Auftreten von Gruppenpolarisierung und sogenanntem „Gruppendenken" fördert.

Inzwischen konnte in mehreren experimentellen Untersuchungen demonstriert werden, dass bei einem zuvor induzierten Verdacht auf sexuellen Kindesmissbrauch eine teilweise stark ausgeprägte Tendenz besteht, objektiv harmloses Material als Belastungsmaterial zu deuten und die verdächtigte Person fälschlicherweise für schuldig zu halten. Dabei war im Allgemeinen mehr als die Hälfte der mit einer (falschen) Verdächtigung konfrontierten Probanden davon überzeugt, in einem zuvor betrachteten Videofilm sexuelle Übergriffe gesehen zu haben (Schulz-Hardt et al. 2001).

Dieser Ansatz erklärt somit, warum der bloße Vorsatz, nicht suggestiv zu befragen, für sich genommen wenig erfolgversprechend ist. Wenn eine Befragung unter der Annahme geführt wird, dass ein bestimmter Sachverhalt vorliegt und dieser von dem Kind jetzt nur noch einmal geschildert werden muss, sind suggestive Fragen auch bei gutem Willen nur schwer zu vermeiden. Entscheidend ist daher, ergebnisoffen und unvoreingenommen in eine Befragung hineinzugehen und dabei auch systematisch Gegenhypothesen zu der Hypothese eines stattgefundenen sexuellen Missbrauchs aufzustellen und zu überprüfen. Die Befragungsform *folgt* der Einstellung bzw. Überzeugung. Ohne eine Änderung der Einstellung bleibt die Gefahr suggestiver Befragungen bestehen.

8.4.5 Suggestibilität als Personenmerkmal

Die experimentelle Suggestionsforschung war bisher nahezu ausschließlich allgemeinpsychologisch ausgerichtet. Die Wirkung bestimmter suggestiver Befragungsformen wurde an Kinder*gruppen* untersucht, ohne dabei mögliche individuelle Unterschiede in der Anfälligkeit für Suggestionen (Suggestibilität) zu berücksichtigen. Wenn sich in den Ergebnissen dieser Untersuchungen Suggestionseffekte zeigten, so bedeutet dies im Allgemeinen, dass *mehr* derjenigen Kinder, die den Suggestionen ausgesetzt waren, falsche Aussagen machten als nicht suggestiv beeinflusste Kinder. Dieser Effekt zeigt sich jedoch in der Regel nicht gleichermaßen bei *allen* Kindern, die suggestiv befragt wurden. Aufgrund dieser Forschungsergebnisse kann daher nur der Schluss abgeleitet werden, dass bestimmte Befragungsformen die Gefahr einer verfälschten Aussage erhöhen. Ob im Einzelfall ein bestimmtes Kind infolge suggestiver Beeinflussung eine falsche Aussage macht, kann dagegen nicht mit Sicherheit gesagt werden. Zwar lässt sich aus zahlreichen Studien der Schluss ableiten, dass die Suggestibilität generell mit geringerem Alter zunimmt (Ceci u. Bruck 1993), jedoch wird auch damit die im Einzelfall oft gestellte Frage, ob ein bestimmtes Kind besonders anfällig für oder eher resistent gegen Suggestionen ist, nicht hinreichend beantwortet.

Wenn verschiedene Kinder unterschiedlich auf suggestive Befragungen reagieren, so könnte dies ein Hinweis darauf sein, dass sie möglicherweise generell in unterschiedlichem Maße anfällig für Suggestionen sind. Suggestibilität könnte somit ein mehr oder weniger stabiles Persönlichkeitsmerkmal (im Sinne eines Traits) sein. Wenn sich diese Hypothese durch empirische Befunde bestätigen ließe, könnten evtl. auch Aussagen von gering suggestiblen Kindern trotz suggestiver Befragungen als ausreichend beweiskräftig angesehen werden. Voraussetzung hierfür wären allerdings einerseits empirische Belege für die Hypothese der Suggestibilität als Persönlichkeitsmerkmal und andererseits ein diagnostisches Verfahren, welches die Ausprägung dieses Merkmals mit hinreichender Zuverlässigkeit erfassen kann.

Es hat verschiedentlich Versuche gegeben, die individuelle Suggestibilität mit Hilfe von speziell konstruierten Testverfahren zu überprüfen. So hat Gudjonsson (1984) einen Fragebogen entwickelt, der die Anfälligkeit erwachsener Probanden für Suggestionen erfassen sollte. Im deutschsprachigen Raum wurden entsprechende Tests von Burger (1971), Bottenberg und Wehner (1971) sowie von Zimmermann (1982) entwickelt. Aufgrund konzeptioneller und praktischer Unzulänglichkeiten dieser Tests haben kürzlich Endres, Scholz und Summa (1997) den Bonner Test für Aussagesuggestibilität vorgelegt. In mehreren Validitätsstudien wurde die Frage untersucht, ob Kinder, die hohe Testwerte erhalten, eher suggestiv zu beeinflussen sind als solche, die niedrige Werte im Suggestibilitätstest erhalten (Endres 1998). Die bisherigen Ergebnisse bestätigen diese Erwartungen jedoch nicht, so dass Endres (1998) die bisherigen Bemühungen zur Entwicklung eines Suggestibilitätstests als fehlgeschlagen bezeichnet.

Dies bedeutet auch, dass die möglichen Auswirkungen suggestiver Befragungsformen nicht nachträglich mit Hilfe testdiagnostischer Verfahren geschätzt und eventuell eingegrenzt werden können.

8.4.6 Situative Determinanten der Suggestibilität

Während es bisher nicht gelungen ist (abgesehen von der Altersabhängigkeit), hinreichend stabile individuelle Differenzen in der Suggestibilität nachzuweisen, gibt es zahlreiche Belege für den Einfluss situativer Determinanten auf die Anfälligkeit für Suggestionen. So ist die Gefahr einer Aussageverfälschung durch suggestive Beeinflussung dann größer, wenn die Erinnerung an das Originalereignis nur noch schwach ausgeprägt ist. Berichte über länger zurückliegende Ereignisse sollten demnach eher suggestiv zu verfälschen sein als Aussagen über erst kürzlich erlebte Episoden. Eine Autoritätsperson (z.B. ein Polizeibeamter oder ein Therapeut), der überlegenes Wissen und hohe Kompetenz zugeschrieben werden, besitzt ein größeres Suggestionspotenzial als eine weniger vertrauenswürdige Informationsquelle.

Diskrepante Informationen, die leicht als solche erkannt werden (z. B. weil sie in krasser Weise von bekannten Tatsachen oder plausiblen Annahmen abweichen), werden seltener übernommen als geringfügige Abweichungen. Hierbei ist allerdings zu berücksichtigen, dass manche scheinbar bizarren Aussagen über hochgradig unplausible Ereignisse oft das Resultat zahlreicher suggestiver Befragungen sind, die sich über einen längeren Zeitraum erstrecken. Hierbei werden jeweils nur geringfügige Aussageerweiterungen suggeriert, die sich erst im Laufe der Zeit zu abwegigen Aussagen aufaddieren. In solchen Fällen kann die Beurteilung, mit welcher Wahrscheinlichkeit suggestive Beeinflussungen stattgefunden haben, nicht anhand des Endprodukts dieser langen Kette von suggestiven Befragungen eingeschätzt werden. Man kann sonst leicht zu dem Fehlschluss kommen, dass eine derartig komplexe Aussage weder instruiert noch suggeriert worden sein kann. Erst wenn man die gesamte Kette (für sich genommen jeweils geringfügiger) suggestiver Beeinflussungen rekonstruiert, wird der suggestive Prozess erkennbar.

Literatur

Bowers KS, Farvolden P (1996) Revisiting a century-old Freudian Slip – From suggestion disavowed to the truth repressed. Psychological Bulletin 119:355–380

Bottenberg EH, Wehner EG (1971) Suggestibilität. I. Konstruktion und Überprüfung des Würzburger Suggestibilitäts-Tests (WST). Praxis der Kinderpsychologie und Kinderpsychiatrie 20:161–165

Burger H (1971) Die suggestive Beeinflussbarkeit von Aussagen über Beobachtungen. Entwicklung und erste Überprüfung eines Tests zur Aussagesuggestibilität (TAS) bei der Glaubwürdigkeitsbeurteilung kindlicher und jugendlicher Zeugen. Unveröffentlichte Dissertation, Universität Freiburg

Cassel WS, Roebers CEM, Bjorklund DF (1996) Developmental patterns of eyewitness responses to repeated and increasingly suggestive questions. Journal of Experimental Child Psychology 61:116–133

Ceci SJ, Bruck M (1993) Suggestibility of the child witness: a historical review and synthesis. Psychological Bulletin 113:403–439

Ceci SJ, Bruck M (1995) Jeopardy in the courtroom. American Psychological Association, Washington DC

Ceci SJ, Crotteau-Huffman M, Smith E, Loftus E (1994) Repeatedly thinking about a non-event: Source misattributions among preschoolers. Consciousness and Cognition 3:388–407

Drivdahl SB, Zaragoza MS (2001) The role of perceptual elaboration and individual differences in the creation of false memories for suggested events. Applied Cognitive Pyschology 15:265–281

Endres J (1998) Wie suggestibel ist dieses Kind? Überblick über bisherige experimentelle Arbeiten mit dem „Bonner Test für Aussagesuggestibilität". Report Psychologie 10/1998:816–826

Endres J, Scholz OB, Summa D (1997) Aussagesuggestibilität bei Kindern – Vorstellung eines neuen diagnostischen Verfahrens und erste Ergebnisse. In: Greuel L, Fabian T, Stadler M (Hrsg) Psychologie der Zeugenaussage. Psychologie Verlags Union, Weinheim, S 189–204

Garry M, Manning CG, Loftus EF, Sherman SJ (1996) Imagination inflation: Imagening a childhood event infaltes confidence that it occurred. Psychonomic Bulletin & Review 3:208–214

Gudjonsson G (1984) A new scale of interrogative suggestibility. Personality and Individual Differences 5:303–314

Johnson MK, Hashtroudi S, Lindsay DS (1993) Source monitoring. Psychological Bulletin 114:3–28

Kassin S, Kiechel K (1996) The social psychology of false confessions: Compliance, internalization, and confabulation. Psychological Science 7:125–128

Köhnken G (1997) Suggestive Prozesse in Zeugenbefragungen: Formen und theoretische Erklärungsansätze. Monatsschrift für Kriminologie und Strafrechtsreform 80:290–299

Leichtman MD, Ceci SJ (1995) The effects of stereotypes and suggestions on preschoolers' reports. Developmental Psychology 31:568–578

Lepore SJ, Sesco B (1994) Distorting children's reports and interpretations of events through suggestion. Journal of Applied Psychology 79:108–120

Lindsay DS (1994) Memory source monitoring and eyewitness testimony. In: Ross DF, Read D, Toglia MP (eds) Adult eyewitness testimony. Cambridge University Press, Cambridge

Loftus EF, Palmer JC (1974) Reconstruction of automobile destruction: An example of the interaction between language and memory. Journal of Verbal Learning and Verbal Behavior, 13:585–589

Loftus EF, Zanni G (1975) Eyewitness testimony: The influence of the wording of a question. Bulletin of the Psychonomic Society 5:86–88

Moston S (1987) The suggestibility of children in interviews studies. Child Language 7:67–78

Poole DA, White LT (1991) Effects of question repetition and retention interval on the eyewitness testimony of children and adults. Developmental Psychology 27:975–986

Roediger HL, Wheeler MA, Rajaram S (1993) Remembering knowing and reconstructing the past. In: Medin DL (ed) The psychology of learning and motivation, vol 29. Academic Press, New York, pp 97–134

Schulz-Hardt S, Köhnken G (2000) Wie ein Verdacht sich selbst bestätigen kann: Konfirmatorisches Hypothesentesten als Ursache von Falschbeschuldigungen wegen sexuellen Kindesmissbrauchs. Praxis der Rechtspsychologie 10:60–87

Schulz-Hardt S, Höfer E, Köhnken G (2001) Die Entstehung und Aufrechterhaltung realitätsfremder Überzeugungen auf Individual- und Gruppenebene: Eine Anwendung sozialpsychologischer Überlegungen auf den Kontext von Falschbeschuldigungen bei sexuellem Kindesmissbrauch. In: Silbereisen RK, Reitzle M (Hrsg) Psychologie 2000. Bericht über den 42. Kongress der DGPs in Jena. Pabst, Lengerich, S 607–617

Semin GR, De Poot CJ (1997) Bringing partiality to light: Question wording and choice as indicators of bias. Social Cognition 15:91–106

Shaw JS, Garven S, Wood JM (1997) Co-witness information can alter witnesses' immediate memory reports. Law and Human Behavior 21:503–523

Steller M (1989) Recent developments in statement analysis. In: Yuille JC (ed) Credibility assessment. Kluwer, London, pp 135–154

Stern W (1904) Die Aussage als geistige Leistung und als Verhörsprodukt. Beiträge zur Psychologie der Aussage, 3:269–415

Swann WB Jr, Giuliano T (1987) Confirmatory search strategies in social interaction: How, when, why, and with what consequences. Journal of Social and Clinical Psychology 5:511–524

Tobey A, Goodman G (1992) Children's eyewitness memory: Effects of participation and forensic content. Child Abuse and Neglect 16:779–796

Trope Y, Liberman A (1996) Social hypothesis testing: Cognitive and motivational mechanisms. In: Higgins ET, Kruglanski AW (eds) Social psychology: Handbook of basic principles. Guilford Press, New York, pp 239–270

Volbert R (2002) Suggestibilität. In: Kubinger KD, Jäger RS (Hrsg) Stichwörter der psychologischen Diagnostik. Beltz, Weinheim

Volbert R (1997) Suggestibilität kindlicher Zeugen. In: Steller M, Volbert R (Hrsg) Psychologie im Strafverfahren. Huber, Bern, S 40–62

Volbert R, Pieters V (1996) Suggestive Beeinflussung von Kinderaussagen. Psychologische Rundschau 47:183–198

Warren AR, Hulse-Trotter K, Tubbs E (1991) Inducing resistence to suggestibility in Children. Law and Human Behavior 15:273–285

Weingardt KR, Toland HK, Loftus EF (1994) Reports of suggested memories: Do people truly believe them? In: Ross DF, Read D, Toglia MP (eds) Adult eyewitness testimony. Cambridge University Press, Cambridge

Zaragoza MS, Mitchell KJ (1996) Repeated exposure to suggestion and the creation of false memories. Psychological Science 7:294–300

Zimmermann W (1982) Zur Entwicklung eines Verfahrens zur Suggestibilitätsdiagnostik bei jüngeren Schulkindern (SET-S, 9–10 Jahre). Kriminalstatistik und forensische Wissenschaften 47:91–116

8.5 Die Aussagefähigkeit kindlicher Zeugen

GÜNTER KÖHNKEN

8.5.1 Vorbemerkung

Die Einschätzung der Aussagefähigkeit kindlicher Zeugen war im Laufe der Zeit starken Wandlungen unterworfen. Dominierte zu Beginn des Jahrhunderts (in den angelsächsischen Ländern sogar bis weit in dieses Jahrhundert hinein) die Skepsis gegenüber Kindern als Zeugen, so wird heute die Aussagefähigkeit von Kindern im Allgemeinen wesentlich positiver und vor allem differenzierter betrachtet (Ceci u. Bruck 1993). Die intensive empirische Forschung der letzten 20 Jahre hat die Kenntnisse über die Qualität von Kinderaussagen sowie insbesondere über potenzielle Fehlerquellen erheblich erweitert. Hierzu hat ganz wesentlich auch die in Kapitel 8.4 dargestellte Forschung zur Suggestibilität von Kindern beigetragen. Diese Befunde haben nämlich nicht nur gezeigt, dass Kinder suggestiv beeinflusst werden können und durch welche Maßnahmen dies geschieht. Sie haben auch sehr eindrucksvoll deutlich gemacht, dass die Zeugenaussagen von Kindern durchaus zuverlässige Beweismittel sein können, wenn sie sachgerecht befragt werden. Bemerkenswert ist auch ein grundlegender Wandel in den untersuchten Fragestellungen. Frühe Studien zur Aussagefähigkeit von Kindern haben sich vorwiegend auf den Nachweis mangelnder Kompetenz konzentriert. Heute stehen dagegen die differenzierte Analyse der Ursachen unzureichender Aussagen sowie mögliche Strategien zur Behebung eventueller Defizite im Zentrum des Interesses (vgl. hierzu Kap. 1.2.2, S. 11 u. 8.3.5).

Der Wandel in der Einschätzung der Kompetenz kindlicher Zeugen ging einher mit der Anwendung verbesserter Forschungsmethoden. Während in frühen Untersuchungen häufig wenig sinnhaftes Material reproduziert werden musste, welches zudem in künstlichen Situationen gelernt worden war, bemüht man sich in neueren Studien um die Einbeziehung realistischer Ereignisse. So wurden Kinder z. B. über belastende und schmerzhafte Erlebnisse wie Impfungen, Operationen, medizinische Untersuchungen und Unfälle befragt. Die Ergebnisse sind dadurch wesentlich aussagekräftiger für forensisch relevante Fragestellungen.

Einschränkend muss allerdings berücksichtigt werden, dass in nahezu allen Untersuchungen Kinder unterschiedlicher Altersgruppen miteinander bzw. mit Erwachsenen verglichen wurden. Das Alter ist jedoch nur ein sehr grober Anhaltspunkt für den jeweils erreichten Stand in der kognitiven

Entwicklung; innerhalb einer Altersgruppe gibt es erhebliche Schwankungsbreiten. Altersangaben können daher nur als ungefährer Richtwert für einen *durchschnittlich* erreichten Entwicklungsstand verstanden werden. Im Einzelfall ist es durchaus möglich, dass bereits jüngere Kinder Leistungen erbringen, die im Allgemeinen erst von höheren Altersgruppen erreicht werden und umgekehrt.

8.5.2 Möglichkeiten und Grenzen kindlicher Zeugen

Die bisher vorliegenden Forschungsergebnisse legen den Schluss nahe, dass junge Kinder in einem freien Bericht quantitativ weniger berichten als ältere Kinder und Erwachsene. Was berichtet wird, ist jedoch nicht oder nur unwesentlich weniger zuverlässig als die Angaben von erwachsenen Zeugen. Wenn weitere Fragen gestellt werden, erhöht sich zwar die Menge der berichteten Details, jedoch steigt auch die Fehlerquote stark an (z.B. Goodman et al. 1987, Poole u. Lindsay 1995, Poole u. White 1991). Allerdings haben Poole und White (1993) darauf hingewiesen, dass in den meisten Studien relativ kurze Behaltensintervalle zwischen Wahrnehmung und Reproduktion lagen. Mit zunehmendem Zeitabstand steigt die Fehlerquote auch in freien Berichten und in Antworten auf offene Frage stark an (Flin et al. 1995, Poole u. White 1993).

Die Forschung nach den potenziellen Ursachen unzulänglicher Aussagen von Kindern hat sich vor allem auf drei Bereiche konzentriert: die Phantasie von Kindern, ihre sprachlichen Defizite sowie die Entwicklungspsychologie des Gedächtnisses. Ein vierter Bereich, nämlich die Suggestibilität von Kindern, ist bereits in Kapitel 8.4 behandelt worden.

▪ **Phantasie.** Die früher weit verbreiteten Vorbehalte gegen den Beweiswert kindlicher Zeugenaussagen stützten sich vor allem auf die Annahme, dass Kinder häufig ihrer Phantasie freien Lauf lassen und nicht zwischen Phantasie und Realität unterscheiden können (Johnson u. Foley 1984). Aufgrund der in den letzten beiden Jahrzehnten erhobenen Forschungsergebnisse lässt sich diese Hypothese jedoch nicht aufrechterhalten. Abgesehen von intensiven suggestiven Beeinflussungen sind Kinder ab einem Alter von etwa 6 Jahren durchaus in der Lage, Erinnerungen an reale Ereignisse von Erinnerungen an eigene Phantasieprodukte zu unterscheiden (Johnson u. Foley 1984, Lindsay u. Johnson 1987). Allerdings gelingt ihnen diese Diskriminierung graduell schlechter als Erwachsenen (Foley et al. 1983). Hierbei kommt den Erwachsenen entgegen, dass sie aufgrund ihrer Erfahrungen über umfangreichere Möglichkeiten der Realitätsprüfung verfügen (Lamb et al. 1983). Es ist im übrigen äußerst selten, dass Berichte über sexuellen Missbrauch originär (d.h. ohne äußere Beeinflussung durch Dritte) der Phantasie der Kinder entspringen und von ihnen dann subjektiv als tatsächlich erlebt wahrgenommen werden (Undeutsch 1989).

■ **Gedächtnisentwicklung.** Nahezu alle Untersuchungen zur Aussagefähigkeit von Kindern zeigen eine mit dem Alter zunehmende Verbesserung der Leistungen. Der Umfang der Aussagen nimmt zu und die Fehlerquote wird geringer. Bei entsprechender Unterstützung sind bereits 3 bis 4 Jahre alte Kinder in der Lage, eine Aussage über ein vergangenes Erlebnis zu produzieren. Vier- bis fünfjährige Kinder können auch länger zurückliegende Ereignisse schildern (Steller 1998). Diese Berichte sind zwar im Allgemeinen sehr kurz und wenig differenziert, sie können im Einzelfall aber durchaus brauchbar und als Beweismittel verwertbar sein.

Kinderaussagen können im Vergleich zu den Angaben von Erwachsenen aber auch einen Vorteil haben. Gedächtnisinhalte sind häufig in Form sogenannter kognitiver Schemata organisiert (Shank u. Abelson 1977). Diese Schemata oder Scripts repräsentieren ein allgemeines Wissen über Ereignisse der jeweiligen Art. Wenn ein Ereignis erinnert werden soll, zu dem ein Schema existiert, ist die Erinnerung oft rekonstruktiv, d.h. es werden Details berichtet, die Bestandteil des jeweiligen Schemas sind. Abweichungen von diesem Schema werden dabei eher vergessen als schemakonsistente Details oder sie werden dem Schema angeglichen. Auf diese Weise entstehen Erinnerungsfehler, die für eine schemageleitete Erinnerung typisch sind. Da Kinder aufgrund ihrer geringeren Lebenserfahrung über wesentlich weniger kognitive Schemata verfügen als Erwachsene, ist bei ihnen die Gefahr schematypischer Erinnerungsverzerrungen geringer.

■ **Sprache und Kommunikation.** Die Aussagen kindlicher Zeugen sind auch deshalb häufig wenig differenziert, weil ihnen das Vokabular fehlt, welches für die Verbalisierung einer möglicherweise detaillierten Erinnerung erforderlich ist. Insbesondere fehlen in Aussagen von Kindern häufig adverbiale und adjektivische Präzisierungen, so dass ihre Schilderungen wenig detailliert erscheinen (Marin et al. 1979). Johnson und Foley (1984) haben zudem darauf hingewiesen, dass Kindern aufgrund beschränkter Lebenserfahrung nur wenige Analogien und Metaphern zur Verfügung stehen, mit denen sie ihre Schilderungen anreichern könnten.

Die infolge eines unzureichenden Vokabulars eingeschränkte Differenzierung der Aussagen von Kindern kennzeichnet nur einen Aspekt des Problems. Je defizitärer das verfügbare Vokabular ist, desto stärker wächst die Gefahr, dass die Angaben falsch verstanden oder fehlinterpretiert werden (Perry u. Wrightsman 1991, Walker 1993).

Sehr eindrucksvolle Beispiele missverständlicher Äußerungen von Kindern werden von Loohs (1996) berichtet. In ihrer Untersuchung schilderten Kinder die Vorführung eines Zauberers, die sie zuvor gesehen hatten. Die in der folgenden Übersicht wiedergegebenen Äußerungen sind den Aussagen der Kinder entnommen. Man kann sich leicht vorstellen, dass die Fehlinterpretation derartiger Äußerungen Verdächtigungen auslösen kann, die im weiteren Verlauf möglicherweise suggestive Befragungen und letztlich scheinbar eine Bestätigung des Verdachts nach sich ziehen.

Äußerungen von Kindern	„Übersetzung" aufgrund der tatsächlichen Ereignisse
„Der Zauberer hat zu Anfang gar nichts angehabt."	Der Zauberer hatte zu Beginn keinen Zauberumhang an.
„Der Zauberer hat so ein Ding gehabt, da hat er dran rumgemacht, dann ist das hoch."	Der Zauberer hatte zwei Stäbe aus Bambus mit Bommeln an Schnüren daran, wenn er an der einen Bommel anzog, ging die andere nach oben.
„Zuerst hat der Zauberer keine Anziehsachen angehabt."	Der Zauberer hatte zu Anfang kein Zauberkostüm an.
„Der Zauberer hatte keine Hose an."	Der Zauberer hatte keine Zauberhose dabei, sondern nur einen Zauberumhang.
„... und dann hat er angezogen, an so einem Pimmel, dann ist der hochgefahren."	... und dann hat er angezogen, an so einem BOMMEL, dann ist der hochgefahren.

Eine weitere Quelle für Missverständnisse sind die bei Kindern nicht seltenen idiosynkratischen Ausdrucksweisen und Redensarten, die zudem regional unterschiedlich sein können. So muss z.B. die Äußerung: „Der hat mich immer gehauen" nicht notwendigerweise bedeuten, dass das Kind tatsächlich häufig von der beschuldigten Person geschlagen wurde. Manchen Kindern genügt bereits ein einzelnes Erlebnis, um Äußerungen der Art: „Der hat immer ..." zu machen.

8.5.3 Berichte über wiederholte Erlebnisse

Bei sexuellem Missbrauch von Kindern kommt es manchmal zu häufig wiederholten Missbrauchshandlungen, die sich über einen längeren Zeitraum erstrecken. Für die Ermittlungen sowie für die Beweisführung kann es dann wichtig sein, einzelne Handlungen bestimmten Orten oder Zeiten zuzuordnen. Wenn einem Kind diese Zuordnungen nicht präzise und konstant gelingen, ergeben sich u.U. Zweifel an seiner Glaubwürdigkeit bzw. Aussagefähigkeit. Die Forschung hat erst in den letzten Jahren dieses in der Praxis bereits seit langem bekannte Problem aufgegriffen.

Powell und Thompson haben mehrere Studien durchgeführt, in denen Kinder unterschiedlichen Alters über mehrfach wiederholte Episoden berichten mussten (Powell u. Thompson 1996, 1997, Powell et al. 1997). Im Rahmen dieser Untersuchungen nahmen Kinder in der Schule an Aktivitäten teil, die sich über einen Zeitraum von drei Wochen sechsmal wiederholten. Die Aktivitäten wurden systematisch variiert. Die Befragung der Kinder erfolgte in den verschiedenen Untersuchungen nach unterschiedlich langen Zeitintervallen (eine Woche bis sechs Wochen nach der letzten Episode).

Die Ergebnisse dieser Experimente zeigen, dass Kinder erhebliche Probleme haben, einzelne Aktivitäten einer bestimmten Episode zuzuordnen, und zwar selbst dann, wenn die Episode eindeutig identifizierbar ist. Diese Probleme verstärken sich noch, wenn die Befragung nach einem längeren Zeitintervall erfolgt (sechs Wochen im Vergleich zu einer Woche). Jüngere Kinder (4 bis 5 Jahre) haben dabei offenbar größere Schwierigkeiten als ältere Kinder (6 bis 8 Jahre).

Die Ergebnisse bedeuten nicht, dass Aussagen von Kindern über wiederholte Erlebnisse generell unbrauchbar sind. Die Erlebnisse selbst werden im Allgemeinen nicht schlechter berichtet als singuläre Ereignisse. Die präzise Zuordnung einzelner Elemente zu bestimmten Episoden stellt jedoch auch für ältere Kinder oftmals eine Überforderung dar. In entsprechenden Berichten werden dann bestimmte Details anderen Episoden zugeordnet, wobei diese Zuordnung über mehrere Aussagen, ja selbst innerhalb einer Aussage variieren kann. Manchmal werden auch mehrere Erlebnisse miteinander vermischt und komprimiert, so dass sie wie eine einzige Episode dargestellt werden.

Diese Befunde sind sowohl für die Beurteilung der Aussagefähigkeit als auch der Glaubwürdigkeit von Bedeutung. Sie zeigen, dass Fehler bei der Zuordnung von Elementen zu wiederholten Episoden auftreten können, ohne dass gleichzeitig die Zuverlässigkeit der übrigen Angaben beeinträchtigt sein muss. Aus widersprüchlichen Zuordnungen kann somit nicht auf eine *generell* fehlende Aussagefähigkeit geschlossen werden. Da es sich hier offenbar um ein verbreitetes Problem handelt, das auch bei realitätsbegründeten Aussagen auftritt, sind widersprüchliche Zuordnungen auch kein Indikator für die Unglaubwürdigkeit der Aussage.

8.5.4 Personenidentifizierung

Ein spezifisches Problem im Bereich der Aussagefähigkeit kindlicher Zeugen betrifft das Wiedererkennen von Personen bzw. die Identifizierung von Tatverdächtigen in Lichtbildvorlagen und in Wahlgegenüberstellungen. Die Zuverlässigkeit des Wiedererkennens von Gesichtern ist mit verschiedenen Methoden untersucht worden. Frühe Studien zur Entwicklungspsychologie des Personengedächtnisses waren in starkem Maße grundlagenorientiert. Dabei wurden Kindern verschiedenen Alters sowie Erwachsenen Dias mit Gesichtern gezeigt. Nach einem mehr oder weniger langen Zeitintervall erfolgte der Wiedererkennenstest, in dem die zuvor gesehenen Gesichter mit neuen Dias gemischt wurden. Die Probanden mussten dann angeben, welche der Gesichter zuvor gezeigt worden waren (z. B. Blaney u. Winograd 1978).

Die Ergebnisse dieser Forschungsarbeiten zeigen, dass der Anteil korrekt identifizierter Gesichter mit zunehmendem Alter der Probanden ansteigt. So liegt der Anteil korrekter Identifizierungen bei 4 bis 5 Jahre alten Kindern bei etwa 35% bis 40%, bei 6- bis 8-jährigen Kindern bei 50–60%, bei 9- bis 11-jährigen Kindern zwischen 60% und 70% und im Alter von 12–14 Jahren zwischen 70% und 80%, was etwa dem Niveau entspricht, welches auch von Erwachsenen erreicht wird (Chance u. Goldstein 1984).

Diese Befunde sind jedoch nur eingeschränkt auf reale Zeugensituationen übertragbar. Hier muss im Allgemeinen nur eine Person wiedererkannt werden. Die Wahrnehmung der Person erfolgt zudem in einem konkreten Ereigniskontext, der u. U. Stress auslösen kann. Schließlich werden in dem Wiedererkennenstest auch deutlich weniger Wahlalternativen vorgegeben (im Allgemeinen 5 bis 10). Pozzulo und Lindsay (1998) haben kürzlich die Ergebnisse einer Metaanalyse vorgestellt, in der sie die bisher vorliegenden Befunde zum Wiedererkennen von Personen in forensisch relevanten Simulationsstudien ausgewertet haben. Dabei wurden nicht nur die korrekten Identifizierungen, sondern auch falsch-positive Entscheidungen (d.h. die Identifizierung unbeteiligter Personen) berücksichtigt. Das Alter der beteiligten Kinder variierte in den ausgewerteten Experimenten zwischen 3 und 15 Jahren. Insgesamt gingen die Identifizierungen von 994 Kindern und 952 Erwachsenen in die Auswertung ein.

Betrachtet man zunächst die Wiedererkennensleistung bei Anwesenheit der zu identifizierenden Zielperson, so zeigt sich ein überraschendes Ergebnis. Bereits 5- bis 6-jährige Kinder erreichen unter diesen Bedingungen Trefferquoten, die denen von erwachsenen Probanden vergleichbar sind. Unterhalb dieses Alters sind die Trefferquoten deutlich schlechter als bei älteren Kindern und Erwachsenen. Ein ganz anderes Bild ergibt sich jedoch bei den falsch-positiven Entscheidungen. Wenn Kindern eine Lichtbildvorlage oder eine Wahlgegenüberstellung *ohne* Zielperson präsentiert wird, erreichen selbst 12- bis 13-jährige noch nicht das Niveau erwachsener Probanden, d.h. sie identifizieren signifikant häufiger unbeteiligte Personen als Erwachsene. In welchem Alter das Leistungsniveau von Erwachsenen erreicht wird, ist gegenwärtig nicht klar, da es bisher keine Untersuchungen von Kindern mit 14 Jahren und älteren Jugendlichen gibt.

Die Gefahr einer falschen Identifizierung durch kindliche Zeugen scheint außerdem bei Wahllichtbildvorlagen größer zu sein als bei Wahlgegenüberstellungen. Interessant ist auch, dass sequenzielle Wiedererkennenstests, bei denen die Wahlalternativen nicht gleichzeitig, sondern jeweils einzeln nacheinander präsentiert werden (Köhnken et al. 1996, Köhnken 1990), im Vergleich zu einer simultanen Präsentation zwar bei Erwachsenen, nicht aber bei Kindern die Gefahr falsch-positiver Entscheidungen reduzieren.

Da in einem realen Ermittlungsverfahren – anders als in experimentellen Untersuchungen – nicht bekannt ist, ob der Verdächtige tatsächlich der Täter ist, sollten Identifizierungen durch Kinder nur mit Zurückhaltung verwertet werden.

8.5.5 Personenbeschreibungen

Wenn Kinder aufgefordert werden, in einem freien Bericht Ereignisse und daran beteiligte Personen zu beschreiben, sind ihre Angaben erheblich kürzer als die von Erwachsenen. Dieser oben bereits erwähnte Effekt verstärkt sich noch, wenn man die Personenbeschreibungen gesondert betrachtet. Vor allem jüngere Kinder beschränken sich weitgehend auf die Schilderung von Handlungsverläufen und machen von sich aus nur wenige Angaben zur Personenbeschreibung. Yuille et al. (1986) berichten z. B., dass 8- bis 9-jährige Kinder im Durchschnitt 43% weniger Details über das Aussehen eines Fahrraddiebes berichteten als 10- bis 11-jährige Kinder. Wenn überhaupt Angaben zur Personenbeschreibung gemacht werden, so beschränken sich diese zumeist auf auffällige Merkmale wie z. B. Haar- und Barttracht (Davies 1996).

Die Menge der korrekt wiedergegebenen Details zu Personenbeschreibungen nimmt im Allgemeinen mit höherem Alter zu, während gleichzeitig der Anteil falscher Angaben geringer wird. Der Zuwachs an Zuverlässigkeit ist jedoch relativ gering. So waren in der Studie von Yuille et al. (1986) die Personenbeschreibungen 12- bis 14-jähriger Probanden lediglich um 9% korrekter als die von 8- bis 9-jährigen Kindern. Unterhalb eines Alters von 8 Jahren scheinen Kinder erhebliche Probleme bei der Beschreibung von Personen zu haben. Besonders große Schwierigkeiten bereiten offenbar Angaben zu Alter, Größe und Gewicht (Dent 1982, Davies et al. 1988).

8.5.6 Resümee

Die für eine verwertbare Zeugenaussage erforderlichen kognitiven Funktionen unterliegen einer Entwicklung vom Kindesalter über das Jugendalter bis hin zum Erwachsenen. Diese Entwicklung kommt in der vielfach beobachteten Tatsache zum Ausdruck, dass Umfang und Zuverlässigkeit von Aussagen mit zunehmendem Alter ansteigen. Sie verläuft nicht immer kontinuierlich und für alle Funktionsbereiche in der gleichen Geschwindigkeit. So können z. B. auch bereits Vorschulkinder verwertbare Angaben über elementare Handlungsabläufe machen, während sie bei der Beschreibung von Personen oder bei der Zuordnung einzelner Handlungen zu bestimmten Episoden häufig wiederholter Ereignisse möglicherweise versagen. Die Aussagefähigkeit muss insofern differenziert und bezogen auf den jeweiligen Aussagegegenstand betrachtet werden. Ausfälle in einzelnen Bereichen (etwa der präzisen Zuordnung von Handlungen zu einzelnen Episoden) stellen somit nicht die Aussagefähigkeit insgesamt in Frage.

Altersangaben zu *durchschnittlich* erreichten Fähigkeiten geben nur sehr grobe erste Anhaltspunkte für die Beurteilung der Aussagefähigkeit eines bestimmten Kindes, welches zu einem bestimmten Thema eine Aussage machen soll. Die Streuung des kognitiven Entwicklungsstandes ist innerhalb der jeweiligen Altersklasse sehr groß, so dass letztlich nur eine Einzelfallbeurteilung Aufschluss über die tatsächliche Aussagefähigkeit geben kann.

▪ Literatur

Blaney RL, Winograd E (1978) Developmental differences in children's recognition memory for faces. Developmental Psychology 14:441–442

Ceci SJ, Bruck M (1993) The suggestibility of the child witness: An historical review and synthesis. Psychological Bulletin 113:403–439

Chance JE, Goldstein AG (1984) Face-recognition memory: Implications for children's eyewitness testimony. Journal of Social Issues 40:69–85

Davies GM (1996) Children's identification evidence. In: Sporer SL, Malpass RS, Köhnken G (eds), Psychological issues in eyewitness identification. Lawrence Erlbaum, Mahwah, pp 233–258

Davies GM, Stevenson-Robb Y, Flin R (1988) Tales out of school: Children's memory for an unexpected incident. In: Gruneberg M, Morris, P, Sykes R (eds) Practical aspects of memory, vol 1. Wiley, Chichester, pp 122–127

Dent H (1982) The effects of interviewing strategies on the results of interviews with child witnesses. In: Trankell A (ed) Reconstructing the past. Norstedt, Stockholm, pp 279–298

Flin R, Boon J, Knox A, Bull R (1992) The effect of a five-month delay on children's and adults' eyewitness memory. British Journal of Psychology 83:323–336

Foley MA, Johnson MK (1984) Confusions between memories for performed and imagined actions: A developmental comparison. Child Development 56:1145–1155

Foley MA, Johnson, MK, Raye CL (1983) Age-related changes in confusions between memories for thoughts and memories for speech. Child Development 56:1145–1155

Goodman GS, Aman C, Hirschman J (1987) Child sexual and physical abuse: Children's testimony. In: Ceci JC, Toglia MP, Ross DF (eds) Children's eyewitness memory. Springer, New York, pp 1–23

Johnson MK, Foley MA (1984) Differentiating fact from fantasy: The reliability of children's memory. Journal of Social Issues 40:33–50

Köhnken G (1990) Fehlerquellen im Gegenüberstellungsverfahren. In: Köhnken G, Sporer SL (eds) Identifizierung von Tatverdächtigen durch Augenzeugen. Verlag für Angewandte Psychologie, Stuttgart, pp 157–177

Köhnken G, Malpass RS, Wogalter MS (1996) Forensic applications of line-up research. In: Sporer SL, Malpass RS, Köhnken G (eds) Psychological issues in eyewitness identification. Lawrence Erlbaum, Mahwah, pp 205–231

Lamb ME, Sternberg KJ, Esplin PW (1994) Factors influencing the reliability and validity of statements made by young victims of sexual maltreatment. Journal of Applied Developmental Psychology 15:255–280

Loohs S (1996) Die Verwendung spezifischer Explorationsmethoden zur Befragung kindlicher Zeugen im Hinblick auf Gedächtnisleistung, Suggestibilität und das Wiedererkennen von Gesichtern. Unveröffentlichte Dissertation, Universität Regensburg

Marin BV, Holmes DL, Guth M, Kovac P (1979) The potential of children as eyewitnesses. Law and Human Behavior 3:295–305

Perry NW, Wrightsman LS (1991) The child witness: Legal issues and dilemmas. Sage, Newbury Park, CA

Poole DA, Lindsay DS (1995) Interviewing preschoolers: Effects of nonsuggestive techniques, parental coaching, and leading questions on reports of nonexperienced events. Journal of Experimental Child Psychology 60:129–154

Poole DA, White LT (1991) Effects of question repetition on the eyewitness testimony of children and adults. Developmental Psychology 27:975–986

Poole DA, White LT (1993) Two years later: Effects of question repetition and retention interval on the eyewitness testimony of children and adults. Developmental Psychology 29:844–853

Powell MB, Thompson DM (1996) Children's memory of an occurrence of a repeated event: Effects of age, repetition, and retention interval across three question types. Child Development 67:1988–2004

Powell MB, Thompson DM (1997) Contrasting memory for temporal-source and memory for content in children's discrimination of repeated events. Applied Cognitive Psychology 11:339–360

Powell MB, Thompson DM, Dietze PM (1997) Children's ability to remember an occurrence of a repeated event. Expert Evidence 5:133–139

Pozzulo JD, Lindsay RCL (1998) Identification accuracy of children versus adults: A meta-analysis. Law and Human Behavior 22:549–570

Shank R, Abelson R (1977) Scripts, plans, goals, and understanding. Erlbaum, Hillsdale, NJ

Steller M (1998) Aussagefähigkeit von Kindern: Entwicklungspsychologische Aspekte der forensischen Aussagepsychologie. In: Kröber H-L, Dahle K-P (eds) Sexualstraftaten und Gewaltdelinquenz: Verlauf – Behandlung – Opferschutz, pp 235–257

Undeutsch U (1989) Statement reality analysis. In: Yuille JC (ed) Credibility assessment. Kluwer, Dordrecht, pp 101–120

Walker AG (1993) Questioning young children in court: A linguistic case study. Law and Human Behavior 17:59–81

Yuille JC, Cutschall JL, King MA (1986) Age related changes in eyewitness accounts and photo-identification. Unveröffentlichtes Manuskript., University of British Columbia

8.6 Der Schutz kindlicher Zeugen vor Gericht

GÜNTER KÖHNKEN

8.6.1 Die Belastung der Kinder als Zeugen

Eine Aussage vor Gericht stellt für viele Zeugen eine belastende Erfahrung dar. Dies gilt insbesondere dann, wenn die Zeugen Kinder sind und wenn sie zudem über eigene, sehr persönliche, intime und möglicherweise traumatisierende Erlebnisse – über sexuelle Missbrauchserlebnisse oder körperliche Misshandlungen – berichten müssen. In den letzten Jahren sind mehrere Untersuchungsergebnisse im In- und Ausland veröffentlicht worden, die diese Erfahrungen von Betroffenen und Prozessbeteiligten mit wissenschaftlichen Daten belegen (z. B. Busse et al. 1996, Dannenberg et al. 1997, Gunder 1999, Haupt u. Weber 1999, Kaczynski 2000, Keiser 1998, Langen 2000, Spencer u. Flin 1990, Volbert 2002, Volbert u. Pieters 1993). Vielfach wird die Befürchtung geäußert, dass die mit dem Ermittlungsverfahren und vor allem der Hauptverhandlung verbundenen Belastungen für Kinder eine zusätzliche Schädigung – eine „sekundäre Viktimisierung" – bewirken. Nach einer Untersuchung von Busse et al. (1996) zeigte etwa ein Drittel der Kinder in ihrer Stichprobe kurz vor der Hauptverhandlung Symptome wie Schlafstörungen, Durchfall, Fieber o. ä. Diese emotionale Belastung kann zudem eine Beeinträchtigung der kognitiven Leistungsfähigkeit zur Folge haben und sich somit auch negativ auf die Qualität der Zeugenaussage auswirken.

Betroffen sind aber nicht nur diejenigen Kinder, die als so genannte Opferzeugen über ihre Erlebnisse vor Gericht aussagen müssen. Betroffen können – mittelbar – auch andere Kinder sein. Wenn nämlich im sozialen Umfeld eines geschädigten Kindes die Überzeugung entsteht, dass ein Strafverfahren mit erheblichen Belastungen verbunden ist, wird möglicherweise auf eine Anzeige und damit auf eine Strafverfolgung des Täters verzichtet. Das Ausbleiben einer Sanktion für die Missbrauchshandlungen kann dann zur Folge haben, dass weitere Kinder geschädigt werden.

Das Belastungserleben von Kindern im Ermittlungsverfahren und vor Gericht hat also, was häufig übersehen wird, *zwei* potenziell negative Konsequenzen: Erstens wird das bereits geschädigte Kind weiteren emotionalen Belastungen ausgesetzt. Zweitens führt die Wahrnehmung dieser Belastungen in der Bevölkerung möglicherweise zu einer Verringerung der Anzeigenbereitschaft mit u. U. weitreichenden Folgen.

Welche Möglichkeiten gibt es, die belastenden Erfahrungen für Kinder zu reduzieren, ohne die Rechte des Angeklagten über Gebühr zu beschneiden? Um diese Frage beantworten zu können, bedarf es zunächst genauerer Kenntnisse darüber, welche konkreten Umstände von kindlichen Zeugen als belastend erlebt werden. Wenn diese Faktoren bekannt sind, ist zu untersuchen, welche psychologischen Prozesse durch die jeweiligen Faktoren ausgelöst werden. Auf der Grundlage dieser Erkenntnisse können dann die bereits in der Strafprozessordnung (StPO) bzw. dem Gerichtsverfassungsgesetz (GVG) vorhandenen Möglichkeiten zum Schutz kindlicher Zeugen bewertet und neue, darüber hinausgehende Maßnahmen entwickelt werden.

8.6.2 Potenzielle Belastungsfaktoren für kindliche Zeugen

Eine Auswertung der bisher vorliegenden deutschen und internationalen Forschungsergebnisse ergibt eine Vielzahl potenziell belastender Faktoren, die nach dem Zeitpunkt ihres Einwirkens in die Phase *vor* der eigentlichen Hauptverhandlung, *während* der Hauptverhandlung bzw. Vernehmung sowie die Zeit *nach* der Hauptverhandlung eingeteilt werden können.

■ Für die Phase *vor der Hauptverhandlung* wird übereinstimmend die lange Wartezeit von der Anzeigenerstattung bis zur Aussage vor Gericht als Belastungsfaktor genannt. In einer Untersuchung von Busse et al. (1996) betrug die durchschnittliche Dauer zwischen Anzeigenerstattung und Hauptverhandlung 56 Wochen, in Einzelfällen sogar mehr als drei Jahre. Dieser Wartezeit ist nicht nur durch einen unerledigten und deshalb fortwährend schwelenden Konflikt gekennzeichnet, durch die Unmöglichkeit, das erlebte Trauma zu vergessen, sondern vor allem auch durch die vielfach fast vollständig fehlende Information über den Fortgang der Ermittlungen sowie über die noch bevorstehenden Maßnahmen (etwa eine Begutachtung). Es ist bemerkenswert, dass das Belastungspotenzial einer langen Wartezeit bis zur Hauptverhandlung weitgehend unterschätzt wird (Busse et. al. 1996).

Demgegenüber wird das Ausmaß wiederholter (professioneller) Befragungen eher überschätzt. Nach den Befunden einer von Volbert und Busse (1995) in Berlin durchgeführten Aktenanalyse wird die Mehrzahl der Kinder (81%) nur ein- bis zweimal vernommen. Ähnliche Zahlen werden von Gunder (1999) und Langen (2000) berichtet. Eine zusätzliche Exploration im Rahmen einer aussagepsychologischen Begutachtung mag zwar kurzfristig eine weitere Belastung darstellen, in der Gesamtbilanz der Belastungen wirkt ein Gutachten aber eher belastungsreduzierend. Die kritische Auseinandersetzung über die Aussage des Kindes in der Hauptverhandlung richtet sich nämlich bei Vorliegen eines Sachverständigengutachtens eher auf das Gutachten als auf das Kind.

Ein weiterer Faktor, der in der Phase vor (aber auch während) der Hauptverhandlung zu Verunsicherungen und Ängsten führen kann, sind mangelnde bzw. falsche Kenntnisse über die bevorstehende Verhandlung

(Wolf 1997). Der Ablauf einer Hauptverhandlung, die Rollen der Prozessbeteiligten sowie die Regeln einer Zeugenvernehmung sind selten Unterrichtsgegenstand in der Schule. Bis vor kurzem gab es in Deutschland kein Buch, das in kindgerechter Form diese Kenntnisse vermitteln konnte. Angesichts dieser Situation sind die in verschiedenen Untersuchungen festgestellten Wissensdefizite nicht überraschend. Andererseits haben – zumindest die etwas älteren – Kinder durchaus Vorstellungen über Strafprozesse. Sie haben dieses Wissen aus angloamerikanischen Fernsehserien bezogen. So erwarten z.B. viele Kinder, dass die Verhandlung durch einen Richter geleitet wird, der eine Perücke trägt und gelegentlich mit einem Hammer auf den Tisch schlägt.

▪ In der Phase *während der Hauptverhandlung* wird häufig die lange Wartezeit im Gericht vom Zeitpunkt der Ladung (und möglicherweise der Belehrung) bis zur Vernehmung als belastend erlebt. Nicht selten werden Kinder zur Eröffnung der Verhandlung geladen, gemeinsam mit anderen Zeugen belehrt, um dann bis zu ihrem zeitlich nicht bestimmten Aufruf im Gerichtsgebäude zu warten. Nicht immer kann diese Wartezeit in kindgerechten Räumen verbracht werden. Auf den Fluren aber besteht permanent die Möglichkeit, in einer (unvorhersehbaren) Verhandlungspause dem Angeklagten zu begegnen. Dabei ist gerade die Befürchtung, im Gericht dem Angeklagten zu begegnen, einer der größten stressauslösenden Faktoren in diesem Kontext.

Hinzu kommt, dass eine Aussage über ein möglicherweise traumatisches Erlebnis die damit verbundene emotionale Verletzung erneut reaktivieren und alle bisherigen Bemühungen des Vergessens zunichte machen muss. Inwieweit diese unmittelbare Belastung auch längerfristig schädlich ist, wird allerdings unterschiedlich beurteilt. So hat z.B. Wegener (1992) darauf hingewiesen, dass ein Strafverfahren für ein geschädigtes Kind auch eine positiv zu bewertende Erledigungs- und Entlastungsfunktion haben kann. Ein erneutes Durchleben negativer Emotionen kann sogar einen therapeutischen Effekt haben (so z.B. Pennebaker 1989, Pfäfflin 1997).

Weiter befürchten viele Kinder, den Anforderungen einer Vernehmung nicht gewachsen zu sein, u.a., weil sie sich nicht mehr an alle Details eines möglicherweise lange zurückliegenden Erlebnisses erinnern können. Darüber hinaus sind Kinder verunsichert, weil sie nicht wissen, wie sie beispielsweise sexuelle Details benennen können. Die Befürchtung, die ihnen gestellten Fragen nicht zu verstehen, stellt einen weiteren Belastungsfaktor dar.

▪ Auch *nach Abschluss der Hauptverhandlung* setzen sich einige Befürchtungen fort. So geben manche Kinder an, dass sie sich weiterhin vor einer Begegnung mit dem Angeklagten und insbesondere vor dessen Rache fürchten. Nicht selten treten auch Schuldgefühle auf, weil die eigene Aussage zu einer Bestrafung des Angeklagten geführt hat.

Betrachtet man diese in zahlreichen Untersuchungen mit hoher Übereinstimmung gefundenen Belastungsfaktoren unter psychologischen Gesichtspunkten, so zeigt sich, dass sie zu einem nicht unerheblichen Teil auf fehlende

oder falsche Informationen sowie auf die Unkenntnis über eigene Handlungs-
und Bewältigungsmöglichkeiten zurückzuführen sind. Dies sind genau diejenigen Umstände, die nach der Theorie der kognitiven Kontrolle (Thompson 1981) zu dem Gefühl eines Kontrollverlustes, zu Verunsicherung und Angst führen. Demnach ist zu erwarten, dass die mangelnde Vorhersehbarkeit eines subjektiv bedeutsamen aversiven Ereignisses, verbunden mit der Überzeugung, selbst keinen oder einen nur geringen Einfluß auf den Verlauf dieses Ereignisses zu haben, Verunsicherung, Angst und Stress auslösen.

8.6.3 Maßnahmen zur Reduzierung des Belastungserlebens

Prozessuale Maßnahmen

Auf der Grundlage der vorstehend aufgeführten Befunde können nun zunächst die bereits seit längerem nach der Strafprozessordnung möglichen Maßnahmen hinsichtlich ihrer Effektivität erörtert werden. In § 247 StPO ist die Möglichkeit vorgesehen, den Angeklagten während der Dauer der Vernehmung eines Kindes von der Verhandlung auszuschließen. In einer in Schleswig-Holstein durchgeführten Untersuchung (Dannenberg et al. 1997) machten die Gerichte in etwa 60% der untersuchten Fälle von dieser Möglichkeit Gebrauch; in einer Berliner Studie lag der Anteil dagegen nur bei 41% (Busse et al. 1996).

Die Anwendung dieser Bestimmung ist unter psychologischen Aspekten grundsätzlich zu begrüßen, ist doch die Befürchtung, dem Angeklagten im Gericht zu begegnen, einer der am stärksten belastenden Faktoren. Die erhoffte Wirkung ist jedoch in hohem Maße von weiteren Voraussetzungen abhängig, was in der Praxis häufig nicht beachtet wird. Wenn die betroffenen Kinder nicht frühzeitig über diese Möglichkeit informiert werden, kann der Ausschluss des Angeklagten bestenfalls kurzfristig, in der aktuellen Vernehmungssituation, Entlastung bringen. Im Vorfeld der Hauptverhandlung würden die bestehenden Ängste infolge der fehlenden Information in keiner Weise reduziert werden. Hinzu kommt, dass sich diese Ängste nicht allein auf eine Konfrontation mit dem Angeklagten während der Vernehmung beziehen. Wenn keine organisatorischen und räumlichen Maßnahmen zur Vermeidung einer Begegnung vor und nach der Vernehmung getroffen werden (können), bleibt die an sich gutgemeinte Maßnahme möglicherweise weitgehend wirkungslos. Noch negativer ist die gelegentlich zu beobachtende Praxis zu werten, zunächst eine Vernehmung in Anwesenheit des Angeklagten zu versuchen und erst dann, wenn sich Probleme einstellen, den Angeklagten auszuschließen.

Die nach § 172 Nr. 4 GVG vorgesehene Möglichkeit, die Öffentlichkeit während der Vernehmung eines Kindes auszuschließen, ist ebenfalls grundsätzlich positiv zu bewerten. Allerdings wird diese Möglichkeit nicht immer genutzt. In der o. a. Untersuchung von Dannenberg et al. (1997) erfolgte die Aussage des Kindes in 58% der Fälle ohne Öffentlichkeit, während bei 45% der untersuchten Berliner Verfahren keine Zuschauer anwesend waren (Busse et al. 1996). Nicht immer war hierfür ein formeller Beschluss des Gerichts erforderlich, weil häufig von vornherein keine Zuschauer anwesend waren. Auch für die psychologische Bewertung dieser Maßnahme gilt, dass sie im Vorfeld einer Hauptverhandlung nur dann belastungsreduzierend wirken kann, wenn sie den Kindern bekannt ist.

Eine Begrenzung des Fragerechts auf den/die Vorsitzende/n Richter/in (§ 241 a StPO) hat den Vorteil, dass sich ein Kind nur auf einen Gesprächspartner einstellen muß. Ob und inwieweit diese Maßnahme jedoch tatsächlich belastungsreduzierend auf das Kind wirkt, hängt in hohem Maße von der Verhandlungsführung des/der Vorsitzenden ab. Fragen eines Verfahrensbeteiligten etwa, die formell an den/die Vorsitzende/n gerichtet sind, können durch das begleitende nonverbale Verhalten (Tonfall, Lautstärke, Anblicken des Kindes u. ä.) u. U. eher zur Verwirrung als zu einer Entlastung beitragen. Ostendorf (1995) hat daher vorgeschlagen, die Fragen schriftlich vorzulegen, um so eine Einflussnahme durch Ton und Formulierung auf das Kind zu vermeiden.

Nur selten wird von der Möglichkeit Gebrauch gemacht, während der Vernehmung des Kindes die Robe abzulegen und sich – abweichend von der konventionellen Sitzordnung – zu dem befragten Kind zu setzen. In der schleswig-holsteinischen Stichprobe erfolgte das Ablegen der Robe in lediglich 13%, in der Berliner Untersuchung sogar nur in 7% der Fälle. Bei 25% der in Schleswig-Holstein beobachteten Vernehmungen verließ der/die Vorsitzende Richter/in während der Befragung den Richtertisch und begab sich zu dem Kind.

Das schleswig-holsteinische Zeugenbegleitprogramm für Kinder

Wenn fehlende oder falsche Informationen über den Ablauf einer Hauptverhandlung, über die Rolle der Prozessbeteiligten sowie über eigene Handlungsmöglichkeiten eine wesentliche Ursache für das vielfach berichtete Belastungserleben von Kindern sind, dann sollten Befürchtungen, Verunsicherungen und Ängste durch Informationsvermittlung reduziert werden können. Diese Überlegung bildete die Grundlage für die Entwicklung eines Zeugenbegleitprogramms für Kinder, das 1996 zunächst in einer einjährigen Modellphase evaluiert und 1997 als Regelmaßnahme in Schleswig-Holstein eingeführt wurde. Es wird im Folgenden exemplarisch als eine mögliche Ausgestaltung einer Betreuungsmaßnahme näher beschrieben. Inzwischen gibt es in Deutschland eine größere Zahl von Initiativen zur Betreuung/Begleitung von (auch erwachsenen, vgl. z. B. Bürner 2001) Zeugen (im Überblick Kaczynski 2000).

Zielgruppe des Programms sind Kinder und Jugendliche bis zu 16 Jahren, die mutmaßlich Opfer eines Sexualdeliktes geworden sind. Sofern die vermuteten Missbrauchshandlungen bereits zu einem früheren Zeitpunkt

stattgefunden haben, werden auch Jugendliche betreut, die diese Altersgrenze bereits überschritten haben. Voraussetzung ist ferner, dass Anklage
erhoben wurde und auf die Vernehmung des Kindes/Jugendlichen nicht
verzichtet werden kann. Wenn diese Bedingungen vorliegen, wird den
Zeug/inn/en bzw. Sorgeberechtigten die Teilnahme an dem Programm angeboten. Die Inanspruchnahme ist für die Betroffenen kostenlos.

Mit der Anklageerhebung informiert die Staatsanwaltschaft die Zeugen
bzw. deren gesetzliche Vertreter über die Möglichkeit einer Zeugenbegleitung und bittet um Rückmeldung, ob eine solche Betreuung gewünscht
wird. Gleichzeitig werden das Gericht und die übrigen Verfahrensbeteiligten im Rahmen einer Abschlussverfügung von der Staatsanwaltschaft über
diese Vorgehensweise informiert. Durch eine frühzeitige und umfassende
Information soll für alle Beteiligten größtmögliche Transparenz geschaffen
und so mögliches Misstrauen hinsichtlich einer Beeinflussung der Aussage
vermieden werden.

Wird von den Betroffenen eine Zeugenbegleitung gewünscht, teilt die
Staatsanwaltschaft der Betreuungseinrichtung Namen und Anschrift mit
und gibt außerdem eine kurze Information darüber, ob es sich bei dem
Tatverdächtigen um eine Person aus dem sozialen Umfeld des betroffenen
Kindes handelt. Weitere Informationen werden von der Staatsanwaltschaft
aus datenschutzrechtlichen Gründen nicht weitergegeben. Auf diese Weise
wird außerdem der Gefahr vorgebeugt, dass durch die Kenntnis fallbezoge-
ner Details eine Beeinflussung der Zeugenaussage erfolgt.

Wenn der Termin für die Hauptverhandlung bekannt ist, setzt sich die
Betreuungsperson mit der betroffenen Familie bzw. dem betroffenen Kind
oder Jugendlichen in Verbindung und vereinbart zeitnah zur Hauptverhandlung einen Termin für ein erstes Treffen. Hier werden den Betroffenen
das Programm sowie die weitere Vorgehensweise erläutert. Die eigentliche
Vorbereitung auf die Hauptverhandlung kann sowohl bei dem Kind bzw.
Jugendlichen zu Hause als auch in den Räumen der jeweiligen Institution
durchgeführt werden.

Das Zeugenbegleitprogramm beinhaltet Maßnahmen vor, während und
nach der Hauptverhandlung. Vor der Hauptverhandlung steht die Vermittlung von Informationen sowohl über deren Verlauf als auch über die beteiligten Personen im Vordergrund. So werden u.a. die Funktion der Prozessbeteiligten erläutert und der Verlauf einer Vernehmung durchgesprochen.
Nach Möglichkeit besichtigt die Betreuungsperson mit dem Kind oder Jugendlichen den Gerichtssaal, wobei die Sitzposition der verschiedenen Beteiligten beschrieben werden kann. Sofern der/die vorsitzende Richter/in
einverstanden ist, erfolgt ein kurzer Besuch zum gegenseitigen Kennenler-
nen. Ferner werden dem Kind bzw. Jugendlichen Informationen über eigene Handlungsmöglichkeiten vermittelt (etwa die Möglichkeit, bei Verständ-
nisschwierigkeiten nachzufragen oder um eine Pause zu bitten). Unter keinen Umständen wird jedoch der Inhalt der Zeugenaussage selbst bespro-
chen. Dies ist eine entscheidende Voraussetzung der Akzeptanz des Zeugenbegleitprogramms bei den Prozessbeteiligten.

Die Vermittlung von gerichtsbezogenen Kenntnissen wird unterstützt durch ein Holzmodell, mit dem die Einrichtung eines Gerichtssaales sowie die beteiligten Personen dargestellt werden können. Dieses aus einzelnen Elementen bestehende Modell ist flexibel, so dass den jeweiligen baulichen und räumlichen Besonderheiten Rechnung getragen werden kann. Darüber hinaus wurden unter Berücksichtigung pädagogisch-psychologischer Gesichtspunkte zwei illustrierte Kinderbücher für jeweils unterschiedliche Altersgruppen entwickelt und hinsichtlich ihrer Eignung zur Vermittlung von gerichtsbezogenem Wissen empirisch überprüft (Dannenberg et al. 1997; Eipper et al. 1997; Hille et al. 1997). Die Betreuungsperson erläutert anhand des Buches gerichtsrelevante Informationen. Das Buch verbleibt anschließend bei den Kindern. Schließlich wird gemeinsam mit dem Kind bzw. Jugendlichen der Tag der Hauptverhandlung geplant. Hierzu gehört auch die Überlegung, was man gemeinsam nach dem Verlassen des Gerichts unternimmt.

Auf Wunsch des Kindes/Jugendlichen begleitet die Betreuungsperson den Zeugen zum Gericht und verbringt mit ihm gemeinsam die Wartezeit bis zur Vernehmung. Nach Möglichkeit wird dafür Sorge getragen, dass eine Begegnung mit dem Angeklagten vermieden wird. Während der Vernehmung sitzt die Betreuungsperson auf Wunsch neben dem Kind. Nach der Entlassung als Zeuge wird gemeinsam das zuvor verabredete Programm durchgeführt und anschließend das Kind nach Hause begleitet. Sofern sich während der Betreuungsmaßnahme gezeigt hat, dass eine Beratung oder Therapie sinnvoll wäre, wird diese nach Möglichkeit durch die Betreuungsperson vermittelt.

Die Auswirkungen des Zeugenbegleitprogramms auf die psychische Befindlichkeit der betreuten Kinder und Jugendlichen wurden in einer etwa 18 Monate nach Einführung erhobenen Evaluationsstudie auf verschiedenen Ebenen erfasst (Dannenberg et al. 1997). Zum einen wurde das Verhalten der Kinder in der Hauptverhandlung direkt beobachtet. Darüber hinaus wurden Richterinnen und Richter, Begleitpersonen sowie Eltern der betroffenen Kinder und Jugendlichen nach den von ihnen wahrgenommenen Auswirkungen befragt. Aufgrund dieser Befunde aus verschiedenen Datenquellen, die sich gegenseitig stützen, kann mit hoher Wahrscheinlichkeit davon ausgegangen werden, dass das Zeugenbegleitprogramm eine deutliche Reduzierung der emotionalen Belastungen kindlicher Zeugen bewirkt und zudem eine Steigerung der Selbstsicherheit der Kinder zur Folge hat.

Aufgrund der geringeren emotionalen Belastung der betroffenen Kinder und Jugendlichen war zu erwarten, dass sich die Teilnahme an dem Zeugenbegleitprogramm auch positiv auf die kognitiven Leistungen auswirkt und somit mittelbar auch eine Verbesserung der Aussagequalität eintrat. Diese Erwartungen konnten durch die Befunde ebenfalls bestätigt werden. So zeigte sich z. B., dass Kinder, die eine Unterstützung in Form einer Zeugenbegleitung erfahren hatten, seltener fragmentarische Spontanberichte während der Vernehmung abgaben als Kinder, die nicht an dem Programm teilgenommen hatten. Sie gaben ihre Erinnerungsbemühungen auch nicht so schnell auf wie Kinder, die keine Betreuung erfahren hatten. Darüber hinaus wirkten die betreuten Kinder u.a. konzentrierter, waren bemüht, sich zutreffend auszudrücken und artikulierten sich verständlicher. Diese durch Verhaltensbeobachtungen in der Hauptverhandlung gewonnenen Daten decken sich mit den Erfahrungen der ebenfalls befragten Richter/innen und Staatsanwält/innen.

Das hier näher vorgestellte schleswig-holsteinische Zeugenbegleitprogramm ist nicht der einzige Ansatz zur Reduzierung des Belastungserlebens von kindlichen Zeugen geblieben. Inzwischen gibt es an mehreren Orten verschiedene andere Initiativen einer psychosozialen Betreuung. Hierzu gehört z.B. die Zeugenbegleitung nach dem Kerpener Modell (Raack 1998), die Düsseldorfer Zeugenbetreuungsstelle (Schneider u. Weiss 1998) sowie das Hanauer Modell (Reckewell 1998). Bisher ist eine Zeugenbegleitung jedoch nur in Schleswig-Holstein flächendeckend eingeführt worden.

Maßnahmen nach dem Zeugenschutzgesetz von 1998

Mit dem Gesetz zum Schutz von Zeugen bei Vernehmungen im Strafverfahren und zur Verbesserung des Opferschutzes (Zeugenschutzgesetz), das zum 01.12.1998 in Kraft getreten ist, sind weitere Möglichkeiten zur Entlastung kindlicher Zeugen geschaffen geworden. So sieht § 58 a StPO vor, dass bei Personen unter sechzehn Jahren eine Vernehmung auf Bild-Ton-Träger aufgezeichnet werden soll. Nach § 255 a StPO kann u.a. bei Straftaten gegen die sexuelle Selbstbestimmung *„die Vernehmung eines Zeugen unter sechzehn Jahren in der Hauptverhandlung durch die Vorführung einer Bild-Ton-Aufzeichnung einer früheren richterlichen Vernehmung ersetzt werden, wenn der Angeklagte und sein Verteidiger Gelegenheit hatten, an dieser mitzuwirken. Eine ergänzende Vernehmung des Zeugen ist zulässig."* Ferner *„kann das Gericht anordnen, daß der Zeuge sich während der Vernehmung an einem anderen Ort aufhält. ... Die Aussage wird zeitgleich in Bild und Ton in das Sitzungszimmer übertragen"* (§ 247 a).

Diese Neuregelung ist von psychologischer Seite eher zurückhaltend bis skeptisch aufgenommen worden. Volbert (2002) nimmt an, dass für die Mehrzahl der kindlichen Zeugen ein wirklicher Vorteil nicht zu erkennen ist, da die Bedingungen, unter denen eine Videokonferenz eingesetzt werden kann, eher restriktiv formuliert sind und im Übrigen zwar die Atmosphäre des Gerichtssaals vermieden, aber gegen eine ungewöhnliche Kommunikationssituation via Monitor eingetauscht werde.

Während der Gesetzgeber in § 247 a eine Regelung einführt, die bereits seit 1988 in Großbritannien gilt und dort erfolgreich praktiziert wird, bleibt § 255 a unter dem Gesichtspunkt der Entlastung kindlicher Zeugen hinter der dort seit 1992 geltenden Rechtslage zurück. Nach britischem Recht kann die Videoaufzeichnung einer frühen polizeilichen Vernehmung im Gericht als Beweismittel verwendet werden (Köhnken 1995). Dies wird dort inzwischen bei der großen Mehrzahl aller in Frage kommenden Fälle praktiziert. Nach dem neuen deutschen Zeugenschutzgesetz kann dagegen eine Videoaufzeichnung nur dann als Beweismittel eingeführt werden, wenn Angeklagter und Verteidiger Gelegenheit hatten, an der Vernehmung teilzunehmen und wenn es sich um eine richterliche Vernehmung handelt. Dies bedeutet, dass in vielen Fällen eine weitere Zeugenbefragung erfolgen muss, um überhaupt die Möglichkeit zu haben, dem kindlichen Zeugen eine Aussage in der Hauptverhandlung zu ersparen. Dabei ist es keineswegs sicher, dass das betroffene Kind nicht mehr aussagen muss. Die Regelung ist u. a. auch aus diesem Grund auf deutliche Kritik gestoßen (Rex 1998). Hinzu kommt, dass Ermittlungsrichter im Allgemeinen nicht so gut in der Vernehmung kindlicher Zeugen ausgebildet sind wie Polizeibeamte und darüber hinaus auch aufgrund der geringeren Fallzahl nur sehr viel langsamer ein entsprechendes Erfahrungswissen erwerben. Vor diesem Hintergrund ist gefordert worden, die Regelung so abzuändern, dass Bild-Tonaufzeichnungen von *polizeilichen Vernehmungen* über die engen Voraussetzungen des § 225 a i. V. m. § 251 StPO hinaus in die Hauptverhandlung eingeführt werden können (Stahlmann-Liebelt 2001). Die in einer defizitären Ausbildung und unzureichenden Erfahrung begründete Unsicherheit mag ein Grund dafür sein, dass die Zahl der in Hauptverhandlungen eingeführten Videoaufzeichnungen wie auch die der Videodirektübertragungen nunmehr vier Jahre nach Einführung des Zeugenschutzgesetzes noch sehr gering geblieben ist (Gunder 1999).

8.6.4 Ausblick

Das neue Zeugenschutzgesetz macht eine Vorbereitung und Betreuung kindlicher Zeugen nicht überflüssig. Es behebt keine Wissensdefizite und falschen Erwartungen, die sich als zwei der zentralen Ursachen des Belastungserlebens erwiesen haben. Allerdings muss sich der Inhalt eines Zeugenbegleitprogramms an der konkreten Situation und Aufgabe orientieren, mit der eine Zeugin bzw. ein Zeuge in der Praxis konfrontiert wird, denn hierauf soll das Programm vorbereiten. Wenn sich die Situation und die Aufgabe verändern, muss ein Zeugenbegleitprogramm diese neue Praxis berücksichtigen. Insofern wird es erforderlich sein, die neuen Möglichkeiten, insbesondere die Verwendung von Videotechnik, in das Programm zu integrieren.

Literatur

Busse D, Volbert R, Steller M (1996) Belastungserleben von Kindern in Hauptverhandlungen. Abschlußbericht eines Forschungsprojekts im Auftrag des Bundesministeriums der Justiz. Bundesministerium der Justiz, Bonn

Dannenberg U, Mantwill M, Stahlmann-Liebelt U, Köhnken G (1997) Reduzierung von
Informationsdefiziten und Ängsten kindlicher Zeugen. In: Greuel L, Fabian Th,
Stadler M (Hrsg) Psychologie der Zeugenaussage. Beltz, Weinheim

Dannenberg U, Höfer E, Köhnken G, Reutemann M (1997) Abschlußbericht zum Mo-
dellprojekt „Zeugenbegleitprogramm für Kinder". Forschungsbericht für das Minis-
terium für Frauen, Jugend, Wohnungs- und Städtebau des Landes Schleswig-Holstein, Kiel

Eipper S, Hille P, Dannenberg U (1997) Rasmus Rabe ermittelt: Was passiert eigentlich
vor Gericht? Rathmann Druck und Verlag, Kiel

Gunder T (1999) Der Umgang mit Kindern im Strafverfahren. Peter Lang GmbH,
Frankfurt am Main

Haupt H, Weber U (1999) Handbuch Opferschutz und Opferhilfe. Nomos, Baden-
Baden

Hille P, Eipper S, Dannenberg U (1997) Klara und der kleine Zwerg. Ein Buch für Kinder, die bei Gericht sind. Rathmann Druck und Verlag, Kiel

Kaczynski ON (2000) Zeugenbetreuung in der Justiz. Weißer Ring, Mainz

Keiser C (1998) Das Kindeswohl im Strafverfahren. Peter Lang GmbH, Frankfurt am
Main

Köhnken G (1995) Video im Gericht – Modelle und Erfahrungen in Großbritannien.
Strafverteidiger 15:376–380

Langen N (2000) Der Einfluss der Ergebnisse aussagepsychologischer Gutachten auf
die Entscheidungen von Staatsanwaltschaft und Gericht in Strafverfahren wegen des
Verdachts von Taten gegen die sexuelle Selbstbestimmung Minderjähriger. Peter
Lang GmbH, Frankfurt am Main

Ostendorf H (1995) Sexueller Mißbrauch von Kindern – Strafjustiz im Spannungsfeld
zwischen Wahrheitssuche und Opferschutz. Schleswig-Holsteinische Anzeigen 29–32

Pennebaker JW (1989) Confession, inhibition, and desease. In: Berkowitz L (ed)
Advances in experimental social psychology, Bd 22. Academic Press, San Diego,
pp 211–244

Pfäfflin F (1997) Schützen Videovernehmungen kindliche Zeugen vor sekundärer Traumatisierung? Strafverteidiger 17:95–99

Raack W (1998) Sexueller Mißbrauch: Zeugenschutz und Zeugenbegleitung nach dem
„Kerpener Modell". Pro Jugend 3/1998:24–27

Rex E (1998) Kindliche Zeugen bzw. Opfer im Ermittlungsverfahren und vor Gericht.
Auswirkungen des Zeugenschutzgesetzes vom 30. 04. 1998 im Ermittlungsverfahren.
Vortrag auf dem Deutschen Jugendgerichtstag 1998 in Hamburg

Schneider F, Weiss U (1998) Psychosoziale Betreuung von Opferzeugen in Strafprozessen: Der Beginn der Düsseldorfer Zeugenbetreuungsstelle. Betrifft Justiz 55:306–312

Spencer JR, Flin R (1990) The evidence of children: The law and the psychology. Sage,
London

Stahlmann-Liebelt U (2001) Zeugenschutzgesetz – Bestandsaufnahme für Schleswig
Holstein, Auswirkungen der Strafrechtsreform. In: Notruf und Beratung für ver-
gewaltigte Mädchen und Frauen, Kiel (Hrsg) Straftaten gegen die sexuelle Selbstbestimmung: Reformen – Erfahrungen – Perspektiven

Thompson SC (1981) Will it hurt less if I can control it? A complex answer to a simple
question. Psychological Bulletin 90:326–345

Volbert R (2002) Welche Verbesserungen können durch Videovernehmungen für Opferzeugen erreicht werden? In: Barton S (Hrsg) Verfahrensgerechtigkeit und Zeugenbeweis: Fairness für Opfer und Beschuldigte. Reihe Interdisziplinäre Studien zu Recht und Staat. Nomos, Baden-Baden, S 149–164

Volbert R, Busse D (1995) Belastungen von Kindern in Strafverfahren wegen sexuellen Mißbrauchs. In: Salgo L (Hrsg) Vom Umgang der Justiz mit Minderjährigen. Luchterhand, Neuwied

Volbert R, Pieters V (1993) Zur Situation kindlicher Zeugen vor Gericht. Empirische Befunde zu Belastungen durch Strafverfahren und zu möglichen Reformmaßnahmen. Forum-Verlag Godesberg, Bonn

Wolf P (1997) Was wissen Kinder und Jugendliche über Gerichtsverhandlungen? Roderer, Regensburg

Wegener H (1992) Sexueller Mißbrauch: Zwischen Therapie und Strafverfolgung. Psychomed 4:32–35

9 Formen der Behandlung

9.1 Sozialpädagogische Betreuung

GÜNTER HINRICHS

9.1.1 Vorbemerkung und Grundsätzliches

Sozialpädagogische Betreuung als begleitende Hilfe zur Resozialisierung von jungen Straftätern (siehe dazu auch Kap. 9.4) ist begrifflich schwer zu präzisieren und vielfältig. Sie ist inhaltlich Reaktion auf einen bestimmten erzieherischen Bedarf bzw. ein entsprechendes Defizit. Für (kompensatorische) Maßnahmen bezüglich der hier in Frage kommenden Altersgruppe (die im nachfolgenden Text weiter unten konkretisiert werden) liefert das KJHG die gesetzliche Grundlage auf Bundesebene, während die Ausführung durch die jeweiligen Ländergesetze geregelt wird. Sozialpädagogisches Handeln unterliegt dem Anspruch, die Betreuten in ihren sozialen Lebensbezügen zu begreifen und Hilfsmaßnahmen auch dort zu verorten. Es gestaltet sich mitunter parteilich und ist durch einen besonderen Diskurs gekennzeichnet.

Die beschriebene Grundhaltung favorisiert eigene Methoden der Erkenntnisgewinnung (wie etwa die Beachtung autobiographischer Selbstzeugnisse) und führt zu hermeneutisch-sozialpädagogischen Diagnosen (Mollenhauer u. Uhlendorff 1992). In ihnen werden auffällige Verhaltensweisen in einen Sinnzusammenhang mit der individuellen Biographie wie auch den gesellschaftlichen Rahmenbedingungen gebracht. Es sollen somit eine reine Etikettierung sowie die einseitige Orientierung am sogenannten Defizitmodell vermieden werden. Ein derartiger Ansatz tut sich schwer mit der Festlegung (vorab) formulierter Behandlungsziele, womit sich Evaluation nicht leicht gestaltet. Unterschiede zu der eher individuell ausgerichteten medizinisch-psychologischen Perspektive – wenngleich hier die Kinder- und Jugendpsychiatrie ja durchaus als integrationsstiftend gelten darf – sind hinreichend bekannt (Gintzel u. Schone 1990), und zwar einschließlich der wechselseitigen Zuschreibungen und der damit verbundenen Kooperationsprobleme.

Der forensisch tätige Gutachter begegnet sozialpädagogischem Denken bereits bei der ganzheitlichen Betrachtung von Delinquenz, oft im Überschneidungsbereich zur Kriminologie, spätestens aber im Rahmen der Hauptverhandlung innerhalb der Tätigkeit der Jugendgerichtshilfe, im Besonderen hinsichtlich Behandlungs- und Betreuungsmaßnahmen. Was das Verhältnis von Strafjustiz und Sozialpädagogik anbelangt, scheint letzterer teils eigenständig, teils kooperativ, teilweise als ausführendem Organ eine immer stärkere Bedeutung zuzukommen, einhergehend mit der Begrenzung justitieller Einwirkungsmöglichkeiten. Doch auch hier stellt sich die Frage der Indikation: Deutliche soziobiographische Defizite stehen nicht immer in einem eindeutigen Zusammenhang mit Delinquenz. Und bezüglich erzieherischer Maßnahmen ist unter dem Grundsatz der Verhältnismäßigkeit Zurückhaltung angebracht, um eine Überbetreuung zu vermeiden. Hier ist der Begriff der sogenannten *Eingriffsintensität* (siehe auch weiter unten) zu erwähnen, die das Ausmaß von Reaktionen auf Persönlichkeit und Lebensgestaltung des jungen Menschen beschreibt. Versteht man schließlich unter *Resozialisierung* (siehe hierzu ausführlich Cornel et al. 1995) lediglich die Erlangung von Straffreiheit bzw. Gesetzestreue, so ist dieses Ziel eventuell auch auf anderen Wegen, durch weniger einschneidende Maßnahmen, zu erreichen.

Unzweifelhaft haben sozialpädagogische Ansätze schon im Vorfeld manifest straffälligen Verhaltens einen ersten Stellenwert.

▪ Dies sind zum einen Maßnahmen sozialorientierter und *primärpräventiver* Art, die auf die Stärkung von Sozialisation, Integration, von Rechts- und Wertebewusstsein abzielen (wie etwa Jugendfreizeitangebote).
▪ Zum anderen kommen deliktorientierte, *sekundärpräventive* Bemühungen in Betracht, durch die Tatgelegenheiten reduziert werden sollen (Sicherheitsvorkehrungen), um kriminalitätsgeneigten Menschen möglichst wenig derartige Anlässe zu bieten.
▪ Schließlich wird die *tertiäre* Prävention schwerpunktmäßig von der Straffälligenhilfe wahrgenommen (Rückfallverhinderung bei bereits straffällig Gewordenen).

Am Beispiel der *Gewaltprävention* zeigt sich die starke Abhängigkeit von gesamtsozialen und (gesellschafts-)politischen Bewegungen (Breymann 1997).

Inzwischen existieren zahlreiche Vorschul- und schulische Programme; präventive Arbeit konzentriert sich aber auch auf das Gemeinwesen oder die Jugendarbeit im Freizeitbereich, um Ausgrenzungen und Stigmatisierungen möglichst früh zu vermeiden. Bezüglich strafjustitieller Sanktionen sind ambulante Maßnahmen vorrangig, die überwiegend sozialarbeiterisch/sozialpädagogisch ausgerichtet sind, wenngleich diese Behandlungs-/Betreuungsgrundlage auch im Strafvollzug verwirklicht wird. Auch die aus dem angloamerikanischen Raum übernommene Idee der *Diversion*, also der Vermeidung eines staatlich strafenden Eingriffes (siehe Kap. 9.4) hält sozialpädagogische Angebote bereit.

Aus der Vielzahl der Maßnahmen seien nachfolgend einige wichtige exemplarisch genannt.

9.1.2 Programme und Maßnahmen

▪ **Intensive sozialpädagogische Einzelhilfe.** Darunter wird eine bis zu einem Jahr dauernde eingriffsintensive Betreuung verstanden, die jungen Menschen zielgerichtete Hilfe bietet und ihr soziales Umfeld ausdrücklich miteinbezieht (Familien-, Beziehungs-, Schul- und Ausbildungs-, Wohnungs- und finanzielle Probleme). Diese Form unterscheidet sich von einer Einzelpsychotherapie nicht nur durch die Zielvorstellung, auch die Art der zwischenmenschlichen Beziehung gestaltet sich anders. Zwar wird hier ebenfalls eine Vertrauensbeziehung als Grundlage gesehen, die Interaktion jedoch als Kooperation betrachtet, in deren Rahmen ein notwendiger Freiraum für die Selbständigkeitsentwicklung zur Verfügung gestellt wird (Cornel et al. 1995).

▪ **Soziales Training.** Gegenstand ist das (Wieder-)Erlernen von sozial akzeptierten, nichtkriminellen Fähigkeiten und Fertigkeiten zur Bewältigung von Alltagssituationen (Otto 1988). Dabei werden im Rollenspiel mit anschließendem Video-Feedback so unterschiedliche Verhaltensweisen trainiert wie der Umgang mit Behördenangestellten und andererseits das Abschlagen weiteren Biertrinkens in geselliger Runde bei entsprechendem Anlass. Gelernt wird in der Trainingsgruppe bis zu einem halben Jahr. Die Maßnahme kann ambulant durchgeführt werden, eine Alternative zum Jugendarrest darstellen, aber auch während der Haft bereitgestellt werden. Soziales Training hat seine Indikation in entsprechenden Sozialisationsdefiziten, insofern besteht eine gewisse Nähe zum Begriff der „schädlichen Neigungen", wie er im JGG formuliert ist (siehe Kap. 4.2.4), und eine mittlere Eingriffsintensität.

▪ **Erlebnispädagogik.** Hierzu zählen Segeltouren, Wandern in abgelegenen Berggegenden, Wildwasserkanufahrten oder Überlebenstraining schlechthin. Diese inzwischen vielfach kritisierten Ansätze stellen oft hohe Anforderungen an die Teilnehmer. Sind sie mit längerem Aufenthalt in der Fremde verbunden, fällt die Reintegration oft schwer bzw. ist konzeptionell auch nicht genügend abgestützt. Oft werden wertvolle neue Erfahrungen vermittelt, die Intention bzw. der Stellenwert der Maßnahme wird vielen Jugendlichen jedoch nicht so recht deutlich, gerade wenn derartige Maßnahmen quasi als unmittelbare Reaktion auf massives Fehlverhalten folgen. Auch stellt die Effektivitätsbeurteilung derartiger Maßnahmen ein bislang ungelöstes Problem dar; erste Ansätze dazu beziehen beispielsweise die Erlebnisqualität, das Anforderungsniveau und das Bewältigungsverhalten bei erlebnispädagogischen Segelmaßnahmen aufeinander (Moch 1998). Evaluationsstudien liegen in diesem Bereich bis dato nicht vor. Zu der eingangs erwähnten kritischen, oft ablehnenden Haltung gegenüber erlebnispädagogischen Maßnahmen mag auch der Begriff selber beitragen, der in breiten Kreisen der Öffentlichkeit den Eindruck von Freizeit und Erholung suggeriert. Darunter werden dann die gruppensolidarischen Anforderungen in o. g. Bewährungssituationen kaum deutlich.

◾ **Sozialtherapeutische Wohngemeinschaften.** In diesem Rahmen sollen straffällige Jugendliche lernen, ihre Probleme auf der Grundlage weitgehender Selbstbestimmung und Selbstgestaltung in einer kleinen, überschaubaren Gruppe als Lernfeld zu bearbeiten. Weitere Ziele sind eine Sensibilisierung für die eigene Problematik (einschließlich des Aufarbeitens der Straffälligkeit), die Erhöhung der sozialen Kompetenz, psychische Stabilisierung, Erwerb von Konfliktfähigkeit, Aufbau und Einbindung in ein tragfähiges soziales Gefüge und Befähigung zu einem eigenverantwortlichen, selbständigen und straffreien Leben außerhalb öffentlicher Einrichtungen.

Diese Form der Einwirkung und Behandlung gibt es sowohl intramural („Wohngruppenvollzug") wie auch außerhalb des Strafvollzuges. In der Betreuung von ca. sechs bis acht Jugendlichen kommt Gesprächsgruppen sowohl zu organisatorischen Fragen wie auch solchen der interpersonellen Problembewältigung eine besondere Rolle zu („guided-group-interaction"). Hinzu kommen die Freizeitstrukturierung, Arbeits- bzw. Ausbildungsbegleitung sowie konfliktregulierende Gespräche.

◾ **Deliktspezifische Hilfs- und Behandlungsangebote.** Neben den primär psychotherapeutisch ausgerichteten Formen wie etwa bei Sexualstraftaten gibt es solche mit sozialpädagogischem Schwerpunkt. Bei Kraftfahrzeugseriendelikten bietet sich etwa eine Kombination von problemorientierter Aufklärung, Verkehrsunterricht und Führerscheinerwerb an.

Ein deliktspezifisches Behandlungsangebot für junge gewalttätige Wiederholungstäter präsentierten Weidner und Wolters (1991) mit ihrem „Anti-Aggressivitäts-" bzw. „Antagonisten-Training" (AAT), an dem sich inzwischen zahlreiche inhaltlich vergleichbare Interventionsformen orientieren. Innerhalb von sechs Monaten durchlaufen die Teilnehmer dabei idealtypisch vier Phasen (Integrations-, Konfrontations-, Gewaltverringerungs- und Nachbetreuungsphase); neben dem schwerpunktmäßig gesprächsorientierten Behandlungsteil (Einzel- sowie Gruppengespräche) stehen Rollenspielelemente und sportpädagogische Aktivitäten. Insofern stellt das Anti-Aggressivitäts-Training ein integratives Behandlungsmodell mit psycho-, verhaltens- und sozialtherapeutischen Elementen dar.

Eine Wirkungsevaluation des AAT der Jugendanstalt Hameln aus den Jahren 1987–1999 unter dem Gesichtspunkt der Legalbewährung ergab folgenden Hauptbefund (Ohlemacher et al. 2001):

Hinsichtlich der jeweiligen Rückfallraten, -häufigkeiten und -geschwindigkeiten zeigte sich kein Unterschied zwischen AAT-Teilnehmern und einer untrainierten Kontrollgruppe, lediglich die Rückfallintensität erschien bei Ersteren geringer – jedoch immer noch unterhalb statistischer Signifikanz. Dieser empirische Befund stützt die schon seit längerem bestehende kriminologische Beobachtung, dass sich unterschiedliche Behandlungsmaßnahmen Inhaftierter in ihrem Effekt auf die Legalbewährung nur wenig unterscheiden. Allerdings ist damit nicht zwangsläufig forensisch-therapeutischer Pessimismus verbunden, da die Probanden der Kontrollgruppe andere Behandlungsformen durchlaufen haben können.

■ **Täter-Opfer-Ausgleich (TOA).** Der TOA als strafrechtliches Reaktionsinstrument kommt sowohl in Diversionsfällen wie auch zur Milderung einer Kriminalstrafe in Betracht. Er geht prinzipiell von der Möglichkeit einer konstruktiven Tatverarbeitung und eines Ausgleiches der Tatfolgen aus. Grundgedanke ist dabei, den Konflikt an seinem Entstehungsort zu verarbeiten und zu lösen. Sozialpädagogisch geprägt sind dabei die Vermittlung sowie die getroffenen Vereinbarungen. Die bisherigen Erfahrungen vornehmlich aus dem Jugendstrafrecht bei leichter bis mittlerer Kriminalität ermutigen zur Ausweitung des Verfahrens (Dölling 2000), auch wenn das Ausmaß der Rückfälligkeit im Vergleich mit anderen strafrechtlichen Rechtsfolgen bis dato noch ungeklärt ist. Voraussetzungen für TOA sind einerseits ein eindeutig ermittelter Sachverhalt, ein geständiger Täter sowie ein persönliches Opfer. Diese Methode kommt bei einigen Körperverletzungsdelikten durchaus in Frage, nicht aber bei schwereren Sexual- sowie allgemein Kapitaldelikten. Die Grenze in der Anwendung liegt einerseits in der Zumutbarkeit für die Geschädigten, andererseits muss für die Täter damit eine Normverdeutlichung verbunden sein.

■ **Weitere Formen.** Es gibt noch andere Ansätze der Straffälligenhilfe mit sozialpädagogischer Orientierung, auch inzwischen so etablierte Formen wie die Drogen- und Schuldnerberatung sind zumindest dadurch mitgeprägt.

Auf eine lange Tradition blickt die *psychoanalytische Sozialarbeit* in der Begegnung von Pädagogik, Sozialarbeit und Psychotherapie zurück (Feuling 1995). Ein möglicherweise verbindendes Element könnte in der Analyse des Bindungs- und Beziehungsverhaltens Straffälliger gesehen werden. Daraus lassen sich Indikationshinweise für unterschiedliche Betreuungsformen ableiten. So gibt es zum einen junge Menschen, für deren Stabilisierung und Identitätsfindung eine tragfähige Beziehung mit zwischenmenschlicher Nähe und fordernden Anteilen als unverzichtbar gilt. Bei anderen entsteht daraus eine erhebliche Bedrohung mit Spaltungs- und Zerstörungstendenzen; hier schützen offenbar klare Regeln und Abgrenzungen, die für beide Interaktionspartner deutlich werden.

9.1.3 Aktuelle Situation

Über die „etablierten" Aufgabenstellungen hinaus muss heute zunehmend aufsuchende Sozialarbeit geleistet werden. Neben individuumzentrierter ist eine ganzheitliche, lebenswelt- und subkulturorientierte Arbeit gefragt (Pädagogik der „realistischen Lebensgestaltung"). Die Hinwendung zu einer konfrontativen Pädagogik/Sozialarbeit lässt sich auch im Rahmen eines Paradigmenwechsels verstehen. Das doppelte Mandat von Hilfe und Sanktionierung wird (wie unter nondirektiver Perspektive) nicht mehr als handlungslähmend, sondern eher konstruktiv-dynamisch verstanden. Interventionen und Grenzziehungen sind hier nicht nur unabdingbar, sondern öffnen eine konfrontative Auseinandersetzung, die im Übrigen der Struktur vieler straffällig gewordener junger Menschen keineswegs fremd ist.

Literatur

Breymann K (1997) Aggressionsdelikte von Jugendlichen und ihre justitielle Verarbeitung. Jugendstrafrechtliche Praxis zwischen Integration und Ausgrenzung. In: Warnke, A, Trott G-E, Remschmidt H (Hrsg) Forensische Kinder- und Jugendpsychiatrie. Huber, Bern, S 339–345

Cornel H, Maelicke B, Sonnen B-R (1995) (Hrsg) Handbuch der Resozialisierung. Nomos-Verlagsgesellschaft, Baden-Baden

Dölling D (2000) Täter-Opfer-Ausgleich in Deutschland. Bestandsaufnahme und Perspektiven. 2. Aufl., Forum, Godesberg.

Feuling M (1995) Therapieren oder Substituieren? Psychoanalytische Sozialarbeit mit adoleszenten Gewalttätern im Spannungsfeld von Pädagogik, Sozialarbeit und Psychotherapie. In: Günter M (Hrsg) Täter und Opfer. Huber, Bern, S 58–72

Gintzel U, Schone R (1990) (Hrsg) Zwischen Jugendhilfe und Jugendpsychiatrie. Votum, Münster

Moch M (1998) Erlebnisqualität und subjektive Anforderungen bei erlebnispädagogischen Segelmaßnahmen mit behinderten und nichtbehinderten Kindern und Jugendlichen. Sonderpädagogik 28:16–25

Mollenhauer K, Uhlendorff U (1992) Sozialpädagogische Diagnosen. Juventa, Weinheim

Ohlemacher T, Sögding D, Höynck T, Ethé N, Welte G (2001) Anti-Aggressivitäts-Training und Legalbewährung: Versuch einer Evaluation. In: Bereswill M, Greve W (Hrsg) Forschungsthema Strafvollzug. Nomos-Verlagsgesellschaft, Baden-Baden, S 345–386

Otto M (1988) Gemeinsam lernen durch soziales Training. Kriminalpädagogische Praxis, Schriftenreihe, Bd 7. Kriminalpädagogischer Verlag, Lingen

Weidner J, Wolters J (1991) Aggression und Delinquenz: Ein spezialpräventives Training für gewalttätige Wiederholungstäter. Monatsschrift für Kriminologie und Strafrechtsform 74:210–223

9.2 Psychologische Betreuung und Psychotherapie

G. HINRICHS

9.2.1 Historische Entwicklung

Die Frage „Was ist Delinquenz und was kann man daran behandeln?" (Venzlaff 1989) wird bereits über 100 Jahre innerhalb der Wissenschaft diskutiert. Zwischenbilanzen zeigten den keineswegs linearen Verlauf und führten einerseits zum „nothing works" (Martinson 1974), andererseits wurde von einer „Revitalisierung" der Straftäterbehandlung in Forschung und Praxis (Steller et al. 1994) ausgegangen. Derzeit kann man damit rechnen, dass sich in Entsprechung zum angloamerikanischen Raum forensische Psychotherapie (Pfäfflin u. Kächele 1996) auch hierzulande etabliert und weiter ausdifferenziert. Um diese Entwicklung nachzuvollziehen und aktuelle Probleme, aber auch Desiderate besser verstehen zu können, scheint ein kurzer historischer Abriss hilfreich:

Psychotherapie als eine Behandlungsmaßnahme für Straftäter konnte erst durchgeführt werden, als man eine Indikationsgrundlage dafür gesehen hatte, d.h. eine im weitesten Sinne psychische Problematik musste als mitursächlich für das delinquente Verhalten und im Rahmen einer derartigen Behandlung als prinzipiell angehbar verstanden werden. Nachdem in den USA schon zu Beginn des 20. Jahrhunderts erste Bemühungen auf psychoanalytischer Grundlage erfolgt waren, trat diese Disziplin in Deutschland erst nach dem Zweiten Weltkrieg in nennenswertem Umfang in Erscheinung. Die große Überschneidung mit pädagogischen Ansätzen zeigte sich hier beispielhaft in der therapeutischen Arbeit mit sogenannten Verwahrlosten durch Aichhorn (1926), ferner intramural – also innerhalb der Haftanstalten, unter Freiheitsentzug – in der Idee des Erziehungsstrafvollzuges, die in die 20er Jahre des letzten Jahrhunderts zurückreicht. Zu einer eigenständigen Identitätsbildung kam es jedoch erst, als „schulengebundene" Ansätze der drei großen Therapierichtungen (Psychoanalyse, Verhaltenstherapie, Gesprächspsychotherapie) auf diese besondere Klientel übertragen wurden. Dass Behandlungsansätze im Vergleich mit Sanktionen zur Vergeltung eines erfolgten Rechtsbruches an Bedeutung gewannen, lag sicherlich primär daran, dass die Effizienz strafrechtlicher Reaktionen als Mittel zur Verhaltenssteuerung zunehmend beachtet wurde.

Wenn die o. g. Zwischenbilanz aus den 70er Jahren im Sinne des „Nothing-works-Paradigmas" dennoch pessimistisch ausfiel, ist dazu Folgendes zu berücksichtigen: Es handelte sich bei den untersuchten Arbeiten um sehr heterogene Ansätze, Psychotherapie im engeren Sinne spielte als Behandlungsmaßnahme eher eine untergeordnete Rolle, und schließlich ließ das methodische Design einige wichtige Fragen offen. Neuere Evaluationsstudien der deutschen Sozialtherapie sowie internationaler Delinquenzbehandlungsansätze (Lösel 1996) zeigten eine mittlere Effektstärke von 0,11 (was bedeutet, dass gut 10% der behandelten Probanden im Vergleich mit einer Kontrollgruppe weniger rückfällig wurden und/oder weniger negative Verhaltensmerkmale aufwiesen). Für einige mag damit ein relativ geringer globaler Behandlungserfolg aufgezeigt sein. Im Kontext größerer Vergleichszahlen ergibt sich jedoch ein anderes Bild, außerdem sind differenzielle Effekte und Moderatorvariablen zu berücksichtigen. Insofern könnte doch von „einem frischen Wind in der Straftäterbehandlung" (Lösel 1992) gesprochen werden, dem entspräche auch die o.g. aktuelle Ausdifferenzierung forensischer Psychotherapie.

9.2.2   Behandlungsformen und Psychotherapiemotivation

Psychologische Betreuung und Psychotherapie sind Arten psychologischer Behandlung, erstere meist in Form von Beratung und/oder Krisenintervention, letztere zielt eher langfristig auf Veränderungen des Erlebens und Verhaltens ab. Forensische Psychotherapie im engeren Sinne beschreibt diese besondere letztgenannte Form der Straftäterbehandlung und widmet sich im weiteren Sinne vor allem den zu berücksichtigenden (justitiellen) Rahmenbedingungen. Psychotherapeutische Besonderheiten hinsichtlich junger Straftäter ergeben sich ganz wesentlich aus dem Umstand, dass deren Persönlichkeit und Sozialverhalten im Vergleich mit Erwachsenen in stärkerem Ausmaß durch Entwicklungsphänomene gekennzeichnet sind.

Psychologische Beratung und/oder Krisenintervention bei Straftätern dürften primär folgenden Indikationsbereich aufweisen:

▓ Tatverarbeitung insbesondere nach sogenannten Konflikttaten, die weniger mit einer bereits fixierten Persönlichkeitsproblematik oder abgrenzbarer psychischer Symptomatik in Zusammenhang stehen, sondern eher Ausdruck einer Lebenskrise und stark durch situative Faktoren gekennzeichnet sind;

▓ Hilfe bei zwischenzeitlicher Dekompensation bis hin zur Suizidalität, Infragestellung wichtiger interpersoneller Bindungen und familiäre Schwierigkeiten, Ausbildung einer posttraumatischen Belastungsstörung;

▓ Entwicklung einer Behandlungsmotivation gegebenenfalls für spezielle Therapieformen (Suchtbereich, Aggressionsverhalten).

Auch relativiert sich der Unterschied zwischen den erwähnten Interventionsformen, wenn zunächst eine diagnostische Abklärung im Rahmen probatorischer Kontakte stattfindet, die dann unter Therapiebezogenheit sozusagen ein abgestuftes Spektrum von Betreuungs- und Behandlungsmöglichkeiten bereithält. Diese Flexibilität in der psychologischen Straftäterbehandlung entspricht dem derzeitigen Kenntnisstand und gewährt Spielraum bei sehr unterschiedlichem Hilfebedarf einer recht heterogenen Klientel.

Die bereits angesprochene Schulengebundenheit (analog zum gesamten psychotherapeutischen Tätigkeitsfeld) tritt immer stärker in den Hintergrund, zumal sogenannte klassische Formen in der Straftäterbehandlung früh ihre Verfahren auf den speziellen Anwendungsbereich hin modifizierten. So relativierten sich innerhalb des *psychoanalytischen* Vorgehens Regressionsphänomene im Rahmen der Übertragungsbeziehung, während der Analyse von Abwehrvorgängen und des Agierens eine größere Bedeutung zukam. Psychoanalytische Therapieformen dürften momentan ihre stärkste Verbreitung in der ambulanten Versorgung haben (Rauchfleisch 1999), die anfängliche Grundkonzeptualisierung einiger sozialtherapeutischer Anstalten ist heute meist durch ein multimodales Vorgehen ersetzt, im Maßregelvollzug dürften sie nur ausnahmsweise praktiziert werden (siehe Kap. 5.1.3, S. 167). Das nondirektive Vorgehen in der *Gesprächspsychotherapie* ließ sich in der ursprünglichen Form nicht aufrechterhalten; es wurde eine aktivere Position mit stärkerer Strukturierung eingenommen. Minsel und Howe (1983) erläuterten das entsprechende einzel- und gruppentherapeutische Vorgehen. Aber auch die *Verhaltenstherapie* distanzierte sich von den anfänglich sehr auf bestimmte Probleme oder Personengruppen eingegrenzten Programmen und berücksichtigte unterschiedliche Wirkfaktoren und Vorgehensweisen. Dazu gehören z. B. kognitive Ansätze zum interpersonellen Problemlösen sowie ein Selbstinstruktionstraining zur Kontrolle von Wut und Ärger bei jugendlichen Gewalttätern (Krott 1984).

Nur schwer lassen sich bis dato unterschiedliche Indikationen für Einzel- und Gruppenbehandlungen ableiten, letztere unterliegen besonderen Auswahlkriterien bzw. erfordern häufig noch stärkere Abwandlungen des methodischen Vorgehens, wenn es sich um Psychotherapie im engeren Sinne handelt. Es gibt Verfahren, die mindestens psychotherapeutische Elemente aufweisen und so stark am jeweiligen Delikttypus orientiert sind, dass man dann von einem „deliktspezifischen Behandlungsangebot" sprechen sollte, schon terminologisch wird dies durch Begriffe wie Sexualtäterbehandlung oder Sexualtherapie verdeutlicht (siehe auch Kap. 9.3). Hauptinhalt forensischer Psychotherapie ist vorgehensübergreifend in der Regel die sogenannte Tatverarbeitung, d. h. es wird ein Verstehenszusammenhang aus Vorgeschichte, Persönlichkeit und Tatkomplex hergestellt, aus dem dann Erlebens- und Handlungsalternativen abgeleitet und geübt werden (Hinrichs 1994). Selbstverständlich besteht eine Korrespondenz zwischen dem Schweregrad wie auch Ausmaß einer Störung und dem Komplexitätsgrad des therapeutischen Angebotes.

Wenn man über lange Zeit bei Straftätern von einer eingeschränkten oder sogenannten sekundären *Therapiemotivation* ausging, werden heute eher ihre Besonderheiten beachtet, um sie – so denn grundsätzlich gegeben – zu fördern und weiterzuentwickeln, wie etwa Dahle (1995) in seiner umfassenden Darstellung betont. Neben dieser Therapiewilligkeit hat die Indikationsprüfung auch Therapiebedürftigkeit und -fähigkeit zu untersuchen, womit der Zusammenhang von möglicher psychischer Störung und Delinquenz berührt wird. Dieser wirft über die diagnostischen Fragen hinaus auch solche der beiden großen Therapiezielbereiche der Erlebens- und Verhaltensänderung mehr im Persönlichkeitsbereich sowie dem der Legalbewährung auf. Hier kann es durchaus zu einem Konflikt zwischen Juristen und Psychotherapeuten kommen, wenn von ersteren eine Straftäterbehandlung ausschließlich oder ganz überwiegend unter legalprognostischen Gesichtspunkten angestrebt wird, letztere jedoch aus ihrem Fachbereich heraus keine eigenständige Indikation feststellen können. Bei schwerwiegender Rückfallgefahr mag man sich auch als Therapeut quasi unter ethischen Gesichtspunkten aufgerufen fühlen, zumindest einen Behandlungsversuch zu beginnen, in zweifelhaften Fällen kann eine Prognosebegutachtung angeregt werden, die dann – so schwer das individuell auch jeweils sein mag – den Behandlungsverlauf bzw. -erfolg mitberücksichtigt.

Allerdings sollte dabei bedacht werden, dass es zumindest nach dem derzeitigen Stand sog. unbehandelbare Störungsmuster gibt, auch existieren Therapieverfahren, die das Rückfallrisiko keineswegs mindern, sondern ggf. noch erhöhen können.

9.2.3   Behandlungskontext

Forensische Psychotherapie (hier speziell Tätertherapie) kann unter folgender Kontextabhängigkeit stattfinden, mit der z. B. ein mehr oder weniger stark ausgeprägtes Ausmaß an justitieller Einbindung, eine unterschiedliche Verteilung bestimmter Störungsformen sowie divergierende Rahmenbedingungen einhergehen:

▪ **Ambulant.** Die idealtypische Form einer derartigen Behandlung dürfte vorliegen, wenn ein Straftäter sich freiwillig und ohne juristische Auflage in Psychotherapie begibt. Andererseits ist eine Reihe mehr oder weniger einschneidender Auflagen möglich, eventuell auch eine psychiatrische oder pharmakologische Zusatzbehandlung. Die Aufnahme einer derartigen Therapieform kann grundsätzlich in den Ambulanzen kinder- und jugendpsychiatrischer Kliniken erfolgen, derzeit gibt es in Deutschland noch keine spezialisierte forensische Institutsambulanz für diese Altersgruppe. Bei niedergelassenen Psychotherapeuten kann es zu Problemen der Kostenübernahme kommen, die Kosten werden vielerorts dann von der Justiz getragen. Nur selten dürften Beratungsstellen für Lebensfragen entsprechend kontaktiert werden, eher stehen Spezialeinrichtungen (gegebenenfalls Kinderschutzbund, Hilfen bei Gewaltproblematik) zur Verfügung. Ambulante (oder teilstationäre) Therapieangebote für forensische Patienten lassen sich auch als Alternative zum Strafvollzug verstehen, nicht nur unter Gesichtspunkten der Kostenersparnis, sondern auch solchen der Resozialisierung

und Legalbewährung. US-amerikanische Erfahrungen und Ergebnisse bezüglich ambulanter Nachbetreuungsmodelle wirken ermutigend, wenn eine
angemessene Balance von Behandlung und Kontrolle berücksichtigt wird
(Wiederanders et al. 1997).

■ **Stationär (psychiatrisch-psychotherapeutische Einrichtungen).** Stationäre
Straftäterbehandlung in kinder- und jugendpsychiatrischen Kliniken stellt
bis dato eher eine Ausnahme denn die Regel dar. Diese Zurückhaltung muss
sich nicht zwangsläufig aus einer Reserviertheit gegenüber der besonderen
Klientel oder antizipierten Imageproblemen für die Einrichtung ableiten, bislang herrscht große Unsicherheit im Hinblick auf die Beantwortung der Frage, bei welchen jungen Straftätern mit welchem Störungsbild unter welcher
Behandlungskonstellation am ehesten Aussicht auf Therapieerfolg besteht.
Analog zur Sozialtherapie lässt sich Psychotherapie im stationären Rahmen
als ein Baustein der Behandlung neben anderen Elementen (Gruppen, heil-
und sozialpädagogische Aktivitäten, stationäres Setting etwa im Sinne einer
therapeutischen Gemeinschaft, Familienarbeit) sehen. Meist wird für Jugendliche eine derartige Maßnahme als Auflage nach bedingter Entlassung eingerichtet, sie ist aber auch während bzw. anstelle von Haft realisierbar. Als Beispiele für die hier angesprochene Form von Straftäterbehandlung seien Erfahrungen in der klinisch-stationären Arbeit mit jungen Sexualdelinquenten
genannt (präsentiert anhand von Kasuistiken sowie ausgewählten Problem-
bereichen; König 1995) und ein Konzept für die stationäre Arbeit mit jugendlichen Sexualstraftätern in einer Klinik für Psychiatrie und Psychotherapie
des Kindes- und Jugendalters (Rotthaus 1998).

■ **Regelvollzug (Jugendstrafanstalten).** Das intramurale psychotherapeutische
Angebot ist vielgestaltig, neben Einzel- und Gruppenbehandlungen unterschiedlicher Richtungen stehen deliktspezifische Interventionsformen und
solche im Überschneidungsbereich zur (Sozial-)Pädagogik. Ganz überwiegend wird eine derartige Arbeit von intern tätigen Diplompsycholog/inn/en
geleistet, externe Fachkräfte, schon gar Vertreter der Kinder- und Jugendpsychiatrie, nehmen entsprechende Aufgaben selten wahr (Hinrichs 1991). Bislang weist der psychotherapeutische Ausbildungsstand von Strafvollzugspsy-
cholog/inn/en noch Lücken auf, es werden jedoch zunehmend Weiterbil-
dungsangebote in forensischer Psychotherapie bereitgehalten. Sind mehrere
Kolleg/inn/en innerhalb einer Anstalt tätig, bemüht man sich sinnvollerweise
um eine Trennung von therapeutischer und administrativer Arbeit im individuellen Falle, um Verfänglichkeiten in dem sensiblen Bereich von Aufklärung, Schweigen und Offenbaren vorzubeugen. Dazu findet sich eine umfassende Darstellung bei Beier und Hinrichs (1995) mit den sogenannten San-
kelmarker-Thesen zur Psychotherapie mit Straffälligen unter besonderer
Berücksichtigung des Verhältnisses Patient/Therapeut/Justiz. Aus den bislang
vorliegenden Erfahrungen lässt sich noch kein bestimmtes Vorgehen favori-
sieren: So kann der Vorteil externer Therapeuten, zu denen Inhaftierte möglicherweise mehr Vertrauen gewinnen, da sie sie nicht so stark in ihrer Tätig-

keit mit dem Strafvollzug identifizieren, sich rasch relativieren, wenn jenen nicht genügend Kenntnisse der Haft- und Vollstreckungssituation vorliegen oder es Probleme bei der Integration einer derartigen Arbeit gibt.

Intramurale Psychotherapie sollte folgende Aspekte besonders beachten: Indikations- und Motivationsklärung, Zuweisungs- und Überbringungsmodus der Klienten bzw. Patienten, Besonderheiten der Haft- und Vollstreckungssituation, Stellenwert des psychotherapeutischen Behandlungsangebotes innerhalb des Vollzuges.

■ **Sozialtherapeutische Anstalten und Abteilungen.** Hier kam bislang der Psychotherapie junger Straftäter nur eine untergeordnete Bedeutung zu, da entsprechende Einrichtungen ursprünglich nicht für Jugendliche und Heranwachsende konzipiert waren. Allerdings existieren innerhalb einiger Jugendanstalten Abteilungen sozialtherapeutischen Charakters mit entsprechenden Behandlungskonzepten, und im Gefolge des Gesetzes zur Bekämpfung von Sexualdelikten und anderen gefährlichen Straftaten vom 26. 1. 1998 gibt es neuerdings auch sozialtherapeutische Abteilungen für junge Sexualstraftäter. Wie bereits erwähnt, ist Psychotherapie in diesem Gesamtbehandlungskontext als ein Baustein zu verstehen, es wird von ihren Vertreter/inn/en in diesem Kontext in besonderer Weise Kooperationswille und Integrationsbereitschaft erwartet (Rehn 1995).

■ **Maßregelvollzug.** Jugendliche befinden sich nur ausnahmsweise nach den §§ 63 und 64 StGB im Maßregelvollzug, meist ist damit eine sehr problematische Situation (bezüglich Rahmenbedingungen, Mitpatienten, Perspektive) verbunden. Eine Unterbringung in der Sicherungsverwahrung nach § 66 StGB entfällt sowohl für sie wie auch für Heranwachsende. Letztere können im Maßregelvollzug aufgenommen werden analog der Altersspanne in einer (Erwachsenen-)psychiatrischen Klinik, es besteht aber unter entsprechender Beschlussfassung auch die Möglichkeit der Behandlung in einer geschlossenen bzw. gesicherten Station einer jugendpsychiatrischen Klinik. Im Maßregelvollzug kommt Psychotherapie als Behandlungsbaustein nicht automatisch, sondern nur unter entsprechender Indikation in Frage; Müller-Isberner (1998) beschreibt ein differenziertes Behandlungskonzept für den psychiatrischen Maßregelvollzug und hebt (in Anlehnung an angloamerikanische Literatur) die Verfahren der kognitiven Verhaltenstherapie als Mittel der Wahl in der Straftäterbehandlung hervor.

9.2.4 Gegenwärtige Situation

Forensische Psychotherapie hat auch heute noch einen vergleichsweise schweren Stand. So existiert in Deutschland, wie bereits erwähnt, bislang kein entsprechender Ausbildungsgang, die wissenschaftliche Begleitforschung ist rar und nicht immer klinischen Standards verpflichtet. Das mit dieser Arbeit verbundene Image ist nach wie vor als gering anzusehen, die nervlich-psychische Belastung als relativ hoch. Nicht wenige forensisch tätige Kolleg/inn/en ziehen denn auch die Sachverständigentätigkeit mit entsprechendem Entgelt einer therapeutischen Arbeit vor, auch wenn sie selber über eine diesbezügliche Ausbildung verfügen und sich in ihren Gutachten ein derartiger Behandlungsvorschlag wiederfindet.

Inzwischen finden sich in vielen Urteilen Hinweise und Empfehlungen für eine Psychotherapie von Straftätern, die sich jedoch vielerorts aufgrund von Ressourcenmangel (noch) nicht realisieren lässt. Auch werden bei zweifellos gestiegenem Problembewusstsein zahlreicher Juristen der Anwendungsbereich und die Möglichkeiten forensischer Psychotherapie mitunter überschätzt oder aber einer Betreuungsmaßnahme gleichgesetzt.

Es soll nicht versäumt werden, auf Grenzen dieser Behandlungsmethode hinzuweisen. Zunächst einmal besteht hier stärker als in sonstigen psychotherapeutischen Anwendungsfeldern die Gefahr, dass formal zwar eine Behandlung durchgeführt wird, aufgrund der Abwehr und des Widerstandes von Seiten der forensischen Patienten psychotherapeutische Wirkprinzipien jedoch nicht greifen. Es wird dann eben „nur geredet", von nicht wenigen Klienten im Sinne grundsätzlichen und lebhaften Diskutierens ja durchaus geschätzt. Analytiker haben auf diesen therapeutischen Kunstfehler, sich sozusagen mit der Abwehr des Patienten zu „verbünden", schon früh hingewiesen, die blockierte Emotionalität vieler Delinquenter mag unter Übertragungsaspekten hier leitend sein, daraus resultiert vermutlich auch ganz wesentlich die stärkere psychische Belastung der Behandler von forensischen Patienten, die hier eine Supervision noch notwendiger erscheinen lässt als in der Psychotherapie allgemein. Ferner sind wie bei anderen Behandlungsmaßnahmen neben den intendierten auch unerwünschte Wirkungen bzw. Nebenwirkungen zu berücksichtigen, die bis zu existentieller Erschütterung und Suizidalität führen können. Und schließlich muss davon ausgegangen werden, dass es bei einigen Straftätern unter aufdeckender Psychotherapie zu einer Verschlechterung ihres Zustandes und stärkerer Gefährdung kommen kann; hier liegt also eine Kontraindikation vor, bis dato wird sie am ehesten bei chronisch Dissozialen unter Psychopathieannahme sowie bei einigen Persönlichkeitsgestörten eventuell mit starken Abspaltungstendenzen gesehen.

Vielleicht erscheint es etwas übertrieben, von einem Paradigmenwechsel zu sprechen, aber forensische Psychotherapie zielt aktuell auf die Kontrolle delinquenten Verhaltens ab, es geht dabei weniger um tiefgreifende Veränderungen der Persönlichkeit.

Literatur

Da es vergleichsweise wenig Literatur mit Überblickscharakter speziell zur forensi-schen Psychotherapie jugendlicher und heranwachsender Straftäter gibt, ist man gut beraten, altersübergreifende Untersuchungen in den entsprechenden Veröffentlichun-gen mit zu berücksichtigen: Hier sind (ausgesucht deutschsprachig) speziell zur ambu-lanten Psychotherapie die Arbeiten von Rauchfleisch (stellvertretend Rauchfleisch 1999) zu erwähnen, zu justitiellen Einbindungen die Standortbestimmungen und The-sen von Beier und Hinrichs (1995) sowie die „Zwischenbilanz" zur Straftäterbehand-lung von Steller et al. (1994), die aktuellen Beiträge zum Kontext von Forensischer Psychotherapie (Wagner u. Werdenich 1998) sowie die Behandlung „gefährlicher Straf-täter" (Rehn et al. 2001).

Aichhorn, A (1926) Verwahrloste Jugend. Huber, Bern
Beier KM, Hinrichs G (Hrsg) (1995) Psychotherapie mit Straffälligen. Fischer, Stuttgart
Dahle K-P (1995) Therapiemotivation hinter Gittern, Roderer, Regensburg
Hinrichs G (1991) Psychotherapie mit Gewalttätern im Jugendstrafvollzug. Monats-schrift für Kriminologie und Strafrechtsreform 74:17–26
Hinrichs G (1994a) Psychotherapy in Juvenile Detention Centres. EuroCriminology 7:65–71
Hinrichs G (1994) Was ist „Tatverarbeitung" und wozu kann sie dienen? Monatsschrift für Kriminologie und Strafrechtsform 77:95–101
König C (1995) Praktische und „unpraktische" Probleme der Therapie von Sexualde-linquenten. In: Günter M (Hrsg) Täter und Opfer. Huber, Bern, S 41–50
Krott E (1984) Selbstinstruktionstraining zur Kontrolle von Ärger und Wut bei jugendlichen Gewalttätern. Zeitschrift für Strafvollzug und Straffälligenhilfe 33: 221–223
Lösel F (1992) Sprechen Evaluationsergebnisse von Metaanalysen für einen frischen Wind in der Straftäterbehandlung? In: Schweizerische Arbeitsgruppe für Krimino-logie (Hrsg) Bd 10, Rückfall und Bewährung, Récidive et Réhabilitation, S 335-353
Lösel F (1996) Ist der Behandlungsgedanke gescheitert? Eine empirische Bestandsauf-nahme. Zeitschrift für Strafvollzug und Straffälligenhilfe 5:259–276
Martinson R (1974) What works – Questions and Answers about Prison-Reform. Public-Interest 10:22–54
Minsel WR, Howe J (1983) Gesprächspsychotherapie bei Delinquenten. In: Lösel, F (Hrsg) Kriminalpsychologie. Beltz, Weinheim, S 176–189
Müller-Isberner R (1988) Ein differenziertes Behandlungskonzept für den psychiatri-schen Maßregelvollzug. In: Wagner E, Werdenich W (Hrsg) Forensische Psychothe-rapie. Facultas Universitätsverlag Wien, S 187–209
Pfäfflin F, Kächele H (1996) Was ist Forensische Psychotherapie? Psychotherapie, Psy-chosomatik und Medizinische Psychologie 46:153–155
Rauchfleisch U (1999) Außenseiter der Gesellschaft. Psychodynamik und Möglichkei-ten zur Psychotherapie Straffälliger. Vandenhoeck & Ruprecht, Göttingen
Rehn G (1995) Thesen über Psychotherapie im Strafvollzug. Grundsätze am Beispiel der Sozialtherapeutischen Anstalt Hamburg-Altengamme. In: Beier KM, Hinrichs G (Hrsg) Psychotherapie mit Straffälligen. Fischer, Stuttgart, S 79–84
Rehn G, Wischka B, Lösel F, Walter M (Hrsg) (2001) Behandlung „gefährlicher Straf-täter". Grundlagen, Konzepte, Ergebnisse. Centaurus, Herbolzheim
Rotthaus W (1998) Freiwilligkeit und Zwang und was dazwischen liegt. In: Wagner E; Werdenich W (Hrsg) Forensische Psychotherapie. Facultas-Universitätsverlag, Wien, S 271–280

Steller M, Dahle K-P, Basqué, M (Hrsg) (1994) Straftäterbehandlung. Centaurus-Verlagsgesellschaft, Pfaffenweiler

Venzlaff U (1989) Was ist Delinquenz und was kann man daran behandeln? Gedanken über Aufgaben und Möglichkeiten des Maßregelvollzuges. Monatsschrift für Kriminologie und Strafrechtsform 72:161–168

Wagner E, Werdenich W (Hrsg) (1998) Forensische Psychotherapie. Facultas-Universitätsverlag, Wien

Wiederanders MR, Bromley DI, Choate PA (1997) Forensic Conditional Release Programs and Outcomes in Three States. International Journal of Law and Psychiatry 20:249–257

**Behandlung
bei sexuellen Verhaltensabweichungen**

Klaus M. Beier

Vorbemerkung

Legt man ein biopsychosoziales Grundverständnis menschlicher Geschlechtlichkeit zugrunde, so ist es erforderlich, bei sexuellen Störungen –
mit denen sich innerhalb der Medizin vornehmlich die Sexualmedizin befasst – auf verschiedene Aspekte der individuellen Sexualität der Betroffenen genauer einzugehen. Dieser Zugang ergibt sich auch aus den unterschiedlichen Dimensionen menschlicher Sexualität, die wiederum ganz verschiedene Funktionen erfüllen (vgl. Beier et al. 2001):

- reproduktive Dimension, d.h. ihre Bedeutung für die Fortpflanzung;
- beziehungsorientierte Dimension, d.h. ihre Bedeutung für die Befriedigung basaler psychosozialer Grundbedürfnisse nach Akzeptanz, Nähe,
  Sicherheit und Geborgenheit in Bindungen;
- sexuelle Lustdimension, d.h. ihre Bedeutung für alle Möglichkeiten des
  Lustgewinns durch den sexuellen Akt (Loewit u. Beier 1998).

Von diesen ist die *reproduktive Dimension* die phylogenetisch älteste, beim
Menschen aber auf die fertile Lebensphase begrenzt und von biographischen Entscheidungen abhängig.

Die *beziehungsorientierte Dimension* tritt zwar in der stammesgeschicht-
lichen Entwicklung später auf, ist jedoch für den heutigen Menschen besonders wichtig. Deren große Bedeutung hängt damit zusammen, dass der
Mensch ein Beziehungswesen ist und seine von Beginn des Lebens an bestehenden, unabweisbaren Grundbedürfnisse nach Annahme und Geborgenheit nur in Beziehungen erfüllt werden können. Dies geschieht im Kindesalter durch konkrete körperliche Erfahrungen des Angenommenwer-
dens, z.B. das schützende Halten des Säuglings beim Stillen. Diese körpersprachliche Vermittlung von Gefühlen bestimmt grundlegend die menschliche Entwicklung und bleibt ein lebenslanger – auch neuronal entsprechend verschalteter (Hüther 1998) – Urbestand in der Beziehungsgestaltung: Sie ist zunächst in keiner Weise angewiesen auf die Genitalien,
ermöglicht aber trotzdem eine tiefe Zufriedenheit, die sich durch Haut-
und Blickkontakt, überhaupt Sinneseindrücke, ergibt. Darum ist sie die
erste sexuelle Erlebnisdimension, die ab der Pubertät durch die Möglichkeiten der genital-sexuellen Kommunikation erweitert wird (siehe Kap.
6.4). Auch diese neu hinzugekommenen genital-sexuellen Erfahrungsmö-

glichkeiten sind Teil körpersprachlicher Kommunikation, die nun durch Einbeziehung der Genitalien dieselben Grundbedürfnisse nach Annahme, Nähe und Geborgenheit verwirklichen und erfüllen kann.

Die *sexuelle Lustdimension* lässt sich zwar nur schwer isoliert betrachten, weil sie mit den anderen beiden Dimensionen vernetzt ist; dennoch hat sie eine ganz eigene Bedeutung erlangt, weil sexuelle Lust mit der kulturellen Evolution und den gesellschaftlichen Rahmenbedingungen (Sexualität als Ware, Methoden künstlicher Luststeigerung etc.) eine erhebliche Dynamisierung erfahren hat (siehe Kap. 6.4), möglicherweise so weitgehend, dass sie die beziehungsorientierten Anteile der Sexualität verstellt.

Wenn aber die harmonische Integration der genannten drei Dimensionen der Sexualität nicht gelingt, können daraus Störungen des Sexualverhaltens und der Reproduktion resultieren.

In der Sexualmedizin wird diesem Konzept von Sexualität auch behandlungstechnisch Rechnung getragen, indem sie vor allem versucht, den Patienten (sowohl extragenitale als auch genitale) Sexualität als körpersprachliche Realisierung eben von psychosozialen Grundbedürfnissen nahe zu bringen (Loewit u. Beier 1998). Sexualität ist dann nicht mehr nur „das eine" (die Lustdimension), nicht mehr ein eigenes Element neben dem Bedürfnis nach Bindung und zärtlicher Zuwendung, sondern idealerweise eben dessen sinnenhafte Verkörperung (Loewit 1994, 1998). Sexualmedizinische Behandlung stößt deshalb da an ihre Grenzen, wo aufgrund einer tieferliegenden Hintergrundproblematik bei einzelnen Patienten (etwa neurosenpsychologischen Ursprungs) oder einer schwer gestörten Partnerschaft zu viele Blockaden vorliegen, um die Sexualität als soziale Kommunikationsform mit einem anderen Menschen innerlich positiv bewerten zu können. Die Behandlung dieser Patienten ist eine Domäne der Psychotherapie.

So umfasst das Spektrum der therapeutischen Optionen bei Dissexualität (i.e. ein „sich im Sexuellen ausdrückendes Sozialversagen"; siehe Kap. 5.3.4.2) – ausgehend von Hinweisen auf differentialtypologische Unterschiede in der weiteren Entwicklung von Männern mit dissexuellen Verhaltensbereitschaften Interventionen mit mehr sexualmedizinischem, psychotherapeutischem, sexualpädagogischem oder sozial-stützendem Schwerpunkt – jeweils gegebenenfalls in Kombination mit medikamentösen Optionen (Beier 1995, Beier et al. 2001).

9.3.2 Interventionen mit sexualpädagogischem Schwerpunkt

Steht der Übergriff im Zusammenhang mit einer adoleszenten Reifungskrise, dann sind supportive Therapiemaßnahmen sinnvoll, welche eine besondere Gesprächsbereitschaft für sexuelle Themen bieten und eher sexualpädagogisch orientiert wären. Gerade sexuell unerfahrenen Jugendlichen, die sich als typologische Beschreibung sowohl bei der Deliktgruppe Vergewaltigung/

sexuelle Nötigung als auch beim sexuellen Kindesmissbrauch finden (siehe Kap. 8.1), aber auch nicht wenigen erwachsenen (keineswegs nur intelligenzgeminderten) Sexualstraftätern aller Deliktgruppen müssen basale Kenntnisse über die Anatomie der Genitalorgane, über den sexuellen Reaktionszyklus bei Mann und Frau, über Fortpflanzung und Verhütung vermittelt werden, um Fehlvorstellungen über Sexualität und Partnerschaft zu korrigieren. Dies setzt einen Behandler/eine Behandlerin voraus, die nicht nur atmosphärisch den Raum zu geben vermag, um offen über Sexualität zu sprechen (und damit gleichsam als Modell dient), sondern auch dem nach Orientierung suchenden Jugendlichen ein Konzept von Sexualität und Partnerschaft authentisch vermitteln kann. Dies macht für den Behandler/die Behandlerin eine nähere Auseinandersetzung mit dem Thema zwingend erforderlich. Das ist bisher in Deutschland aber nur in speziellen Ausbildungen möglich (s. u.) und dürfte der Hintergrund dafür sein, dass in vielen Fällen eine derartige sexualpädagogische Begleitung nicht angeboten wird. Dabei liegen hier gute Möglichkeiten vor, um die Selbstsicherheit der Jugendlichen und ihre soziale wie soziosexuelle Kompetenz zu stärken.

9.3.3　Interventionen mit sozial stützendem Schwerpunkt

Ein supportives Vorgehen mit sozial stützendem Schwerpunkt bietet sich vor allem bei den stark intelligenzgeminderten (schwachsinnigen) Tätern an (wobei zusätzlich und zeitlich begrenzt der Einsatz von Antiandrogenen erwogen werden kann), nicht zuletzt um den meist bestehenden sozialen Bezugsrahmen zu bewahren und einer stets drohenden Desintegration vorzubeugen. Der Anteil stark intelligenzgeminderter Täter unter den Sexualdelinquenten liegt zwischen 25 und 30% mit einer gewissen Häufung bei den Deliktgruppen Vergewaltigung/sexuelle Nötigung und sexuellem Missbrauch von Kindern. Katamnetischen Daten zufolge ist die sexuelle Übergriffigkeit bei ihnen lebensphasisch weitgehend auf die 3. Lebensdekade begrenzt. Auch bei ihnen ist im Übrigen eine Überschneidung mit sexualpädagogischen Zielstellungen gegeben (s.o.). Eine wichtige Aufgabe besteht ferner darin, auch ein möglicherweise gegebenes institutionelles Vorfeld (Heime etc.) zu beeinflussen, indem beispielsweise das Betreuungspersonal durch Vermittlung von Informationen ein adäquates Problembewusstsein entwickelt und auch enttängstigt wird.

9.3.4　Interventionen mit psychotherapeutischem Schwerpunkt

Unter den psychotherapeutischen Behandlungsmethoden sind sowohl die konfliktzentrierten Verfahren (Psychoanalyse, tiefenpsychologisch fundierte Psychotherapie) als auch lerntheoretische Verfahren (Verhaltenstherapie) von Bedeutung, während erlebnisorientierte Verfahren (z.B. Gestaltpsychotherapie) kaum Anwendung finden. Einen gewissen Stellenwert haben noch Mischformen wie z. B. die Gesprächstherapie nach Rogers. Die im ambulanten Bereich angebotenen Therapieverfahren hängen weitaus mehr von der Persönlichkeit und dem Ausbildungsstand des Therapeuten/der Therapeutin als von einer Indikation für das entsprechende Verfahren ab. Aus der allgemeinen Psychotherapie gibt es bewährte Indikationskriterien für die Anwendung konfliktaufdeckender (psychoanalytischer) und problemlösungsorientierter (verhaltenstherapeutischer) Verfahren, die auch für Sexualstraftäter gelten sollten. So bietet sich beispielsweise bei einem durchschnittlich intelligenten aggressiven Sexualstraftäter, bei dem keine perverse Symptombildung (z. B. Sadismus) besteht, ein tiefenpsychologisch fundiertes Psychotherapieverfahren an, wenn die sexuellen Aggressionen Ausdruck einer neurotischen Erlebensstruktur sind; bei schwerer gestörten narzisstischen Persönlichkeiten mit antisozialen Verhaltensanteilen können hingegen umschriebene verhaltenstherapeutische Interventionen sinnvoller sein, um Verhaltensänderungen herbeizuführen. Es geht hier mehr um Symptomlinderung ohne Strukturveränderung, bestenfalls um eine partielle Strukturveränderung mit Stabilisierung von Abwehrmechanismen, um künftig ein kriminelles Ausagieren von Konflikten zu verhindern.

Gerade bei *Dissozialität* muss allerdings bedacht werden, dass der Leidensdruck hier durch die vielen erfahrenen sozialen Reaktionen verschüttet sein kann, weshalb ein möglichst flexibles therapeutisches Vorgehen erforderlich ist, das stark auf die soziale Realität der Täter eingeht, sonst ist ein Arbeitsbündnis nicht herzustellen und damit die Gefahr größer, dass dissexuelle Karrieren weiter chronifizieren und erneut Opfer fordern (Rauchfleisch 1994, Beier 1995).

Zu der erwähnten Flexibilität gehört – mit den unten genannten Vorbehalten – auch die mögliche Applikation von Antiandrogenen; diese können – auch aus psychotherapeutischer Sicht – hier deshalb eine sinnvolle zusätzliche therapeutische Option darstellen, weil sie sexuelle Impulse entdynamisieren helfen und erst dadurch für den Patienten alternative Strategien der Konfliktbewältigung wahrnehmbarer und somit günstigere Voraussetzungen für ein Zuwachs an verhaltenskontrollierenden Ich-Funktionen geschaffen werden. Für diesen Zuwachs bedarf es dann aber der Psychotherapie, weshalb eine alleinige Gabe von Antiandrogenen obsolet sein sollte (z. B. Petri 1980). Je nach Rahmenbedingungen und Ausbildungsstand verfügbarer Therapeut/inn/en sind im Regelvollzug bzw. im Maßregelvollzug auch Gruppenangebote sinnvoll, die den Vorteil haben, dass die Teilnehmer von den Erfahrungen der anderen profitieren können.

Dass in der Sozialtherapie des Regelvollzuges und im Maßregelvollzug darüber hinaus die Milieutherapie einen wichtigen Einflussfaktor darstellt, soll hier nur am Rande erwähnt werden, weil die dadurch erreichbare Verbesserung sozialer Fertigkeiten sowie auch interpersonaler Problemlösungsfähigkeiten einschließlich der Zunahme von Eigenkritikfähigkeit und der Entwicklung von Werten (Abrücken von der bisherigen egozentrischen Weltsicht) wünschenswerte Zielstellungen sind, die nicht nur für Sexualstraftäter gelten.

Sofern jedoch spezielle forensisch-sexualmedizinische Störungsbilder vorliegen, sind darüber hinausgehende, an den konkreten Ressourcen des Patienten orientierte Zielvorgaben unabdingbar. So wird man beispielsweise bei Straftätern mit einer perversen Symptombildung, aber noch weitgehend erhaltender Beziehungsfähigkeit (z. B. bei ‚typischen' Exhibitionisten) über die Einbeziehung der Partnerin in ein psychotherapeutisches Setting nachdenken, während bei Abweichung der sexuellen Präferenz auch zusätzlich medikamentöse Optionen (neben der Psychotherapie, s.o.) in Betracht gezogen werden müssen: Eine derartige Abweichung der sexuellen Präferenz ist biographisch überdauernd und kann ein so prominenter Faktor im Erleben sein, dass die medikamentöse Reduzierung zum Aufbau verhaltenskontrollierender Ich-Funktionen sinnvoll genutzt werden kann.

Ein ernstes Problem ist allerdings, dass die psychotherapeutische Behandlung von Sexualstraftätern neben den Erschwernissen der Therapiemotivation der Betroffenen oft genug auch mit ungesicherten Rahmenbedingungen umzugehen wissen muss. Es ist keineswegs so wie in der allgemeinen Psychotherapie, dass von vornherein der eigentliche kurative Faktor der Psychotherapie – die tragfähige und hilfreiche Beziehung – umstandslos zu etablieren wäre. Im Gegenteil muss hierzu der Schutzraum der Schweigepflicht erst mühsam erkämpft werden, weil in der Regel Dritte (Gericht, Bewährungshilfe etc.) in den therapeutischen Prozess Einblick nehmen möchten und den Therapeuten für prognostische Einschätzungen etc. zur Verfügung haben wollen. Auch hier hängt alles von der Compliance des Patienten ab: Liegt bei ihm ein Veränderungsmotiv vor, wird er sich in einen therapeutischen Prozess hineinbegeben wollen, auch wenn der Therapeut für Auskünfte gegenüber dem Gericht oder den Bewährungshelfern nicht zur Verfügung steht. Mit anderen Worten: Der erforderliche Schutzraum für die Durchführung der Psychotherapie ist am sichersten durch den Patienten selbst zu gewährleisten, weil nur dieser ihn auflösen kann, indem er den Therapeuten von der Schweigepflicht entbindet, wenn das Gericht eine Auskunft wünscht. Nach hinreichender Aufklärung über Sinn und Zweck der Psychotherapie und die Gefahren einer solchen Entbindung von der Schweigepflicht wird der veränderungsmotivierte Patient dies in aller Regel nicht tun. Auch hier ist das Aufklärungsgespräch schriftlich zu dokumentieren und die Übereinstimmung zwischen Patient und Therapeut hinsichtlich der Vorgehensweise durch Unterschrift zu bestätigen. Hierzu zählt beispielsweise auch, dass sich Therapeut und Patient darauf verständigen können, über den formalen Ablauf der Therapie (wahrgenommene Termine etc.) dem Gericht Auskunft zu erteilen und den Therapeuten hierfür partiell von der Schweigepflicht zu entbinden (Beier u. Hinrichs 1995, Beier 1996).

9.3.5 Interventionen mit sexualmedizinischem Schwerpunkt

Bei einer beträchtlichen Anzahl von Sexualstraftätern (ca. einem Drittel) liegen sexuelle Funktionsstörungen vor, für deren Diagnostik und Therapie es einer speziellen sexualmedizinischen Kompetenz bedarf (Unterscheidung primärer, sekundärer, generalisierter, situativer Appetenz, Erregungs-, Orgasmusstörungen unterschiedlicher Genese), zumal in nicht wenigen Fällen spezielle apparative Untersuchungen erforderlich sein können. Es entspricht klinischen Erfahrungen in der forensischen Sexualmedizin, dass bei Sexualstraftätern eine hohe Therapiebereitschaft hinsichtlich der Behandlung der sexuellen Funktionsstörungen besteht und hierdurch ein günstiger Einstieg für den Aufbau einer tragfähigen therapeutischen Beziehung gegeben ist. Zu den Behandlungstechniken spezieller sexualmedizinischer Interventionen gehört u.a. auch die Einbeziehung der Partnerin und die therapeutische Arbeit mit dem Paar.

Bei Jugendlichen ist vor allem auf einen möglicherweise bestehenden Orgasmus praecox zu achten, der eine große psychische Belastung darstellen kann und vor allem bei jungen Männern einfach zu behandeln ist. Im Vordergrund steht dabei eine systematische Förderung der Selbstwahrnehmung des Betreffenden, was über verschiedene körperbezogene Übungen zu erreichen ist: Durch die fokussierte Aufmerksamkeit auf den sexuellen Erregungsablauf ist es dem Patienten in der Regel sehr schnell möglich zu bestimmen, wie weit er noch vom Eintritt des Orgasmus entfernt ist, um gegebenenfalls die Stimulation zu unterbrechen. Das Problem von Patienten mit einem Orgasmus praecox ist nämlich in der Regel, dass sie den Aufbau der Erregung kaum wahrnehmen und schließlich vom Eintritt des Orgasmus überrascht werden, was wiederum erlebnisreaktiv durch Erwartungsangst verstärkt wird (Selbstverstärkungsmechanismus). Besonders effektiv und immer anzustreben ist dabei die Behandlung unter Einbeziehung der Partnerin, da es trotz neu erlernter Wahrnehmungsfähigkeiten bei der Selbstbefriedigung in der Intimsituation dann wieder zum Anfluten von ängstlichen Befürchtungen kommen kann.

9.3.6 Zusätzliche somatische Therapieoptionen

■ **Antiandrogene.** In Deutschland kommt der steroidalen Verbindung Cyproteronacetat (Handelsname: Androcur®) eine besondere Bedeutung zu, wenn es darum geht, manchen Patienten – mit deren Einverständnis – medikamentös zu helfen, sexuelle Impulse zu unterdrücken, nicht zuletzt, um gefährdete Mitmenschen vor Übergriffen zu bewahren und/oder ein soziales Abgleiten zu verhindern. Cyproteronacetat verdrängt das männliche Geschlechtshormon Testosteron von den Rezeptoren in den Zielorganen (periphere Wirkung) und hemmt zugleich die Androgenbiosynthese aufgrund von Wirkmechanismen im Gehirn (zentrale Wirkung).

Wie Doppelblindstudien gezeigt haben, kommt es bei richtiger Dosierung des Medikaments (hohe Anfangsdosen, um die Rezeptoren zu besetzen; Erhaltungsdosis: 300–600 mg i.m. alle 2 Wochen oder 50–100 mg per os; intramuskuläre Verabreichung ist aufgrund der geringeren Leberbelastung immer vorzuziehen) in den meisten Fällen zu einem Rückgang von sexueller Appetenz, Erektions- und Orgasmusfähigkeit, während Zärtlichkeits- und Zuwendungsbedürfnis sogar zunehmen. Nur bei wenigen Patienten gibt es androgenunabhängige Erregungen in den Rezeptorarealen (z. B. bei Zustand nach frühkindlicher Hirnschädigung oder nach Schädel-Hirn-Trauma), wo auch hohe Dosen von Antiandrogenen kaum Effekte erzielen. Als mögliche Nebenwirkungen müssen vor allem Müdigkeit, Konzentrationsschwäche, Gynäkomastie und Gewichtszunahme genannt werden. Es versteht sich von selbst, dass solche Nebenwirkungen vor allem von Patienten hervorgehoben werden, die sich innerlich mit diesem Behandlungskonzept nicht einverstanden fühlen. Das sollte erneut Anlass sein, die Indikation sorgfältig zu prüfen. Regelmäßige Kontrollen des Routinelabors (etwa alle 2 bis 3 Monate), insbesondere der Transaminasen (Leberbelastung!), sind während der Behandlung unbedingt erforderlich. Die Interaktion des Medikaments mit Alkohol führt dazu, dass die Wirkung von Cyproteronacetat durch Alkoholkonsum abgeschwächt werden kann – auch dies ein Hinweis darauf, dass man die Lösung des Problems nicht dem Medikament überlassen darf. In seltenen Fällen kann es nach Einnahme von Cyproteronacetat zu Thrombosen kommen, die dann zum Absetzen des Medikamentes zwingen.

Alternativ kämen lediglich die (zur Behandlung von Männern mit sexuellen Verhaltensabweichungen aber nicht zugelassenen) LHRH-Analoga in Frage, z. B. Triptorelin (Handelsname Decapeptyl®), das einmal monatlich intramuskulär verabreicht werden muss. Durch die vielfachen Erfahrungen mit der chemischen Kastration von Männern mit Prostatakarzinom ist es sicher handhabbar. Unter dieser Substanz kommt es nach anfänglicher Stimulierung der Gonadotropinsekretion zu einem Verlust von LHRH-Rezeptoren an den gonadotropinsynthetisierenden Zellen der Hypophyse; dieses Phänomen wird als „receptor down regulation" bezeichnet. Die Folgen sind eine verminderte LH-Sekretion und damit verbunden eine deutliche Reduzierung der testikulären Androgenbiosynthese. Nach Behandlungsbeginn kommt es allerdings initial zu einer vermehrten Testosteronausschüttung, weshalb eine 6-wöchentliche zusätzliche Antiandrogengabe (Cyproteronacetat) erforderlich ist, um den „hot flushes", die im Zusammenhang mit erhöhten Testosteronspiegeln auftreten können, vorzubeugen. Bei LHRH-Analoga ist im Übrigen die Gefahr einer irreversiblen Schädigung der Leydigschen Zwischenzellen im Hoden höher als bei der Verwendung von Cyproteronacetat, bei dem bisher von einer Reversibilität der Auswirkungen auf die Spermatogenese ausgegangen wird. Daher ist es erforderlich, vor Beginn einer Behandlung mit Antiandrogenen ein Spermiogramm zu machen, um später auftretende Fertilitätsstörungen beurteilen zu können. Darüber hinaus ist eine genaue Aufklärung (Wille 1991) über Sinn und Zweck der Behandlung im Rahmen eines Gesamtbehandlungsprogramms erforderlich. Diese ist zu dokumentieren und durch Unterschrift vom Patienten zu bestätigen. Niemals sollten Antiandrogene als alleinige Maßnahme, sondern wenn, dann eingebettet in einen Gesamtbehandlungsplan gegeben werden.

Darüber hinaus handelt es sich um eine therapeutische Option, die bei Jugendlichen mit noch nicht abgeschlossenem Knochenwachstum praktisch kaum eine Rolle spielt (und in denkbaren Einzelfällen besonders sorgfältig mit den Nachteilen abgewogen werden müsste), in der Regel also erst ab dem frühen Erwachsenenalter in Betracht gezogen werden kann.

▦ **Kastration.** Die Einführung von Antiandrogenen in die Behandlung von Männern mit sexuellen Verhaltensabweichungen bzw. dissexuellen Verhaltensbereitschaften (sog. chemische Kastration) hat die chirurgische Kastration weitgehend bedeutungslos gemacht. Bereits zwischen 1980 und 1990 reduzierte sich die Zahl der Anträge, die nach dem „Gesetz über die freiwillige Kastration und andere Behandlungsmethoden" in der Bundesrepublik Deutschland bei der zuständigen Ärztekammer gestellt werden müssen, auf jährlich 10–12 und halbierte sich danach noch einmal, so dass man derzeit von weniger als 6 Kastrationen jährlich ausgehen kann. Der kriminalpräventive Effekt der chirurgischen Kastration ist empirisch gut untersucht und danach unbestreitbar (Wille und Beier 1997, S. 1089). Die Kastration spielt aber bei Jugendlichen und Heranwachsenden schon deshalb keine Rolle, weil als eine der Voraussetzungen für die Antragstellung gemäß Kastrationsgesetz benannt wird, dass „der Betroffene das fünfundzwanzigste Lebensjahr vollendet hat".

▦ **Serotoninwiederaufnahmehemmer.** Über die Nutzung der für die Behandlung von Depressionen und Angst entwickelten Serotoninwiederaufnahmehemmern zum Zwecke der Minderung sexueller Impulsivität wird in der Literatur zunehmend berichtet (Übersicht bei Gijs u. Gooren 1996). Im Vordergrund steht dabei Fluoxetin (Handelsname Fluctin®), das die Konzentration des Überträgerstoffes Serotonin im Gehirn an den Synapsen der Nervenzellen erhöht und dadurch modulierend in die Affektentwicklung eingreift. Durch die langsamere Anflutung von Gefühlszuständen – so die Überlegung – entsteht mehr Zeit, um (psychotherapeutisch aufgebaute) Bewältigungsstrategien in Gang zu setzen. Zudem vermindern sie (allerdings nicht in allen Fällen) sexuelle Appetenz, Erregbarkeit und Orgasmusfähigkeit. In erfolgreichen Studien über Fluoxetin bei Männer mit Paraphilien (häufigste angewandte Dosierung: 40–60 mg/Tag) wurde die erste Verbesserung der Symptome nach 2 bis 4 Wochen und eine maximale Reduktion nach 2 bis 3 Monaten berichtet. Es fehlen jedoch Follow-up-Untersuchungen, und es gibt auch Berichte über eine Wirkungslosigkeit von Fluoxetin auf die paraphile Symptomatik. Als weitere Serotoninwiederaufnahmehemmer sind in diesem Zusammenhang u.a. auch Fluvoxamin (Fevarin®: 200–300 mg/Tag) und Paroxetin (Seroxat®: 20–40 mg/Tag) eingesetzt worden (Gijs u. Gooren 1996).

Die Ergebnisse müssen aber bisher – aufgrund der geringen Fallzahlen bei unkontrolliert durchgeführten Studien – als vorläufig und unsicher gelten. Dennoch handelt es sich hierbei um eine mögliche Ergänzung im Gesamtbehandlungsplan, insbesondere, wenn man berücksichtigt, dass die Einflussnahme auf die sexuelle Appetenz, Erregbarkeit und die Orgasmusfähigkeit nicht so gravierend ist wie bei den Antiandrogenen. Dazu kommt, dass die antidepressive Wirkungskomponente in manchen Fällen zusätzlich sehr willkommen sein kann.

9.3.7 Ausblick

Wie die klinische Arbeit zeigt, nimmt der Anteil von Jugendlichen mit drohender dissozialer Fehlentwicklung und auch der Anteil von Männern mit homopädophiler Hauptströmung, die ihr „coming out" bereits im Jugendalter haben, zu. Da die Bereitschaft zu dissexuellen Handlungen bei diesen tätertypologischen Beschreibungen empirischen Daten zufolge biographisch überdauernd ist (siehe Kap. 5.3.4.2), sind therapeutische Bemühungen vor allem dahingehend auszurichten, dass entsprechende dissexuelle Impulse nicht mehr auf der Verhaltensebene umgesetzt werden.

Grundsätzlich gilt aber, dass die Behandlung sexueller Störungen vom Therapeuten ein besonders hohes Maß kritischer (und selbstkritischer) Auseinandersetzung mit der menschlichen Geschlechtlichkeit und den Möglichkeiten therapeutischer Interventionen verlangt. Hierfür sind nicht nur theoretische Kenntnisse erforderlich, sondern auch praktische Fertigkeiten, die sich über spezielle Ausbildungen erwerben lassen (Vogt et al. 1995, Beier 1999) und Elemente umfassen, die sich in keinem anderen Fort- oder Weiterbildungsangebot finden (themenzentrierte Selbsterfahrung, Supervision sexualmedizinischer Diagnostik und Behandlung). Hinzu kommen die Besonderheiten (z. B. der Übertragungs-Gegenübertragungsproblematik) in der Behandlung von Menschen mit sexuellen Verhaltensabweichungen (insbesondere den Straftätern), die schnell dazu führen können, dass man, anfangs gutwillig und engagiert, nach ersten Enttäuschungen und Frustrationen (wie die meisten Therapeut/inn/en) nicht mehr bereit ist, diese Patienten in Therapie zu übernehmen. Von großer Wichtigkeit ist es schließlich, auch zusätzliche Möglichkeiten der somatischen Therapie in die Überlegungen miteinzubeziehen. Dies ist bei nicht wenigen Behandlern/innen mitunter negativ besetzt und führt nicht selten dazu, dass solche Therapieformen dem Patienten pauschal als ungeeignet geschildert werden und entsprechend Chancen ungenutzt bleiben können.

Literatur

Beier KM (1995) Dissexualität im Lebenslängsschnitt. Theoretische und empirische Untersuchungen zu Phänomenologie und Prognose begutachteter Sexualstraftäter. Springer, Berlin

Beier KM (1996) Die scheinbare Konvergenz klinischer Befunde: forensische Begutachtung und Psychotherapie. Recht & Psychiatrie 14:2–8

Beier KM (1999) Sexualmedizin. Berufsbegleitende Fortbildung mit Zertifikat. Dt Ärztebl 96:A2075–2077

Beier KM, Hinrichs G (1995) Psychotherapie mit Straffälligen. Standort und Thesen zum Verhältnis Patient – Therapeut – Justiz. Fischer, Stuttgart

Beier KM, Bosinski HAG, Hartmann V, Loewit K (2001) Seuxalmedizin. Grundlagen und Praxis. Urban & Fischer, München

Gijs L, Gooren L (1996) Hormonal and Psychopharmacological Interventions in the Treatment of Paraphilias: An Update. Journal of Sex Reserch 33:273–290

Hüther G (1991) Biologie der Angst, 2. Aufl. Vandenhoeck, Göttingen

Loewit K (1994) Kommunikationszentrierte Sexualtherapie. Sexuologie 1:101–112

Loewit K (1998) Damit Beziehung gelingt. Styria, Graz

Loewit K, Beier KM (1998) Standortbestimmung der Sexualmedizin. Sexuologie 2: 49–64

Neumann F, Kalmus J (1991) Hormonelle Behandlung von Sexualdeviationen. Diesbach, Berlin

Petri H (1980) Analytische Kurztherapie bei sexuellen Perversionen. Mit Bemerkungen zur Antiandrogentherapie. In: Sigusch V (Hrsg) Therapie sexueller Störungen. Thieme, Stuttgart, S 187–219

Rauchfleisch U (1994) Die ambulante Behandlung von Straffälligen – eine Herausforderung für den Psychotherapeuten. In: Leygraf N, Volbert R, Horstkotte H, Fried S (Hrsg) Die Sprache des Verbrechens. Festschrift für Wilfried Rasch. Kohlhammer, Köln, S 284–289

Vogt H-J, Loewit K, Wille R, Beier KM, Bosinski HAG (1995) Zusatzbezeichnung Sexualmedizin. Sexuologie 2:65–89

Wille R, Beier KM (1989) Castration in Germany. Ann Sex Res 2:103–133

Wille R (1991) Cyproteronacetat: Rechtliche und ethische Aspekte. In: Wille R, Schumacher W, Andrzejak N (Hrsg) Zur Therapie von sexuell Devianten. Diesbach, Berlin, S 91–99

Wille R, Beier KM (1997) Nachuntersuchungen von kastrierten Sexualstraftätern. Sexuologie 1:1–26

**Gedanken zur Strafe
bei Jugendlichen und Heranwachsenden**

Reinhart Lempp

Der Leitgedanke des Jugendgerichtsgesetzes ist die Resozialisierung, die oft genug eigentlich erst eine Sozialisierung sein muss. Daher sollte das Jugendgerichtsgesetz ein Täter- und kein Tatstrafrecht sein, das die Persönlichkeit des jugendlichen Täters, sein Bedürfnisse und seine Defizite in den Vordergrund der gesellschaftlichen Antwort rückt und weniger die Sühne für die Tat, die Vergeltung.

Eine Jugendstrafe, d.h. ein Freiheitsstrafe von mindestens einem halben Jahr, sollte daher nach § 17 JGG nur verhängt werden, wenn sogenannte „schädliche Neigungen" nachzuweisen sind und Erziehungsmaßregeln oder Zuchtmittel, d.h. Weisungen, Hilfen zur Erziehung oder Zuchtmittel mit Auflagen oder Jugendarrest zur Erziehung nicht mehr ausreichen – oder bei „Schwere der Schuld". Mit dem letzten Zusatz wurde das Tat- und Vergeltungsstrafrecht gewissermaßen durch die Hintertür wieder in das Jugendstrafrecht hereingelassen. Was die „schädlichen Neigungen" anbelangt, so wurden sie nie definiert, und in der Regel werden sie nur aus der Anzahl der vorausgegangen Straftaten geschlossen, ohne zu prüfen, welchen Anteil daran die Person des Jugendlichen zur Zeit seiner Straftaten oder sein soziales Umfeld hatte (siehe auch Kap. 4.2.4, S. 153).

Dass der kurzfristige Jugendarrest kein geeignetes Mittel zur Resozialisierung ist, darüber sind sich mittlerweile alle weitgehend einig. Aber auch eine längerdauernde Jugendstrafe kann dieses Ziel nicht erreichen, ja, sie ist eigentlich gerade gegen dieses Ziel gerichtet und geeignet, eine mögliche Wiedereingliederung in die Gesellschaft definitiv zu verhindern.

Straffällige Jugendliche sind im Allgemeinen grundsätzlich bereit, ihre Schuld anzuerkennen, wie sie auch bereit sind, wieder gutzumachen, wenn das irgendwie möglich ist. Auch Jugendliche, die jemanden getötet hatten, äußerten dem Autor gegenüber vielfach Vorstellungen, wie sie etwas wiedergutmachen könnten, etwa durch helfende Arbeit bei Behinderten und Hilfsbedürftigen. In einer längeren Freiheitsstrafe sehen sie allerdings keinen Sinn, weil sie niemandem nützt und nichts besser macht. Sie sehen darin nur die Rache der Gesellschaft, der Erwachsenen, von denen sie sich ohnehin ausgegrenzt und im Stich gelassen fühlen.

Ein erfahrener Direktor einer Justizvollzugsanstalt – er stand vor seiner Pensionierung – sagte dem Autor einmal, er sei überzeugt, dass einer, der nach einer Gefängnisstrafe nicht mehr rückfällig wird, auch ohne die Gefängnisstrafe nicht mehr rückfällig geworden wäre. Im gleichen Sinne hatte sich übrigens bereits um 1900 Franz von Listz geäußert. Das gilt sicher noch mehr für jugendliche Straftäter. Sie sind nämlich in der Vollzugsanstalt über Monate oder Jahre gezwungen, mit ihresgleichen zusammenzuleben. Es ist fast unmöglich für einen jungen Menschen, sich dabei von den Wertmaßstäben dieser Gruppe auszuschließen und freizuhalten. Dazu kommt, dass man auch nicht über lange Zeit mit Schuldvorwürfen gegen sich selbst leben kann. Über kurz oder lang wird man für sich Entschuldigungen suchen und finden im Vergleich mit dem Verhalten der Gesellschaft draußen. Diese bietet genug Gründe, sich selbst nicht schuldiger als die andern zu fühlen und in der Strafe nur eine Rache und eine Ausgrenzung zu sehen, was sie ja letztlich auch ist.

Sicher, manche lernen in der JVA einen Beruf als Voraussetzung für einen neuen Start draußen, wozu sie sonst kaum gekommen wären. Die gesellschaftsfeindliche Erfahrung aber, die sie dort über eine lange Zeit ihres noch jungen Lebens machen mussten, werden sie nur unter Mühen überwinden können. Eine früh einsetzende, langfristige, über die Entlassung hinaus begleitende sozialpädagogische Betreuung wäre eine Hilfe zur Resozialisierung, die aber nur selten in ausreichender Weise realisiert wird. Gewiss, eine anfängliche geschlossene Unterbringung ist gerade bei dissozialen Jugendlichen mit ihrem oft schweren Bindungsdefizit und der daraus erwachsenen Bindungsangst manchmal unumgänglich, um überhaupt die Möglichkeit zu schaffen, mit diesen Jugendlichen Kontakt aufzunehmen und eine Beziehung aufzubauen. Sobald diese aber hergestellt ist, ist eine geschlossene Unterbringung nicht mehr nötig, sondern schädlich. In der Schweiz beispielsweise gibt es für Jugendliche keine längere Freiheitsstrafe als ein Jahr. Die Aufgabe der Resozialisierung nimmt dann die Jugendhilfe wahr, die in manchen Kantonen auch in den Händen des Jugendrichters liegt.

Das Kinder- und Jugendhilfegesetz (SGR VIII) bietet mehr Möglichkeiten der Hilfe zur Resozialisierung Jugendlicher an als das Jugendgerichtsgesetz, das sich als Ableger des Strafgesetzbuches gar nicht der Jugendhilfe verpflichtet fühlt. Therapie im weitesten Sinn war noch nie Aufgabe der Justiz. Eine Erweiterung der Jugendhilfe unter Einbeziehung aller Resourcen der Justiz, der Bildung, der Krankenkassen und der Sozialhilfe in ein einheitliches Jugendhilferecht ist eine noch offene Aufgabe der Zukunft. Die Diversion mit Hilfe der §§ 45 JGG (Absehen von Verfolgung durch die Staatsanwaltschaft) und 47 JGG (Einstellung des Verfahrens durch den Richter) hat wesentlich bessere Chancen für eine gute Legalprognose. Allerdings ist in jedem Fall von Kinder- oder Jugendkriminalität eine möglichst rasche Reaktion angezeigt, die keineswegs immer eine Bestrafung sein muss, es kann auch ein Täter-Opfer-Ausgleich oder eine Wiedergutmachung sein, es muss aber in jedem Fall eine Antwort auf die Tat sein. Keine Reaktion oder eine, die erst nach Monaten oder Jahren erfolgt, ist schädlich, weil sich der jugendliche Täter von der Gesellschaft nicht ernstgenommen fühlen muss.

Die in den letzten Jahren zunehmende Tendenz zu mehr Repression ist jedenfalls nicht geeignet, der Jugendkriminalität entgegenzuwirken. Die wesentliche Aufgabe der Justiz liegt in der Prävention, für die Strafe nicht geeignet ist. Diese muss sich aber auch bemühen, die Versuchungssituationen und die Gelegenheiten zur Gesetzsübertretung einzuschränken.

Strafe, die nicht als Sühne und Buße, als gerecht und angemessen vom Jugendlichen selbst akzeptiert wird, nützt nur dem Bestrafenden, nicht dem Bestraften. Da Erziehung eine positive Beziehung zwischen dem Erzieher und dem zu Erziehenden voraussetzt, das heißt also auch zwischen jugendlichem Täter und der Gesellschaft, schließen sich Erziehung und Strafe gegenseitig aus.

10 Prognostische Beurteilung

In diesem Abschnitt geht es speziell um die Prognose delinquenten, meist gewalttätigen Verhaltens. Prognostische Fragestellungen wurden bereits in einem anderen Kontext berührt.

So verdeutlichte Lempp im ersten Abschnitt (Kap. 1.2), dass gutachterliche Stellungnahmen zur Prognose durchaus das richterliche Urteil unter Resozialisierungsaspekten mitbestimmen können. Und Ostendorf wies in Kapitel 4.1 auf die obligatorische prognostische Einschätzung zur Bestimmung schädlicher Neigungen hin, stellte darüber hinaus Kriterien für die Rückfallprognose in Anlehnung an Göppinger (1983) heraus. Auch das gesonderte Kapitel zu den schädlichen Neigungen (Kap. 4.2.4) sowie das über Maßregeln (Kap. 5.1.3) beinhalten beide eine prognostische Dimension.

Nachfolgend werden Grundlagen der Prognosestellung erörtert, in einem weiteren Teil geht es dann um die praktisch relevanten Bestandteile jugendforensischer Prognosebegutachtung und schließlich um die Prognose bei sexuellen Verhaltensabweichungen. Diese werden wegen der besonderen Bedeutung und Belastung junger Sexualstraftäter für diese Subgruppe noch einmal in einem eigenen Kapitel herausgestellt.

Grundlagen der Prognosestellung

Günter Hinrichs

Kriminalprognosen als Wahrscheinlichkeitsangaben über das zukünftige Legalverhalten bzw. Delinquenzrisiko können individuell oder kollektiv (z. B. Kriminalitätsentwicklung innerhalb einer Gesellschaft oder die voraussichtlichen Wirkungen eines Gesetzes) ausfallen. Sieht man von dem letztgenannten Aspekt einmal ab, so kommt es bei der sogenannten Täterindividualprognose (Dölling 1995) nicht auf die Voraussage eines bestimmten Ereignisses an – es kann hier also auch kein „richtig vs. falsch" geben. Die juristische Zielperspektive ist eine möglichst präzise und umfassende Beschreibung von Risikofaktoren zukünftigen delinquenten Verhaltens unter Wahrscheinlichkeitsabwägungen. Damit soll dem Richter Material zur Abschätzung eines vertretbaren Restrisikos zur Verfügung gestellt werden, ihm obliegt die letztendliche Entscheidung darüber. Üblicherweise erfolgen prognostische Beurteilungen durch das Gericht selber. Die Hinzuziehung eines Sachverständigen gebietet sich meist bei schwereren Straftaten, im Falle nicht mehr als allein ausreichend empfundener Sachkunde der zuständigen Juristen. Häufig wird die Einschätzung zukünftigen delinquenten (gewalttätigen) Verhaltens vereinfachend auch als *Gefährlichkeitsprognose* bezeichnet.

Prognoseforschung wurde zunächst von der Justiz, dann von Psychiatrie und Kriminologie, schließlich auch von der Psychologie unter unverkennbar fachspezifischen Favorisierungen betrieben. So diskutierte man zum einen die prognostische Treffsicherheit unter normativen Gesichtspunkten, dann folgte die Betonung individuumzentrierter oder klinischer Ansätze. Unter dem Aspekt strafrechtlicher Sozialkontrolle wurde nicht nur die Prognosepraxis analysiert, sondern auch deren Folgen bis hin zu Stigmatisierungseffekten. Im weiten Felde empirischer Forschung dominierten Absicherungs- und Überprüfungsaspekte. Über diese besonderen Ausrichtungen hinaus lassen sich jedoch auch gemeinsame grundsätzliche Aspekte (durchaus mit Zukunftsorientierung) beschreiben, etwa im Bereich der Qualitätssicherung oder der Längsschnittforschung (vertiefend dazu Lösel 1995, Nedopil 2000). Übereinstimmend wird eine weiterführende empirische Überprüfung sowie die Übertragung von Forschungsergebnissen auf die klinische Praxis angestrebt, dabei sollten jedoch normative und rechtsethische Gesichtspunkte nicht unberücksichtigt bleiben.

Auch wenn es nicht seinem ursprünglichen Auftrag sowie Aufgabenbereich im Einzelfall entspricht, sollte sich jeder Prognostiker vor Augen führen, dass bei aller Präzisierung eines Restrisikos gesellschaftliche Einflüsse recht stark mitbestimmen, welches Ausmaß an Gefährdung zeitspezifisch (noch) toleriert wird. Prognostische Forschung berücksichtigt auch Prävention und Frühintervention sowie Kontrolle von Jugenddelinquenz, sie stellt methodisch besondere Anforderungen und widmet sich neuerdings auch der Qualitätskontrolle (s. o.).

▦ *Prognostisches Kriterium* – wie bereits eingangs erwähnt – ist das zukünftige delinquente Verhalten. In der Regel geht es dabei um das Verhalten eines Individuums in einem bestimmten Kontext, d. h. die Situation muss bekannt bzw. definiert sein, das Verhalten kann allgemein als gefährlich oder weiter kriminell oder gar als krimineller Rückfall betrachtet werden. Außerdem muss die zeitliche Dimension beschrieben, vor allem begrenzt sein, denn allgemein nimmt die prognostische Validität mit der zeitlichen Ausdehnung des Vorhersagespielraumes zwangsläufig schon aus statistischen Gründen ab. Hilfreich kann die Unterscheidung in kurz- (Missbrauch während Vollzugslockerung), mittel- (etwa offener Vollzug) und langfristige (Legalbewährung bei bedingter Entlassung) Prognosen sein (Murach 1989).

▦ Üblicherweise werden die *Sozialprognose*, die Prognose des *allgemeinen* sowie die des *einschlägigen Legalverhaltens* unterschieden. Einen Hinweis auf die Wichtigkeit dieser differentiellen Betrachtung gibt beispielhaft eine Untersuchung zur Prognose der Sexualdelinquenz bei Jugendlichen und Heranwachsenden (Rösler 1997). Danach lag die Rezidivquote für erneute Sexualstraftaten bei etwa 15%, wobei begreiflicherweise Unterschiede zwischen einzelnen Delikttypen bestanden. Das Risiko zukünftiger allgemeiner Kriminalität war jedoch mehr als doppelt so hoch! Außerdem wurde der bedeutende Stellenwert der Persönlichkeit in der Lebensgestaltung für die Sozialprognose herausgestellt.

▦ Was die *Methodik* prognostischen Vorgehens anbelangt, findet man in allen Lehrbüchern und den meisten Übersichtsartikeln die bekannte, mehr historische Dreiteilung in *intuitiv, statistisch* und *klinisch*, die eher didaktisch denn ausschließend zu verstehen ist. Eine Synopsis bietet Orlob (1997) mit dem Begriff der „komplexen Gesamt- oder Verbindungsprognose" an („Verbreiterung des Untersuchungsrasters durch Zusammenschau von individuellem klinischen Befund und gruppenbezogener [statistischer] Wahrscheinlichkeitsaussage", ibid., S. 312); mitunter wird auch etwas pauschal von ganzheitlichem Vorgehen gesprochen. Während das juristisch erfahrungsgeleitete Vorgehen (intuitiv) die geläufige Strafrechtspraxis ohne Sachverständigenurteil darstellt, berührt die klinische (auch empirische Individualprognose) primär die psychiatrisch-psychologische Dimension, aber auch die Vorgeschichte. Und schließlich geht es bei der statistischen Methode um bestimmte Prädiktoren, vornehmlich aus dem kriminologischen Bereich. Gerade in der Jugendforensik spielt die entwicklungsbezogene Perspektive, speziell die *Entwicklungspsychopathologie* (auch die entwicklungsbezogene Kriminologie) prognostisch eine entscheidende Rolle (Lösel 1995). Hierin lässt sich das Zusammenspiel von individuellen, familiären und sozialen Belastungsfaktoren bei der Entstehung und Aufrechterhaltung delinquenten Verhaltens gut abbilden (Übersicht bei Hirschberg 1998), einerseits werden Risikofaktoren (defizit- oder pathologieorientiert), andererseits protektive Faktoren (ressourcenbezogen oder delinquenzminimierend) herausgestellt. Ganz abgesehen davon, dass es sich dabei oft um zuordenbare Extremvarianten jeweils einer Dimension handelt, spielt die jeweilige Herausstellung für den Tenor einer Einschätzung möglicherweise eine wichtige Rolle.

▨ Damit ist bereits ein Aspekt des *systemischen Kontextes* der prognostischen Begutachtung angesprochen, dieser bezieht sich im Wesentlichen auf bestimmte Wirkfaktoren über die eigentliche Gutachtenerstellung hinaus. Hier ist primär der grundsätzliche Einwand zu berücksichtigen, dass die Prognose im Sinne einer „self-fulfilling prophecy" ihr Eintreffen selber erzeuge, gegebenenfalls einen Stigmatisierungseffekt auf den zu Begutachtenden habe. Damit verbundene Auswirkungen lassen sich aber mitunter auch auf Familienangehörige beschreiben und nicht zuletzt ist die Reaktion im Strafvollzug zu beachten, handelt es sich etwa um eine Einschätzung zur bedingten Entlassung. Immer wieder wird man in diesem Zusammenhang danach gefragt, ob das Gutachten denn eher positiv bzw. gut oder aber negativ bzw. schlecht ausgefallen sei. Statt dieses so pauschal eben nicht zu fällenden Urteiles werden Bemühungen um entsprechende Differenzierung in der Beurteilung oft nicht wohlwollend aufgenommen. Der Gutachter gerät hier in das Dilemma, einerseits prägnant eine Aussage treffen zu sollen, dabei aber andererseits inhaltlich wichtige Nuancierungen nicht wegzulassen.

Der bereits erwähnte Begriff der *Gefährlichkeitsprognose* sei von seinem Bedeutungsgehalt her nachfolgend noch etwas näher erläutert: Üblicherweise wird dabei an seltene Ereignisse gedacht mit kleiner Basisrate (Häufigkeit eines Deliktes innerhalb einer bestimmten Population). Sind diese schon rein statistisch schwer zu erfassen, müssen zusätzlich noch situative Einflussgrößen und Umgebungsfaktoren mitberücksichtigt werden. Die Qualitätskontrolle hinsichtlich solcher Einschätzungen gestaltet sich insofern schwierig, als dass sich sogenannt falsch-positive Einschätzungen kaum überprüfen lassen. Ferner ist unter ethischen Gesichtspunkten zu berücksichtigen, dass mit höheren Anforderungen an die Treffsicherheit zwangsläufig die Zahl falsch-positiver Prognosen steigt.

In einer der wenigen Untersuchungen zur Kontrolle von Legalbewährungsprognosen überprüften Rösler et al. (1991) bei 154 erstmals inhaftierten Jugendlichen und Heranwachsenden diese nach einem Verlaufszeitraum von 15 Jahren über Auskünfte aus dem Bundeszentralregister. Ursprünglich hatten die Untersucher in 70% ungünstige Prognosen abgegeben und entsprechend in 30% der Fälle günstige. Rückfällig durch weitere Registereintragungen wurden innerhalb des genannten Zeitraumes 78% der Untersuchungsstichprobe, durch erneute Inhaftierung 54%. Berücksichtigt man nun die Übereinstimmung von Prognose und beobachteter Legalbewährung, so zeigt sich, dass die Trefferrate einerseits erheblich divergiert, je nachdem, ob es sich um Rückfällige oder Nichtrückfällige handelt. Sie liegt bei Rückfälligen unabhängig von dem Kriterium doppelt so hoch wie bei Nichtrückfälligen, wo sie lediglich 33 bis 36% beträgt. Interessant erscheint auch eine Berücksichtigung von Merkmalen, die bei günstigen bzw. ungünstigen Prognosen vergleichsweise häufig auftreten: Im ersteren Falle sind es vornehmlich gute Kooperativität, Kontaktfähigkeit und Konzentrationsleistungen sowie ein guter Strukturierungsgrad der Persönlichkeit, hinsichtlich der ungünstigen Prognosen v. v. Wie ein bestimmtes Merkmal differenziert zu gewichten ist, zeigte sich an der Variable Heimeinweisung dergestalt, dass sich in der vorliegenden Stichprobe dieses Rückfälligkeitskriterium nur in den Fällen ergab, in denen die Kinder nach Zerfall der Herkunftsfamilie in eine Pflegeeinrichtung kamen; Personen, die bereits im Säuglingsalter einem Heim zugeführt wurden, zeigten keine erhöhte Rückfallquote.

Diese hier ausführlicher dargestellte Arbeit verdeutlicht auch den in der Literatur immer wieder zitierten Befund, dass Gefährlichkeit allgemein überschätzt wird.

Eine Auswahl deutschsprachiger Prädiktorenkataloge bzw. Prognosefragebögen – überwiegend für den Maßregelvollzug – stellte Orlob (1997) zusammen. Betrachtet man daraus beispielhaft den *Hainaer Prognosefragebogen* (*HPB*) mit insgesamt 46 Kriterien (Eucker et al. 1994), so werden die Unterschiede zwischen Prognosestellungen im Maßregelvollzug einerseits und dem Strafvollzug andererseits recht deutlich: Während im ersten Bereich Behandlungskriterien einen breiten Raum einnehmen und die prognostische Einordnung in Abhängigkeit von dem erreichten Therapieerfolg abgestuft formuliert werden kann, tritt dieser Aspekt eben wegen in der Regel fehlender umfassender Behandlung im Strafvollzug in den Hintergrund, häufig erfolgt hier die Orientierung mehr an den sogenannten statischen Parametern (z. B. Persönlichkeitsmerkmale). Zu beachten ist auch die häufig geringe Übereinstimmung zwischen klinischem Urteil und empirischen Befunden.

Zumindest im deutschen Sprachraum werden psychometrische Verfahren bei der Gefährlichkeitsprognose als untergeordnet betrachtet. Lediglich eine Arbeit (Speier u. Nedopil 1992) berücksichtigte die prognostische Bedeutung von Selbst- und Fremdbilddifferenzen, erhoben mit dem Gießen-Test; bei ausgeprägter Inkongruenz fiel die Prognose ungünstiger aus. Bei all diesen Forschungsansätzen gilt jedoch, dass Beziehungen zwischen bestimmten Kriterien und der Prognosestellung erfasst werden, man erfährt also etwas darüber, wovon Sachverständige sich bei ihrer Entscheidung leiten lassen, ohne zu wissen, ob die Prognose sich später als zutreffend erwies.

Mit der sogenannten *Tatverarbeitung* ist ein (Nach-)Erleben der begangenen Straftat(en) sowie der weitere Umgang damit gemeint (Hinrichs 1994). Ihre prognostische Valenz wird von der Strafvollstreckung, dem

Strafvollzug, Behandlern und Gutachtern durchaus kontrovers diskutiert. So spricht Simons (1995) eher skeptisch von einer „Diagnostik mit beschränkter Haftung", Kröber (1996) betont, dass es vor allem auf die Veränderung im Verlaufe der Inhaftierung bzw. die Psychotherapie ankomme und weniger auf eine statische Erfassung. *Auswirkungen der strafrechtlichen Sanktionen* auf das Legalverhalten im Sinne der Individualprävention werden heute zurückhaltend beurteilt, eher werden noch – möglicherweise unter den Annahmen des „Labeling-approach-Ansatzes" (Stigmatisierungseffekte) – Folgeschäden etwa durch Institutionalisierung betont. Leider wissen wir immer noch zu wenig über das Wann, Wie und Wodurch, insofern sind neuere Forschungen zu Auswirkungen des Jugendstrafvollzuges (Greve u. Hosser 1998) auch unter prognostischen Gesichtspunkten nur zu begrüßen.

Eine kurze Übersicht über die differenzierten amerikanischen und kanadischen Prognoseschemata für Delinquenz gibt Nedopil (1997 u. 2000); hier werden statische vor dynamischen Faktoren favorisiert, womit eine Übertragbarkeit auf hiesige Verhältnisse allerdings eingeschränkt ist. Am deutlichsten wird dies vielleicht im Verständnis des Täters in seinen sozialen Bezügen und der daraus abgeleiteten Methode der idealtypisch-vergleichenden Einzelfallanalyse für die Kriminalprognose (Göppinger 1983). Auch aktuelle Arbeiten stützen die Annahme, dass sich die weitere Delinquenzentwicklung zentral aus der jeweiligen Einbindung eines Individuums in die verschiedenen Bereiche sozialer Kontrolle erklären lässt (Sampson u. Laub 1993, Stelly et al. 1998).

Inzwischen gibt es einige Kriterienkataloge bzw. Untersuchungsinstrumente zur Einschätzung des Gewaltrisikos. Der HCR-20 (Müller-Isberner et al. 1998) stellt eine Prognosecheckliste für zukünftiges gewalttätiges Verhalten auf der Basis von Aktenstudium und Interview dar, die auch in Deutschland eine breitere Anwendung erfährt. Speziell zur Vorhersage sexueller Gewalttaten dient der ähnlich konzipierte SVR-20 (Müller-Isberner et al. 2000). Und schließlich gibt es mit dem Rückfallrisiko bei Sexualstraftätern (RRS; Rehder 2001) noch ein Verfahren zur Betimmung des Rückfallrisikos und der Behanldungsnotwendigkeit dieser Personengruppe. Die wesentlichen Einschränkungen dieser genannten Instrumente, die bei einer prognoserelevanten Gewichtung von Risikofaktoren zu berücksichtigen sind, werden jeweils in den entsprechenden Anweisungen aufgeführt.

Literatur

Dölling D (Hrsg) (1995) Die Täter-Individualprognose. Kriminalistik-Verlag, Heidelberg
Eucker S, Tolks-Brandau U, Müller-Isberner R (1994) Prognosebildung im Psychiatrischen Maßregelvollzug. Zeitschrift für Strafvollzug und Straffälligenhilfe 43:154–157
Göppinger H (1983) Der Täter in seinen sozialen Bezügen. Ergebnisse aus der Tübinger Jungtäter-Vergleichsuntersuchung. Springer, Berlin

Greve W, Hosser D (1998) Psychische und soziale Folgen einer Jugendstrafe. Forschungsstand und Desiderate. Monatsschrift für Kriminologie und Strafrechtsreform 81:83–103

Hinrichs G (1994) Was ist „Tatverarbeitung" und wozu kann sie dienen? Monatsschrift für Kriminologie und Strafrechtsreform 77:95–101

Hirschberg W (1998) Probleme der Gefährlichkeitsprognose im jugendpsychiatrischen Gutachten. Praxis der Kinderpsychologie und Kinderpsychiatrie 47:314–330

Kröber HL (1993) Die prognostische Bedeutung der „Auseinandersetzung mit der Tat" bei der bedingten Entlassung. Recht & Psychiatrie 11:140, 143

Lösel F (1995) Die Prognose antisozialen Verhaltens im Jugendalter: Eine entwicklungsbezogene Perspektive. In: Dölling D (Hrsg) Die Täter-Individualprognose. Kriminalistik, Heidelberg, S 29–61

Müller-Isberner R, Jöckel D, Gonzales Cabeza J (1998) Die Vorhersage von Gewalttaten mit dem HCR-20 (Version 2-D1). Institut für Forensische Psychiatrie, Haina

Müller-Isberner R, Gonzales Cabeza J, Eucker S (2000) Die Vorhersage sexueller Gewalttaten mit dem SVR 20. Institut für Forensische Psychiatrie, Haina

Murach M (1989) Zwischen Würfeln und Wissenschaft. Zur Mißbrauchsprognose im Strafvollzug. Recht & Psychiatrie 7:57–67

Nedopil N (2000) Forensische Psychiatrie, 2. Aufl. Thieme, Stuttgart

Nedopil N (1997) Die Bedeutung von Persönlichkeitsstörungen für die Prognose künftiger Delinquenz. Monatsschrift für Kriminologie und Strafrechtsreform, 80: 79–92

Orlob J (1997) Prognose delinquenten Verhaltens bei Jugendlichen. In: Warnke A, Trott GE, Remschmidt H (Hrsg) Forensische Kinder- und Jugendpsychiatrie. Huber, Bern, S 310–323

Rehder U (2001) RRS Rückfallrisiko bei Sexualstraftätern: Verfahren zur Bestimmung von Rückfallgefahr und Behandlungsnotwendigkeit. Kriminalpädagogischer Verlag, Lingen

Rösler M (1997) Die Prognose der Sexualdelinquenz bei Jugendlichen und Heranwachsenden. In: Warnke A, Trott GE, Remschmidt H (Hrsg) Forensische Kinder- und Jugendpsychiatrie. Huber, Bern, S 302–309

Rösler M, Hengesch G, Luthe R, Leithoff D, Lukas E (1991) Psychiatrische Prognosen im Strafrecht. TW Neurologie Psychiatrie Schweiz 2:231–239

Sampson RJ, Laub JH (1993) Crime in the Making: Pathways and Turning Points Through Life. Harvard University Press, Cambridge and London

Simons D (1996) „Tataufarbeitung" – Diagnostik mit beschränkter Haftung! Zeitschrift für Strafvollzug und Straffälligenhilfe 45:10–14

Schöch H (1994) Kriminalprognose. In: Kaiser G, Schöch H (Hrsg) Kriminologie. Jugendstrafrecht. Strafvollzug, 4. Aufl. Beck, München, S 95–104

Speier R, Nedopil N (1992) Abweichungen zwischen Fremd- und Selbstbild bei persönlichkeitsgestörten Sexualdelinquenten und ihre Relevanz bei Prognoseentscheidungen. Monatsschrift für Kriminologie und Strafrechtsreform 75:1–9

Stelly W, Thomas J, Kerner HJ, Weitekamp E (1998) Kontinuität und Diskontinuität sozialer Auffälligkeiten im Lebenslauf. Monatsschrift für Kriminologie und Strafrechtsreform 81:104–122

Gutachten zur Prognose

GÜNTER HINRICHS

Im Rahmen folgender Fragestellungen, die sich an unterschiedlichen juristischen Voraussetzungen orientieren, werden prognostische Einschätzungen erwartet:

- Häufig wird im forensichen Gutachten zur Hauptverhandlung über die Fragestellungen nach § 3 JGG und § 105 JGG sowie den §§ 20 und 21 StGB hinaus nach der Prognose gefragt. Daraus lassen sich dann Hinweise für die Gestaltung des eventuell folgenden Strafvollzuges ableiten, es bietet sich aber auch ein Anknüpfungspunkt für später zu entscheidende Vollzugslockerungen oder die bedingte Entlassung an. Für die Entscheidung über die Aussetzung einer Jugendstrafe zur Bewährung (§§ 21 und 57 JGG) erscheinen prognostische Einschätzungen unverzichtbar.

- Liegen die Voraussetzungen der §§ 20 oder 21 StGB vor, muss die Notwendigkeit einer Unterbringung in einem psychiatrischen Krankenhaus (§ 63 StGB, § 7 JGG) oder einer Entziehungsanstalt (§ 64 StGB, § 7 JGG) beurteilt werden. Weiterhin mit erhöhter Wahrscheinlichkeit zu erwartende Straftaten müssen als erheblich und für die Allgemeinheit gefährlich eingestuft werden, zumal bei Jugendlichen die Unterbringung in einem psychiatrischen Krankenhaus aufgrund der damit verbundenen Umstände besonders zu prüfen ist. Speziell bei einer Suchttherapie ist es erforderlich und dienlich, die dafür vorliegenden Erfolgschancen abzuschätzen (Beier u. Hinrichs 1995).

- Bei der Prüfung, ob die weitere Vollstreckung der Unterbringung zur Bewährung ausgesetzt werden kann (§ 67 e StGB), orientiert sich die Prognose an der sogenannten Ungefährlichkeit.

- Fragen zur Aussetzung des Restes einer Jugendstrafe (§§ 88,89 JGG) bilden die Grundlage für die sogenannten Vollzugsverlaufsgutachten, mitunter verkürzt auch als „Prognosegutachten" bezeichnet. Hier ist es als besonders vorteilhaft anzusehen, wenn sie von demjenigen Gutachter erstellt werden, der im Rahmen der Hauptverhandlung eventuell schon tätig geworden ist, um Verlaufsgesichtspunkte direkter einschätzen zu können.

- Die Beurteilung sogenannter schädlicher Neigungen (§ 17 JGG) ist Aufgabe des Gerichtes, nur selten dürfte dazu ein Sachverständiger gehört werden. Sollte das Gericht einem Jugendlichen auferlegen, sich einer heilerzieherischen Behandlung nach § 10 Abs. 2 JGG zu unterziehen, wird es dazu vorher einen Sachverständigen – vor allem wegen der Erfolgsaussichten und Durchführungsbedingungen – hören (zu beiden Fragekomplexen siehe ausführlich Lempp 1983, S. 292 ff, S. 295 ff).

In Verbindung mit dem Gesetz zur Bekämpfung von Sexualdelikten und anderen gefährlichen Straftaten vom 26.01.1998 hat sich auch für die Prognosebegutachtung eine neue Situation ergeben:

1. Aufgrund der obligatorischen Begutachtung vor der bedingten Entlassung aus dem Straf- oder Maßregelvollzug für die angegebene Zielgruppe ist mit erheblichem Arbeitsmehraufwand zu rechnen, für den kaum qualitativ vetretbare Ressourcen zur Verfügung stehen.
2. Das Prognoseniveau mit dem verlangten Ausschluss jeder Gefahr ist deutlich höher geworden, jeder Gutachter sollte eindeutig formulieren, welche Fragestellung er wie bzw. nicht beantworten kann.
3. Da Behandlungsmaßnahmen ein breiterer Spielraum zukommt, dürfte dieser dynamische Faktor auch prognostisch stärker zu berücksichtigen sein.

Da bis dato noch zu wenig Erfahrungen bezüglich der Auswirkungen dieses Gesetzes vorliegen, bleibt die weitere Entwicklung zunächst abzuwarten.

Wenn auch die prognostische Einschätzung einem ganzheitlichen Vorgehen entspricht (siehe Begriff der komplexen Gesamt- oder Verbindungsprognose in Kap. 10.1), sind im Rahmen der Gutachtenerstellung zunächst einzelne Bereiche zu untersuchen und dann zu gewichten. Nedopil (1996) gab in der 1. Auflage seines Lehrbuches inhaltlich einen umfassenden Überblick im Sinne eines Kriterienkataloges zur Struktur der gutachterlichen Überlegungen bei der Prognose: Nach Ausgangsdelikt und prädeliktischer Persönlichkeit sind die postdeliktische Persönlichkeit sowie der soziale Empfangsraum im Detail zu berücksichtigen (Tabelle 10.1).

■ Praktisches Vorgehen

Nach dem Aktenstudium, das in besonderer Weise dem zwischenzeitlichen Verlauf gewidmet sein sollte (bei Strafgefangenen sollte neben der Vollstreckungsakte auch die Gefangenenpersonalakte eingesehen werden), werden wie üblich die eingehende Exploration und Untersuchung des Probanden notwendig. Ohne einer A-priori-Zuschreibung anheimzufallen, sollte dabei auf Richtigkeit und Belegbarkeit, auf mögliche Täuschungsmanöver oder Simulation geachtet werden. Im Rahmen der psychologischen Untersuchung bietet sich eventuell die Möglichkeit, durch die erneute Vorgabe eines Testverfahrens Verlaufsaspekte abzubilden. Dafür bieten sich veränderungssensible Verfahren an, etwa der Gießen-Test, Symptom-Checklisten oder Instrumente zur Einstellungs-, Attributions- und Kontrollüberzeugungsmessung. Zur genaueren Einschätzung des sozialen Empfangsraumes oder der Ausbildungsbedingungen bzw. der beruflichen Tätigkeit kann das Gespräch mit entsprechenden Kontaktpersonen, möglicherweise in Gegenwart des zu Begutachtenden, zusätzliche Informationen erbringen, auch wenn es nicht zum Standard der Prognosebegutachtung zählt.

Tabelle 10.1. Struktur der gutachterlichen Überlegungen bei Prognosegutachten.
(Nedopil 1996, S. 188)

▦ **Ausgangsdelikt:**
- statistische Rückfallwahrscheinlichkeit (Basisrate)
- situative Eingebundenheit des Delikts
- Ausdruck einer vorübergehenden Krankheit
- Zusammenhang mit der Persönlichkeit
- motivationale Zusammenhänge

▦ **Prädeliktische Persönlichkeit:**
- Kindheitsentwicklung und Faktoren einer Fehlentwicklung
- soziale Integration
- lebensspezifische Umstände (Pubertät, Adoleszenz etc.)
- Art und Dauer krankhafter Verhaltensauffälligkeiten

▦ **Postdeliktische Persönlichkeitsentwicklung:**
- Anpassung
- Nachreifung
- Entwicklung von Copingmechanismen
- Umgang mit bisheriger Delinquenz
- Persistieren deliktspezifischer Persönlichkeitszüge
- Aufbau von Hemmungsfaktoren
- Folgeschäden durch Institutionalisierung

▦ **Sozialer Empfangsraum:**
- Arbeit
- Unterkunft
- soziale Beziehungen
- Kontrollmöglichkeiten
- Konfliktbereiche, die rückfallgefährdende Situationen wahrscheinlich machen
- Verfügbarkeit von Opfern

Berücksichtigt man die *psychiatrische Diagnose* bzw. die *psychische Störung* für die Gefährlichkeitsprognose, so lassen sich hier über die Analyse des individuellen Falles hinaus kaum zwingende verallgemeinerbare Gesetzmäßigkeiten herausstellen. Wenngleich ein Zusammenhang zwischen psychiatrischer Störung und Gewalttätigkeit zwar konsistent angenommen wird, stellt sich dieser jedoch keineswegs als streng, klar oder gar eindeutig heraus. Es erscheint eher sinnvoll, Einwirkungsfaktoren und bestimmte Konstellationen zu gewichten. Zunächst einmal stellt sich die Frage, inwieweit Tat und Störung aufeinander zu beziehen sind (im Extrem in Bezug auf bestimmte Bezugspersonen als paranoides System, das die Grundlage für gewalttätiges Verhalten abgibt, oder eine sexuelle Problematik mit daraus resultierendem deviantem Verhalten – siehe Kap. 5.3.4.2). Ohnehin gestaltet sich die diagnostische Einordnung von Störungsbildern in der Jugendpsychiatrie einschließlich ihrer Verlaufscharakteristika aufgrund des Entwicklungsaspektes schwierig, so auch die forensisch-prognostisch zentrale Frage ihrer möglichen Fortdauer. Beispielhaft dazu seien psychotische Erkrankungen in Abgrenzung von Episoden – eventuell in Verbindung mit sogenannten Borderlinetaten (Lempp 1988) – genannt; zur Schwierigkeit bei der Abgrenzung von pubertärem Suchverhalten oder passageren sexuell auffälligen Verhaltensweisen gegenüber fixierten Deviationen sei auf Kapitel 5.3.4.2 verwiesen.

Als komplexer *Risikofaktor* für delinquentes Verhalten Jugendlicher gilt das *hyperkinetische Syndrom* mit Störungen der Aufmerksamkeit, der Motorik sowie des Sozialverhaltens und eventuell auch umschriebenen Entwicklungsstörungen (Teilleistungsschwächen). Dazu sind familiäre, schulische und Einflüsse der Gleichaltrigengruppe im Sinne protektiver und belastender Faktoren zu berücksichtigen, sowohl anamnestisch wie prospektiv. Eine Reizverarbeitungsstörung im Sinne des Impulsivitätskonzeptes kann auch einen hohen Erklärungswert für den Ablauf delinquenten Verhaltens im situativen Kontext haben bzw. Implikationen für Behandlungsmaßnahmen abgeben. Als prognostisch besonders relevant müssen angesehen werden:

░ der Schweregrad der Störung,
░ Art und Ausmaß der bislang eingetretenen Kompensation,
░ eine mögliche Verfestigung delinquenten Verhaltens in Verbindung mit der Störung sowie
░ konstellative Faktoren, etwa Drogeneinwirkung oder Substanzmissbrauch unter Komorbiditätsaspekten.

Nicht gerade selten finden sich die Diagnosen der *Störungen des Sozialverhaltens* oder *dissoziale Persönlichkeitsstörung* in der forensischen Jugendpsychiatrie. Während erstere Störung sozial auffälliges Verhalten eines gewissen Schweregrades unter einer umschriebenen zeitlichen Ausdehnung rein deskriptiv wiedergibt und ohne weitere Präzisierung prognostisch nicht eindeutig zu gewichten ist, handelt es sich im zweiten Fall um ein relativ überdauerndes Problemverhalten in Verbindung mit einer umschriebenen Psychopathologie, woraus bereits eine prognostische Belastung resultiert, die sich angesichts bis dato eher zurückhaltender therapeutischer Erwartungen noch verstärkt.

Da allgemein der Zusammenhang zwischen psychischer Störung und delinquentem Verhalten nicht als besonders hoch anzusehen ist (s. o.), bietet sich ein anderer Zugangsweg zur Prognose über den *Delinquenzverlauf* an. Grob orientierend stehen deliktspezifische Rückfallraten zur Verfügung (z. B. zur Tötungsdelinquenz bei Rode u. Scheld 1986), die auf den Einzelfall dann noch übertragen werden müssen. Deliktübergreifend lässt sich herausstellen, dass die einschlägige Legalprognose immer dann belastet ist, wenn das straffällige Verhalten mit einem bestimmten (bevorzugten) Lebensstil fest assoziiert ist und die bisher damit erlangten Vorteile (im Sinne einer Bekräftigung) die Nachteile (einschl. erfolgter Sanktionen) übersteigen. Auch die sogenannte Alterskurve des Verbrechens (Mischkowitz 1995), nach der Verurteilungen bei Heranwachsenden und Jungerwachsenen ein

Maximum erreichen, um dann zunächst deutlich, später etwas verzögert rückläufig zu werden, wirft die Frage nach Kontinuität und Stabilität delinquenten Verhaltens auf. Wenn zu dieser Frage inzwischen auch Längsschnittuntersuchungen mit detaillierter Diskussion von Vulnerabilitäts- und Risikofaktoren vorliegen (Lösel 1995), lässt sich im konkreten Falle doch nur schwer angeben, wann ein bestimmtes Problemverhalten einer auf das Jugendalter begrenzten Delinquenz zuzuordnen ist. Auch unter prognostischer Perspektive sollte die Analyse begangener Straftaten junger Menschen folgende Bereiche schwerpunktmäßig aufnehmen:

- motivische Einbindung,
- Entstehungsbedingungen und Folgeaspekte (Verstärkung),
- detaillierte Beschreibung – so denn präsent – aggressiven Verhaltens, Bekanntheitsgrad Geschädigter,
- Täter-Opfer-Relation und
- Auseinandersetzung mit der Tat.

Auf die unterschiedliche Bewertung der prognostischen Valenz von *Tatverarbeitung* wurde in Kapitel 9.1 hingewiesen. Eine Operationalisierung des Konstruktes Tatverarbeitung erscheint zumindest derzeit noch nicht vorstellbar, gegebenenfalls gelingt eine Annäherung eher über ein bestimmtes Bewältigungsverhalten (s. u.). Hinzu kommen noch moralisch-ethische Gesichtspunkte, wie sie sich beispielsweise in der Übernahme der Opferperspektive oder aber auch der Empathiefähigkeit allgemein zeigen. Diese Aspekte werden neben weiteren (weiterführende Beschäftigung mit dem Tatgeschehen, interne Attribuierung, Handlungsalternativen, gewachsene psychosoziale Kompetenz) einer prognostisch günstigen Tatverarbeitung zugerechnet. Gegenteilig werden Exkulpationen und Bagatellisierung, Neutralisierungstechniken verbunden mit externer Ursachenzuschreibung gewichtet.

Zu den sogenannten dynamischen Parametern der Prognosebeurteilung zählt der Effekt durchgeführter *Behandlungsmaßnahmen*, im Besonderen von Psychotherapie. Eventuell kann hier auf Verlaufsbeschreibungen oder Stellungnahmen zurückgegriffen werden, die jedoch nicht die entsprechende Exploration ersetzen dürften. Die Beurteilung eines Therapieerfolges gehört zu den schwierigsten forensisch-prognostischen Aufgaben, lassen sich doch Persönlichkeitsveränderungen nur schwer objektivieren, und solche, die im Sprachverhalten manifest werden, müssen nicht zwangsläufig mit weiterreichenden Konsequenzen einhergehen. Der diesbezüglich sensibelste Bereich scheint der der Abwehrformen, des Bewältigungsverhaltens einschließlich Attributionen und Kontrollüberzeugungen zu sein. Allerdings orientiert sich eine Einschätzung des Therapieerfolges natürlich primär an der zugrunde liegenden Störung.

Der innerhalb der Jugendpsychiatrie geläufige Begriff der *Nachreifung* – häufig auch von Juristen für prognostische Fragestellungen übernommen – bezieht sich auf eine persönlichkeitsimmanente, von äußeren Einflussfaktoren weitgehend freie Weiterentwicklung in durchaus angestrebtem Sinne. Da eine solche Erlebens- und Verhaltensänderung sich jedoch immer in einem sozialen Kontext abspielt und ohne die Berücksichtigung derartiger Einflüsse auch als biologistisch gelten müsste, kommt ihr eher ein didaktischer Wert zu. Häufig lässt sich der Begriff in Abwandlung von seiner ursprünglichen Bedeutung aber auch als zwischenzeitlich erfolgte Weiterentwicklung verstehen und kann dann sinnvoll mit inneren und äußeren Einwirkungen in Beziehung gesetzt werden. In Prognosegutachten sollte zur Frage der Nachreifung konkret herausgestellt werden, welche Persönlichkeitsvarianten sich wie verändert haben, z.B. eine gewachsene Frustrationstoleranz gegenüber bestimmten Provokationen oder eine zunehmende Ich-Stärke oder Emanzipation von Gruppeneinflüssen.

Auch wenn es keineswegs sinnvoll erscheint, die Einwirkung des Strafvollzuges auf Probanden isoliert zu betrachten, entspricht es doch einer breiten gutachterlichen Erfahrung, dass *strafrechtliche Sanktionen* und die damit einhergehenden Lebensveränderungen durchaus Delinquenz-prophylaktischen Charakter haben. In Prognosegutachten über inhaftierte Straftäter sollte auf jeden Fall eine Einschätzung zur Wirkung des Strafvollzuges auf den Probanden enthalten sein. Auch Hinweise, inwieweit neu erworbene Erfahrungen unter Vollzugslockerungen – falls durchgeführt – auf den zukünftigen Lebensalltag übertragen werden konnten, sind unabdingbar. Sollten aus Sicht des Gutachters noch keine ausreichenden Erfolge erzielt sein, um ein bestimmtes Restrisiko verantwortungsvoll vertreten zu können, besteht seine Aufgabe auch darin, einen Weg aufzuzeigen, der dieses Ziel unter Berücksichtigung sowohl von Resozialisierungsaspekten wie von Sicherheitsbedürfnissen erreichbar werden lässt.

Wenn man im Rahmen der Prognosebegutachtung die erwähnten Bereiche untersucht und analysiert hat, stellt sich als darauffolgende Aufgabe die einer hypothesengeleiteten Gewichtung, die auch in der Abfassung transparent werden sollte; hier reicht es keineswegs aus, sich auf klinische Erfahrung zu berufen. Z.B. anhand des dargestellten Kriterienkataloges nach Nedopil, der ja auch ein zeitliches Verlaufskontinuum aufweist, können Risikofaktoren in ihrer Relevanz für mögliche zukünftige Gewalttätigkeit herausgestellt und analysiert werden. Häufig erscheint es sinnvoll, auf Behandlungsansätze, Hilfen und Unterstützung hinzuweisen, die das Gewaltrisiko in vertretbaren Grenzen halten. Wahrscheinlichkeitsgrade und auch der zeitliche Umfang, für den die Prognose Geltung beansprucht, sollten weitestmöglich präzisiert werden.

Den Abschluss sollte dann eine Zusammenfassung bilden, aus der für den Gutachtenauftraggeber die prognostische Gesamtaussage erkennbar wird und die der juristischen Fragestellung nachkommt, gegebenenfalls ist hier auf besondere Konstellationen noch einmal hinzuweisen, ohne erneut Detailaspekte zu thematisieren.

Sowohl von Nedopil (1996) als auch von Orlob (1997) wird auf die Prognoseerstellung als einen kontinuierlichen Prozess hingewiesen. Darin ist letztendlich nicht nur eine sinnvolle Integration und Verzahnung gutachterlicher Tätigkeit zu sehen, sondern auch ein Beitrag zu einer effektiveren und konstruktiven Resozialisierung von Straftätern unter den Spielräumen, die eine seriöse Respektierung und Beachtung des Sicherheitsbedürfnisses der gesamten Bevölkerung zulässt.

Literatur

Beier KM, Hinrichs G (1995) Psychotherapie mit Straffälligen. Fischer, Stuttgart

Lempp R (1983) Gerichtliche Kinder- und Jugendpsychiatrie. Huber, Bern

Lempp R (1988) Die Borderline-Persönlichkeitsstruktur in ihrer Bedeutung für vom Täter selbst nicht erklärbare kriminelle Handlungen. In: Bürgin D (Hrsg) Beziehungskrisen in der Adoleszenz, Huber, Bern, S 43–51

Lösel F (1995) Die Prognose antisozialen Verhaltens im Jugendalter: Eine entwicklungsbezogene Perspektive. In: Dölling D (Hrsg) Die Täter-Individualprognose. Kriminalistik-Verlag, Heidelberg, S 29–61

Mischkowitz R (1995) Von der „gährenden Unreife der Jugend" – Das Thema Alter, Geschlecht und Kriminalität im Spiegel kriminologischer Betrachtungen. Monatsschrift für Kriminologie und Strafrechtsreform 78:165–181

Nedopil N (1996) Forensische Psychiatrie. Thieme, Stuttgart

Orlob J (1997) Prognose delinquenten Verhaltens bei Jugendlichen. In: Warnke A, Trott GE, Remschmidt H (Hrsg) Forensische Kinder- und Jugendpsychiatrie. Huber, Bern, S 310–323

Rode J, Scheld S (1986) Sozialprognose bei Tötungsdelikten. Springer, Berlin

10.3 Prognose bei sexuellen Verhaltensabweichungen

Klaus M. Beier

In der Strafrechtsdogmatik und auch nach der einschlägigen (bundesdeutschen) Rechtssprechung sind Schuld, Strafzumessung und Prognosestellung eng miteinander verknüpft. Entsprechend finden sich an vielen Stellen des Strafgesetzbuches Formulierungen, die als Grundlage für das Urteil Prognoseerwägungen erfordern. Dabei muss man aber davon ausgehen, dass die Gerichte bisher eher selten von ihrer Möglichkeit Gebrauch gemacht haben, für die richterliche Entscheidung die Hilfestellung von Sachverständigen in Anspruch zu nehmen. Sie erstellen ihre Prognosen – die ja Voraussetzung für die Strafzumessung sind – selbst (erst durch die neue Gesetzeslage ab 1998 wird u.a. bei vorzeitigen Haftentlassungen das Einholen eines Gutachtens obligatorisch): Der Richter urteilt mehr intuitiv auf der Grundlage einer biographisch-bedingten Evidenz, die auf Lebens- und Berufserfahrung beruht.

Andererseits kann er nur bedingt damit rechnen, durch Herbeiziehung eines Sachverständigen empirisch überprüfte, deliktspezifische Prognosekriterien über die weitere Entwicklung von Sexualstraftätern an die Hand zu bekommen, die seiner eigenständigen Urteilsbildung dann die gewünschte Sicherheit verleihen könnten (und dies gilt auch für die nunmehr zwingenden Begutachtungen bei vorfristigem Entlassungsgesuch aus dem Regelvollzug). Bisher nämlich herrscht ein großer Mangel an derartigen Kriterien, um auf empirischer Grundlage wenigstens Wahrscheinlichkeitsspielräume zu eröffnen, was hinsichtlich der konkreten Konsequenzen für die Betroffenen sicherlich angemessener wäre als lediglich intuitiv ein ,gutes‘ oder ,schlechtes‘ Gefühl zu Rate zu ziehen.

Ein praktischer Nutzen wäre aber auch dann schon erzielt, wenn die Verantwortlichen für Einzelfallentscheidungen unter Berücksichtigung wissenschaftlich analysierter empirischer Erkenntnisse an Faktoren nur erinnert würden, die sie sonst vielleicht übersehen könnten. Von Interesse sind insbesondere biographisch überdauernde Persönlichkeitsmerkmale, wie etwa eine starke Intelligenzminderung oder aber strukturelle ,Abweichungen‘ im Persönlichkeitsgefüge wie etwa eine pädophile Bedürfnisstruktur oder aber auch eine Persönlichkeitsstörung. Von großer Bedeutung dürfte darüber hinaus der ,soziale Empfangsraum‘ (Nedopil 1996) sein, in den sich ein Täter nach der Aburteilung oder nach der Entlassung aus der Freiheitsstrafe hineinbegibt – für Sexualstraftäter vor allem die soziosexuellen Entfaltungsmöglichkeiten.

Insofern spielen die im Rahmen der Sexualanamnese gewonnenen Erkenntnisse (siehe Kap. 9.3) auch prognostisch eine große Rolle, weil sie Entwicklungspotential und Vulnerabilität des Betroffenen verdeutlichen – aber auch Hinweise über das sexuelle Selbstbild, die Problemwahrnehmung und die Veränderungsbereitschaft einschließen (vgl. Beier et al. 2001). Davon zu trennen ist allerdings die Realisierbarkeit geäußerter Veränderungswünsche: Ein Täter mit homopädophiler Hauptströmung wird nicht darauf hoffen können, das pädophile Erleben je ,abstellen' zu können; er wird allenfalls im Rahmen einer Behandlung mehr Kompetenz und Sicherheit erwerben können, um die pädophilen Impulse besser zu kontrollieren.

Wichtig ist daher vor allem die Forschung über das weitere Lebensschicksal von Männern mit dissexuellen Verhaltensbereitschaften zu intensivieren; benötigt werden Daten über große Stichproben mit möglichst langen Nachuntersuchungszeiträumen (mindestens fünf, besser zehn Jahre), die sich auf eine Differentialtypologie innerhalb der Deliktgruppe beziehen (siehe Kap. 5.3.4.2) und entsprechend Angaben zur Rückfälligkeit für diese verschiedenen typologischen Beschreibungen enthalten. Empirische Arbeiten über „die Pädophilen" oder „die aggressiven Sexualstraftäter" – ohne jede typologische Differenzierung innerhalb der Deliktgruppe – schränken deren Wert erheblich ein (Furby et al. 1989).

Entsprechend sind „Prädiktoren" aus neueren Metaanalysen, die sich auf derartige Daten stützen (Hanson u. Bussiere 1996), zurückhaltend zu bewerten (siehe hierzu auch Quinsey 1984, Grubin 1997).

Einer retrospektive Lebenslängsschnittanalyse zur Prognose von (ehemals am Klinikum der Universität Kiel begutachteten, daher nicht repräsentativen) Sexualstraftätern aller Deliktgruppen hat Beier (1995) vorgelegt: Diese enthält neben der Auswertung von Strafregisterauszügen auch Ergebnisse persönlicher Nachuntersuchungen von insgesamt 302 Tätern. Dabei wurde versucht, auch die nicht strafverfolgten sexuellen Übergriffe in einer Katamnesezeit von durchschnittlich mehr als 25 Jahren zu erfassen (Abb. 10.1). Bei der Auswertung der Daten wurde die Rückfälligkeit bezogen auf eine differentialtypologische Differenzierung der jeweiligen Deliktgruppe.

■ Vergewaltigung/sexuelle Nötigung

Als besondere Risikogruppe sind die *dissozialen Täter* anzusehen: Sowohl vor der Begutachtung als auch im Nachuntersuchungszeitraum (durchschnittliche Katamnesezeit: 28 Jahre) zeigten sie bei geringer Lern- und Leistungsmotivation eine unstete Lebensführung und ein Muster wenig dauerhafter partnerschaftlicher Beziehungen. Es kam auch noch lange Zeit nach der Begutachtung (in ca. 75% der Fälle) zu erneuten sexuellen Übergriffen, so dass hier eine biographisch überdauernde dissexuelle Verhaltensbereitschaft angenommen werden muss.

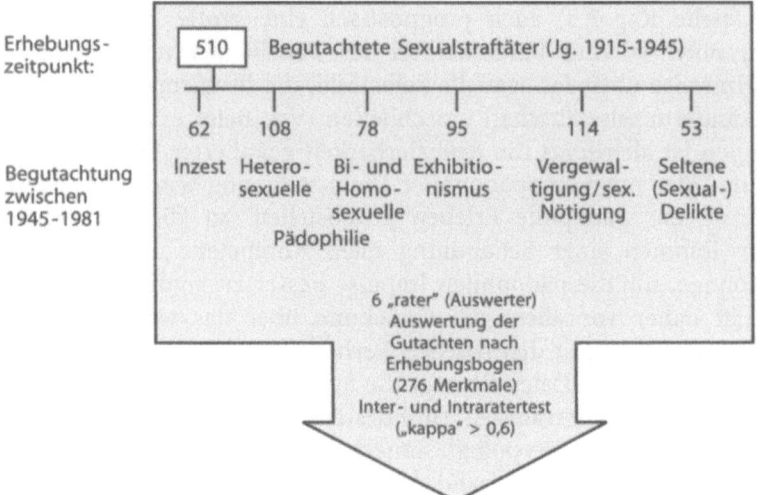

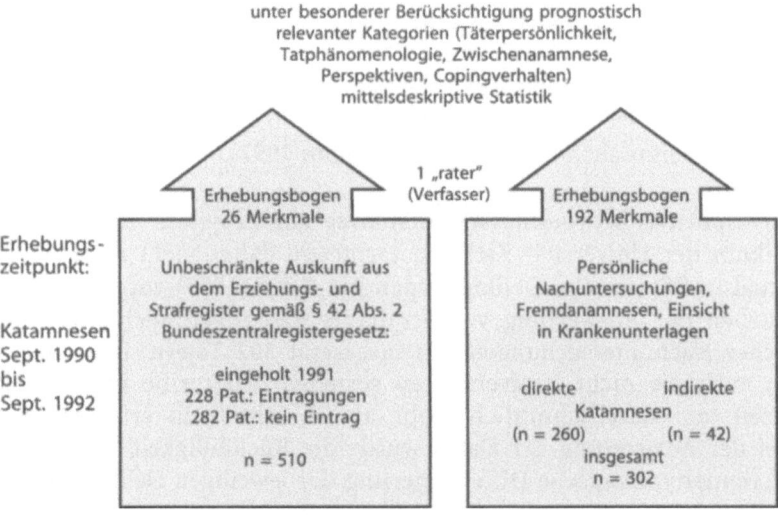

Abb. 10.1. Methodischer Aufbau der Katamnesestudie. (Beier 1995)

Eine dissexuelle Episode hingegen liegt bei den *sexuell unerfahrenen Jugendlichen* sowie den *„symbolisch agierenden" Tätern* vor: Nicht einer aus diesen beiden Gruppen war im Katamnesezeitraum mit erneuten dissexuellen Handlungen aufgefallen; bei den *stark intelligenzgeminderten (schwachsinnigen) Tätern* war es ebenfalls nur einer von sieben katamnestisch erfassten ehemaligen Gutachtenpatienten.

Die weitere soziale Entwicklung verlief nur bei den jugendlichen Tätern durchgehend günstig, am schlechtesten bei den dissozialen und leider auch bei den schwachsinnigen Tätern. Hierzu passt auch, dass die zum Tatzeitpunkt ausnahmslos nicht partnerschaftlich gebundenen Jugendlichen sämtlichst eine Beziehung aufbauen konnten, während dies der Mehrzahl der schwachsinnigen Täter nicht gelang. Geht man von der Kontaktstörung als einem hervorragenden Merkmal dissozialer Persönlichkeiten aus, dann ist überraschend, dass immerhin fast die Hälfte der dissozialen Täter eine längere Beziehung eingegangen waren.

Bei den *,symbolisch-agierenden' Tätern*, die im Katamnesezeitraum überwiegend eine neue Partnerin gefunden hatten, fand sich vergleichsweise häufig eine chronifizierte erektile Impotenz.

▪ Pädophilie

Die biographische Relevanz der dissexuellen Verhaltensbereitschaft ist bei den „echten" (genuinen) Pädophilen – *Täter mit pädophiler Haupt- oder Nebenströmung* – überdauernd (in den einzelnen Untergruppen, z. B. differenziert nach der sexuellen Orientierung, war die Hälfte bis mehr als drei Viertel dieser Täter erneut dissexuell auffällig), während sie für die *sexuell unerfahrenen Jugendlichen* und auch die stark intelligenzgeminderten *schwachsinnigen Täter* als episoden- bzw. phasenhaft angesehen werden kann: Bei nur einem Zehntel bis maximal einem Viertel dieser Täter waren erneute Fälle dissexuellen Verhaltens im Katamnesezeitraum (durchschnittlich 27 Jahre) aufgetreten. Schwer einschätzbar aber bleiben *dissoziale Persönlichkeiten*, die sexuelle Übergriffe auf Kinder begangen hatten und in etwa einem Drittel der Fälle wieder dissexuell auffielen.

Hinsichtlich der soziosexuellen Entwicklung im Katamnesezeitraum wurde deutlich, dass die sexuell unerfahrenen Jugendlichen nur zur Hälfte (heterosexuell orientiert) oder in drei Viertel der Fälle (bi- und homosexuell orientiert) eine partnerschaftliche Beziehung aufbauen konnten. Zwar haben sie innerhalb der verschiedenen tätertypologischen Beschreibungen bei sexuellem Kindesmissbrauch neben den Tätern mit pädophiler Nebenströmung diesbezüglich noch die günstigste Entwicklung aufzuweisen, aber sie unterscheiden sich deutlich von den Jugendlichen, die wegen des Indexdeliktes ‚Vergewaltigung/sexuelle Nötigung' begutachtet worden waren (s. o.).

▪ Inzest

Bei den Inzesttätern wurde eine im Katamnesezeitraum (durchschnittlich 19 Jahre) weiterhin bestehende Dissexualität und eine ungünstige soziale Entwicklung für die Hälfte der Täter festgestellt, bei denen eine pädophile Motivation bestand. Der „klassische" Inzesttäter hingegen, bei dem es vor dem Hintergrund spezifischer innerfamiliärer Beziehungsmuster zu einem langjährigen Missbrauch des Opfers kommt, ist meist nur auf diese Phase begrenzt dissexuell: Nur bei 2 von 19 nachuntersuchten „Konstellationstätern" war im Katamnesezeitraum ein erneutes dissexuelles Verhalten feststellbar gewesen.

Von besonderer Bedeutung ist in diesem Zusammenhang, dass die meisten Konstellationstäter (13 von 19), vor allem im Vergleich mit den pädophil-motivierten Tätern (p < 0,01 **), mit der Partnerin noch zusammen lebten, mit der sie auch zur Tatzeit verbunden waren. Nur 3 Konstellationstäter und 1 Promisker, aber 4 (von 8) pädophil-motivierte Täter hatten keine partnerschaftliche Beziehung im Katamnesezeitraum aufbauen können.

▓ Exhibitionismus

Für Exhibitionisten legen die Ergebnisse ebenfalls eine unterschiedliche prognostische Beurteilung nach dem Tätertyp nahe: Bei den zum Zeitpunkt des Indexdeliktes sozial gut und unauffällig integrierten Tätern (‚typische' Exhibitionisten) und den diesen weitgehend vergleichbaren, sich aber vor Kindern zeigenden Exhibitionisten ist die Dissexualität weitgehend auf eine mittlere Lebensphase beschränkt geblieben. Fälle erneuter Dissexualität im Katamnesezeitraum (durchschnittlich 25 Jahre) fanden sich bei einem Drittel der sich vor Kindern zeigenden und knapp der Hälfte der ‚typischen Exhibitionisten' – und diese überwiegend in den ersten 5 Jahren nach der Begutachtung. Bei den sozial randständigen und zum Teil desintegrierten (darum: ‚atypischen') Exhibitionisten hingegen muss eher von einer biographisch überdauernden dissexuellen Verhaltensbereitschaft ausgegangen werden: Zwei Drittel dieser Täter waren erneut dissexuell auffällig – fast ausschließlich mehr als 5 Jahre nach der Begutachtung. Weiterhin fiel auf, dass die ‚typischen' Exhibitionisten sowohl im Vergleich zu den ‚atypischen' Tätern als auch im Vergleich zu den sich vor Kindern zeigenden Exhibitionisten häufiger in der ehemaligen Beziehung lebten oder eine neue Partnerin gefunden hatten. Da in etwa 10% der Fälle das exhibitionistische Verhalten im Jugendalter oder im frühen Erwachsenenalter beginnt – dann aber mutmaßlich mindestens 10 Jahre immer wieder auftreten und die soziale Entwicklung ganz erheblich behindern kann – sollte die Gelegenheit zu möglichst frühzeitiger therapeutischer Intervention nie versäumt werden (siehe Kap. 9.3).

▓ Besonderheiten der Prognose jugendlicher Delinquenten

Die Prognose jugendlicher Sexualdelinquenten richtet sich vor allem nach Hintergrundsproblematik und Ausgangsdelikt. Insgesamt eher günstig ist ihre Legal- und Sozialprognose, wenn die sexuellen Übergriffe Ausdruck einer fehlverarbeiteten Adoleszenzkrise ist; es ließen sich aber doch Unterschiede feststellen zwischen den sexuell unerfahrenen Jugendlichen, die erwachsene Frauen, und denen, die Kinder als Opfer wählten. Letztere zeigten in ihrer sozialen und soziosexuellen Integration im Katamnesezeitraum nicht so durchgängig positive Entwicklungen wie die Jugendlichen, die Frauen vergewaltigt oder sexuell genötigt hatten.

Hierzu passen Befunde von Hummel und Blessmann (1994), die eine Tätergruppe von Jugendlichen und Heranwachsenden, bei denen das Opfer älter war als 14 Jahre (§§ 177, 178 StGB), verglichen mit einer Gruppe, bei der das Opfer jünger als 14 Jahre war (§§ 176 StGB). Für die Auswertung von Zwischenergebnissen ihrer Studie kamen die Autoren zu dem Schluss, dass vor allem die Gruppe der Täter, die Kinder als Opfer wählten, hinsichtlich Biographie- und Persönlichkeitsentwicklung besonders belastet sind; sie waren häufiger Zeugen von Situationen sexueller Gewalt im familiären Umfeld und Sexualität wurde dort häufiger tabuisiert (Ansprechen sexueller Themen, Freundin). Auch waren in dieser Gruppe sexuell aggressive Handlungen vor dem 14. Lebensjahr häufiger aufgetreten, was die Autoren zu der Vermutung veranlasst, dass bei diesen Tätern die sexuell-aggressive Entwicklung möglicherweise früher einsetzt als sie offiziell registriert oder auch nur im familiären Umfeld bekannt wird.

Gerade bei Jugendlichen wird sehr wahrscheinlich dissexuelles Verhalten häufig nicht oder erst zu einem sehr späten Zeitpunkt strafverfolgt, was insbesondere unter präventiven Gesichtspunkten Anlass zu verstärkter und rechtzeitiger sexualpädagogischer Intervention sein sollte (siehe Kap. 6.4).

Darüber hinaus scheint – zumindest nach klinischem Eindruck aus einer forensisch-sexualmedizinischen Spezialambulanz – bei jugendlichen und heranwachsenden Sexualstraftätern ein Panoramawandel stattzufinden: Während noch bis vor 10 Jahren die sexuell unerfahrenen Jugendlichen häufiger vertreten waren, nehmen die Jugendlichen mit drohender dissozialer Fehlentwicklung (und entsprechend ungünstiger Prognose) stark zu – und: Immer mehr genuin pädophil strukturierte Männer haben ihr pädophiles „coming out" im Jugendalter. Dies erfordert umso mehr, den weiteren Verlauf von sexuell übergriffigen Jugendlichen fachlich kompetent zu begleiten – weil das letztlich Hilfestellung und Diagnosesicherung zugleich ist.

Literatur

Beier KM (1995) Dissexualität im Lebenslängsschnitt. Theoretische und empirische Untersuchungen zu Phänomenologie und Prognose begutachteter Sexualstraftäter. Springer, Berlin

Beier KM, Bosinski HAG, Hartmann V, Loewit K (2001) Sexualmedizin. Grundlagen und Praxis. Urban & Fischer, München

Fehrenbach PA, Smith W, Monastersky C, Deisher RW (1986) Adolescent Sexual Offenders: Offender and Offense characteristics. Am J Orthopsychiatry 56:225–233

Furby L, Weinrott MR, Blackshaw L (1989) Sex Offender Recidivism: A review. Psychologicall Bulletin 1:3–30

Grubin D (1997) Inferring Predictors of Risk: Sex Offenders. International Review of Psychiatry 9:225–231

Hanson RK, Bussiere MT (1996) Predictors of Sexual Offender Recidivism: A Meta-Analysis. User Report 1996-2004. Department of the Solicitor General of Canada, Ottawa

Heim M, Morgner J (1985) Der pädophile Straftäter. Psychiat. Neurol med Psychol 37:107–112

Hummel P, Bleßmann F (1994) Aggressive Handlungen jugendlicher und heranwachsender deutscher Einzeltäter im Vergleich: Sexualstraftaten und Körperverletzungsdelikte. Recht & Psychiatrie 12:154–161

Kahn TJ, Chambers HJ (1991) Assessing Reoffence Risk with Juvenile Sexual Offenders. Child Welfare LXX:333–345

Nedopil N (1996) Forensische Psychiatrie. Thieme, Stuttgart

Nedopil N, Graßl P (1988) Das Forensisch-Psychiatrische Dokumentationssystem (FPDS). Forensia 9:139–147

Quinsey VL (1984) Sexual aggression: Studies of Offenders Against Women. In: Weisstub D (ed) Law and Mental Health – International perspectives, vol I. Pergamon, New York

Rasch W (1986) Forensische Psychiatrie. Kohlhammer, Stuttgart

Ryan G, Lance S, Davis J, Isaac C (1987) Juvenile Sex Offenders: Development and Correction. Child Abuse & Neglet 11:385–395

Saunders E, Awad GA, White E (1986) Male Adolescent Sexual Offenders: The Offender and the Offense. Can J Psychiatry 31:542–549

Schorsch E (1971) Sexualstraftäter. Enke, Stuttgart

Weinberg S (1955) Incest behavior. Citadel press, New York

Wille R (1968) Die forensisch-psychopathologische Beurteilung der Exhibitionisten, Pädophilen, Inzest und Notzuchttäter. Medizinische Habilitationsschrift, Universität Kiel

Witter H (1972) Typologie der pädophilen Delikte. In: Göppinger H, Witter H (Hrsg) Handbuch der forensischen Psychiatrie, Bd II. Springer. Berlin, S 1060–1064

Woggon B, Bauman U, Angst J (1978) Interrater-Reliabilität von AMP-Symptomen. Archiv für Psychiatrie und Nervenkrankheiten 225:73–85

Sachverzeichnis

MIX
Papier aus verantwortungsvollen Quellen
Paper from responsible sources
FSC® C105338

If you have any concerns about our products,
you can contact us on
ProductSafety@springernature.com

In case Publisher is established outside the EU,
the EU authorized representative is:
Springer Nature Customer Service Center GmbH
Europaplatz 3, 69115 Heidelberg, Germany

Printed by Libri Plureos GmbH
in Hamburg, Germany